1	超音波診断の原理と読影の基礎知識	1
2	超音波検査の実際	33
3	症状からみた超音波検査	55
4	胆嚢の超音波検査	65
5	胆管の超音波検査	121
6	肝臓の超音波検査	151
7	門脈・脾臓の超音波検査	229
8	膵臓の超音波検査	255
9	腎臓・膀胱・後腹膜の超音波検査	301
10	消化管の超音波検査	379
	セルフ・アセスメント	411
	索引	425

腹部エコーのABC

第2版

監修／竹原靖明
編集／竹原靖明・秋本　伸・木村邦夫・跡見　裕

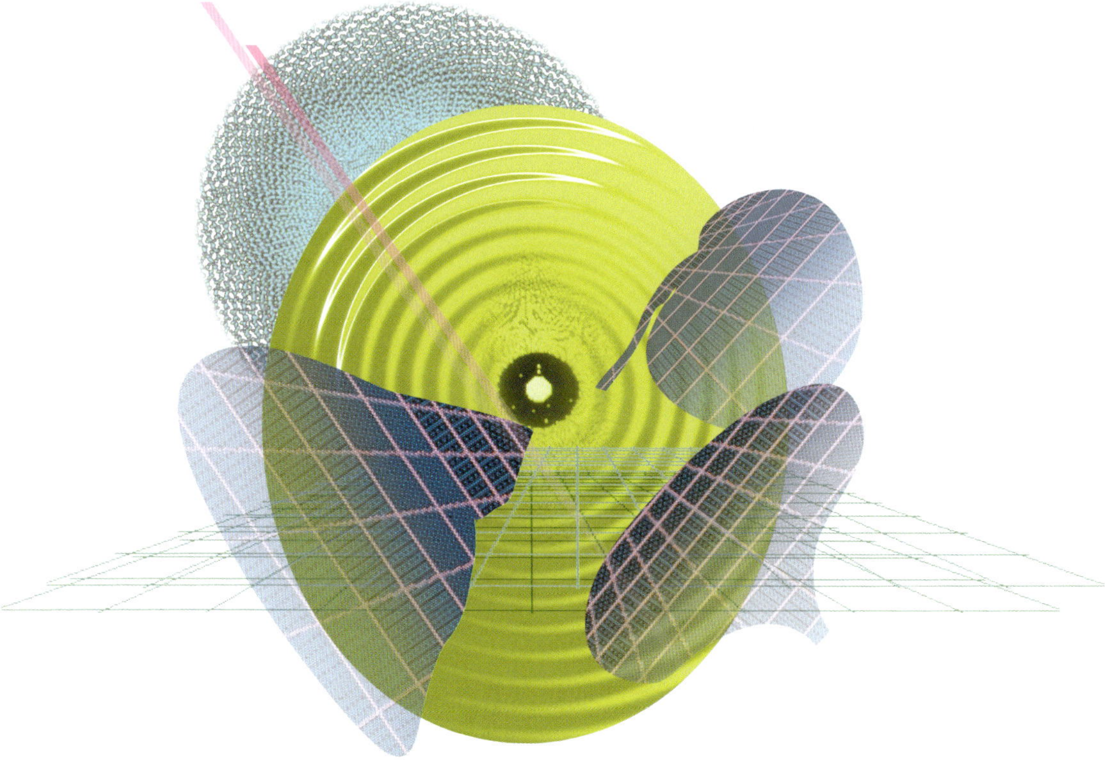

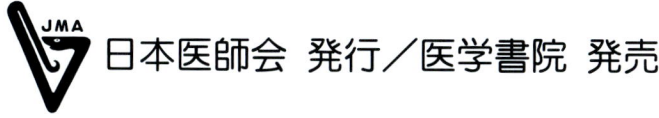

日本医師会 発行／医学書院 発売

腹部エコーのための超音波解剖

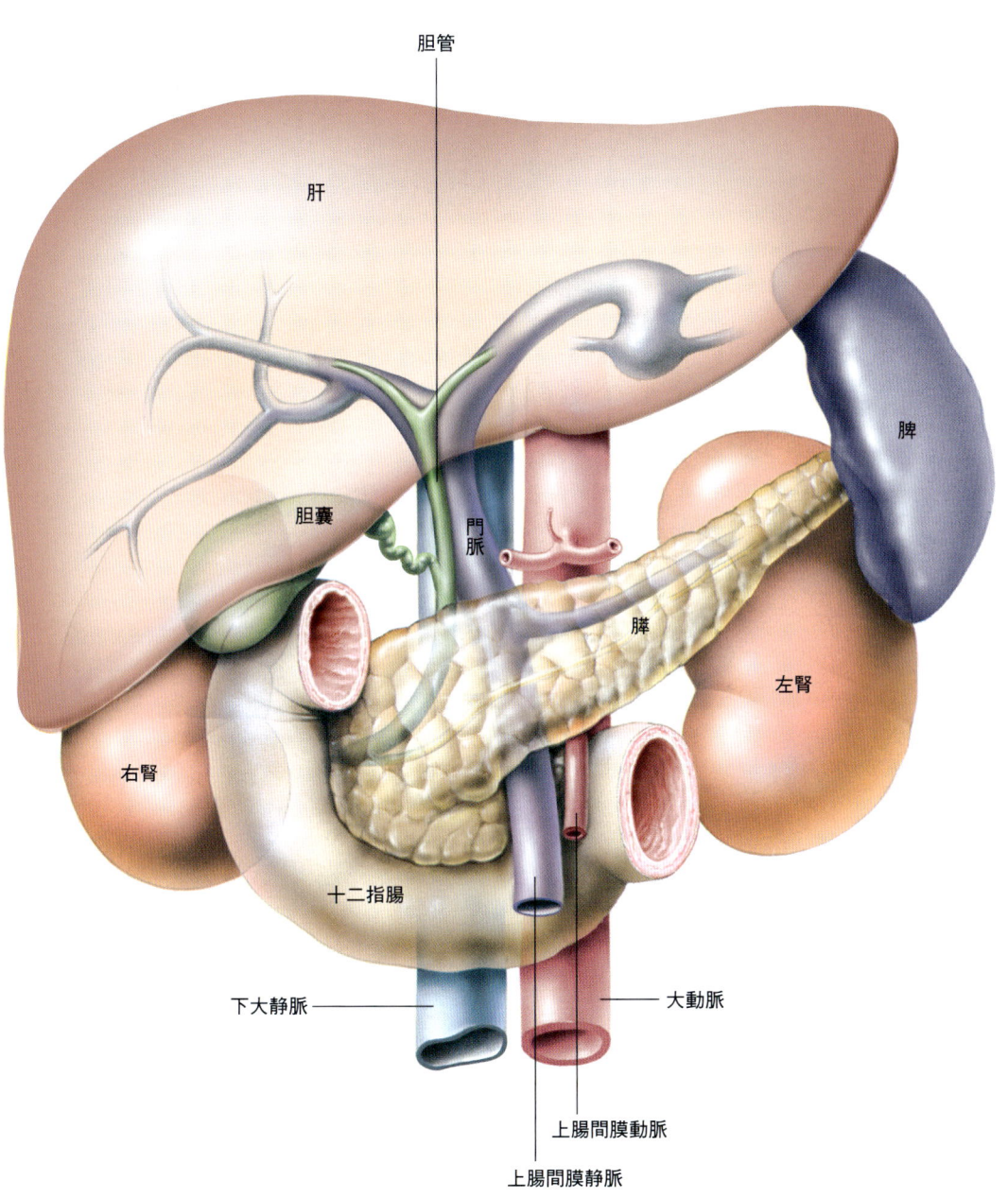

腹部超音波検査で描出される臓器

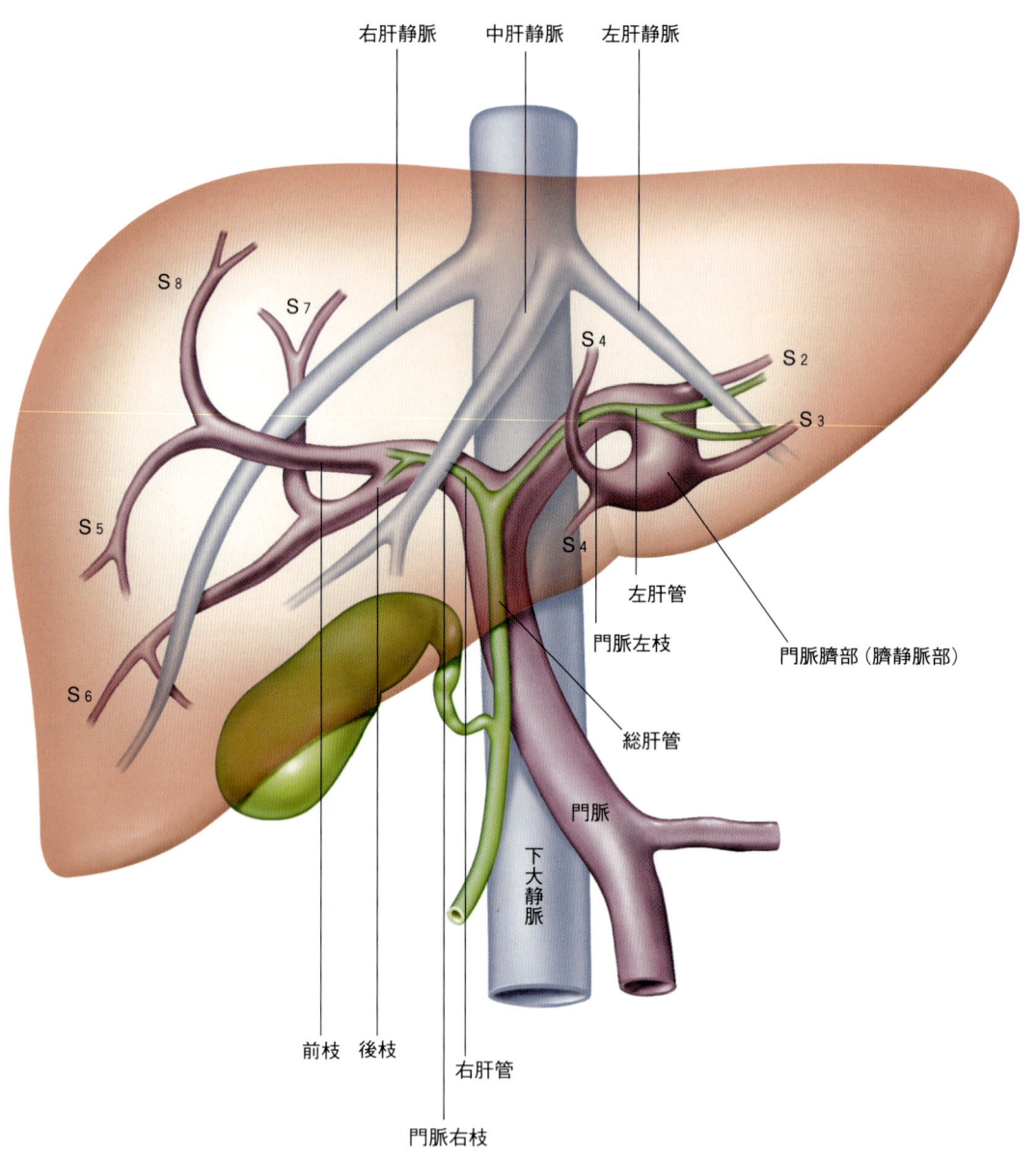

超音波検査で描出される肝内管状構造

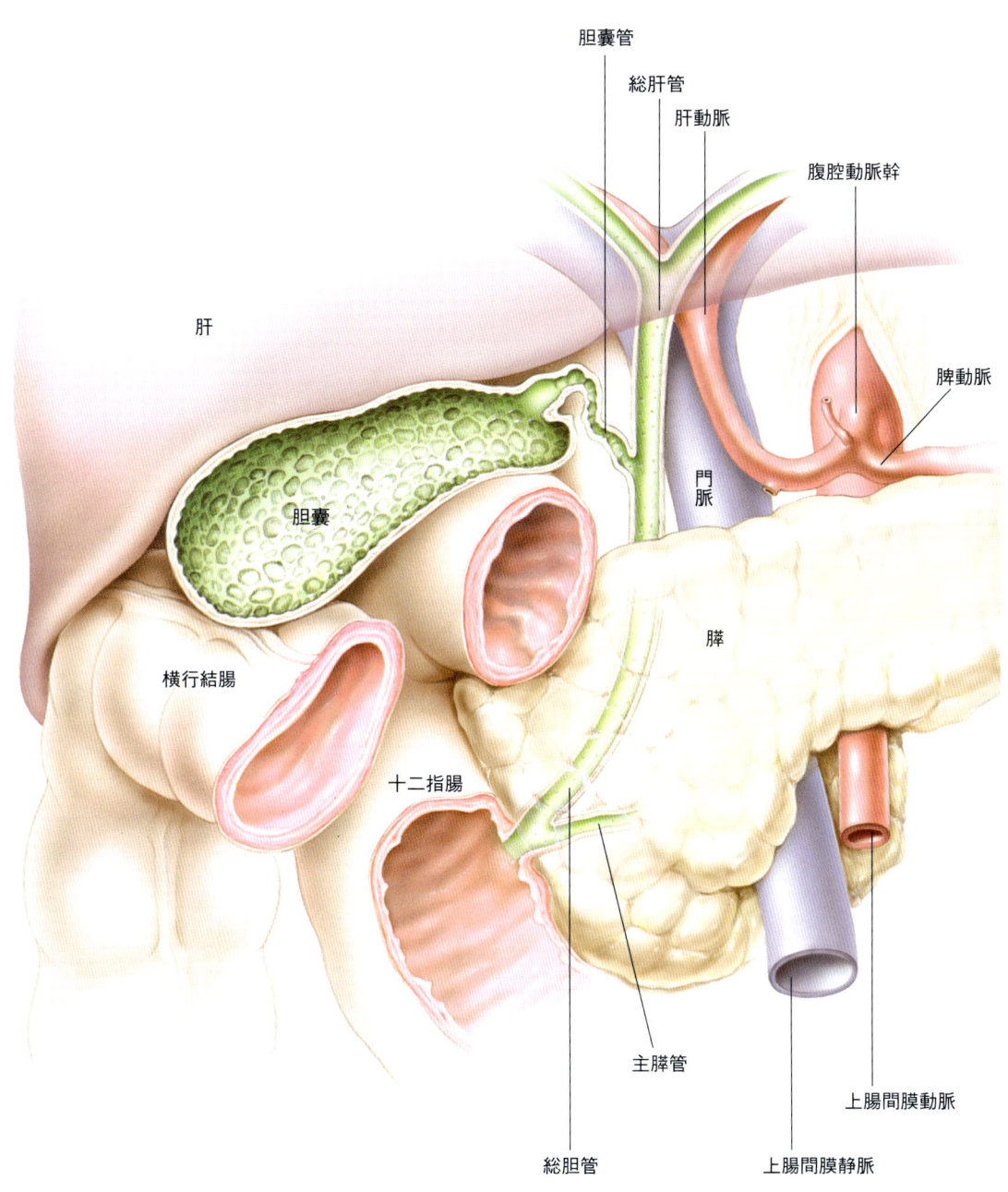

胆道系およびその周囲臓器

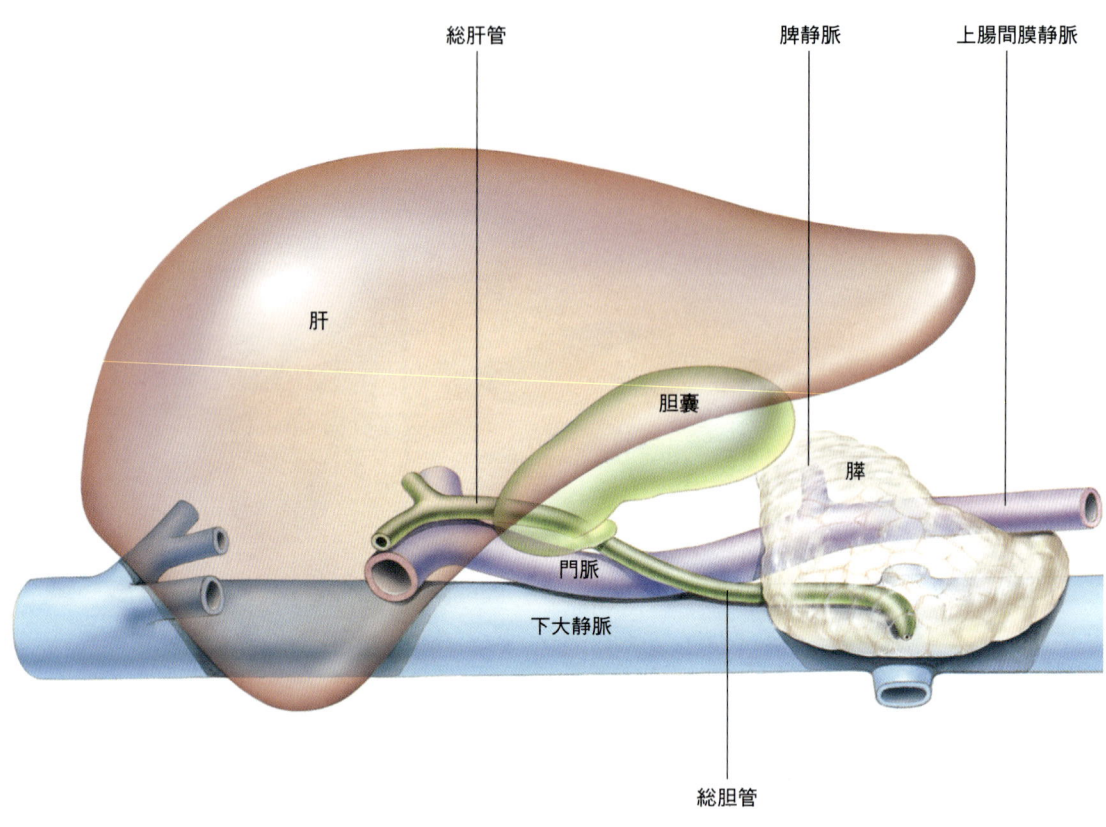

右側面から見た胆道系とその周囲臓器

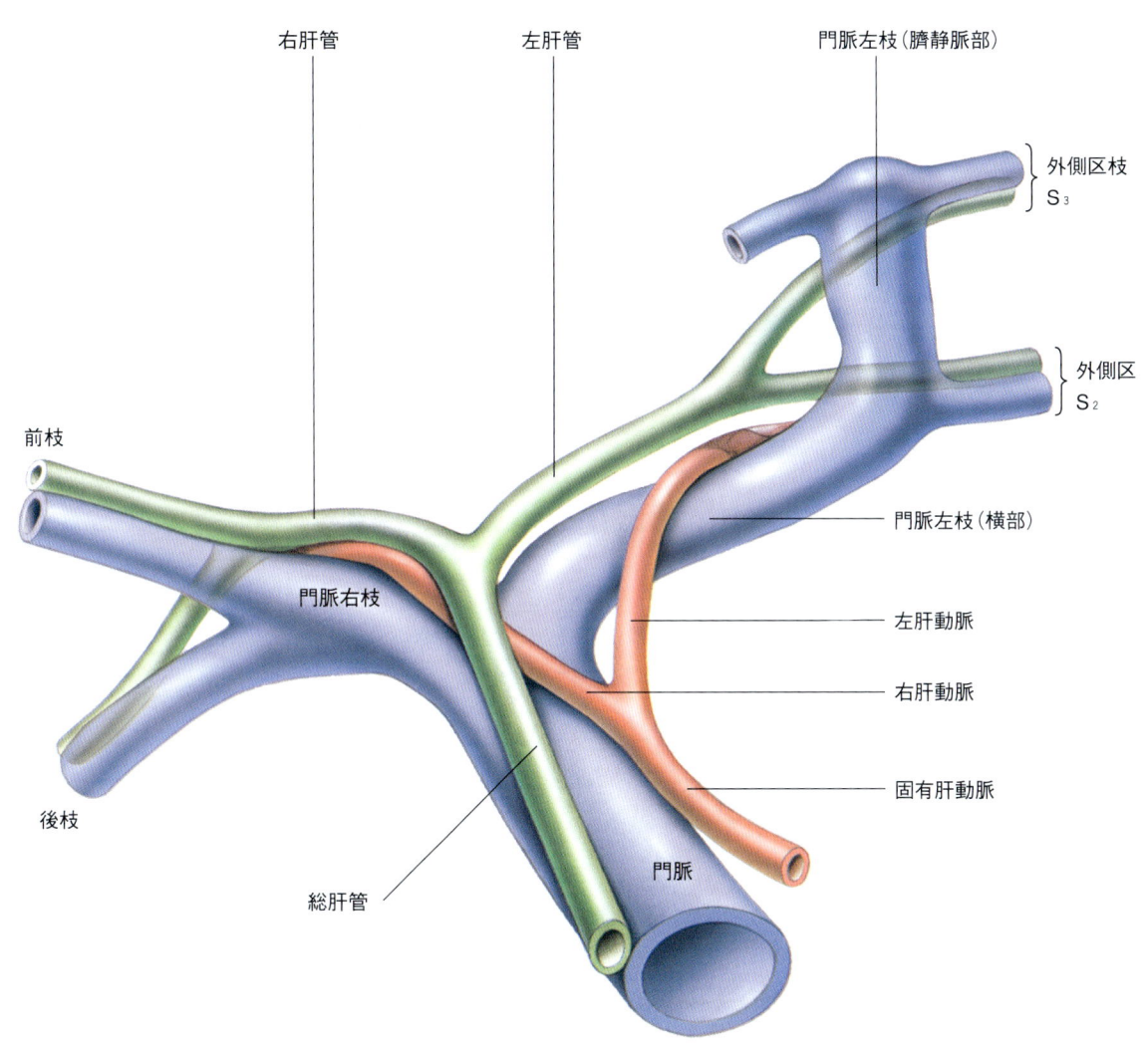

肝門部における胆管と血管系の位置関係

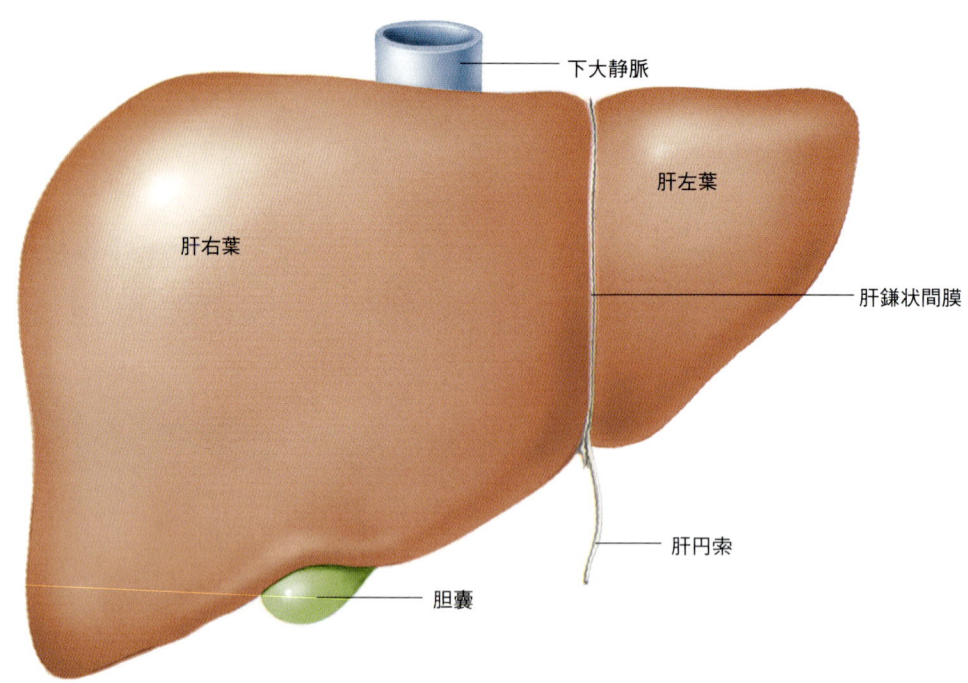

前面から見た肝

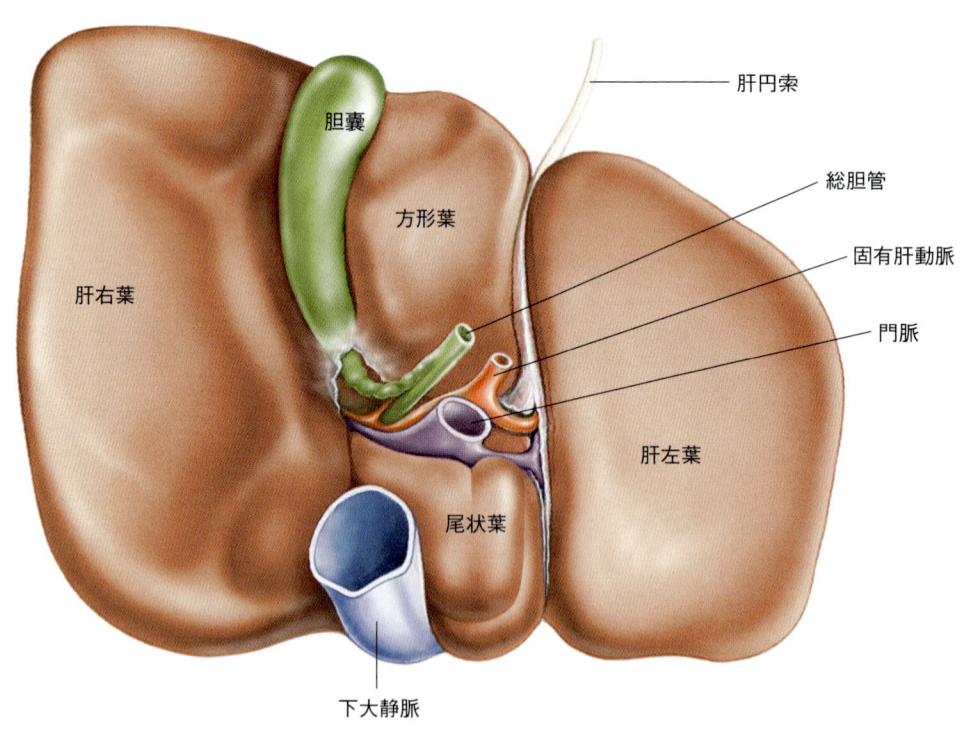

背臥位で足方向から見た肝

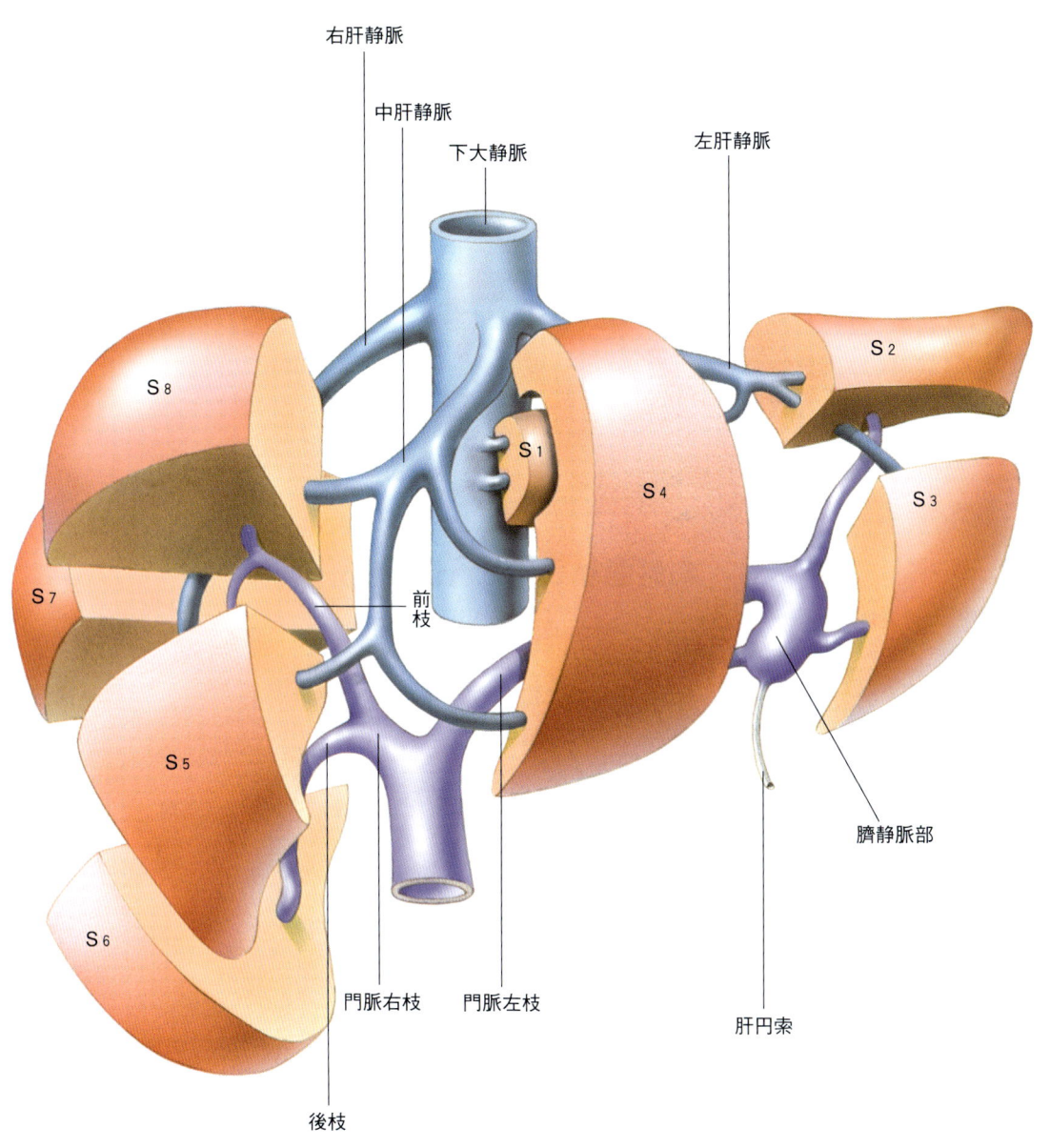

肝内血管と Couinaud 分類による肝区域

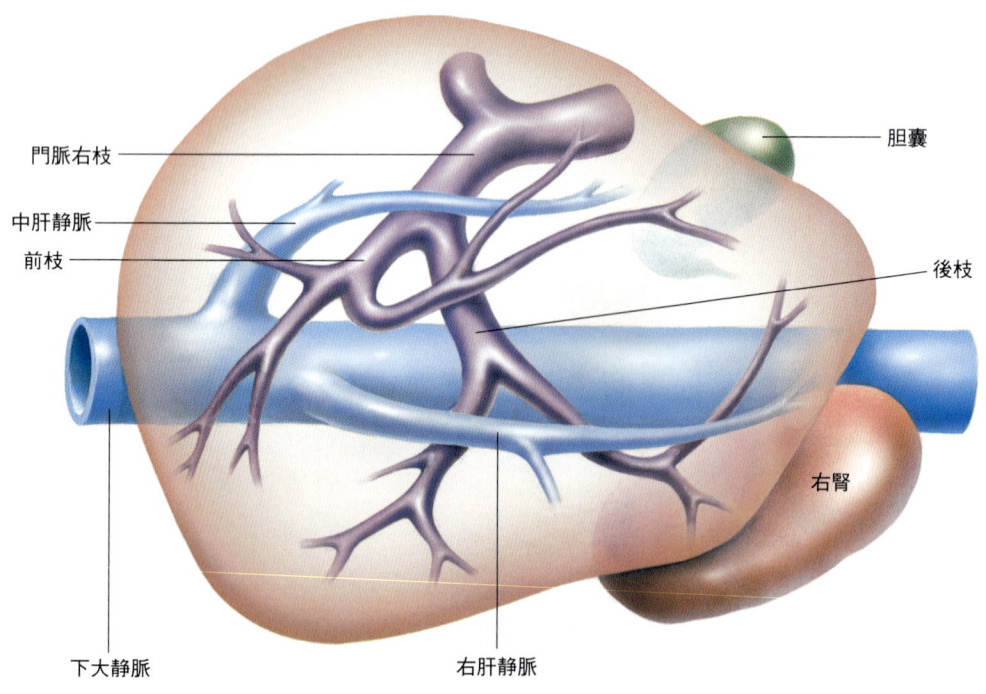

右側面から見た肝内血管

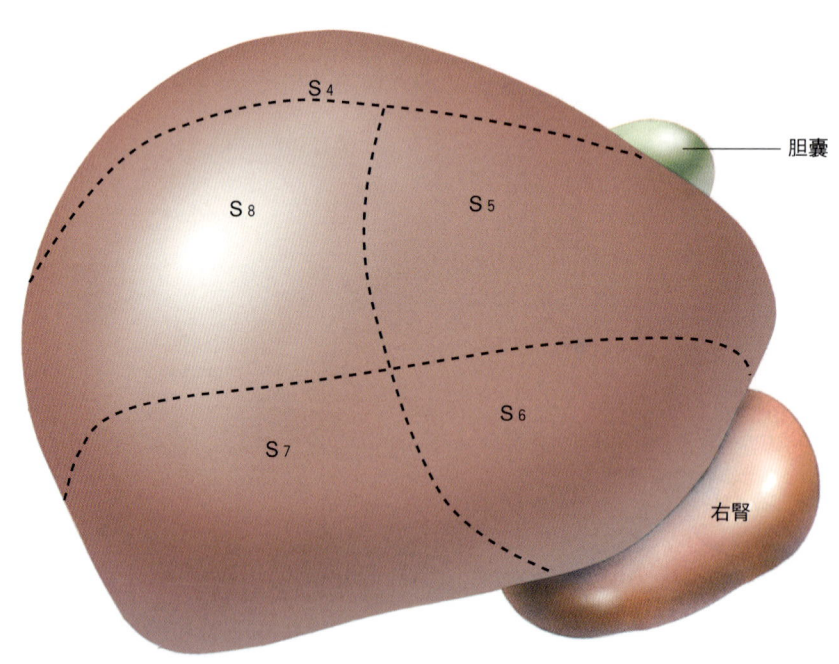

右側面から見た Couinaud 分類による肝区域

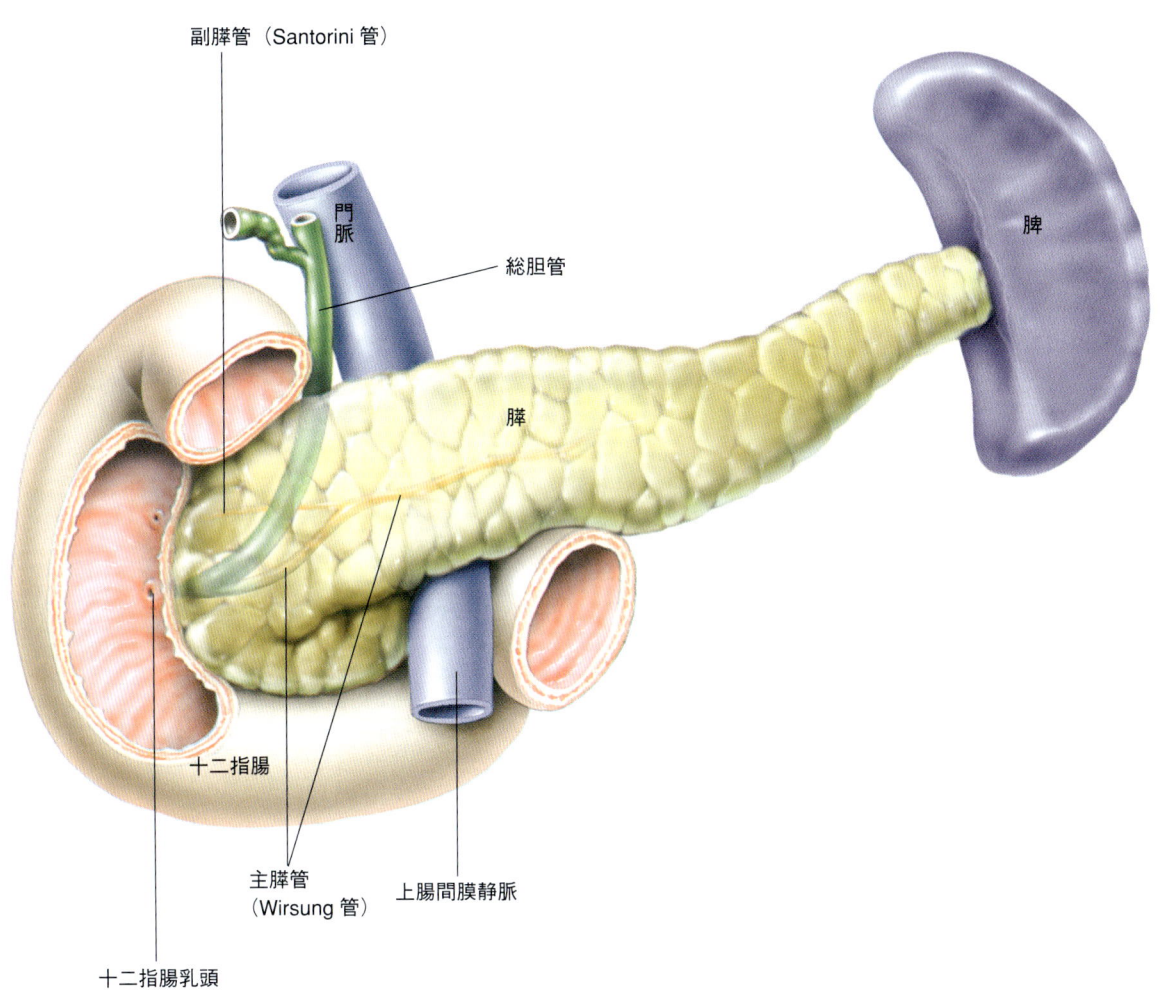

前面から見た膵

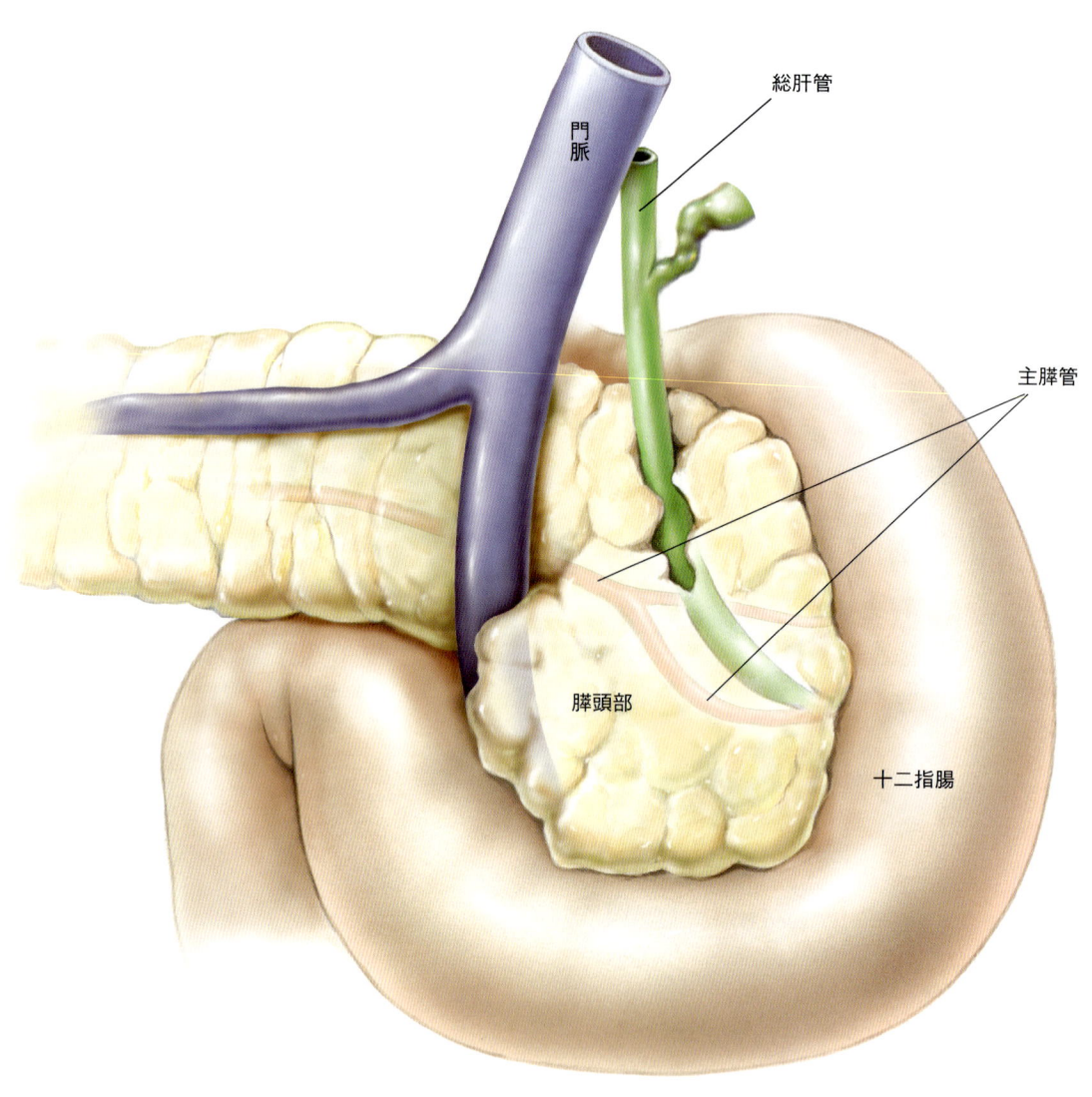

後面から見た膵頭部

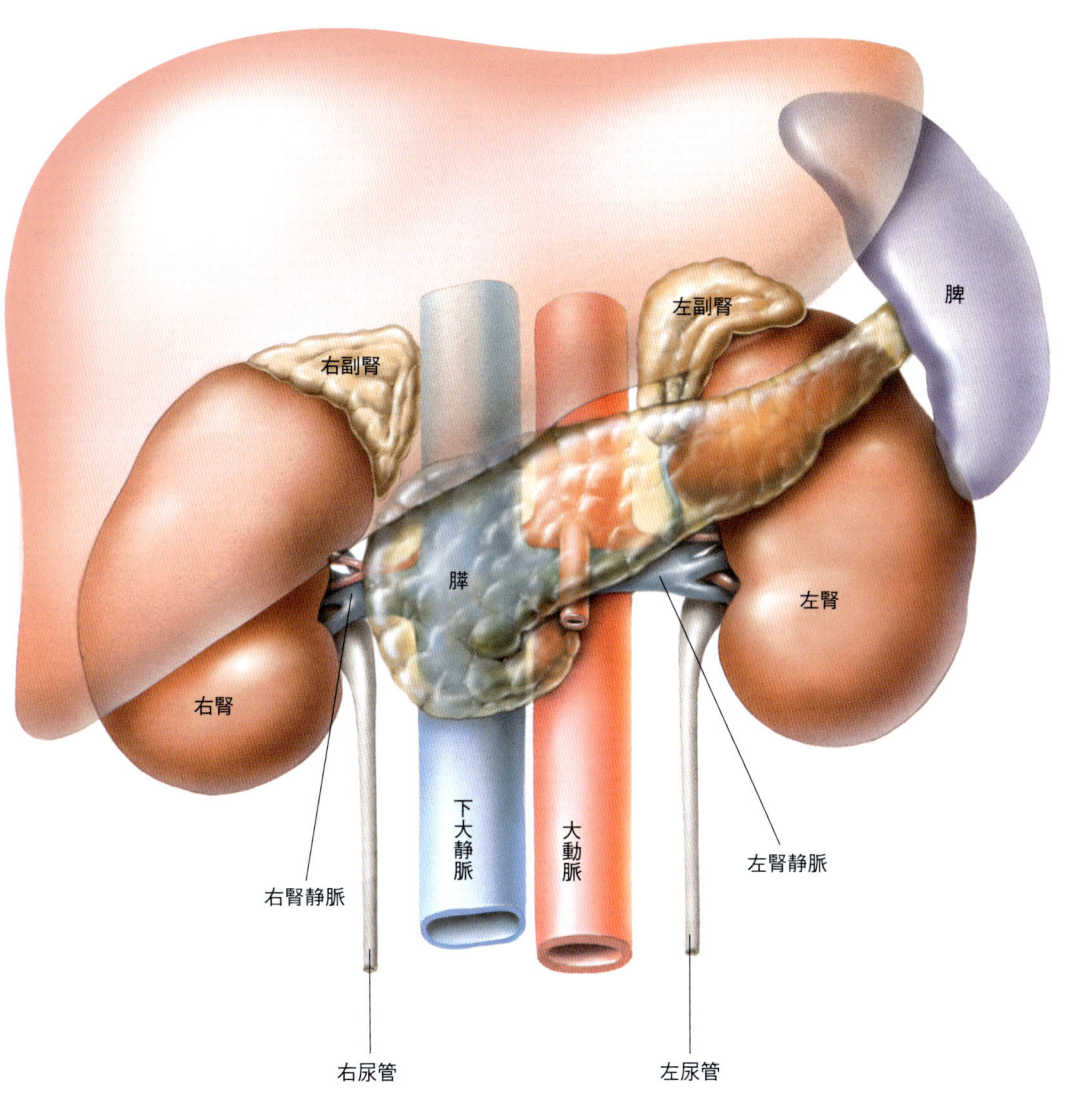

前面から見た腎とその周囲臓器

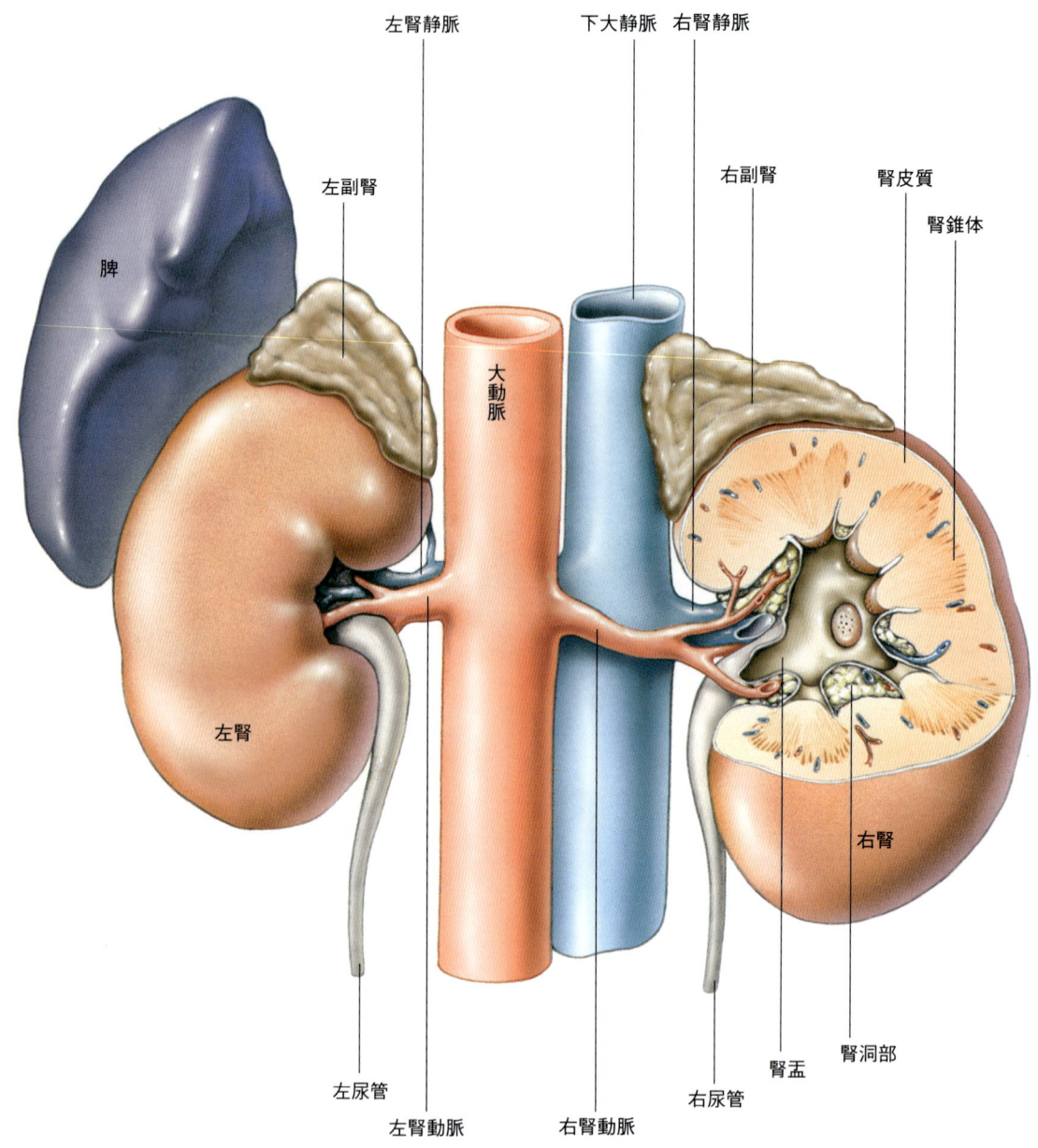

後面から見た腎とその断面

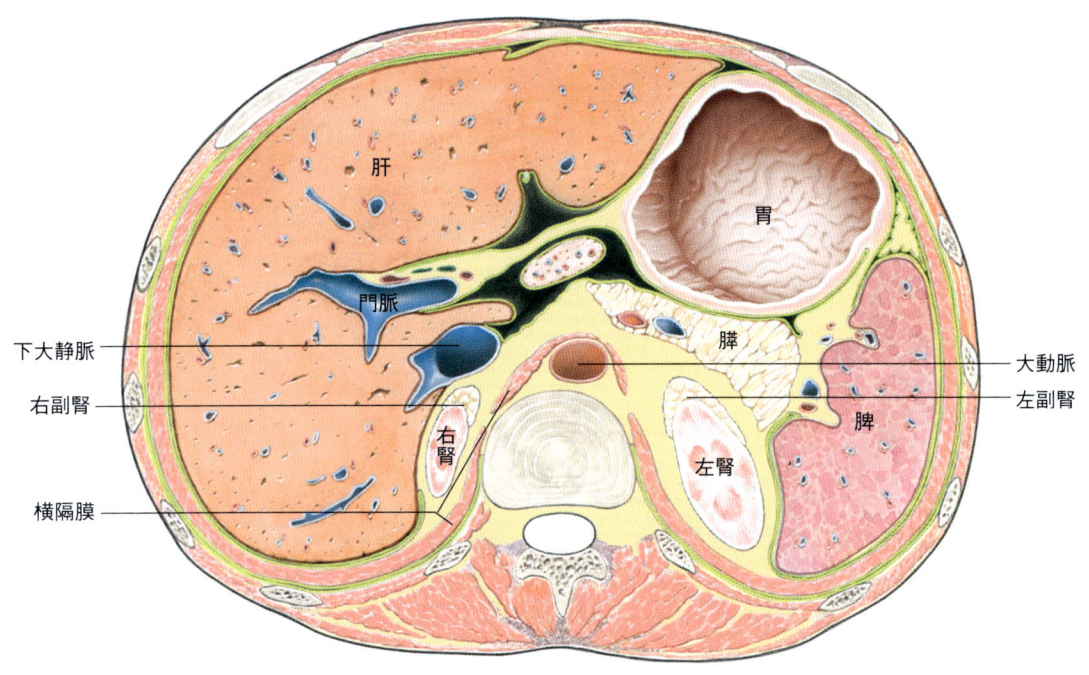

上腹部横断像
(第12胸椎での横断像を足方向から見たもの)

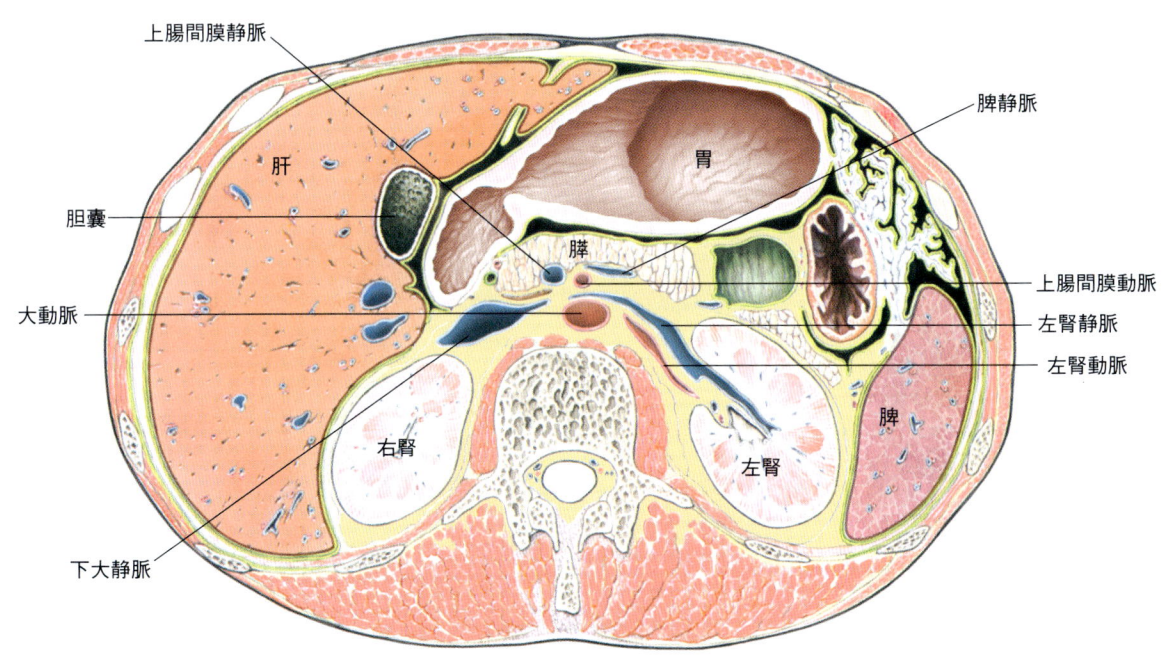

腹部横断像
(第2腰椎での横断像を足方向から見たもの)

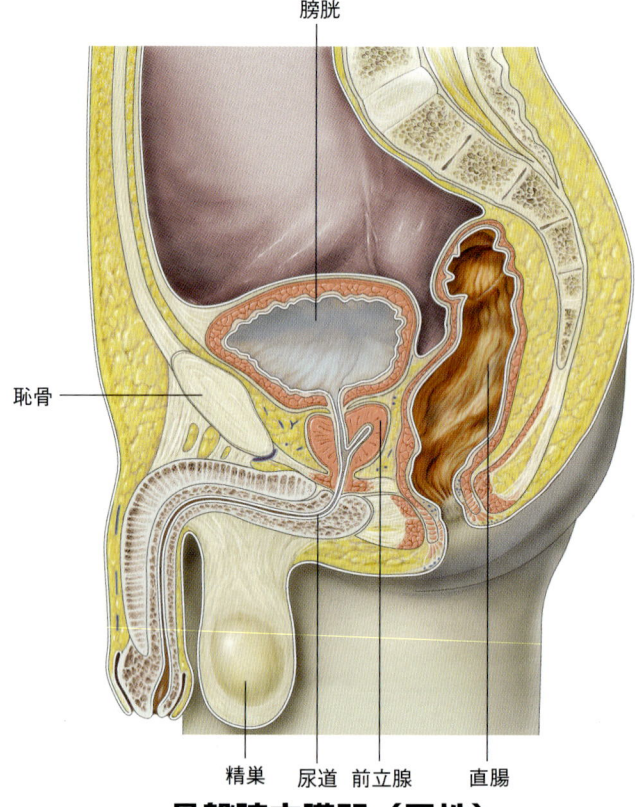

骨盤腔内臓器（男性）

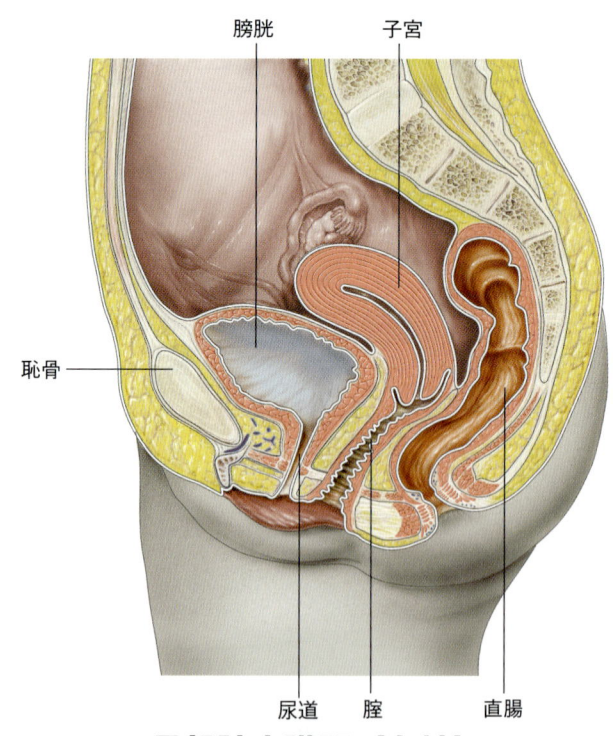

骨盤腔内臓器（女性）

第 2 版 発行に寄せて

　本書が『日本医師会雑誌』の臨時増刊号として出版されたのが 1987（昭和 62）年であるから，すでに 17 年の歳月が流れた．本書は，〔生涯教育シリーズ〕のなかでも非常に多くの方々に読まれるベストセラーとなっており，増刷を繰り返している．

　その理由として，腹部エコーという日常診療できわめて有用性の高い診断技術に対する日医会員の強い要望があったものと思われる．

　しかし，超音波診断装置は，その後もさらに大きな進歩を遂げており，同時に周辺の医学・医療も大きく変化してきている．今や 17 年前の腹部エコーの成書を，そのまま刊行し続けることは許されない状況になり，改訂版発行を要望する声が日増しに強まってきた．

　このような状況を背景に今回の改訂となったわけであるが，これを機に，編集委員として新たに跡見　裕・杏林大学医学部教授に加わっていただき，編集体制は一層強力なものとなった．

　主な改訂点を列挙すると，第 1 に，エコー写真をほぼ全面的に差し替え，第 1 章にはカラードプラも挿入した．第 2 に，目次項目を全面的に見直し，現在，一般的と思われる分類に沿って，頻度の高い疾患あるいは重要と考えられる疾患を厳選した．第 3 に，「第 9 章 腎臓・後腹膜」は，実際の臨床において腹部エコーが膀胱疾患の診断に有効であることから，「膀胱」を加えて「第 9 章 腎臓・膀胱・後腹膜」とした．

　さらに今回の改訂では，新しい執筆者にも加わっていただいた．なお，初版同様，監修は竹原靖明先生にお願いし，編集には竹原靖明，秋本　伸，木村邦夫，跡見　裕各先生にお引き受けいただいた．ここに改めて感謝の意を表する次第である．

　本書が日常臨床のなかで，格好の手引書として初版同様多くの医師に利用していただければ望外の幸せである．

平成 16 年 8 月

日本医師会常任理事（生涯教育担当）

橋本　信也

初版 序

　近年の著しい医学・医療の進歩のなかでも，各種の画像診断法の進歩ほど，医学界に与えた衝撃の大きいものはない．1970年代にX線CTが実用化され，人体の鮮明な横断画像が得られるようになって以来，画像診断法が急速に進歩し，わが国において世界有数の普及をみたのは周知のとおりである．同じ科学技術に支えられ，精細な画像を描出できるようになったのが超音波診断装置である．超音波を用いるので放射線被曝の心配がなく，また肉体的苦痛を与えることなく有用な診断情報が得られることから，第二の聴診器として，臨床家の間に加速度的に普及しつつある．

　なかでも，本書『腹部エコーのABC』で示されているように，腹部領域の臨床診断には，いまや欠かせないものとなっており，ことに肝・胆・膵の検査では必須の検査といえよう．

　このような情勢に鑑み，本会発行の生涯教育シリーズ『症状からみた画像診断』では，各種の新しい画像診断法を，症状に合わせてどのように選択するかを解説していただいたが，さらに今回，特に腹部の超音波診断を取り上げたわけである．前書と合わせてご利用いただければ，その効果も大きいものと思われる．

　本書は，超音波診断装置の有無にかかわらず，臨床医の知識欲を大いにかきたてるものであるとともに，すでに装置を利用されている方々の診断技術を一層向上させうるものと確信している．

　本年4月から実施に移された本会の生涯教育制度のなかで，本書が大いに利用されることを，切に望むものである．また，超音波診断装置をはじめ，各種画像診断装置を共同利用することによって，本会が提唱する病診連携が一層推進されればまことに幸いである．

　本書の刊行にあたってご多忙のなか，監修・編集の労をとっていただいた関東中央病院画像診断部長・竹原靖明先生をはじめ，東京女子医科大学・秋本伸先生，千葉大学・木村邦夫先生，ならびに執筆にあたられた諸先生に厚く感謝申し上げる次第である．

昭和62年6月

　　　　　　　　　　　　　　　　　　　　　　　日本医師会長　羽田　春兔

初版 刊行のことば

　画像診断法は，われわれ臨床医にとって最も関心の高い領域のひとつである．なかでも超音波診断は，無侵襲の特筆すべき新しい方法であり，臨床診断のなかに定着しつつあるといえよう．

　画像診断のあり方としては，まず第一に良い写真を撮ることであり，次に，その写真の中の情報を見逃すことなく，読影することにあることは，言うまでもない．超音波診断は従来のX線診断と異なり，リアルタイムの断層撮影であることに，その最大の特徴があり，またCTのように一定方向に制限されずあらゆる方向の断層も自由に撮ることができる．つまり画像としていろいろな断層面を観察することができるのであるが，その画像のすべてを写真として残すことは困難であり，この点が，これから取り組もうとするものには，どの断層面を見ているのか，かえって分かりにくいようである．

　超音波診断装置の進歩はめまぐるしく，それに対応するように類書も数多くあるが，われわれ多忙な臨床医にとって，ほんとうに分かりやすい解説書はあまりない．本書では，腹部の各臓器，血管の位置関係が美しい，立体的なイラストレーションで図示されており，さらに断層面とエコー図との関係も，きわめて明解にとらえることができ，類書から一歩抜きん出たものと考える．

　また各臓器別に多くの貴重な症例が呈示されているが，それぞれの症例に，超音波所見の特徴，読影上のポイント，鑑別を要する疾患と鑑別点，ワンポイントアドバイス，ピットフォール，次に行うべき検査・処置，などが簡潔に記述されており，臨床診断上のガイドとして利用できよう．

　本年4月1日から，本会全会員を対象に生涯教育制度を本制度として開始しているが，そのなかの大きな柱の1つとして，病診連携による体験学習を推進している．本書が体験学習のための格好のテキストとして大いに活用されることを願ってやまない．

　ご多忙のなか，編集および本書の大部分の執筆にあたられた，竹原靖明，秋本伸，木村邦夫の各先生，ならびに執筆いただいた諸先生に深く感謝申し上げる．また，本会学術企画委員会の大林完二，梅原実，渡辺武の各委員，東京腹部エコー研究会の服部了司先生には，第一線の開業医師の立場から，編集上の貴重なアドバイスをいただいたことを付記して，お礼のことばとしたい．

昭和62年6月

　　　　　　　　　　　　　　　　　　　　　日本医師会常任理事（学術担当）

　　　　　　　　　　　　　　　　　　　　　　　　　松石　久義

改訂にあたって

　『腹部エコーのABC』が発刊されて，早くも17年が経過した．この間，臨床分野においては，胆嚢癌や膵嚢胞性腫瘍にみられるように，いくつかの疾患ではその定義や分類に変革がみられ，装置面では従来のBモードにハーモニック法が導入され，ドプラ法はカラー表示による2Dドプラが主流の座についた．

　当然，本書も書き加え，書き改めるべき箇所が諸々に認められるようになり，とくに超音波診断の核である「画像」の改訂の必要を痛感していた．

　期せずして，この度，日本医師会の深いご理解とご支持をいただき，新技術や新所見を加えて，大幅な改訂を行うことになった．

　改訂の基本方針は「初心者によく理解できる入門書」という初版の理念を踏襲したが，構成，解説の形式については初版の特徴を堅持しつつ，全般にわたり可能な限り「新しさ」を加え，内容の充実に努めた．

　今，最終校正を終えて，各章を通覧すると，全体の纏まりと充実に数段の進歩が感じられ，責任をもってお薦めできると自負している．

　明日からの超音波診断に役立てば，喜びこれに過ぎたるものはない．

　改訂にあたり，繁忙を顧みず短期間に脱稿し，更に，寛容に修正，削減に応じて下さった執筆者各位に対し深甚なる謝意を表するものである．また，終始，細心の注意と熱意をもってご協力下さった編集・制作関係者の労を多とするものである．

平成16年8月

監修　竹原　靖明
編集　竹原　靖明
　　　秋本　　伸
　　　木村　邦夫
　　　跡見　　裕

目次

[カラー口絵] 腹部エコーのための超音波解剖

腹部超音波検査で描出される臓器 …………… iii
超音波検査で描出される肝内管状構造 ………… iv
胆道系およびその周囲臓器 ……………………… v
右側面から見た胆道系とその周囲臓器 ………… vi
肝門部における胆管と血管系の位置関係 ……… vii
前面から見た肝・背臥位で足方向から見た肝 … viii
肝内血管と Couinaud 分類による肝区域 ……… ix
右側面から見た肝内血管・右側面から見た Couinaud
　分類による肝区域 ……………………………… x
前面から見た膵 …………………………………… xi
後面から見た膵頭部 ……………………………… xii
前面から見た腎とその周囲臓器 ………………… xiii
後面から見た腎とその断面 ……………………… xiv
上腹部横断像・腹部横断像 ……………………… xv
骨盤腔内臓器　男性・女性 ……………………… xvi

第 2 版 発行に寄せて　　橋本信也 …………………………………………………………………… xvii
初版 序　　羽田春兎 ……………………………………………………………………………………… xviii
初版 刊行のことば　　松石久義 ………………………………………………………………………… xix
改訂にあたって　　竹原靖明・秋本　伸・木村邦夫・跡見　裕 …………………………………… xx
執筆者紹介 ………………………………………………………………………………………………… xxvii

第 1 章　超音波診断の原理と読影の基礎知識

1．超音波とは　　竹原靖明 ………………… 2
2．超音波診断装置の原理 …………………… 2
3．分解能について ……………………………… 8
4．生体内を伝播する過程での変化 ………… 12
5．超音波画像の特徴 ………………………… 18
6．カラードプラ（2D ドプラ）
　　丸山紀史・木村邦夫 ……………………… 25
7．ハーモニック ……………………………… 28
8．装置の選び方　　竹原靖明 ……………… 30

第 2 章　超音波検査の実際

1．超音波検査の実際　　木村邦夫・竹原靖明 …… 34
2．腹部の基本走査 …………………………… 40
2 種類以上の探触子が使用できる場合の
　　付加的走査法 ……………………………… 52

第 3 章　症状からみた超音波検査

1．超音波検査の特色　　秋本　伸 ………… 56
2．症状による超音波検査の使い方 ………… 56

第4章　胆嚢の超音波検査

1. 胆嚢の解剖　　竹原靖明・松沢一彦 ……… 66
2. 胆嚢の基本走査と正常像 ……………………… 68
3. 異常エコー像の特徴 …………………………… 72
4. 異常エコー像からみた診断 …………………… 75
5. 主要疾患の診断 ………………………………… 77
    - 胆嚢結石 ……………………………………… 77
        - Ⅰ．純コレステロール石 ………………… 79
        - Ⅱ．混成石 ………………………………… 80
        - Ⅲ．混合石（1） …………………………… 81
          - 混合石（2） …………………………… 83
          - 混合石（3） …………………………… 84
        - Ⅳ．ビリルビンカルシウム石（1） ……… 85
          - ビリルビンカルシウム石（2） ……… 86
        - Ⅴ．黒色石 ………………………………… 87
        - Ⅵ．小結石 ………………………………… 88
    - 腫瘤様胆泥 …………………………………… 90
    - 急性胆嚢炎 …………………………………… 91
        - Ⅰ．壊疽性胆嚢炎 ………………………… 93
    - 胆嚢手術後の胆嚢炎 ………………………… 94
    - 慢性胆嚢炎 …………………………………… 95
    - 石灰乳胆汁 …………………………………… 97
    - 石灰化胆嚢（磁器様胆嚢） ………………… 98
    - 胆嚢腺筋腫症（アデノミオマトーシス） … 99
        - Ⅰ．底部型，限局型 ……………………… 100
        - Ⅱ．分節型，輪状型 ……………………… 101
        - Ⅲ．底部型＋分節型 ……………………… 102
    - コレステローシス（苺状胆嚢） …………… 103
    - コレステロールポリープ …………………… 104
        - Ⅰ．典型例 ………………………………… 104
        - Ⅱ．非典型例 ……………………………… 105
    - その他の良性胆嚢ポリープ ………………… 106
    - 胆嚢癌 ………………………………………… 108
        - Ⅰ．Ⅰ型早期胆嚢癌（隆起型─乳頭状） … 111
        - Ⅱ．Ⅰ型早期胆嚢癌（隆起型─結節状） … 112
        - Ⅲ．Ⅱa型早期胆嚢癌（1） ……………… 113
          - Ⅱa型早期胆嚢癌（2） ……………… 114
        - Ⅳ．隆起型進行胆嚢癌 …………………… 115
        - Ⅴ．充満型進行胆嚢癌 …………………… 116
        - Ⅵ．混合型進行胆嚢癌 …………………… 117
        - Ⅶ．壁肥厚型進行胆嚢癌 ………………… 118
        - Ⅷ．塊状型進行胆嚢癌（手術不能例） … 119

第5章　胆管の超音波検査

1. 胆管の解剖　　渡辺五朗 ……………………… 122
2. 胆管の基本走査と正常像 ……………………… 126
3. 異常エコー像の特徴 …………………………… 135
4. 異常エコー像からみた診断 …………………… 136
5. 主要疾患の診断 ………………………………… 137
    - 総胆管結石症 ………………………………… 137
    - 肝内結石症 …………………………………… 140
    - 胆道気腫 ……………………………………… 143
    - 肝門部胆管癌 ………………………………… 144
    - 肝外胆管癌 …………………………………… 145
        - Ⅰ．結節型 ………………………………… 145
        - Ⅱ．浸潤型 ………………………………… 146
    - 膵胆管合流異常症 …………………………… 147
        - Ⅰ．先天性総胆管拡張症 ………………… 147
        - Ⅱ．総胆管非拡張型（胆嚢過形成） …… 149

第6章　肝臓の超音波検査

1．肝の解剖　　木村邦夫……………152
2．肝の基本走査……………………158
3．肝の正常像………………………174
■ **肝限局性疾患**　　江原正明……176
4．肝限局性疾患の異常エコー像の特徴……176
5．肝限局性疾患の異常エコー像からみた診断……179
6．肝限局性疾患の主要疾患の診断……………180
　　肝細胞癌……………………………180
　　　Ⅰ．結節型（リングサイン）……181
　　　Ⅱ．結節型（モザイク）…………182
　　　Ⅲ．びまん型（腫瘍塞栓）………183
　　小肝細胞癌…………………………184
　　小肝細胞癌類似病変………………186
　　　Ⅰ．腺腫様過形成…………………186
　　　Ⅱ．限局性結節性過形成…………187
　　　Ⅲ．血管筋脂肪腫…………………188
　　胆管細胞癌…………………………189
　　転移性肝癌…………………………190
　　　Ⅰ．target (bull's eye) sign ………191
　　　Ⅱ．クラスターサイン……………192
　　　Ⅲ．石灰化…………………………193
　　肝血管腫……………………………194
　　　Ⅰ．高エコーパターン……………195
　　　Ⅱ．辺縁高エコーパターン………196
　　　Ⅲ．混合エコーパターン…………197
　　肝嚢胞………………………………198

肝嚢胞腺癌…………………………199
肝膿瘍………………………………200
　Ⅰ．嚢胞型………………………200
　Ⅱ．充実型………………………201
肝腫瘤と鑑別を要する病変………202
　Ⅰ．肝硬変（再生結節）………202
　Ⅱ．脂肪肝にみられた偽腫瘍…203
■ **肝びまん性疾患**　　木村邦夫……204
7．肝びまん性疾患の異常エコー像の特徴……204
8．肝びまん性疾患の異常エコー像からみた診断…208
9．肝びまん性疾患の主要疾患の診断…………210
　　急性肝炎……………………………210
　　劇症肝炎……………………………212
　　慢性肝炎……………………………214
　　肝硬変………………………………216
　　　Ⅰ．肝硬変（1）…………………218
　　　Ⅱ．肝硬変（2）…………………219
　　脂肪肝………………………………220
　　不規則脂肪肝………………………222
　　　Ⅰ．不規則脂肪肝（1）
　　　　　irregular fatty change ………222
　　　Ⅱ．不規則脂肪肝（2）
　　　　　segmental pseudotumor sign ……223
　　日本住血吸虫症……………………224
　　うっ血肝……………………………226
　　微小過誤腫…………………………227

第7章　門脈・脾臓の超音波検査

1．門脈・脾の解剖　　木村邦夫……………230
2．門脈・脾の基本走査………………………232
3．門脈・脾の正常像…………………………235
4．異常エコー像の特徴………………………236
5．異常エコー像からみた診断………………237
6．門脈圧亢進症………………………………238

7．主要疾患の診断　松谷正一 …………242	脾膿瘍 …………………………………248
特発性門脈圧亢進症 ………………242	悪性リンパ腫 …………………………249
肝外門脈閉塞症 ……………………243	Gamna-Gandy 結節 …………………250
Budd-Chiari 症候群 ………………245	脾梗塞 …………………………………251
門脈血栓症 …………………………246	門脈瘤 …………………………………253
脾嚢胞 ………………………………247	門脈−肝静脈シャント ………………254

第8章　膵臓の超音波検査

1．膵の解剖　秋本 伸 …………………256	膵嚢胞 …………………………………286
2．膵の基本走査と正常像 ………………260	Ⅰ．典型例 …………………………287
3．異常エコー像の特徴 …………………270	嚢胞性膵腫瘍 …………………………288
4．異常エコー像からみた診断 …………273	Ⅰ．膵漿液性嚢胞腫瘍 ……………289
5．主要疾患の診断	Ⅱ．膵粘液性嚢胞腫瘍 ……………290
山根隆明・一二三倫郎・秋本 伸 …277	Ⅲ．膵管内乳頭粘液性腫瘍（分枝型）…291
急性膵炎 ……………………………277	Ⅳ．膵管内乳頭粘液性腫瘍（主膵管型）…292
Ⅰ．典型例 ………………………278	膵内分泌腫瘍 …………………………293
慢性膵炎 ……………………………279	Ⅰ．典型例 …………………………294
Ⅰ．典型例 ………………………280	膵癌 ……………………………………295
Ⅱ．膵石 …………………………281	Ⅰ．膵頭部癌 ………………………296
Ⅲ．腫瘤形成性膵炎 ……………282	Ⅱ．膵尾部癌 ………………………298
自己免疫性膵炎 ……………………284	Ⅲ．膵全体癌 ………………………299
Ⅰ．びまん性 ……………………285	Ⅳ．小膵頭部癌 ……………………300

第9章　腎臓・膀胱・後腹膜の超音波検査（副腎・動脈瘤を含む）

1．腎・膀胱・後腹膜の解剖　岡 薫 ……302	傍腎盂嚢胞 ……………………………314
2．腎の基本走査と正常像 ………………305	多房性腎嚢胞 …………………………315
3．腎の異常エコー像の特徴 ……………311	嚢胞腎 …………………………………316
4．腎の異常エコー像からみた診断 ……312	5-2　充実性腫瘤性腎疾患　北原聡史 ……317
5．腎の主要疾患の診断 …………………313	腎癌 ……………………………………317
5-1　嚢胞性腎疾患　関根英明 ……313	Ⅰ．典型例 …………………………318
単純性腎嚢胞 ………………………313	Ⅱ．早期腎癌 ………………………319

Ⅲ．下大静脈腫瘍血栓を有する巨大な腎癌 …………………………………320	膀胱憩室……………………………………350
Ⅳ．多房性嚢胞状腎癌………………………321	前立腺肥大症………………………………351
腎血管筋脂肪腫…………………………………322	膀胱癌………………………………………352
腎盂腫瘍（1）……………………………………323	10．後腹膜の基本走査と正常像
腎盂腫瘍（2）……………………………………324	森　秀明・跡見　裕………………353
Wilms 腫瘍……………………………………325	10-1　副腎………………………………………353
5-3　非腫瘍性腎疾患　大江　宏・渡辺　決…326	10-2　腹部大動脈………………………………358
腎結核……………………………………………326	10-3　リンパ節…………………………………361
腎梗塞……………………………………………328	11．副腎の異常エコー像の特徴……………364
腎石灰沈着症……………………………………330	12．副腎の異常エコー像からみた診断……365
萎縮腎（矮小腎）………………………………331	13．後腹膜の主要疾患の診断………………366
腎結石……………………………………………335	褐色細胞腫………………………………………366
尿管結石…………………………………………336	神経節神経腫……………………………………368
腎洞内腫瘤………………………………………338	副腎骨髄脂肪腫…………………………………369
水腎症……………………………………………340	リンパ節腫大……………………………………370
6．膀胱の基本走査と正常像　大橋英行…342	Ⅰ．慢性肝疾患によるリンパ節腫大………371
7．膀胱の異常エコー像の特徴……………346	Ⅱ．悪性腫瘍のリンパ節転移………………372
8．膀胱の異常エコー像からみた診断……347	Ⅲ．悪性リンパ腫……………………………373
9．膀胱の主要疾患の診断…………………349	腹部大動脈瘤……………………………………374
膀胱結石…………………………………………349	胃癌の転移病巣…………………………………376

第10章　消化管の超音波検査

1．消化管の解剖　秋本　伸・本田伸行………380	Ⅲ．早期癌類似進行癌………………………395
2．消化管の基本走査と正常像 ……………382	胃粘膜下腫瘍……………………………………396
3．異常エコー像の特徴 ……………………387	胃悪性リンパ腫…………………………………398
4．主要疾患の診断　本田伸行・秋本　伸…389	Crohn 病 …………………………………………399
急性胃粘膜病変…………………………………389	イレウス…………………………………………400
Ⅰ．典型例……………………………………389	Ⅰ．10 年前に胆摘手術の既往………………400
Ⅱ．急性胃粘膜病変の経過…………………391	Ⅱ．絞扼性イレウス…………………………401
胃癌………………………………………………392	腸重積……………………………………………402
Ⅰ．体部癌……………………………………392	虫垂炎……………………………………………403
Ⅱ．噴門部癌…………………………………394	Ⅰ．蜂窩織炎性………………………………403

Ⅱ．カタル性	405	Ⅰ．3型結腸癌	406
Ⅲ．壊疽性	405	Ⅱ．1型結腸癌	407
結腸癌	406	大腸憩室炎	408

- ■ セルフ・アセスメント ……………………………………………………………………………411
- ■ 索引 ……………………………………………………………………………………………425

執筆者紹介

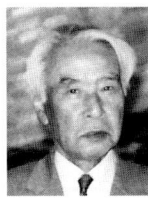
たけはら　やすあき
竹原　靖明
新横浜ソーワクリニック
横浜総合健診センター所長
昭和32年　徳島大学医学部卒業
　　38年　関東中央病院外科医長
　　56年　関東中央病院画像診断科部長
平成元年　関東中央病院副院長
　　8年　現職
主研究テーマ：医用超音波およびその臨床応用

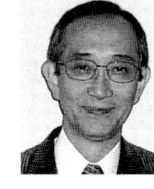
あきもと　しん
秋本　伸
横浜総合病院顧問
昭和45年　慶應義塾大学医学部卒業
　　45年　東京女子医大学消化器外科入局
　　63年　東京女子医科大学消化器外科助教授
平成3年　横浜総合病院消化器センター長
平成16年　現職
主研究テーマ：腹部超音波医学，消化器外科

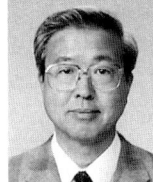
きむら　くにお
木村　邦夫
千葉社会保険病院健康管理センター長
昭和45年　千葉大学医学部卒業
　　52年　同第一内科助手
　　62年　現職
主研究テーマ：門脈圧亢進症，消化器画像診断，胆道形成異常

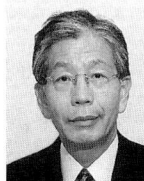
あとみ　ゆたか
跡見　裕
杏林大学医学部教授（第1外科）
昭和45年　東京大学医学部卒業
　　63年　カリフォルニア大学サンフランシスコ校客員研究員
平成4年　東京大学医学部第1外科講師
　　4年　現職
主研究テーマ：肝・胆・膵を中心とした消化器外科学，画像診断

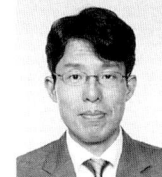
まるやま　ひとし
丸山　紀史
千葉大学大学院医学研究院（腫瘍内科学）
平成2年　千葉大学医学部卒業
　　10年　千葉大学大学院修了
主研究テーマ：門脈圧亢進症，消化器画像診断

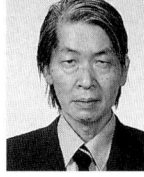
まつざわ　かずひこ
松沢　一彦
関東中央病院画像診断科部長
昭和50年　東北大学医学部卒業
　　50年　国家公務員共済組合連合会水府病院外科
　　53年　関東中央病院外科
　　55年　関東中央病院外科医長
平成8年　現職
主研究テーマ：肝・胆・膵の画像診断

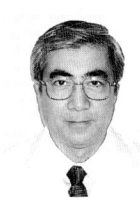
わたなべ　ごろう
渡辺　五朗
虎の門病院消化器外科部長
昭和51年　東京大学医学部卒業
　　57年　東京大学第2外科助手
　　57年　虎の門病院消化器外科
平成5年　現職
主研究テーマ：超音波診断およびその臨床応用

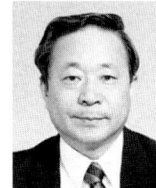
えばら　まさあき
江原　正明
千葉大学大学院医学研究院助教授（腫瘍内科学）
昭和49年　千葉大学医学部卒業
　　60年　同助手
平成2年　同講師
　　8年　現職
主研究テーマ：肝臓病学，肝癌，消化器画像診断

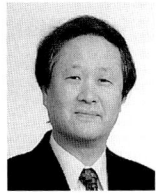
まつたに　しょういち
松谷　正一
千葉大学大学院医学研究院講師（腫瘍内科学）
昭和51年　千葉大学医学部卒業
主研究テーマ：門脈圧亢進症の病態，胃食道静脈瘤の非観血的治療，消化器病学

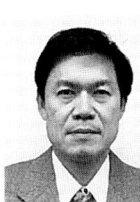
やまね　たかあき
山根　隆明
熊本赤十字病院副院長
昭和48年　熊本大学医学部卒業
　　63年　熊本大学第2外科助手
平成3年　熊本赤十字病院消化器部長
　　9年　熊本赤十字病院外科部長
　　16年　現職
主研究テーマ：消化器外科，超音波診断

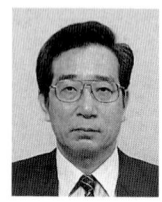
ひふみ　みちお
一二三　倫郎
熊本赤十字病院第一消化器科部長
昭和57年　熊本大学大学院医学研究科
　　　　　卒業
平成7年　熊本赤十字病院消化器科
平成9年　現職
主研究テーマ：肝・胆・膵疾患の画像
　　　　　　　　診断

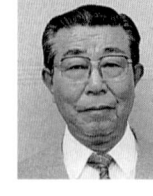
おか　かおる
岡　薫
関東中央病院泌尿器科非常勤
昭和38年　東京医科歯科大学医学部卒業
　　44年　藤枝市立志太総合病院泌尿
　　　　　器科医長
　　48年　春日部市立病院泌尿器科医長
　　50年　関東中央病院泌尿器科部長
平成12年　現職
主研究テーマ：泌尿器科一般，超音波
　　　　　　　　診断

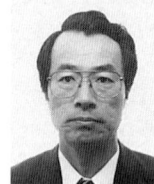
せきね　ひであき
関根　英明
帝京大学教授（溝口病院泌尿器科）
昭和51年　東京医科歯科大学医学部卒業
　　52年　関東中央病院泌尿器科
　　57年　東京医科歯科大学医学部助
　　　　　手（泌尿器科）
　　60年　都立大久保病院泌尿器科
平成3年　帝京大学助教授（溝口病院
　　　　　泌尿器科）
　　15年　現職
主研究テーマ：尿路悪性腫瘍，尿路結
　　　　　　　　石症

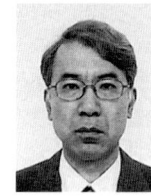
きたはら　さとし
北原　聡史
獨協医科大学越谷病院助教授（泌尿器
科）
昭和54年　東京医科歯科大学医学部卒
　　　　　業
　　57年　関東中央病院泌尿器科
平成7年　東京医科歯科大学講師
　　10年　現職
主研究テーマ：アンドロロジー，超音
　　　　　　　　波診断

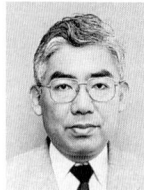
おおえ　ひろし
大江　宏
京都第二赤十字病院泌尿器科部長
昭和41年　京都府立医科大学卒業
　　45年　同助手
　　56年　京都府立医科大学助教授
平成5年　現職
主研究テーマ：泌尿器超音波医学，前
　　　　　　　　立腺疾患の診断と治療

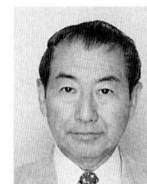
わたなべ　ひろき
渡辺　決
明治鍼灸大学大学院教授
明治鍼灸大学附属病院　病院長
昭和40年　東北大学大学院医学研究科
　　　　　修了
　　40年　東北大学医学部助手
　　42年　同講師
　　51年　京都府立医科大学教授（泌
　　　　　尿器科学）
平成10年　現職
主研究テーマ：超音波医学，ME，前
　　　　　　　　立腺疾患の予防・治療医学，他

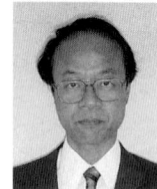
おおはし　ひでゆき
大橋　英行
埼玉県総合リハビリテーションセンタ
ー泌尿器科医長兼医科診療科長
昭和59年　東京医科歯科大学医学部卒業
　　60年　関東中央病院泌尿器科
平成6年　埼玉県総合リハビリテーシ
　　　　　ョンセンター泌尿器科医長
　　14年　現職
主研究テーマ：神経因性膀胱，超音波
　　　　　　　　診断

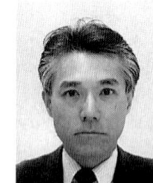
もり　ひであき
森　秀明
杏林大学医学部助教授（第3内科）
昭和56年　杏林大学医学部卒業
　　61年　杏林大学医学部大学院医学
　　　　　研究科卒業
　　62年　杏林大学医学部第3内科助手
平成7年　同講師
　　15年　現職
主研究テーマ：消化器内科，腹部超音
　　　　　　　　波診断

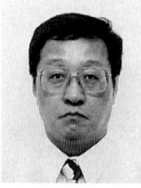
ほんだ　のぶゆき
本田　伸行
医真会八尾総合病院放射線科部長
昭和57年　奈良県立医科大学卒業
　　62年　同　放射線科助手
平成10年　現職
主研究テーマ：画像診断，腹部の
　　　　　　　　interventional radiology

第1章

超音波診断の原理と読影の基礎知識

1. 超音波とは

　人の耳に聞こえる音の範囲は，大体20Hz(ヘルツ)〜20,000Hz(20KHz)[*1]といわれている．
　これより周波数が高く，人が聞くことを目的としない音を超音波と呼んでいる．腹部の超音波検査(US)では，主に3MHz〜4MHz[*2]が用いられている．
この超音波には次のような性質がある．
- 気体中は伝わりにくい：生体内では肺・消化管ガスによって妨害される．
- 液体・固体はよく伝わる：生体内では肝・膵・腎・脾などの実質臓器，筋肉・脂肪などの軟部組織をよく伝わる．
- 固体でも骨などは表面で強く反射されて伝わりにくい．
- 光と同じように直進し，屈折したり，反射する．
- 伝播中，生体内で吸収により減弱する．この減衰は，周波数が高いほど大きくなる．

2. 超音波診断装置の原理

　体表に当てた探触子の先端にある振動子から，きわめて短い時間(約10万分の1秒)の超音波(パルス)が生体内に発信される．発信された超音波は約1,530m/sの速さ(組織によって多少異なる．15頁参照)で生体内を伝播し，音響的な性質の異なった組織や臓器の境界面で反射する．反射された超音波はエコーとして元の探触子で受信される．そして，再び同様の超音波パルスが生体内に発信され，エコーとして受信される．受信されたエコーは増幅・検波などの電気的な処理を受ける．これを繰り返すことによって生体の断面を映像化する．これがパルス反射法といわれる現用超音波診断装置の原理である．

1 画像の表示方式

　現在，よく利用されている超音波診断装置には，エコーの強さがブラウン管上の輝度(明るさ)として表示される「Bモード法」(断層法)とドプラ効果を利用して生体内の運動体の速度を検出し，血流などを表示する「ドプラ法」(25頁

[*1] 1 KHz = 1,000 Hz　　[*2] 1 MHz = 1,000 KHz

参照）の2つがある．

a．Bモード法（Brightness：輝度の頭文字）

別名断層法といわれる．

Bモード法はエコーの強さを点の明るさで表し〔これを輝度変調といい，強いエコーは明るく，弱いエコーは暗く表現される（図1b）〕，超音波ビームの進行する方向（x）とは別の方向（y）にビームを一定の速さで移動（走査）することによって，二次元像を得る方式である．

表示されるエコーの強さの範囲をダイナミックレンジと呼ぶが，このダイナミックレンジを広く設定すると，広い範囲のエコーが画面の輝度範囲内に圧縮されて表示されるために軟らかい感じの画像が得られる．これをグレースケール表示と呼んでいる．

現在の腹部用超音波診断装置には，この表示方式が用いられている．

図1　パルス反射法による超音波診断装置の原理

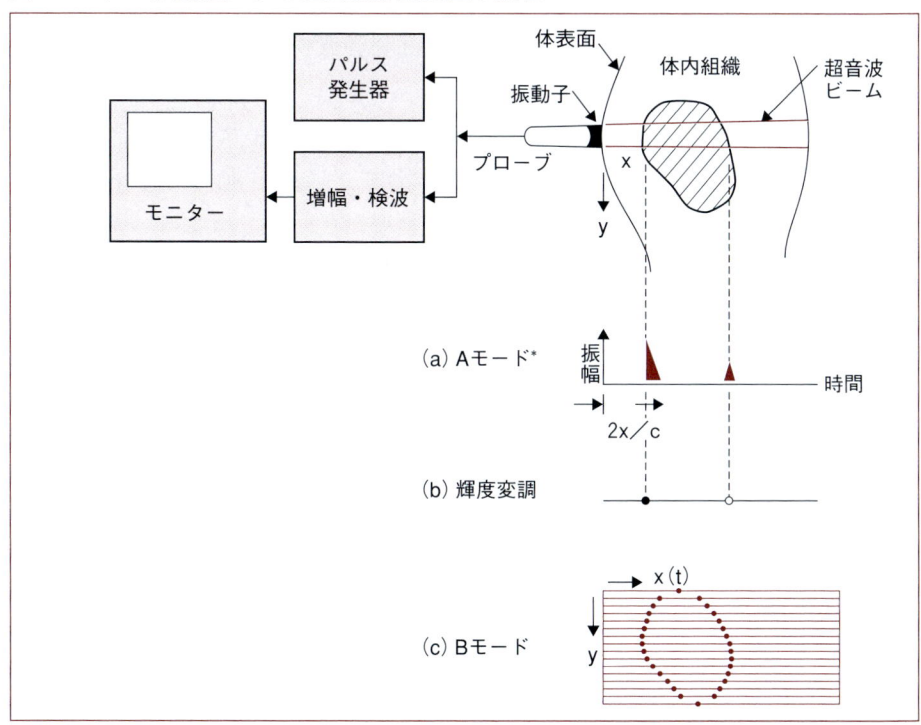

---

* 超音波診断装置の創製期にはAモード法（Amplitude：振幅の頭文字）が使われていた．この方式は一次元像で，エコーの発生した部位を探触子からの距離（時間）で表し，エコーの強さを波形の高さ（振幅）で表現するもので（図1a），再現性が少なく，客観性が乏しいため，現在は計測以外は利用されていない．

最近の装置の進歩の1つにハーモニックイメージング法がある．この方式は生体内部を超音波が伝播する過程で発生する高調波成分（送信波の整数倍の高周波超音波をいうが通常は2倍の周波数をいい，Harmonicsともいう）を利用して映像化するもので，分解能の高い画像が得られる．この方式には造影剤を使用するものと使用しないものがある．後者はティッシュハーモニック法，またはセカンドハーモニック法（ネイティブハーモニック法）と呼ばれている（28頁参照）．

b．ドプラ法

　Bモード法がエコーの強さを検出して臓器の断面を表示するのに対して，ドプラ法は「ドプラ効果」を利用して生体内の運動体の速度を検出し，血流を表示するものである．「ドプラ効果」は超音波が運動体で反射すると，そのエコーの周波数が運動体の速度に応じて変化する現象で，そのエコーの周波数の変動から運動体の速度を知ることができる（25頁参照）．

2 電子スキャンの仕組み

　現在，わが国における腹部超音波検査では電子走査型診断装置（電子スキャン）が使用されている．

　その電子スキャンの基本形はリニア電子スキャンで，探触子（プローブ）は**図2a**に示すような形状をしており，長径が80〜120 mm，厚みは15〜18 mmのものが多い．最近はリニア型に代わってコンベックス型が多用されている．コンベックス型はリニア型探触子の前面を凸形（convex）にしたもので，超音波の送受信する振動子を探触子の先端に凸状に配列したに過ぎず，原理はリニア電子スキャンと同じである．コンベックス型探触子は曲率半径が15〜100 mmくらいの範囲のものが実用化されている（**図2b**）．

図2　各種プローブ

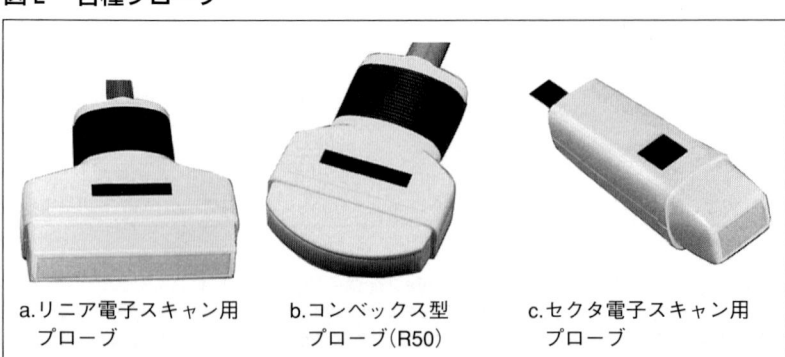

a．リニア電子スキャン用プローブ　　b．コンベックス型プローブ（R50）　　c．セクタ電子スキャン用プローブ

図3　リニア電子スキャンの探触子の構造

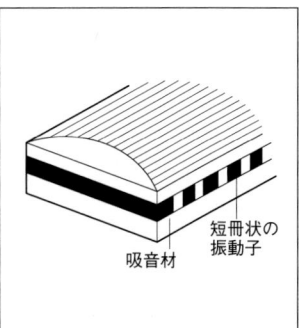

吸音材　　短冊状の振動子

図4　超音波の伝播

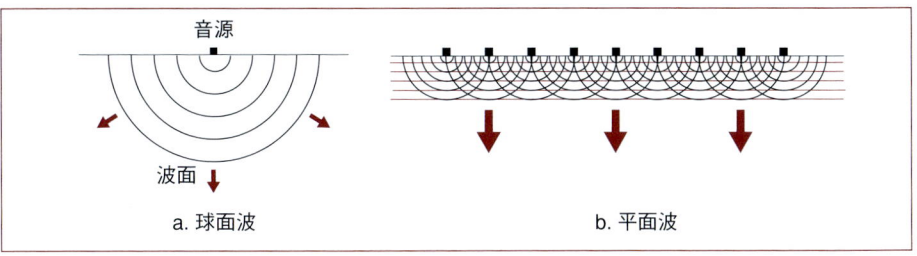

a. 球面波　　　　　　　　b. 平面波

　リニア電子スキャンの探触子には，1mm以下の小さい短冊状の振動子が60〜140個程度並列され(**図3**)，1秒間に約120〜240本の超音波ビームが順次発信され，自動的(電気的)に生体内をスキャンする仕組みになっている．

　この仕組みをもう少し詳しく説明すると，電子スキャンでは，1個の小さい振動子から出される超音波が1本のビームを作るのではなく，8〜48個の振動子が1組になり，その1組の中の各振動子からほぼ同時に発信される超音波によって1本のビームが作られている．

　電子スキャンにおける振動子は非常に小さい(点状音源)ため，ここから発信される超音波は個々では球面状に拡がり(**図4a**)，診断には利用できない．しかし，点状音源でも十数個並列させて，ほぼ同時に超音波を発信させると，**図4b**に示すように各振動子から出た球面波の先端を結ぶ波面は平面波になり*，これは一定方向に直進することになる．そして短い範囲内ではあるが，光と同じような性質になって診断に利用できるようになる．

　例えば探触子内に配列された百数十個の振動子のうち，1番から12番までの振動子が駆動して超音波を発信し，生体内で反射したエコーを受信したとすると，次には2番から13番までの振動子が駆動して再び超音波を発信して，そのエコーを受信する．この繰返しを電気的に行うのが電子スキャンの原理である．リニア電子スキャンでは，上述したような規則で探触子内の全振動子が一通り駆動するのに約1/30秒をかけている．要するに，リニア電子スキャンの画像は，1枚約1/30秒で作られていることになり，1秒間には約30枚の画数が連続して描出されていることになる．このため，生体内部の運動がリアルに観察できる．電子スキャンによる画像が，実時間表示・リアルタイム画像といわれるゆえんである．

---

*これをホイヘンスHuygensの原理という．

図5 各種探触子の特徴と適応

プローブ		リニア	コンベックス			セクタ	メカニカルセクタ
走査手段		電子走査	電子走査			電子走査	機械走査
走査形状		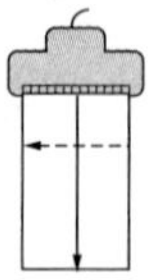	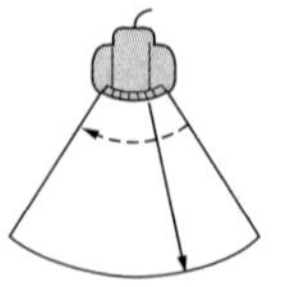			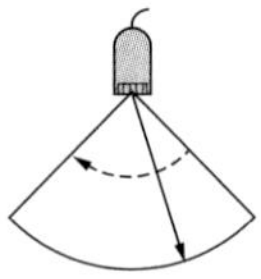	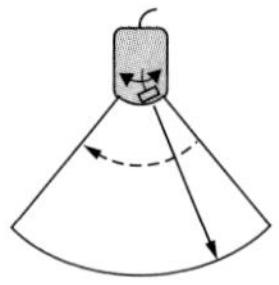
視野	体表	中	中			小	小
	深部	中	大			大	大
高周波化		～10 MHz	～7 MHz			～5 MHz	～10 MHz
カラードプラ		可	可			可	不可
ダイナミックフォーカス		可	可			可	可（アニュラーアレイによる）
適応	肋間	○	○	△	△	◎	△
	肋弓下	○	○	○	△	○	○
	横断	△	◎	◎	◎	△	△
	縦断	○	○	○	△	△	△
	臓器	全体	全体	全体	膵	肝	肝
			大*	中*	小*		

〔コンベックス〕
大*：曲率半径 50 mm 以上　中*：曲率半径 49～25 mm　小*：曲率半径 24 mm 以下とする
◎：最も適している　○：適している　△：操作しにくい

3　探触子（プローブ）の種類とその特徴

　電子スキャンの実用化（1976年）以来，腹部超音波検査ではもっぱらリニア電子スキャンが使用されてきた．最近では，高画質のセクタ電子スキャンやコンベックス型プローブが実用化されて，リニアスキャン以外の各種走査が可能になり，対象臓器や目的によって使い分けられている．

　最近では，各種スキャンやプローブの使用が1台の装置でできる多機能装置が一般的になっている．**図5**は各種探触子の特徴と適応をまとめたものである．

a．リニア走査型

　腹部用としては最も基本的な走査型で，比較的視野が広く，得られる断面像が縦長の矩形であることから，画像全体のオリエンテーションがつかみやすい特徴がある．特に近距離部分の視野が広いことにより，腹壁に近い臓器の浅部の病変を描出しやすい利点がある．最近，高度の分解能を得るため，5～7.5 MHz などの高周波を用いたプローブが実用化されている．しかし，高周波は減衰が大きいため深部を描出することは不可能で，胆嚢や肝の表面などに限

図6　各走査法の視野比較

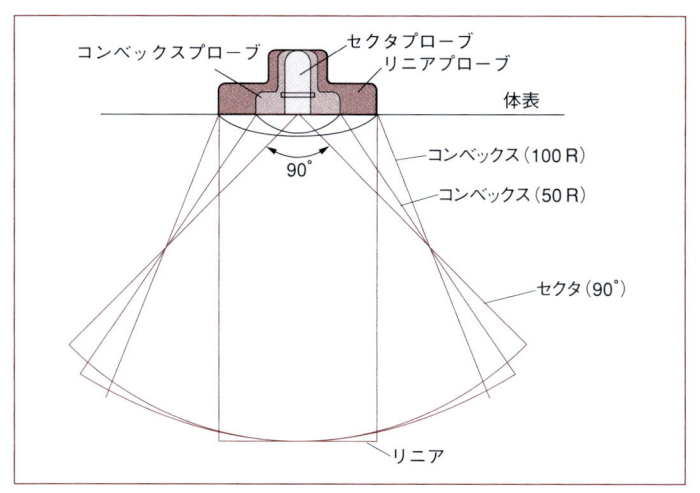

定される．

b. セクタ走査型

　プローブの先端が小さく肋間走査に適しているため，従来はもっぱら心臓の走査に用いられていた．近年，高度の分解能を得るため多素子化（素子数64～128個）されたセクタ走査型が実用化され，腹部領域にも利用されている．

　この走査型は，小さい音響窓から広い視野の画像を得る利点があり，腹部領域では，リニア型では描出が困難とされていた肝臓のドーム部分や腸管ガスの後方の病変の描出に利用されている．

　欠点としては，近距離の視野が狭いため，浅部の病変の描出に適さないことと，全体のオリエンテーションがつかみにくいこと，また，セクタスキャンを行うための複雑な電子回路（遅延回路）が必要なため，一般に高価になることである．

c. コンベックス型

　前述したごとく，コンベックス型プローブによる走査は基本的にはリニア電子スキャンと同じで，リニア電子スキャン用のプローブを凸面状にしたものである．したがって別名カーブドリニアスキャンとも呼ばれている．

　このプローブの特徴は図6に示すように，視野がリニアスキャンとセクタスキャンの中間を占めるもので，セクタスキャンからリニアスキャンに近いものまで種々異なった曲率のコンベックス型プローブが実用化されている．

コンベックス型プローブはリニアスキャンのプローブに比べて小型で操作性がよく，表面が凸になっているため適度の圧迫が加えられて体表との密着がよく，また，腸管ガスの排除にも好都合で，腹部領域ではリニアスキャンに代わって主流の座を占めている．

前述したようにこのプローブは原理的にはリニアスキャン用プローブと同じであるため特殊な電子回路を必要とせず，したがって装置は比較的安価である．

d. メカニカルセクタ走査型*

この走査法は機械的にプローブを高速で運動させてスキャンするもので，利点としては単一の振動子が使用されているため高周波を容易に利用できること，アーチファクトが少ないこと，そして安価であることがまずあげられる．さらに最近では，アニュラーアレイ方式の探触子を利用することにより広い範囲にわたって細いビームを得ることができ，現在，電子スキャンでは実現困難とされているスライス方向(ビームの走査方向に垂直な面)の分解能が一段と改善された．

欠点としては，セクタ電子スキャンに比べてプローブの先端が大きく，肋間走査に不都合であること，および機械的慣性があるため速度情報に対する検出精度が悪く，カラードプラ法には適さない点であろう．

3. 分解能について

分解能は診断装置や計測装置の解像度や測定値の限界(能力)を表すもので，重要なものとしてa.空間分解能，b.濃度分解能，c.時間分解能，がある．

a. 空間分解能

空間分解能には距離分解能(深さ方向)と方位分解能(横方向)がある．また，電子スキャンのような角型の探触子では第3の分解能ともいうべきスライス厚による分解能がある．

距離分解能は図7aに示すように超音波ビームの進行方向に並ぶ2点を2個の点として分解表示する能力をいい，主としてパルスの幅で決まる．このパルス幅を短くするには波長を短くすることと，1個のパルスに含まれる波数を少

---

* メカニカルセクタ走査型には，プローブの中に装着された振動子(複数個)が回転するものと，振子運動するものがある．わが国では後者が多く使われている．

図7 距離分解能と方位分解能

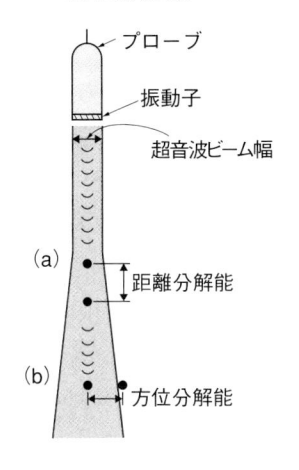

図8 パルス幅と波長,波数の関係

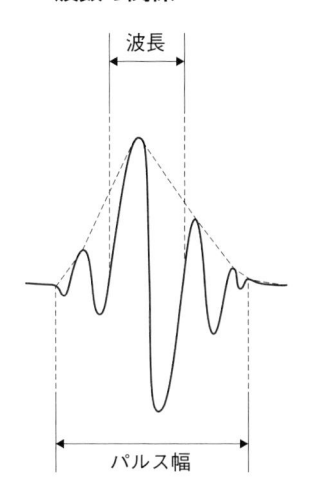

図9 角型プローブ(電子スキャン)におけるスライス方向の分解能

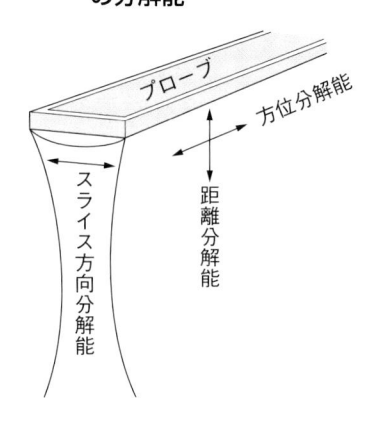

なくすることが最も重要な条件になる(図8).

　方位分解能は図7bに示すようにビームの進行方向に垂直に並ぶ2点を分解表示する能力で,振動子からの距離によって異なり,主にその部位でのビーム幅で決まる.ビーム幅は周波数が高く,集束効果(振動子の形状,大きさ,集束点などに関係)が大きいほど細くなる.電子スキャンでは電子フォーカスによりビームを集束している(11頁参照).

　スライス方向分解能は図9に示すように,ビームの走査方向に垂直な面の分解能をいい,前述の方位分解能の一種である.したがって,この分解能の向上には方位分解能の場合と同じ条件が必要であり,現在,音響レンズが用いられている(11頁参照).最近では電子フォーカスの導入が試みられている.スライス方向分解能は「断面像の厚み」(19頁参照)で詳しく述べるが,様々な現象を起こし,読影上,注意が必要である.

　このように空間分解能はいずれも波長と密接な関係があり,高周波を利用することが重要な条件になる.しかし一方,高い周波数を用いると吸収による減衰が大きくなり,遠距離部分が描出できなくなる.周波数の選定はこの減衰との兼ね合いで決まり,腹部(体外式)では3〜4 MHzが使用されている.

　現在,腹部用診断装置の分解能は,距離方向が約1 mm,方位(横方向)が1.5 mmといわれている.

b. 濃度分解能(コントラスト分解能)

　生体内部からのエコーの強さは,臓器や組織の音響的性質の差(12頁参照)に

比例するが，軟部組織間の音響的性質の差はわずかで，エコーの強さは弱く，差も少ない．この種々のエコーの強さは画面上では輝度の差として表され(コントラスト)，これを濃度分解能(コントラスト分解能)と呼んでいる．このコントラスト分解能を向上させるためには，S/N(信号雑音比)を良くすることと多重反射やサイドローブなどのアーチファクトを減少させることである．

c．時間分解能

超音波パルスはX線などの電磁波と異なり速度(音速)が遅く(1,530 m/s)，また，パルス反射法であるため発信されたパルスがエコーとして受信されてから次のパルスを発信するため，往復時間(13 μs/cm)が必要になる．その上，断面像を作るためには走査線の数を掛けただけの時間が必要である．また，ドプラ効果を利用する場合は，同一方向で複数回(n)送受信するため，n倍の時間がかかることになる．これが時間分解能といわれるもので，この数字を縮小することは困難とされている．

この分解能による弊害には，以下のものがある．
① 1断面像でも最初の走査線上と最後の走査線上の情報には1フレーム分の時間のズレがある．
② 映像範囲が著しく制限される(16頁参照)．

1 電子フォーカスの仕組み(電子セクタの原理)

「リニア電子スキャンの仕組み」で述べた直進する平面波を作る考え方をさらに進めると，電子フォーカスやセクタスキャンの理論に発展していく．

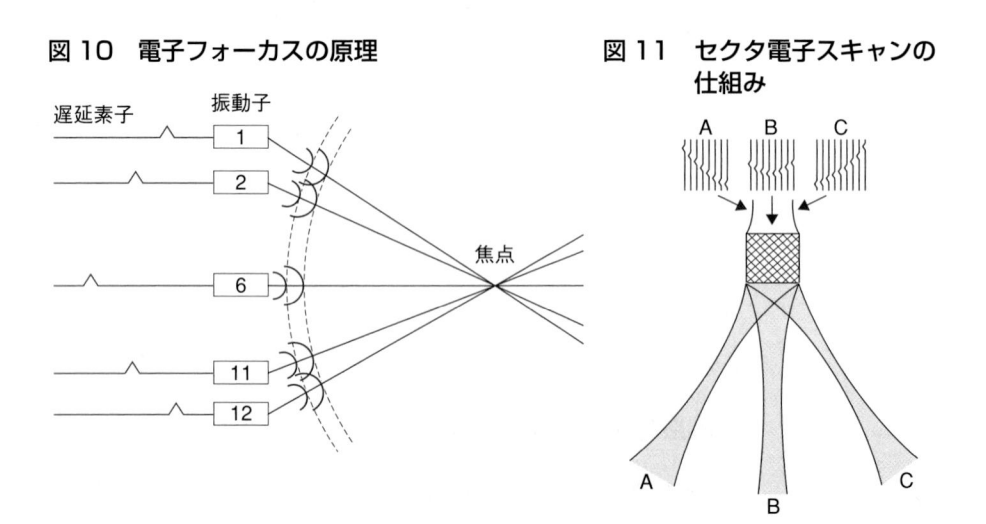

図10 電子フォーカスの原理

図11 セクタ電子スキャンの仕組み

例えば図10に示したように，12個配列した振動子を外側端からわずかずつ遅らせて駆動させる（遅延する）と，各振動子から発信された超音波（球面波）の包絡面は円弧状になり，焦点の近くではビームは細く集束される．これが電子フォーカスの原理である．

集束域は駆動する振動子数や駆動するタイミングを変えることで自由に変更できる．

この電子フォーカスは，探触子の長軸方向のビームを絞るのに効果的であるが，探触子の厚み方向（短軸）の集束には音響レンズが使われている．

また図11のごとく，各振動子を駆動するタイミングを一側にずらせると，超音波ビームを斜めの方向に放射することも可能である．このように，駆動するタイミングを連続的にわずかに変えながら，超音波を送受信し，超音波ビームを扇状に走査させればセクタ電子スキャンになる．

2 音響レンズの役割

図12に示すように音響レンズはかまぼこ形をしたシリコンゴムで作られ，プローブの先端に取り付けられている．

体表への密着を良くするために前方を凸にし，しかもビームを集束するために，この音響レンズには低音速のシリコンゴムが用いられている．

音速が遅いと，音響レンズの中央部分の方が両側部分より遅れて生体内に放射されることになり，図12に示すようにその波面は円弧状になって集束される．

電子スキャンにおけるビームの集束は，探触子の長軸方向は電子フォーカスで，短軸方向はこの音響レンズで行われており，どちらを欠いても分解能は著

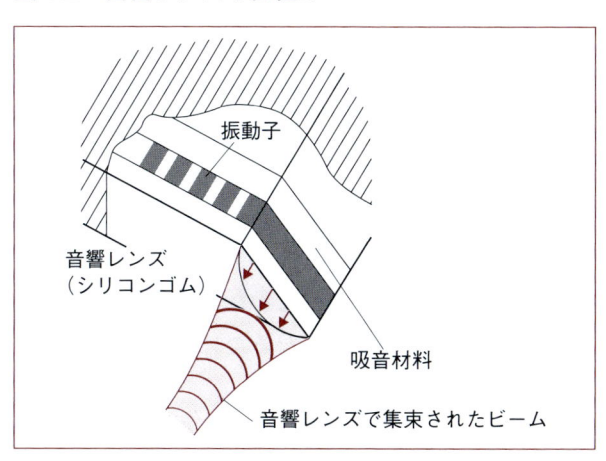

図12　音響レンズの仕組み

しく低下する．長軸方向の電子フォーカスは前述のように駆動するタイミングにより任意の点に集束させることができ，また最近では，複数の集束点に集束させる(多段フォーカス)などして，広い範囲にわたって細いビームを得ることができるが，音響レンズはレンズの形により決まった一点にしか集束させることができない．

このワンポイントフォーカスによるスライス方向の分解能を上げるため，最近，探触子の短軸方向に振動子を分割し，近距離は中央の振動子群で，遠距離は全体の振動子で走査して，広い範囲にわたって細いビームを得る手法が試みられている．

4．生体内を伝播する過程での変化

このようにして探触子(プローブ)から発信された超音波パルスは，生体内を伝播する過程において，次のようなさまざまな現象を起こし変化する．

> ① 音響的な性質の異なる境界で反射（散乱を含む）する．
> ② 超音波のエネルギーは減弱する（減衰）．
> ③ 超音波の伝播する速さが組織によって変わる．
> ④ 音響陰影を生じる．

1 反射について

反射の強さには次のような因子が関係する．
① 生体内の各部分(組織や臓器)は，それぞれ特有な音響的性質*を持っている．反射は，この音響的な性質の異なった所で必ず起こり，そして，その音響的性質の差が大きいほど，反射も強くなる．
② 組織や臓器の境界など反射する面に対して，超音波がどのように当たるか（入射する角度）によって，反射の強さが次のように変化する．
　●直角に入射する場合が最も強い．
　●入射する角度が大きいほど反射は弱くなる．
この現象がよくみられるのは，肝硬変の肝表面で細かい凹凸がある場合，その凹凸の山と谷では超音波が直角に当たるため強いエコーが現れ，凹凸のスロ

---

* これを固有音響インピーダンスといって，その組織（または臓器）の音速と密度の積で表される．

図13 小さい凹凸のある表面での反射の原理（aは拡大図）

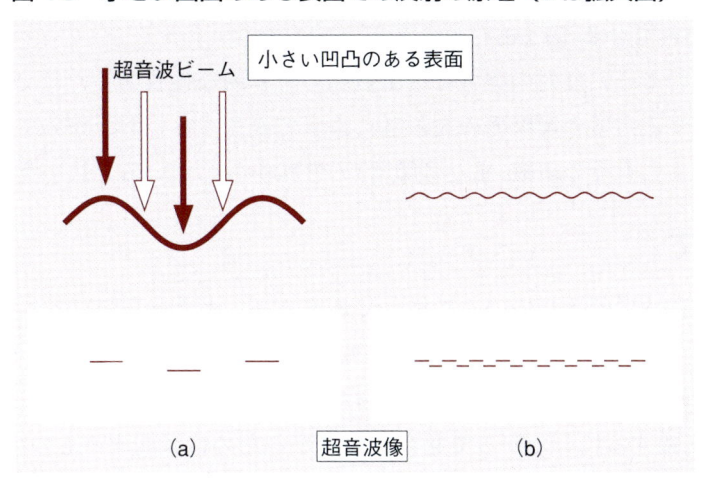

図14 反射波の波形

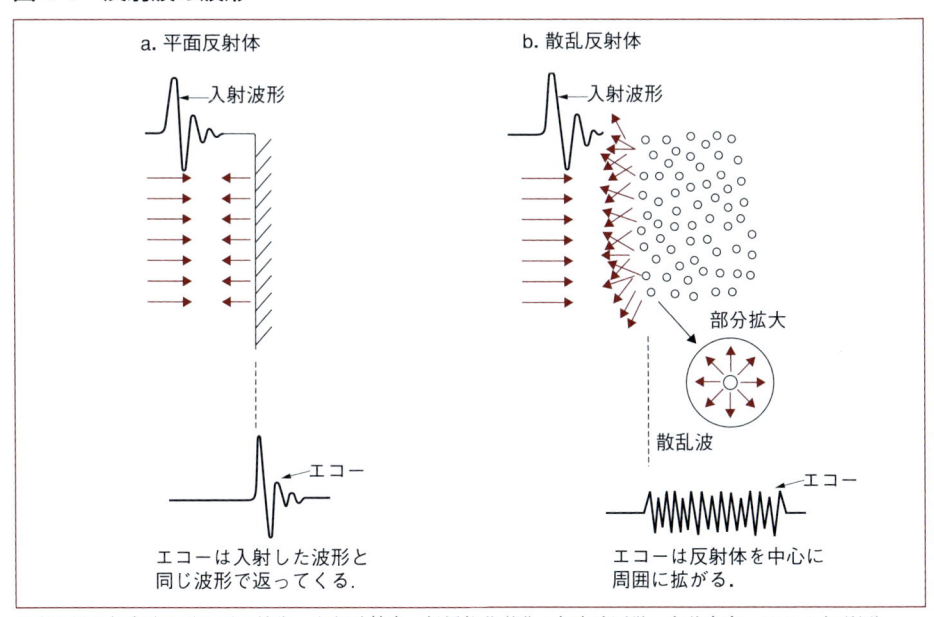

（井出正男：超音波工学と電子技術．和賀井敏夫，松尾裕英（編）：超音波医学，永井書店，1985より引用）

ープでは斜めに当たるためエコーが弱く，強いエコーと弱いエコーが交互に現れて破線状になる（**図13**）．この所見は膵管像にもみられ，膵管壁の細かい不整を意味している．

③ 以上は反射する面が波長より十分大きい場合（**図14a**，腹部用超音波では，約 0.5 mm 以上）についてであるが，波長より十分小さい場合（波長の 1/10 以下）では，反射は，その反射体を中心に周囲に拡がる．つまり，散乱する

(Rayleigh 散乱)．その散乱の強さは，反射体が小さいほど大きくなるといわれている(**図 14b**)．

このように反射の強さは各組織間の音響的な性質の差だけでなく，超音波の入射する角度や反射面の大きさによって変化する．したがって，エコーの強さは必ずしもその組織(または臓器)の性状を表しているとはいえない．

2 減衰について

超音波は伝播していくに従ってエネルギーが弱まっていく．この現象を減衰という．

この原因には次の2つが考えられている．
① 伝播するにしたがって超音波が拡がるために減弱するもの(拡散減衰)．
② 伝播する組織の中で吸収されたり(吸収減衰)，前述した散乱によって失われるもの．

これらの原因のうち最も大きいものは吸収によるものといわれており，各組織によって吸収の度合は多少異なる．

また使用する超音波の周波数によっても異なり，周波数が高いほど大きく，1～5 MHz の範囲では，周波数におおむね比例するといわれている．

分解能を向上させるためには高い周波数を用いる必要があるが，反対に吸収による減衰が大きくなって，遠い部位には到着せず，近距離部位しか鮮明に描出できないことになる．

腹部領域では体表から最低 15 cm くらいまでは描出する必要があるため，3～4 MHz の周波数が使われている．

3 音速について

超音波は生体内を毎秒平均 1,530 m の速さで伝播するとされている．しかし，実際には**表 1** に示すように，各組織ではかなりの差がある．

このように各組織の音速が異なると，次のような画像の変化や現象が起こってくる．

a．計測上の問題点

超音波診断装置では，生体内の音速は，毎秒平均 1,530 m と仮定して，画像やスケールマークを表示しており，これを基準にして管腔の幅や腫瘍の大きさを計測している．ところがその組織での音速が違ってくると，腫瘍などの実際の大きさが変化し，脈管などの解剖上の位置が変位して描出されることになる．

表 1　種々の組織内の超音波の音速

組織	音速（m/s）
水（20 ℃）	1,483
羊水	1,510
血漿	1,571
血液	1,571
脂肪	1,410 〜 1,479
脾臓	1,520 〜 1,591
肝臓	1,550 〜 1,607
腎臓	1,558 〜 1,568
脳	1,510 〜 1,565
心臓	1,572
皮膚	1,498
軟骨	1,665
腱	1,750

奥山大太郎, 竹内久弥, 竹原靖明, 仁村泰治, 渡辺 泱（編）：超音波診断マニュアル, テクノ出版, 1981 より引用

b．像の変位と歪み

　超音波の伝播する組織での音速が 1,530 m/s より遅く，例えば 1,480 m/s（約 3.3％減）になったとすると，探触子面より 5 cm 離れた点は，解剖上の実際の位置に映像されないで，1.6 mm 遠くに映像されることになる．

　表 1 にあるように脂肪と肝臓では音速に 70 m/s 以上の差があり，当然，この程度の像の変位は起こってくる．その結果，音速の速い組織の後方にある点は近くに，遅い組織の後方にある点は遠くに映像されて，超音波画像では実際より多少歪んだ形で描出されることになる．

c．屈折とその影響

　各組織の音速が異なることで，もう 1 つ理解しておかなければならないことがある．これは屈折という現象である．音速が違う組織の境界面（幅が 0.5 mm 以上＝波長より十分広い）に対して超音波が斜めに当たると，そこを通過した超音波は屈折して進む．屈折の仕方は図 15 に示すような一定の法則*（Snell の法則）に従う．

　日常の超音波画像で屈折による影響が明瞭にみられるのは，肝癌などのように球状をしたもので，超音波ビームの幅より大きく，かつ，音速が周囲組織と異なる場合，超音波ビームが斜めに入る両側端では，その部分を通過した後，超音波ビームは図 16 に示すように屈折して広がり，影ができる．これを外側

---

* Snell の法則 $\sin \theta_1 / c_1 = \sin \theta_2 / c_2$ に従う．すなわち音速の遅い部分から速い部分に入ると，屈折角は入射角より大きくなる．

図15　超音波の反射と屈折

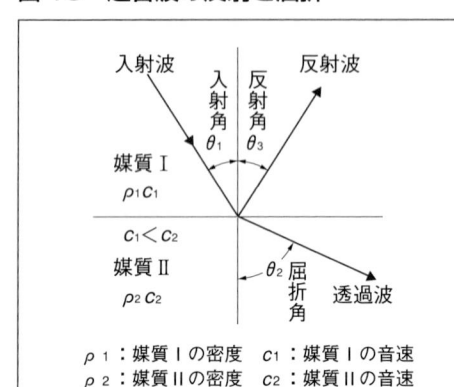

図16　球形媒質境界での超音波の屈折

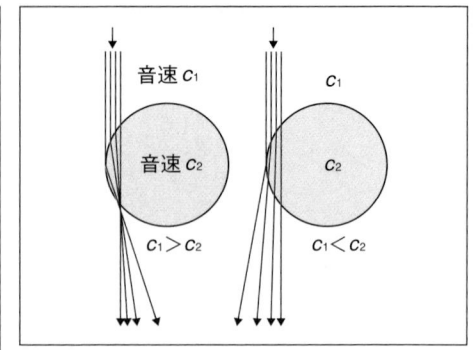

奥島基良：超音波の特性と表示画像．超音波医学 8：249, 1981 より引用

陰影（lateral shadow）と呼んでいる．

d．映像範囲の制約

　現在のパルス反射法による診断装置（電子スキャン）では，発信されたパルスが人体内を伝播し，エコーとして受信されるのに必要な時間をおいて，次のパルスを発信しなければならない．

　超音波は光やX線などの電磁波と異なり，音速が非常に遅いため，映像範囲（画面の広さ）が著しく制限されることになる．ちなみに，映像範囲，走査線密度およびフレーム数（1秒間に映像される画数）の3者の積は音速の1/2以内とされている．

4　音響陰影について

　超音波の pathway に強い反射体や吸収体があると，超音波の伝播が妨害されて，その後方は無エコーまたは低エコー域になる．この現象を音響陰影と呼んでいる．腹部領域では，種々の結石や肋骨，腸管ガスなどの後方に現れる．

　肋骨や腸管ガスなどによる音響陰影は，しばしば診断の障害になるが，結石の場合は音響陰影の有無がポリープ様隆起性病変との鑑別に役立ち，音響陰影の現れ方が結石の種類の判定に役立つ．

　一般的に音響陰影は，反射体の大きさとそれを走査する超音波ビームの位置により，現れ方が変化する．

a．超音波ビームと反射体の位置との関係

　超音波ビームは集束域では細く，その前後，すなわち探触子に近い部分と遠

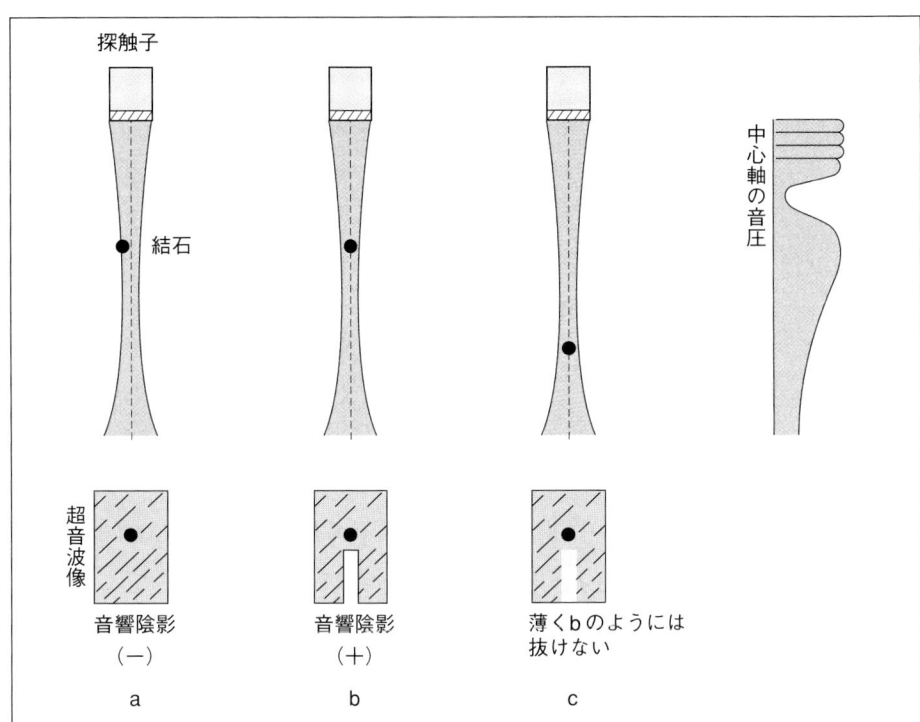

図 17　超音波ビームの結石のとらえ方と音響陰影との関係

い部分ではかなり広くなる．そしてこのビーム内の音圧は，探触子にごく近い部分を除いては，ビームの中心部分（中心軸という）が最も高く，辺縁は低い．結石などの反射体をこのビームの中心部分でとらえると，エネルギーの大部分は反射して後方に伝わらなくなり，音響陰影を作る（図 17b）．反対にビームの辺縁で反射体をとらえると，エコーは現れるが，超音波の大半は後方に伝わり音響陰影は現れない（図 17a）．

b．反射体の大きさとの関係

したがって，反射体は大きいほどビームの中心部分を遮りやすいため，音響陰影が現れやすい．超音波ビームの幅は，前述したように，集束域とその前後ではかなり異なるため，反射体の位置によっても音響陰影の現れ方は変化する（図 17c）．

5. 超音波画像の特徴

　生体内に発信された超音波パルスは生体内の至る所で反射し，往復の経路で減衰や屈折をしながら，エコーとして受信される．そして種々の電気的な処理を経て，白黒の濃淡の画像として映像化される．

　この超音波画像にみられる白黒の濃淡は，ほとんどがエコーの強弱を反映し，エコーの強い部分は明るく，エコーの弱い部分は暗く表現されている．しかし，エコーの強弱は前述したように入射角や反射体の形状によって影響されるため，組織の性状はほとんど反映されていない．このことは超音波画像の重要な特質の1つである．

　このほか，読影上，知っておくべき特徴として次の3つの点がある．
① 肝臓などの実質臓器の内部に現れるほぼ均一な点状エコー（スペックルパターン）
② 断面像の厚みとそれによる虚像
③ アーチファクトとその見分け方
　このアーチファクトには次の4つがある．
　a. 多重反射によるアーチファクト
　b. サイドローブによるアーチファクト
　c. 鏡面現象（mirror phenomenon）
　d. レンズ効果

1 実質臓器の内部像（スペックルパターンについて）

　リニア電子スキャンやセクタ電子スキャン，また最近多用されているコンベックス型探触子など単純な走査によって描出される肝・脾・膵などの実質臓器の内部は，ほぼ同大の点状または線状エコーが均一に配列されて描出されている．

　この点状または線状エコーはいったい何を表現しているのであろうか．胆嚢内に散在する結石などでは，その1個1個の結石に対応するエコーが描出されている[*1]．これに対して肝内のように無数の反射体が密に分布している場合[*2]，ここから返ってくるエコーは，強さやその配列が結石のようにまばらな場合と

[*1] このように反射体がまばらに分散している場合を点反射体という．
[*2] これを群反射体という．

図 18 点反射体と群反射体のエコー像

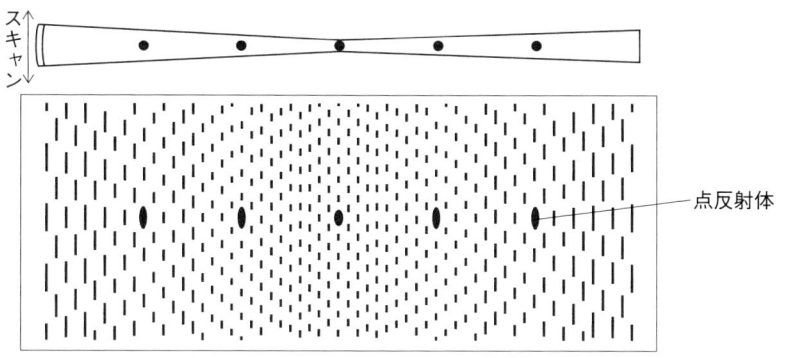

奥島基良：超音波の特性と表示画像．超音波医学 8：249，1981 より改変引用

異なり，実際の反射体の配列とは無関係な配列になる．この像はスペックルパターン（speckle pattern）と呼ばれ，無数の反射体からのエコーが相互に干渉し合って，元のエコーとは無関係の波（合成波）ができ，これによって作られた像で一種の干渉縞である．このスペックルパターンは肝のほか，膵・脾など実像臓器の超音波像にもみられ，その輝点（1個の点状エコー）の長さ，幅，および各輝点の間隔は，装置の分解能および走査方式によって変化する（**図 18**）．実質臓器のびまん性疾患では，エコーの強弱のみでなく，このエコースポットの配列にも変化が起こり，診断の1つの目安になる．

2 断面像の厚みについて（スライス厚）

超音波画像は一見スライスされた断面像のように見えるが，決してそうではなく，一定の厚みのある断面像である．この厚みはメカニカルスキャンに用いられる円型振動子（シングルビーム方式）ではビーム幅に相当し，電子スキャンのような角型振動子ではスライス方向（ビームの走査方向に対して垂直な面）のビームの幅にほぼ等しい（8〜9頁参照）．したがって，この厚みは振動子からの距離によって多少変化する．このように超音波画像は，一定の空間（ビームの幅の中）にあるすべてのエコーが集積されたものである．このことは**図 19**に示すようにビーム内の各点が同一平面内のものとして描出されたり（A），また探触子面より等しい距離にある2本の線状物が1本の線として描出される（B）ことを示しており，日常の読影では次の点に特に注意する必要がある．

(1) 管状構造物に近接した外側のエコーが管状像の内に描出されることがある（例：胆管の外のエコーが胆管の内にあるように描出されて，胆管結石のように見える）．
(2) ある臓器の内に周辺の臓器の一部が描出され，腫瘍像のように見えること

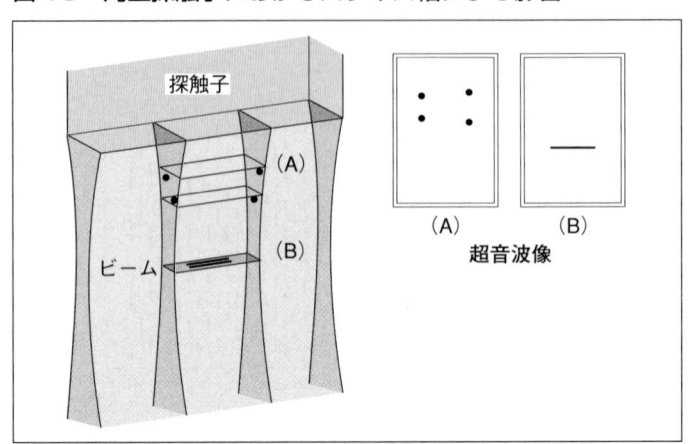

図19　角型探触子におけるスライス幅による影響

がある（例：胆嚢内に十二指腸の一部が描出されて胆嚢癌のように見えたり，膵内に隣接する胃粘膜下腫瘍が描出されて膵腫瘍のように見える）．
（3）超音波画像をガイドに穿刺を行う場合，対象物がビーム幅より小さいと，画像上，穿刺針が当たっているように見えるが，実際はその外側にはずれていることがある．

3 アーチファクトについて

a．多重反射

　超音波ビームに垂直な反射面があると，探触子面から放射された超音波パルスは，その反射面で反射し，エコーとして探触子で受信される（これは真の像）．このとき，受信されたエコーの一部が探触子面で反射し，再び反射面に向かい，また，そこで反射して，探触子で受信される．この受信された2回目のエコーは，真のエコーより1往復遅れて受信されているため，探触子面と反射面との間隔の2倍の距離に描出される．これを多重反射によるアーチファクト（虚像）といっている．
　この多重反射は1回だけでなく何回も反射を繰り返すことがある．また探触子と反射面の間だけでなく，2つの反射体の間や1つの物体の中でも起こる（図20）．この多重反射が起こりやすい条件としては，反射体が超音波ビームにほぼ垂直であることと，2つの反射面の間で超音波が減衰されにくいことがあげられる．
　腹部の超音波像でよくみられるものでは，探触子面と腹膜（肝表面）の間に起

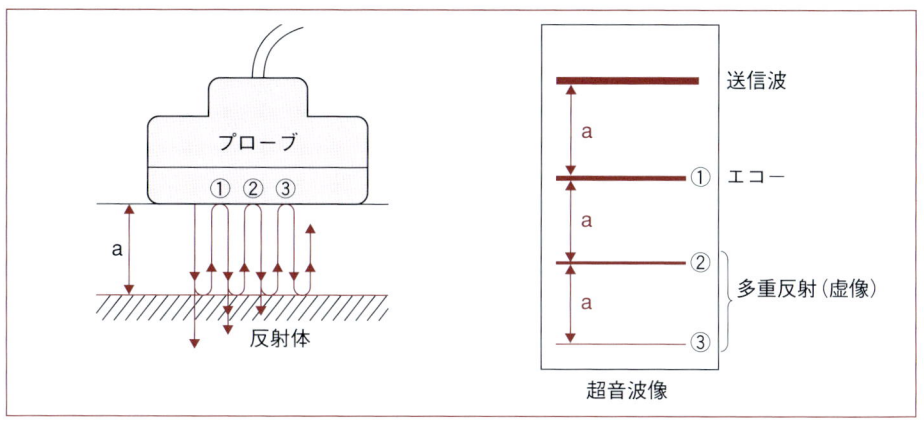

図20　探触子と反射体との間の多重反射

こる多重反射で，胆嚢像のなかに帯状に現れる．

　このアーチファクトで注意しなければならないことは，胆嚢底部の病変部を隠蔽したり，デブリエコー（73頁，91頁参照）と誤認することである．真のエコーとの見分け方は，被検者に深呼吸をさせると真のエコーは胆嚢像とともに消長するが，アーチファクトは消えないことで判定できる．

　反対に，この多重反射によるアーチファクトが診断の助けになる場合がある．その典型的な例は，胆嚢の腺筋腫症や壁内結石がある場合，コメット様エコーと呼ばれるツララ状のエコーが胆嚢壁に現れる．これは嚢胞状になったRokitansky‑Aschoff sinus（RAs）や壁内結石の中で起きた多重反射によるものである（図21）．

図21　コメット様エコー

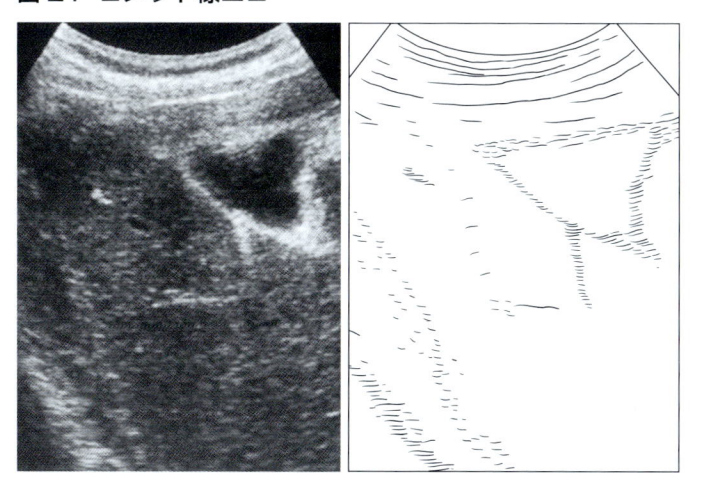

図 22　サイドローブの出方

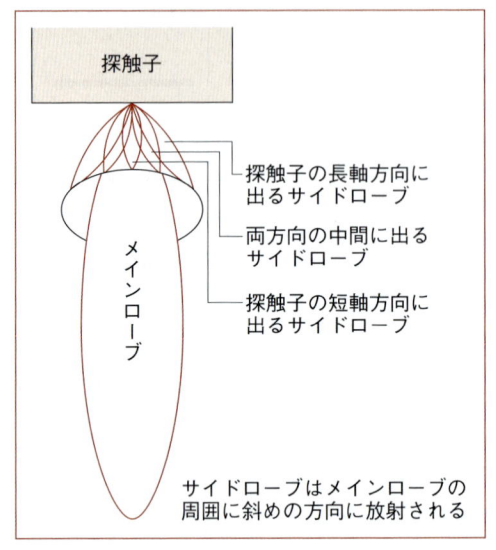

図 23　斜めの反射体におけるサイドローブによるアーチファクトの現れる軌跡

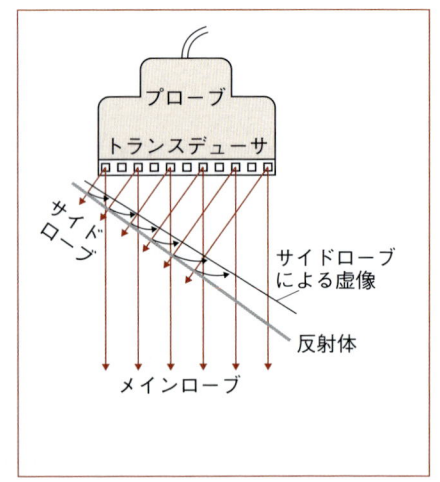

b. サイドローブ

　超音波は振動子からほぼ直角の方向に強く放射される性質があり，振動子に近い範囲では振動子の面とほぼ等しい範囲内（ビーム幅）を伝播する．これをメインローブ（主極）と呼び，これによって超音波画像が作られている．このメインローブとは若干異なった斜めの方向に，同時に弱い超音波ビームが放射される．これをサイドローブ（副極）と呼んでいる．

　このサイドローブはメインローブを囲んで放射状に数個放射されている（図22）．このうちメインローブの最も近くにあるものを第1サイドローブといい，これが種々のアーチファクトを作る．サイドローブはメインローブに比べると非常に弱い（音圧で10〜15分の1）が，反射体に垂直に当たるとかなりのエコーを生じる．

　サイドローブによってできたエコーとメインローブによってできたエコーを装置は識別できないため，メインローブの方向に描出される．これがサイドローブによるアーチファクトである（図23）．

　このアーチファクトが現れやすい条件は，
① 上述したように反射体に垂直に近い角度でサイドローブが入射する場合
② 装置のダイナミックレンジ（3頁，30頁参照）の幅を広くして，弱いエコーまで描出させた場合
などがあげられる．

また，振動子の種類では，手動走査やメカニカルスキャンなどに用いられる円型振動子より電子スキャンに用いられる角型振動子のほうが現れやすい．また，メインローブを大きく偏向するセクタ走査では，グレーティングローブ（サイドローブの一種）によるアーチファクトが画面の両端に現れることがある．
　次に，サイドローブによるアーチファクトがよく現れる臨床例を列挙する．

(1) 胆嚢のくびれと頸部（74頁参照）

　超音波ビーム（メインローブ）が斜めに入射する胆嚢のくびれでは，そこから連続した円弧状の曲線として現れ，頸部では探触子にほぼ平行な直線として描出される（これは探触子のスライス方向に出るサイドローブによるものである）．このアーチファクトは，デブリエコーや胆嚢頸部に発生した腫瘍像とまぎらわしく，慎重に観察しなければならない．

(2) 結石（主として胆嚢内）

　反射体が球状の場合は走査方式によってアーチファクトの現れ方が多少異なり，リニアスキャンでは，上方に凸の曲線，セクタスキャンでは，上方に凹の曲線として描出される．

(3) 横隔膜の彎曲部

　胆嚢のくびれと同様，これに連続する円弧状の曲線として描出される．

c．鏡面現象　mirror phenomenon

　図24のように，鏡の手前にある物体が鏡の向こうにあるように見える現象には，日常よく遭遇する．これは鏡で反射したAの像が，反射経路の延長線上のA′にあるように見える現象である．超音波は近い範囲内では光と同じように直進し，反射する性質があり，これと全く同じ現象が超音波画像にもみられる．
　腹部の場合，鏡の役目をするのは横隔膜が最も多く[*]，肝腫瘍（血管腫，囊胞など）の鏡面像がみられる．図25は肝血管腫の鏡面像で，探触子から放射された超音波が横隔膜で反射し，反射した超音波が肝内の病変に当たって反射すると，このエコーは超音波が放射された時と全く同じ経路を逆戻りして，探触子に返ってくる．探触子で受信されたエコーは，入射した超音波ビームの延長線上のA′，B′にあるかのごとく描出される．この現象を鏡面現象といい，A′，B′にできる虚像を鏡面像と呼んでいる．

---

[*] この鏡面現象の鏡の役目をするものは横隔膜ではなく，横隔膜に接した空気を含んだ肺下面とする説がある．

図 24 鏡面現象

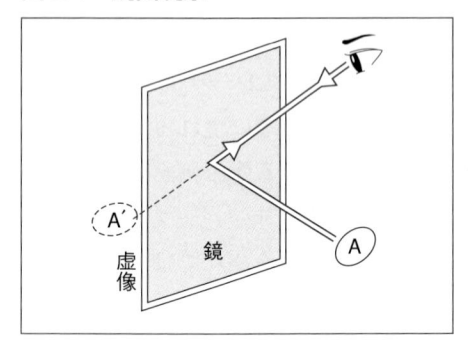

図 25 鏡面現象により横隔膜の後方に描出された肝血管腫像

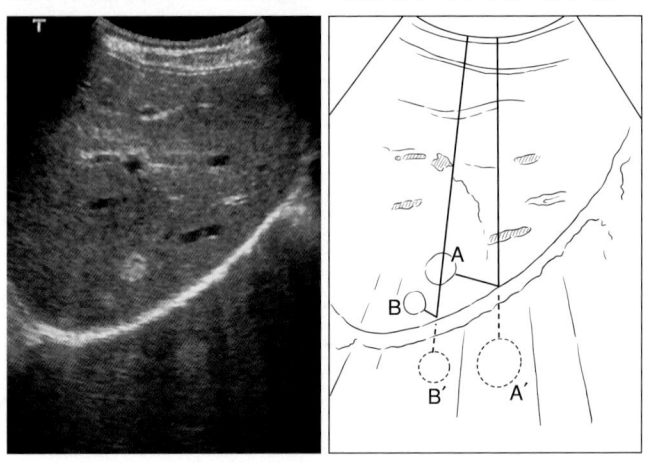

d. レンズ効果

　超音波は音響的な性質の異なった組織（または臓器）に斜めに入射すると，光と同じルールで屈折する．超音波画像でこの屈折による効果がよく見られるのは，前述した外側陰影と，このレンズ効果である．

　上腹部で横走査を行うと，正中線直下の上腸間膜動脈や腹部大動脈の"輪切り像"が，それぞれ2つに見えることがある．これは断面が紡錘状をした腹直筋がレンズの働きをし，超音波が屈折したために起こった現象である．

　図26に示すように，探触子から放射された超音波は，脂肪に囲まれた腹直筋に斜めに入射する．筋肉は脂肪より音速が速いため，筋肉に入ったときと出るときと2回内側に向かって屈折する．この屈折した超音波は，正中線直下に

図 26　レンズ効果

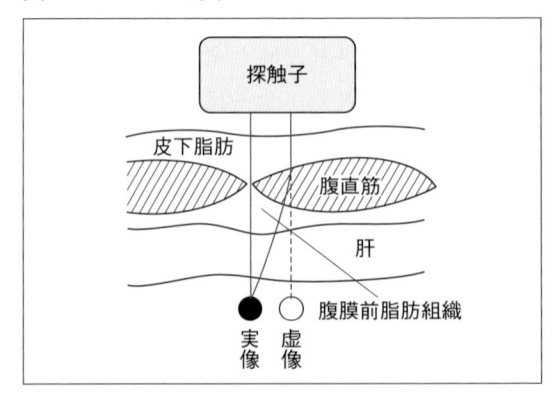

ある腹部大動脈や上腸間膜動脈に当たり，反射して，元の経路を逆戻りして受信される．この場合，その血管像は，超音波ビームの直進方向にあるかのごとく描出されることになる．これがレンズ効果によるアーチファクトで，少し探触子を傾けると消失する．

6. カラードプラ(2Dドプラ)

1 カラードプラの原理

　カラードプラ法はドプラ効果によるわずかな周波数の変動(周波数偏位)を利用して，任意の範囲内(関心領域)の血流を検出し，Bモード像に重ねて表示したもので，血管や周囲組織の断面とその中を流れる血流を同時に観察することができる．リアルタイム性や画質はBモードに比べやや劣る．また，スペクトル表示*ではないため，定量性に乏しい．

　表示方法から，以下の2つに大別される．

a. 速度表示 (図27a) (通常，この方式をカラードプラと呼んでいる)

　この方式は関心領域内の血流を，その平均流速に応じた明るさ(輝度)として表示するもので，血流方向の情報として，探触子に近づく血流は赤色，探触子から遠ざかる血流は青色として示される．また，速度分布の広い乱流などは黄色や緑色を混ぜて表示している．

b. パワー表示 (図27b)

　この方式は関心領域内の血流の散乱パワー(反射強度)に応じた色付けをするもので，速い血流は明るく表示される．この方式は血流の方向は示さないが，角度依存性(後述)が少なく，血流の検出感度は「速度表示」より優れている．

2 血流表示における制約

a. 角度依存性

　血流速度を求めるには，ドプラ効果による偏位周波数とドプラ角(超音波のビーム方向と血流方向のなす角度：$\cos\theta$)が重要である．

---

* スペクトル表示：ドプラ信号を周波数分析し，各周波数(速度)成分の変化を経時的に表示したもの．

図27 カラードプラにおける表示法の違い（肝内血管像）

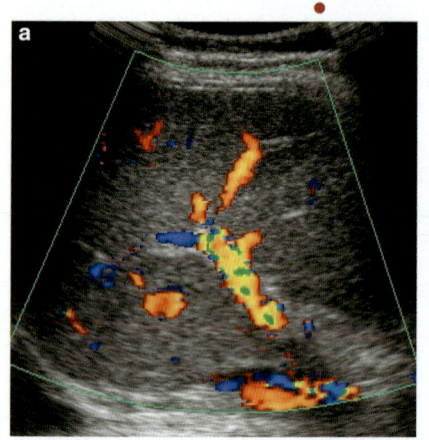

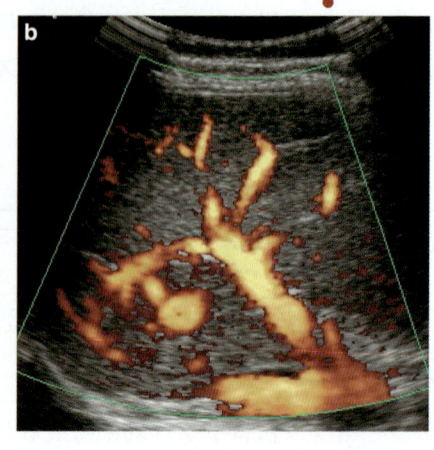

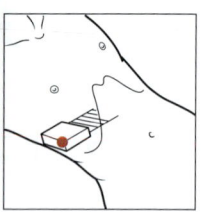

a. 速度表示
b. パワー表示．パワー表示では，速度表示に比べて，肝内血管が末梢枝まで良好に描出されている．

速度表示では超音波ビーム方向と血流が平行（または，平行に近い）の時，血流検出が最も良く，ビームと血流のなす角度が大きい（直交する）ほど検出不良になる．

b．速度依存性

低流速血流であるほどノイズとの識別が困難となるため，その検出には限界がある．

c．エリアシング aliasing

速度検出の限界を超える速い血流では，色調が逆転して表示される．この現象をエリアシングといい，「折り返し現象」ともいわれている．このため血流方向の判定には，エリアシングを起こさない条件での観察が重要である．

この条件は「レート周波数がドプラ偏位周波数の2倍より大きい」ことで，換言すれば「レート周波数の1/2以上の偏位周波数をもつ速い血流」ではこの現象が起きることになる．

3 アーチファクト

カラードプラにおけるアーチファクトは，しばしば血流検出の妨げとなる．原理上やむをえない場合もあるが，これを最小限にとどめるよう，適切な装置設定条件を選択する．

a. ノイズ

機械的なアーチファクトであり，微細な低流速血流との鑑別が問題となる．カラーゲインの調整により低減が可能であるが，過度に低いゲインでは低流速血流が表示されなくなる．

b. クラッタ

生体臓器の運動に由来するアーチファクト（モーションアーチファクト）である．例えば，肝左葉は心臓や大血管の拍動の影響を受けやすく血流検出が困難なことが多い．通常はフィルターの調整によって軽減を図るが，その結果，低流速血流の検出が犠牲になることもある．

4 カラードプラの臨床応用

Bモードでは，胆管と血管の鑑別や囊胞性疾患と血管性病変との鑑別が困難なことがある．例えば，肝内門脈-肝静脈短絡路（図 28 a,b）は肝囊胞，肝内外動脈瘤や門脈瘤は肝囊胞やその他の臓器（膵，脾，腎）の囊胞性病変，肝外門脈閉塞症にみられる求肝性側副血行路は胆管拡張との鑑別が問題となる．また血管内における血栓の有無は，Bモードでの判定が困難なことが少なくない．カラードプラは，血流の有無や性状（血流方向や乱流・うず流）の判定から，これらの病変の診断に極めて有用といえる．

図 28　門脈-肝静脈短絡

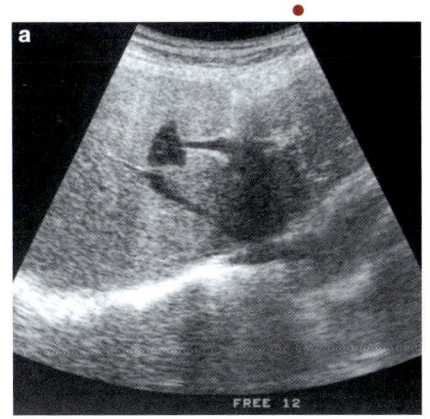

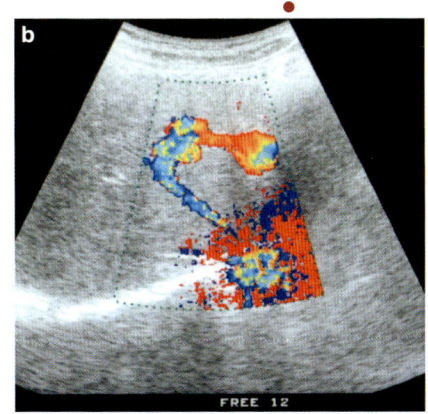

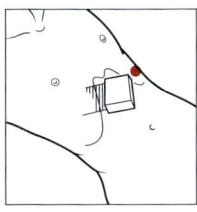

a. Bモード．肝内に，限局性の囊胞状像を認める．
b. カラードプラでは，同部に血流が観察される．また肝内門脈枝および肝静脈枝との交通も確認され，肝内門脈-肝静脈短絡と診断される．

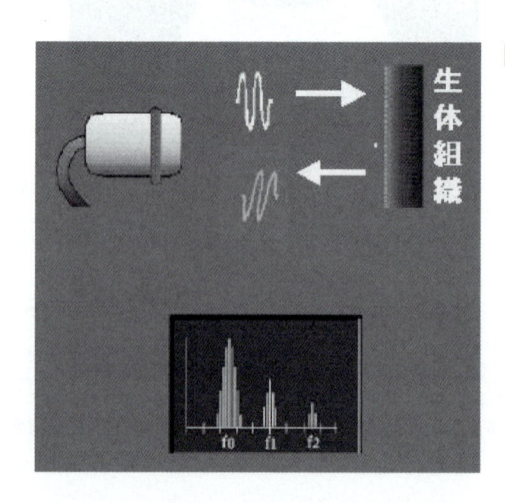

7. ハーモニック

1 ハーモニックの原理

　　　超音波は弾性波である．探触子から照射された超音波が生体内を伝搬する過程で，組織は圧力を受け密度に変化を生じる．圧力変化が大きくなると，圧力変化と密度変化は比例関係（線形性）が失われ，波形に歪みが生じる（非線形現象）．このような現象に基づいて，生体からは送信超音波（基本波）の周波数成分とは異なった波が発生する．すなわち反射波には，基本波の周波数成分に加えて，その2倍，3倍，…といった整数倍の周波数の波が含まれる．このような高調波成分をハーモニック成分と呼び（図29），これを応用した映像法をtissue harmonic imaging（native harmonic imaging）という．また現在，基本波の2倍の周波数成分（第2高調波）を用いた映像法が多く用いられており，これをsecond harmonic imagingと呼んでいる．

2 ハーモニックイメージの特性

a．方位分解能，コントラスト分解能の向上

　非線形効果は高音圧部（ビーム中心部）でより強くみられるため，見かけ上，ビームが細くなる．このため，横方向の異なる2点を分別する能力，すなわち方位分解能の向上がみられる．さらに，超音波画像の厚み方向のビームもシャープになることから，コントラスト分解能の向上も得られる．

図29　ハーモニックの原理

b．アーチファクトの低減

（1）多重エコー（皮下組織に起因するアーチファクト）の低減

　超音波が生体内を伝搬する過程で，波形の歪みが蓄積されるため（伝搬の非線形効果），高調波の発生は，探触子付近の浅い領域よりも深部において顕著となる．したがって体表付近では，高調波成分がなくビームも収束していないため皮下組織に起因する多重エコーの低減が得られる．

（2）サイドローブノイズの低減

　高調波成分によって作られる超音波ビームのサイドローブレベルは，基本波成分で作られるものより小さい．このためサイドローブノイズは減少し，胆嚢や脈管，心腔内など無エコー域の描出に優れる．また，このようなアーチファクトの低減は，コントラスト分解能の向上にもつながる．
　一方，原理上，以下の短所・問題点もみられる．
① 高調波の信号レベルが低いため，電気的雑音に対する s/n が低下する．
② 浅部では，非線形効果に乏しく，分解能はあまり向上しない．
③ 高調波成分を用いているため，深部における減衰がみられる．

3 ハーモニックイメージの臨床応用

　以上の特性から，tissue harmonic imaging では臓器や病変部の輪郭が明瞭

図30　胆嚢ポリープ

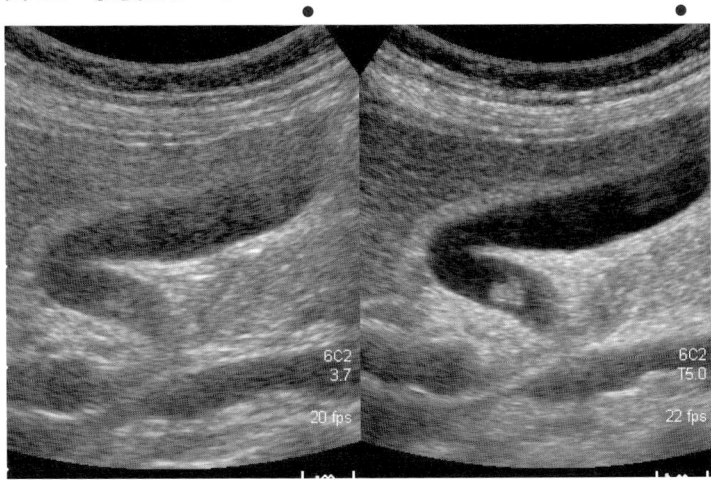

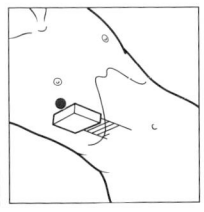

tissue harmonic imaging（右）では，通常 B モード画像（左）に比べて，胆嚢内腔が無エコー域として鮮明に描出され，胆嚢頸部のポリープが明瞭に観察される．

に描出され，腫瘤の検出や内部構造の評価に役立つ．また，胆嚢（図30）や血管などの腔内が無エコー域として鮮明に描出されることから，病変の有無や性状の判定が容易になる．

8. 装置の選び方

　一見豪華で，日常の診断にあまり利用しない複雑な機能を備えた装置が，必ずしも良いとはいえない．むしろ，診断に必要な最小限度の機能を有した，単純で操作しやすい装置が好ましい．装置を選択する場合，着目すべき点をあえて挙げるならば，① 分解能，② 画質，③ 探触子，④ 記録装置，の4点である．

1 分解能

　すでに述べたごとく分解能には，超音波が進行する方向の分解能（距離分解能）とこれに直交する方向の分解能（方位分解能または横方向分解能）がある．

　現在の診断装置の分解能は，距離分解能が約0.5 mm，方位分解能が1 mm前後といわれているが，この分解能の測定は水槽という最も好条件の中で測定されたもので，生体内部でこれだけの分解能が得られるかどうかは不明である．

　したがって分解能が良いかどうかを調べるには，自分の肝を描出し，肝内血管がどれだけ鮮明に描出されるか，静止画像に記録して見ることである．この場合いうまでもなく，常に同一部位から走査し同じ肝内血管を描出するよう心掛けることである．

2 画質

　個人の好みに依存する部分が多く，"良い画像"を規定することはできない．これには，ダイナミックレンジ（テレビモニターに描出されるエコーの強弱の範囲を決めるもの）と，画面の明るさを調節するブライトネスおよびコントラストが関係する．このほか，ノイズを除去したり，境界を鮮明にしたり，強いエコーを抑えて平均化するための種々の画像処理が行われており，これらも画質に著しく影響する．

　この種のものは装置に内蔵されて固定されていたり，また，パネル面に配列された種々のツマミを複雑に操作すれば変更できるようになっている．

　このような画像処理が過度に行われると，画像は強弱が消えて平面的になったり，弱いエコーが消失して鮮鋭化しすぎ不自然になる．

この種のツマミは，診断の目的によって変更することはほとんどなく，一度設定すると半永久的に同じ条件で使用されることが多い．したがって，機器の購入時に適切に設定させることが大切である．

冒頭で述べたごとく「良い画像」の規定はないが，エコースポットが小さく，画像全体が軟らかく濃淡があり，立体感があるものがよい．

経験者の意見を聞いたり，成書の中にある適切な写真を基準に判定することが大切である．

3 探触子

1990年代に入り，リニア走査に代わってコンベックス型探触子（大）が多用されるようになった．また，最近，トラペゾイド走査が復活してきた．

表2は現在，腹部領域で使用されている探触子で，対象臓器に合わせて使い分けられている．表からも分かるように，大コンベックス型[*]，トラペゾイド走査用探触子，リニア走査用探触子が中心になり，これに小コンベックス型やセクタ走査用探触子が，対象臓器によって付属的に使われている．

装置を選択する場合の重要な条件の1つに探触子を加えたのは，画像を描出する手段である走査と最も密接なかかわりがあるからである．

探触子は小型，軽量でバランスの良いものが好ましい．また，上腹部の場合は肋間走査を行うため，探触子の「厚み」も大切な条件で，20 mmを超えるものは好ましくない．

表2 各種探触子の特徴

	肋間	肋弓下	横断	縦断	適応臓器
リニア	○	○	△	○	全体
トラペゾイド	◎	○	△	○	全体
セクタ	◎	○	△	△	肝
大コンベックス	○	○	◎	○	全体
中コンベックス	△	○	◎	○	全体
小コンベックス	△	△	◎	△	膵

4 記録装置

記録装置は超音波画像といわず，すべての画像診断にとって装置の重要な条

---

[*] 本書では，曲率半径（R）50 mm以上を大コンベックス型，49～25 mmを中コンベックス型，24 mm以下を小コンベックス型とする．

件である．近年，超音波検査の記録装置は大きく変貌し，トータル画像ファイリングシステムの1つに組み込まれつつある．

　記録装置を画像記録と撮像に分けてみると，現在では，画像記録ではMO(光磁気ディスク)が最も多く利用され，徐々にではあるがCD-R(compact disc recordable)やDVD(digital video disc)などが登用されつつある．

　撮像にはフィルムに代わって，サーマルプリンターが主役の座を占めている．超音波画像はグレースケール表示であり，これに適応したガンマ特性を有する記録メディアが好ましい．このほか，必要な記録装置の条件としては，①画質の経時的変化が少ないこと，②記録や再生が簡便であること，③ランニングコストが廉価であること，などが挙げられる．

[超音波造影法]

超音波検査における造影剤は，腹部領域に限らず，心血管系や体表臓器に対しても広く応用されている．本法により，従来のカラードプラでは検出が困難な末梢血流の映像化が可能になった．

超音波造影剤は微小気泡を主成分としており，通常，静脈内へ投与して用いる．気泡は赤血球より小径になるよう調整され，生体内で安定して循環する．その造影効果は超音波の単純な反射(散乱)だけではなく，気泡特有の音響学的性質が関与している．気体成分およびそれを被覆する殻の有無や種類によってその性質は若干異なり，造影特性に違いがみられる．また，気泡の体内動態にも造影剤による差がみられ，その循環過程で肝臓や脾臓の網内系に一時的に蓄積されるような製剤もある．

気泡に由来する造影効果として，以下のものがある．

1．LOC (loss of correlation)

疑似ドプラ信号あるいはフラッシュ効果などとも呼ばれている．超音波照射によって気泡(エコー源性)が瞬時に崩壊する際，エコー信号の振幅と位相に急激な変化が生じ，高輝度の信号として表示される．

2．ハーモニック

超音波照射に対する気泡の振動(共振，共鳴)や崩壊時に，基本波の整数倍の周波数を有する高調波成分(ハーモニック成分)が発生する．これは，生体内における「伝搬の非線形効果」に対して，「散乱の非線形効果」と呼ばれている．気泡由来のハーモニック成分は組織由来のそれより極めて大きいため，この高調波の応用が効率の良い気泡の映像化につながるものと期待されている(contrast harmonic imaging)．

第2章

超音波検査の実際

1. 超音波検査の実際

1 検査前の被検者への注意

- 前夜9時以降は検査まで飲食を避けて，空腹状態でできるだけ午前中に実施する．
- 肝や脾は消化管ガスの影響をあまり受けないが，膵や胆嚢などは検出率に影響を受けるため，高度の消化管ガスの貯留や便秘例では前日に緩下剤を投与する．
- 胃透視や胃内視鏡を同日に検査する際は超音波検査を先に行う．
- 消化管のバリウム検査は検査の支障となるので数日前から実施しないように注意する．
- やむをえず午後に検査を行う場合は，朝食を軽くとらせて最低6時間の絶食の後に実施する．

2 検者の心構え

(1) 被検者に関して知っておくべき事柄
- 絶食に関するチェック
- 検査目的
- 自覚症状
- 超音波検査前に実施した主要な検査成績
- 既往歴

(2) 検査目的と検者の心構え
- 一般的なスクリーニング検査であれ，また特定の臓器や疾患に関する検索であれ，一定の検査手順に従って腹部全体を観察するよう心がける必要がある．それによって，予測できない病変を発見することがまれではない．

3 検査の開始

① 被検者を背臥位として肋間腔を開大させるため両手を挙上させて手枕をした姿勢をとらせる．
② 検者は被検者の右側で装置に向かって座る(図1a)．
③ 上腹部全体に広く超音波ゲルを塗布して(図1b)，皮膚と探触子との間に空

気が介入しないようにする．
④探触子を右手で軽く持ち，被検者の皮膚に密着するように当てて走査を始める（図1c）．

図1　検査の実際

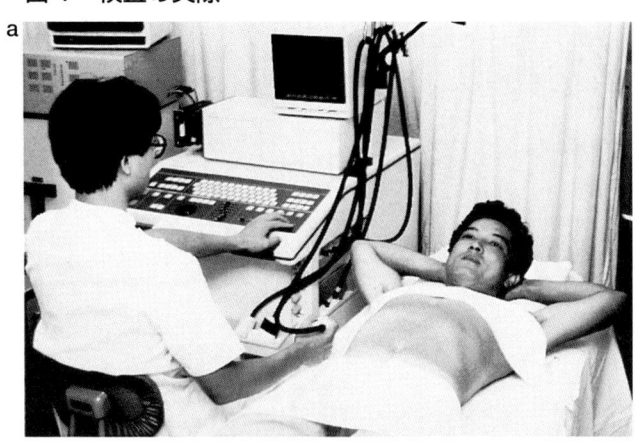

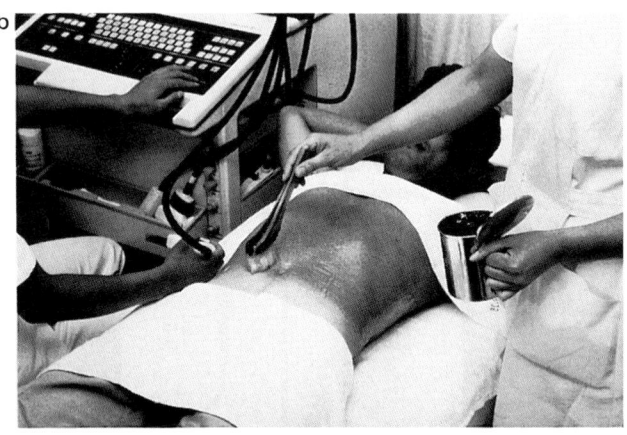

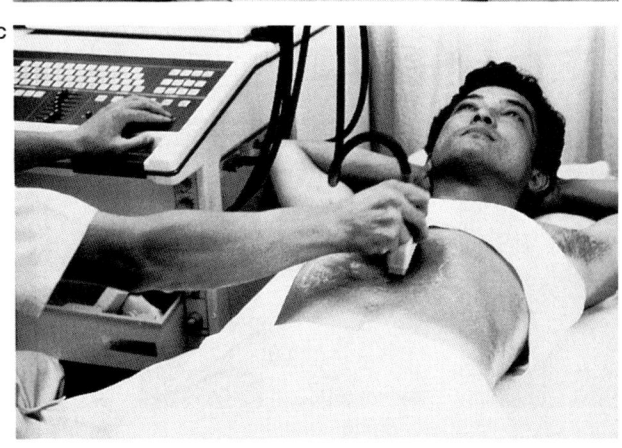

4 画像の表示法

原則として，背臥位になった被検者の腹部横断像を足側から見上げた（つまりX線CTの画像に類似する）像になるよう，次のように表示する．
- 縦走査（図2c）では被検者の頭側が画像の左側になるよう表示する．
- 横走査（図2d），肋弓下走査（図2b）および季肋部斜走査では被検者の右側が画像の左側になるように表示する．

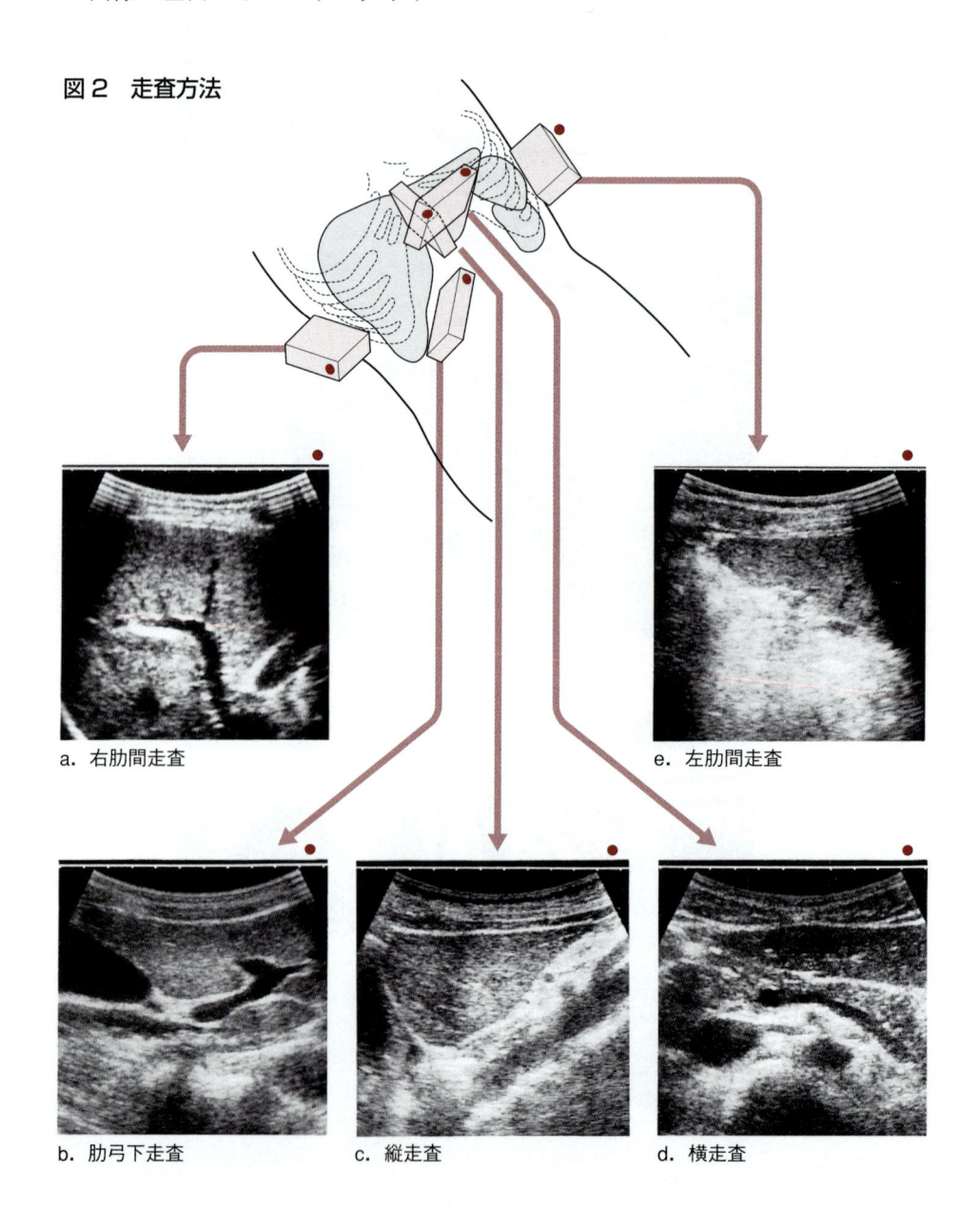

図2 走査方法

a. 右肋間走査

e. 左肋間走査

b. 肋弓下走査

c. 縦走査

d. 横走査

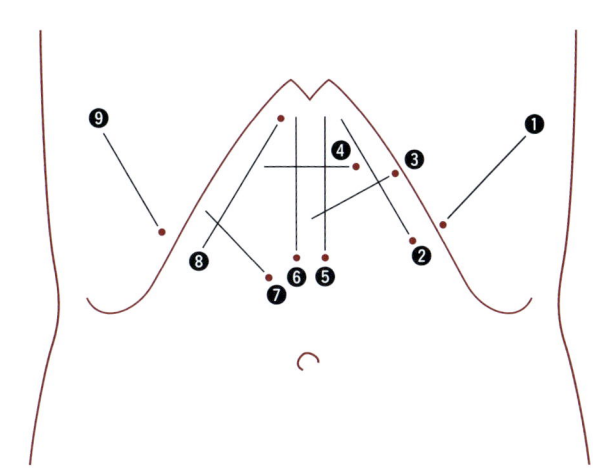

❶ 左肋間走査
❷ 左肋弓下走査
❸ 左季肋部斜走査
❹ 横走査
❺ 縦走査
❻ 縦走査
❼ 右季肋部斜走査
❽ 右肋弓下走査
❾ 右肋間走査

(・が画像の右側)

- 両側の肋間走査では，被検者の頭〜背側が画面の左側になるように表示する．すなわち，右肋間走査（**図 2a**）では肝臓を画面の左方に，胆嚢を右方に表示する．また，左肋間走査では脾臓を画面の左方に，腎臓を右方に表示する．ただし，消化器領域では**図 2e** のように脾臓を画面の右方に表示する方法が慣例になっている．

5 良い画像とは

診断しやすい超音波像を得るために次の点に留意する．
- 画像の浅いところから深いところまでのエコーがほぼ同じ程度の強さで描出されている．
- 画面がほどよい明るさをもち，明るすぎ（ギラギラする）や暗すぎ（構造が識別しにくい）がない．
- 脈管壁や胆嚢壁などが鮮明に描出され，実質臓器の構造もむらなく描出されている．

6 装置の条件調節

上記のような診断に適した画像を得るために，装置のパネル面にある主なツマミを検査前に調整し，条件設定する．このうちエコーの強さはゲインとSTCを，また画面の明るさはテレビモニターのブライトネスとコントラストを調節する．なお，ダイナミックレンジのツマミにより階調性（エコー強弱の範囲）の調節をする．

a. ゲイン gain

　エコーの強さを全体的に調節する機構であり，最も頻繁に使用するツマミである．強すぎるとノイズやアーチファクトが現れて分解能の悪い画像になり，弱すぎると重要な情報が不明瞭になったり消えることがある．被検者の体型により調節が必要であり，また同一の被検者でも肋弓下と肋間走査ではゲインを調節する必要がある．すなわち，肋間では肋弓下に比べて画像が暗くなる傾向があるので，ゲインを少し上げたほうがよい（図3）．

図3　走査部位によるゲイン調節

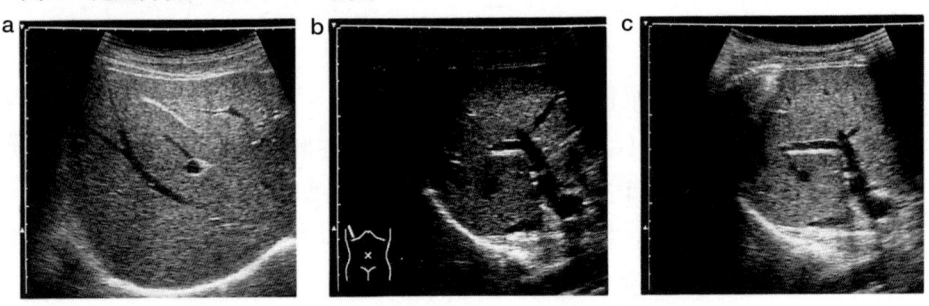

右肋弓下走査aに適切なゲインのままで右肋間走査bを行うと画面が暗い．
ゲインを上げると適切な画像cになる．

b. STC（sensitivity time control）（図4）

　エコーの探触子に近い生体の浅い部位が最も強く，深い部位は途中で超音波が減衰するため浅い部位に比べて弱くなる．この深さによるエコーの強弱を深さごとに調節できる機構がSTCである．通常は健常者で右肋弓下走査もしくは右肋間走査により肝表面から横隔膜近くの肝実質までが均等な強さで描出されるように調節する．一度設定したSTCはむやみに動かさない．

図4　STCの調整

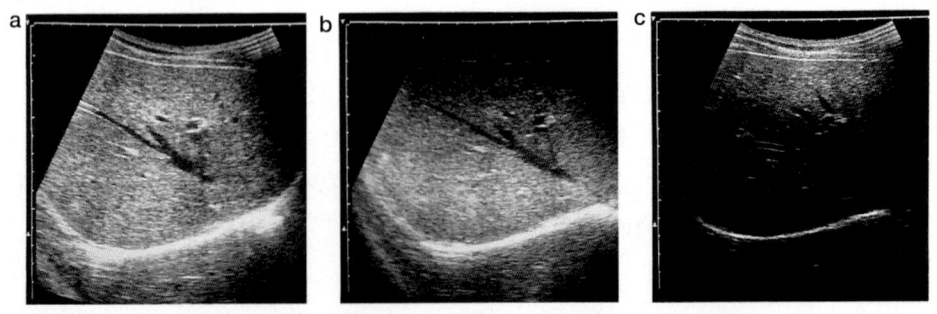

aが適正なSTCの設定．bは浅い部位のゲインが弱い．cは深部のゲインが弱い．

c. ダイナミックレンジ dynamic range（図5）

　テレビモニターに描出されるエコーの強弱の範囲を決めるものである．テレビモニターに表示できる濃淡の範囲内に強いエコーから弱いエコーまでの広い範囲のエコーを圧縮して描出する（ダイナミックレンジが広いという）と，階調性に富む軟らかい画像になるが，わずかなエコーの強弱の差を識別することが困難になる．反対にこの濃度の中に狭い範囲のエコーを描出する（ダイナミックレンジが狭いという）と，エコーの強弱の差がはっきりした，つまりコントラストのついた硬い画像になるが，意味のある大切なエコーが描出されないことになる．

　したがって，「ダイナミックレンジ」を過度に広くすると，ノイズやアーチファクトが現れやすくなり，診断に支障をきたす．通常腹部では「ダイナミックレンジ」は45〜60dB程度が使われている．

図5　ダイナミックレンジの調整

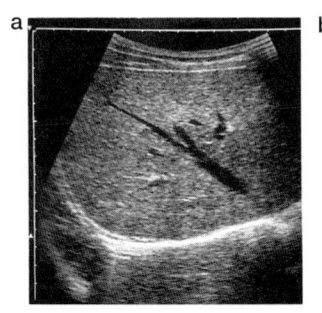

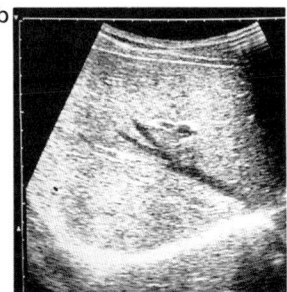

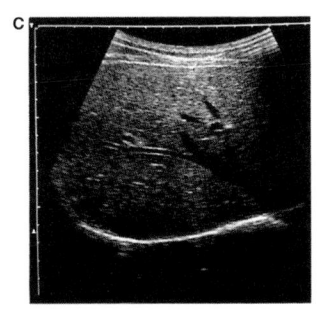

a が適正なダイナミックレンジの設定．b はダイナミックレンジが狭い．c はダイナミックレンジが広すぎる．

2. 腹部の基本走査

　実際の超音波検査にはスクリーニングを目的とした場合と，臨床所見から特定の疾患や臓器異常を想定した精密検査を目的とした場合とがある．スクリーニングでは一定の手順に従って走査(スキャン)をすすめる．その手順は決まった方式はないが，効率の良い自分の好みに合った手順を決めておき，病変を見逃さないようにする．

　次に，わが国で最も普及しているコンベックス型探触子による基本的な腹部走査法を示す．

　走査中は呼吸をコントロールし，探触子を少し強く当てて密着させ，扇動走査*を行うのが原則である．

1 縦走査 longitudinal scan (sagittal scan)（図6）

　探触子の長軸を体の矢状面方向に向け，心窩部中央から右方向へ次第に移動させて走査する．腹式深呼吸を繰り返しながら走査する．

　心窩部では肝左葉，膵体〜尾部，その後方の脾静脈，脾動脈，腹部大動脈とそこから分岐する腹腔動脈幹，上腸間膜動脈などが観察される．少し右に移ると上腸間膜静脈とその周囲の膵（頭部と鉤状突起）が認められる．ここからわずかに右に振ると下大静脈の前方に総胆管と膵頭部が描出される．鎖骨中線付近では胆嚢が描出される．さらに右に移ると右側胸壁では肝右葉が肋骨越しに観察される．

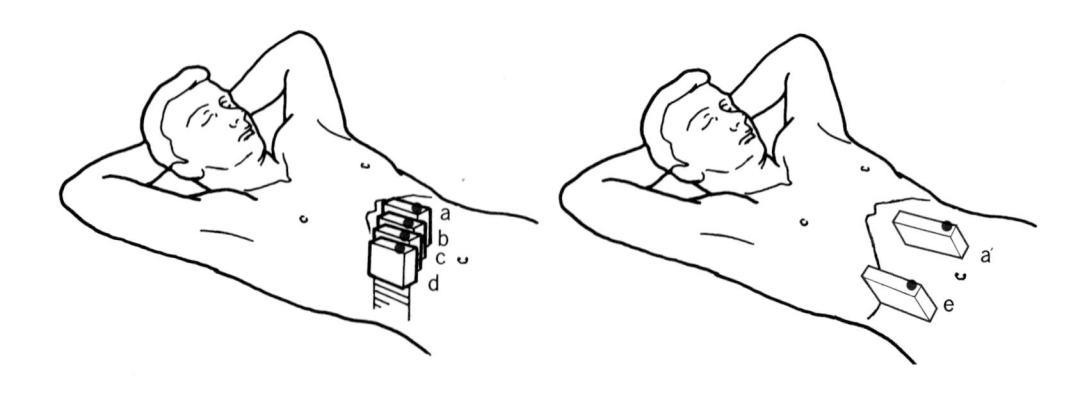

＊扇動走査とは，手の平を探触子のように見立てると，小指側を支点にして手の平と手の甲が交互に見えるよう扇ぐように，体表に対する探触子の角度を変えながら行う走査をいう．

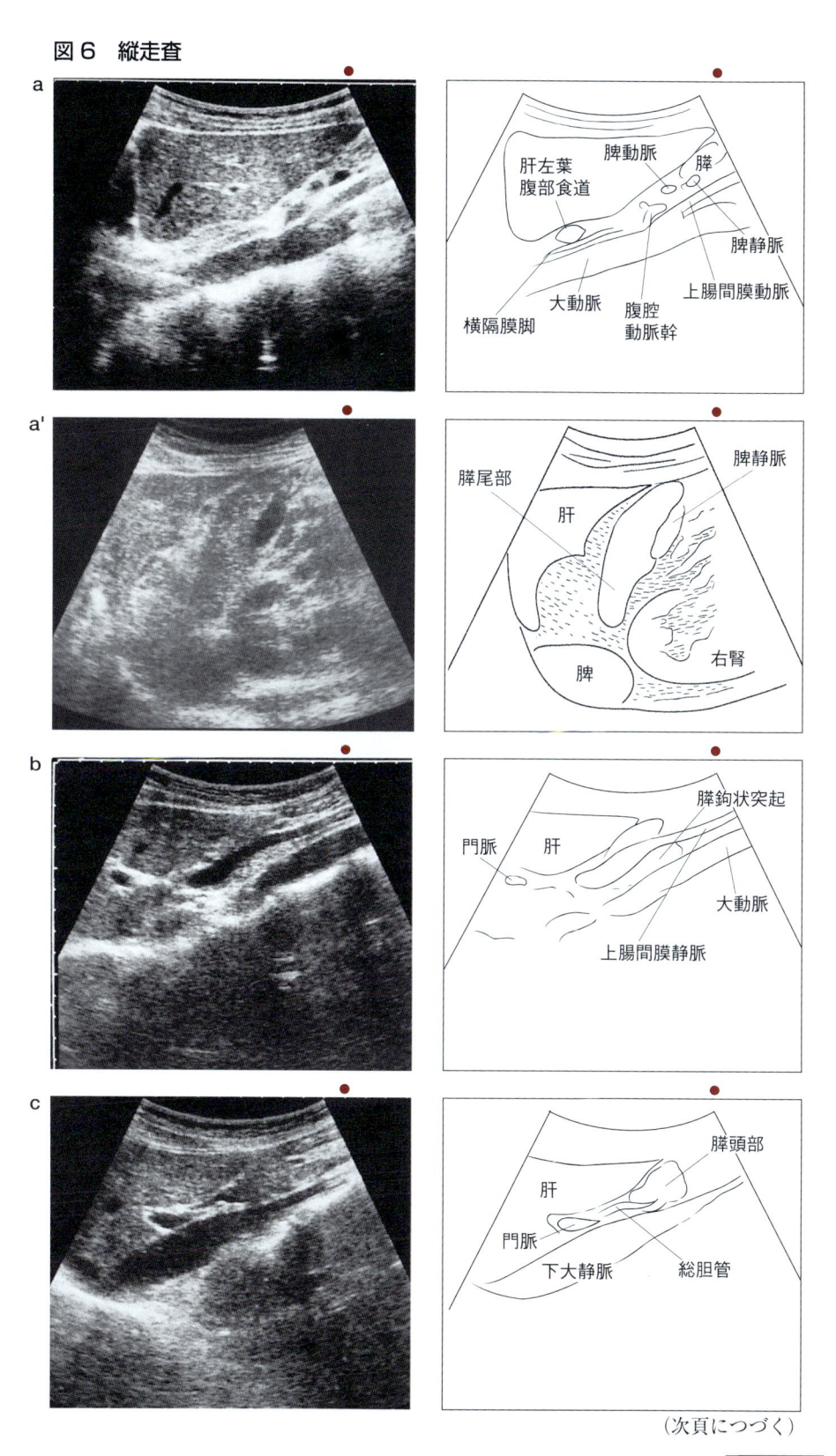

2. 腹部の基本走査

図6 縦走査

a

- 肝左葉
- 腹部食道
- 脾動脈
- 膵
- 脾静脈
- 上腸間膜動脈
- 横隔膜脚
- 大動脈
- 腹腔動脈幹

a'

- 膵尾部
- 脾静脈
- 肝
- 脾
- 右腎

b

- 門脈
- 肝
- 膵鉤状突起
- 大動脈
- 上腸間膜静脈

c

- 肝
- 膵頭部
- 門脈
- 下大静脈
- 総胆管

（次頁につづく）

図6 縦走査（つづき）

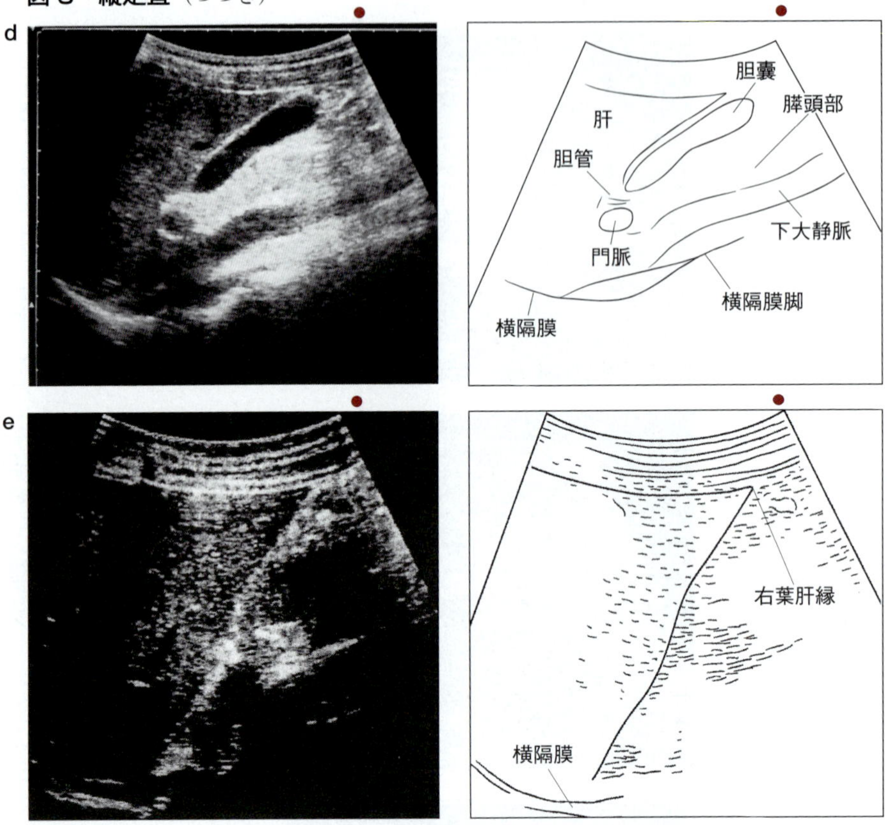

d ／ 肝／胆囊／膵頭部／胆管／門脈／下大静脈／横隔膜脚／横隔膜

e ／ 右葉肝縁／横隔膜

2 右肋間走査 right intercostal scan（図7）

　前胸壁から側胸壁の各肋間に探触子を密着させ，頭側から下肢側に移動しながら走査する．この走査では，特に呼吸のコントロールが大切で，呼気時に広い視野が得られることが多い．この際探触子の扇動走査により，肝や腎の全域をくまなく観察する．なお，肋間走査ではゲインを少し上げると見やすくなることはすでに装置の条件調節の項で述べた．

　前胸壁では肝右葉，胆囊，上部肝外胆管などが，また側胸壁では肝右葉，右腎，下大静脈，横隔膜脚などが観察される．

　なお，この走査法では肺に遮られた右葉の頭側領域が欠損して，死角となる．とくに右葉のドームはこの走査法では描出が困難であり，右肋弓下走査で補うか，セクタ型を補助的に併用して死角をカバーするのが望ましい．

図7 右肋間走査

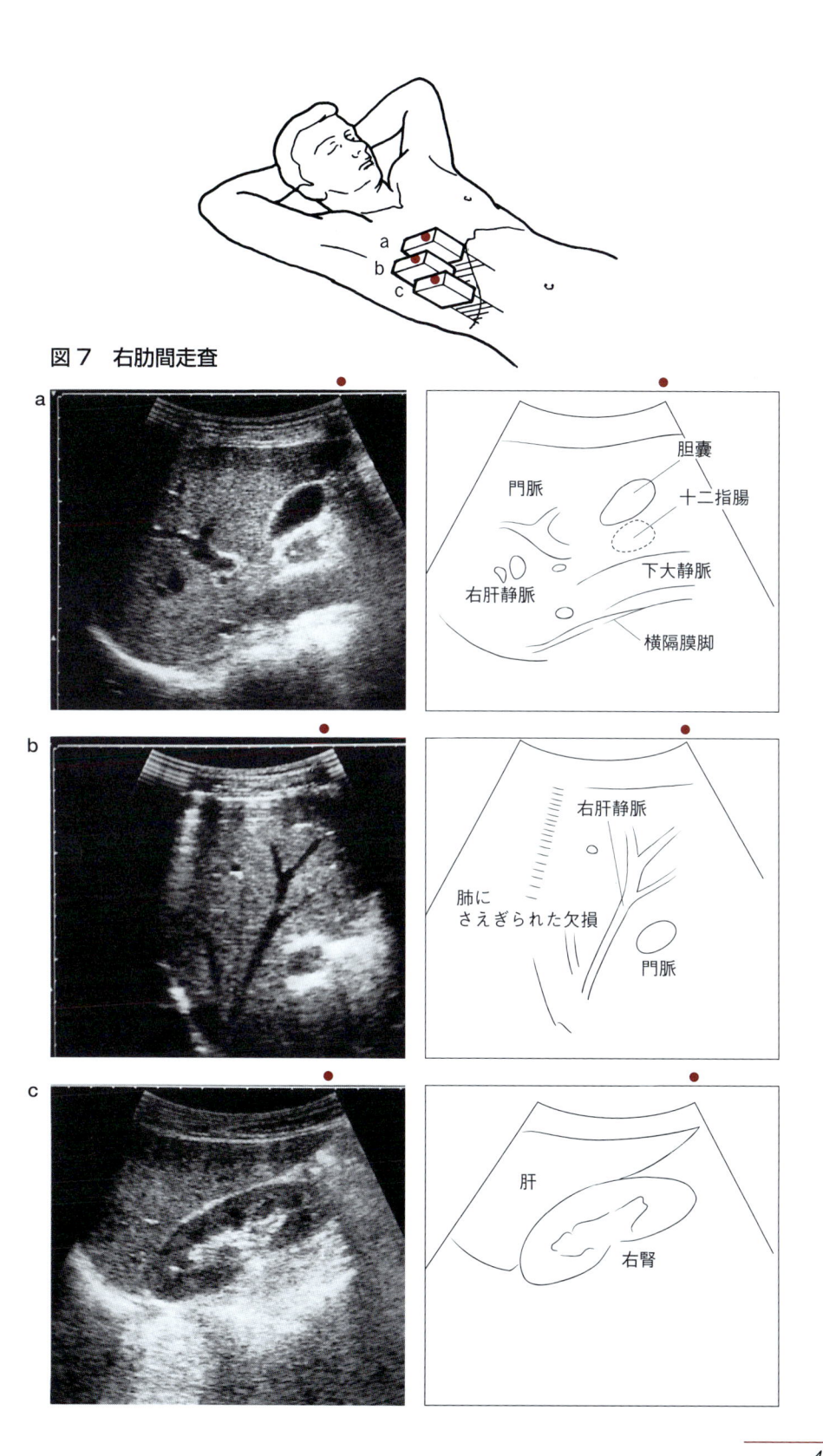

a
門脈 / 胆嚢 / 十二指腸 / 右肝静脈 / 下大静脈 / 横隔膜脚

b
右肝静脈 / 肺にさえぎられた欠損 / 門脈

c
肝 / 右腎

3 右季肋部斜走査 right hypochondriac oblique scan（図8）

　背臥位〜左側臥位にて，右肋骨弓と交差するように右季肋部を走査する．このとき，腹式呼吸をさせて右上腹部臓器が下方に下がるようにさせる．
　この部位の走査により胆嚢，門脈本幹，上〜中肝外胆管がよく観察される．また，胆嚢の後方の膵頭部が縦走査以上によく観察されることがある．

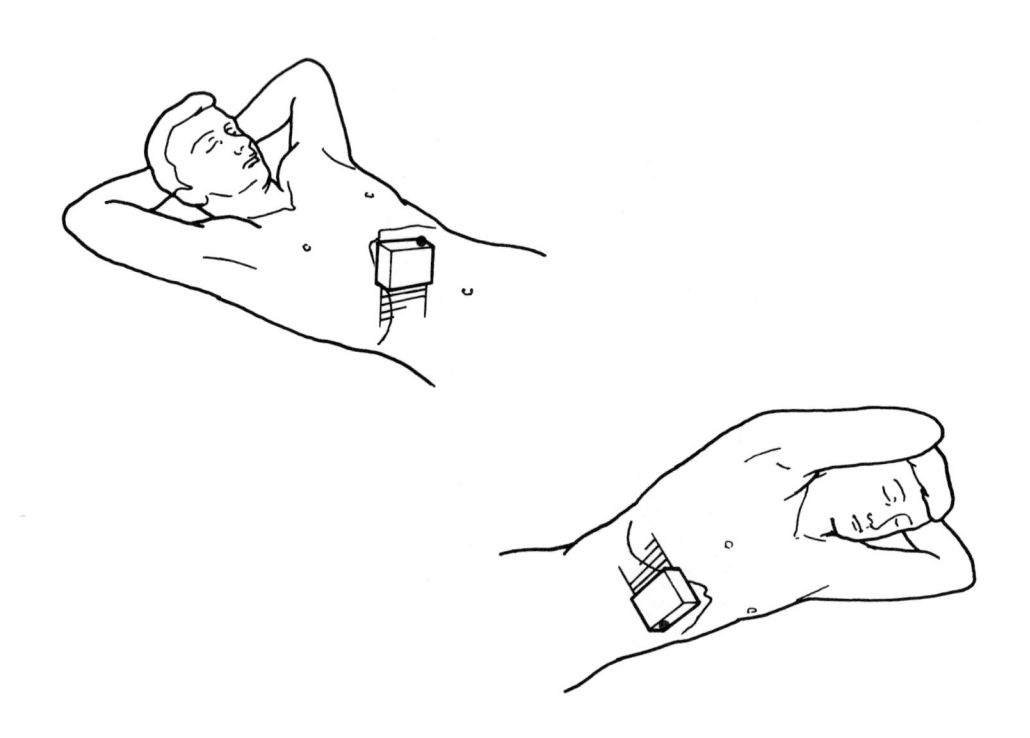

図8　右季肋部斜走査

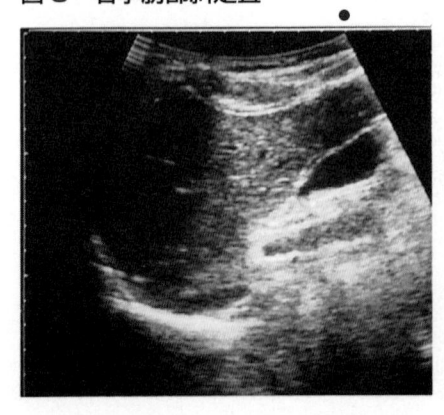

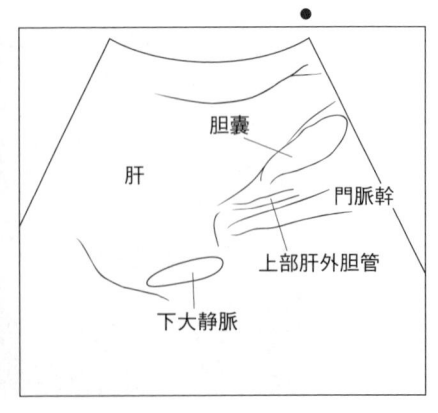

胆嚢
肝
門脈幹
上部肝外胆管
下大静脈

4 右肋弓下走査 right subcostal scan（図9）

　　背臥位～左側臥位にて，右肋骨弓下縁に沿って心窩部から右側端までの広範囲を呼吸をコントロールしながら走査する．この時，探触子を腹壁に少し強く押し付けながら扇動走査により頭側寄りの横隔膜を見上げる覗き込み（**えぐり走査**ともいう）により可能な限り肝右葉のドームを観察する．これにより，右肋間走査では観察されず死角となっていた領域がかなりカバーできる．左側臥位におけるこの走査はその目的に最も適している．

　　右肋弓下で足側から次第に頭側に探触子を向けていくと以下のように（①→②→③→④）画像が展開していく．

　①肝臓ごしに右腎が接して観察され，そこへ右腎動静脈の出入りがみられる（図9a）．
　②胆嚢が現れ，引き続き肝門部の門脈分岐部が観察される（図9b）．
　③肝内で中～右肝静脈が同じ断層面に出現する（図9c）．
　④肝右葉のドームと横隔膜が観察される．

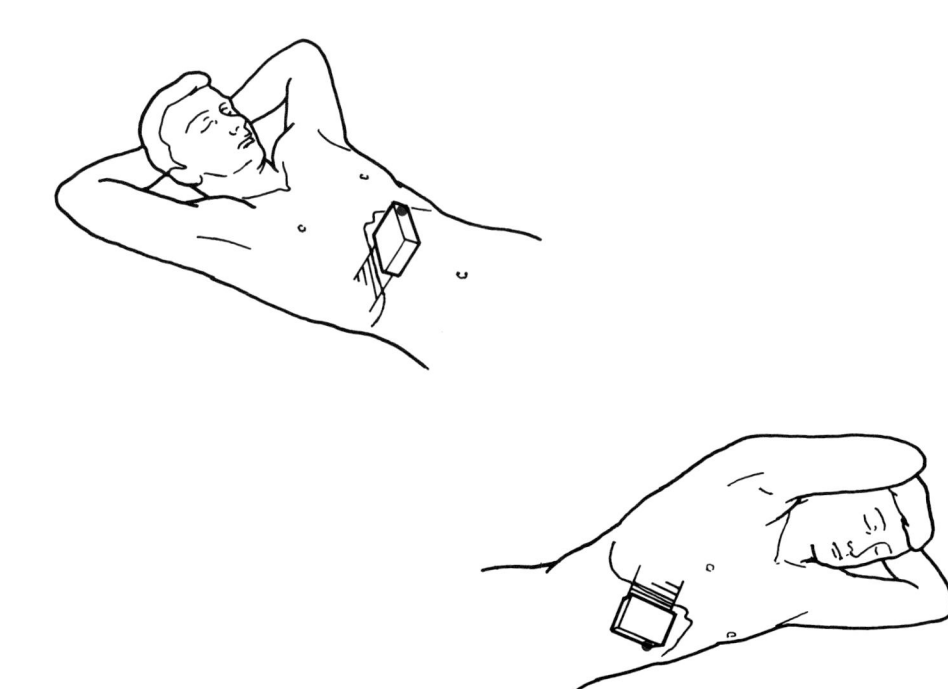

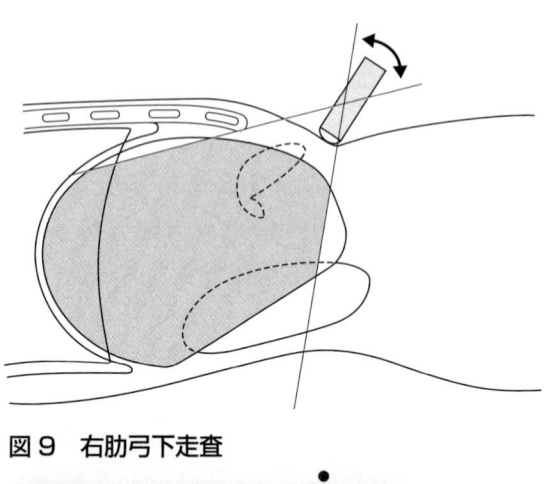

第2章 超音波検査の実際

図9 右肋弓下走査

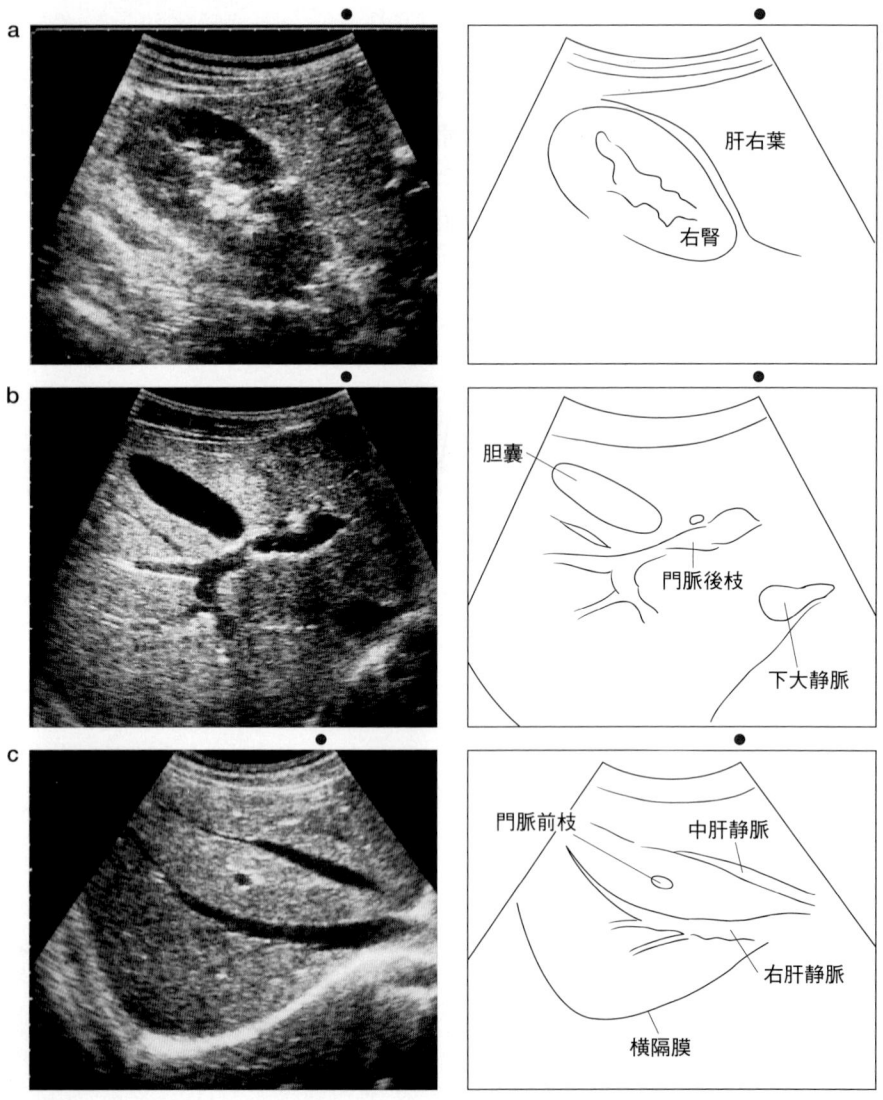

a
肝右葉
右腎

b
胆嚢
門脈後枝
下大静脈

c
門脈前枝
中肝静脈
右肝静脈
横隔膜

5 心窩部斜〜横走査 epigastric oblique 〜 transverse scan

　心窩部で探触子を横方向または左端を少し頭側に向けて斜方向に走査する．通常は背臥位でよいが，上腹部に消化管ガスの多い場合や肝臓の萎縮例，肥満体などでは半坐位で行うと描出率が向上する．

　頭側では肝左葉，尾状葉と肝門部から出入りする門脈左枝および左肝内胆管とその分枝がよく観察される．やや下肢側では肝の背側に胃前庭部，さらにその背側に膵頭部〜体部〜尾部の長軸断面像が認められ，その内部には下部胆管や主膵管などが観察される．その背側には大動脈から分岐する腹腔動脈幹とそこから左右に分かれる脾動脈と総肝動脈が認められる．このやや下肢側では上腸間膜静脈と合流する脾静脈，および上腸間膜動脈と大動脈の間を走行して下大静脈に流入する左腎静脈，横隔膜脚，右腎動脈などが描出される．

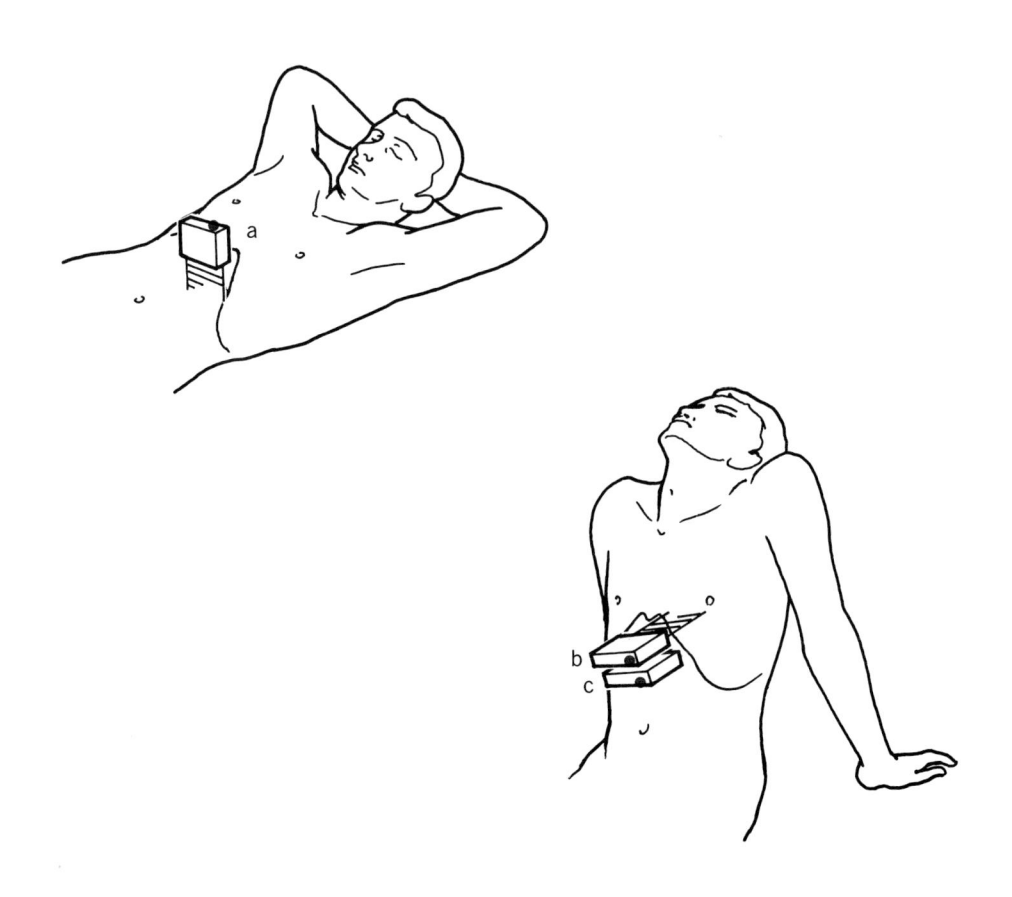

第 2 章 超音波検査の実際

図10 心窩部斜～横走査

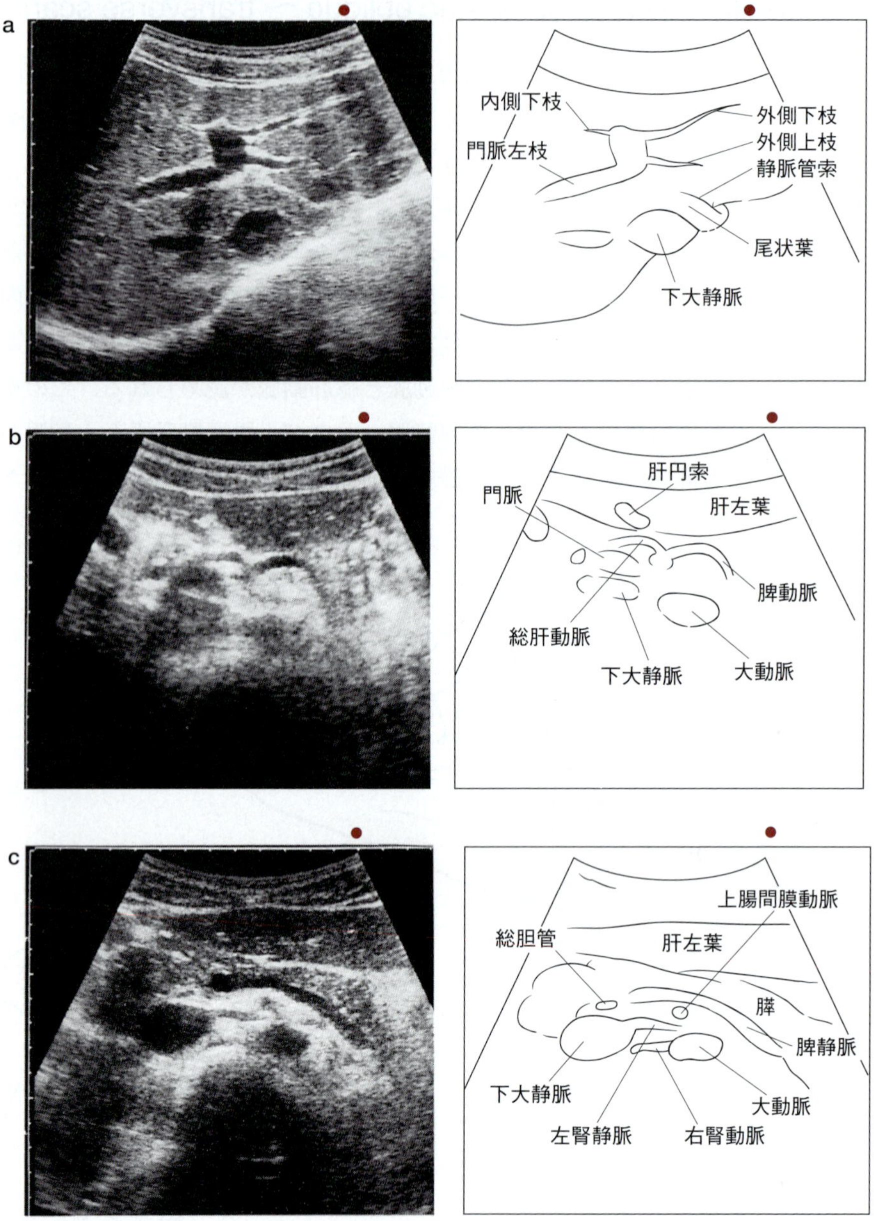

a
内側下枝　外側下枝
門脈左枝　外側上枝
　　　　　静脈管索
　　　　　尾状葉
　　　　　下大静脈

b
　　　　肝円索
門脈　　　肝左葉
　　　　　脾動脈
総肝動脈
　下大静脈　大動脈

c
　　　　上腸間膜動脈
総胆管　肝左葉
　　　　膵
　　　　脾静脈
下大静脈　大動脈
左腎静脈　右腎動脈

48

6 左肋弓下走査 left subcostal scan（図11）

　　背臥位にて左肋骨弓に沿ってその直下から頭側を覗き上げるように扇動走査する．このときは腹式深呼吸を行わせるとよい．

　　通常は肝左葉の一部，胃蓋部，脾の一部，横隔膜，心臓などが観察されるが，一定していない．しかし，この部位でのみ描出される限局性病変があるので，この走査法は必ず行う必要がある．

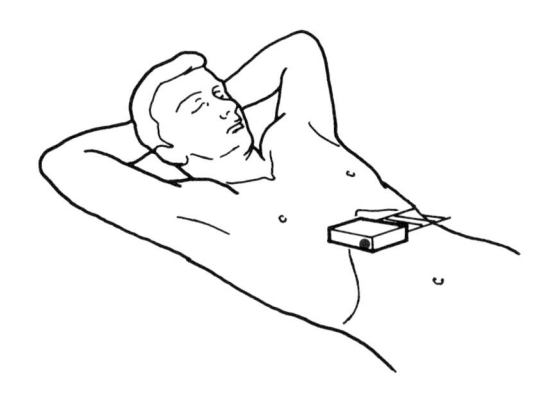

図11　左肋弓下走査

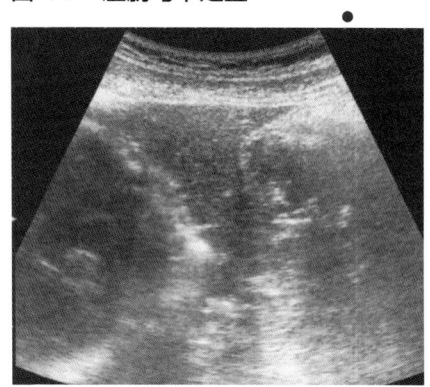

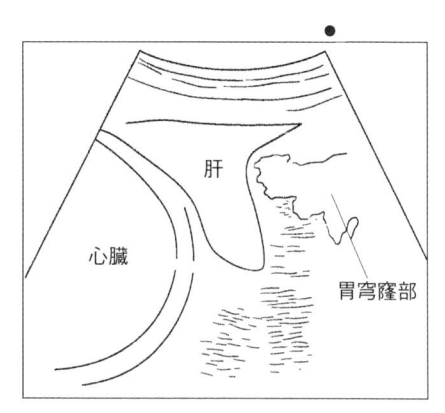

7 左肋間走査 left intercostal scan (図12)

背臥位もしくは右側臥位にて左前胸壁〜側胸壁の各肋間に探触子を密着させて走査する．このとき，右肋間走査で述べたと同様に探触子の傾きを変え扇動走査をする．

前胸壁では肝左葉の一部が特に左葉の腫大例で観察されることがある．側胸壁では脾，脾門部血管(時に膵尾部も)がみられ，下肢側にビームを向けると左腎が描出できる．

またこのとき，脾臓を画面の左方に，腎臓を右方に表示するが，消化器領域では脾臓を画面の右方に表示する方法が慣例になっている．

図12 左肋間走査

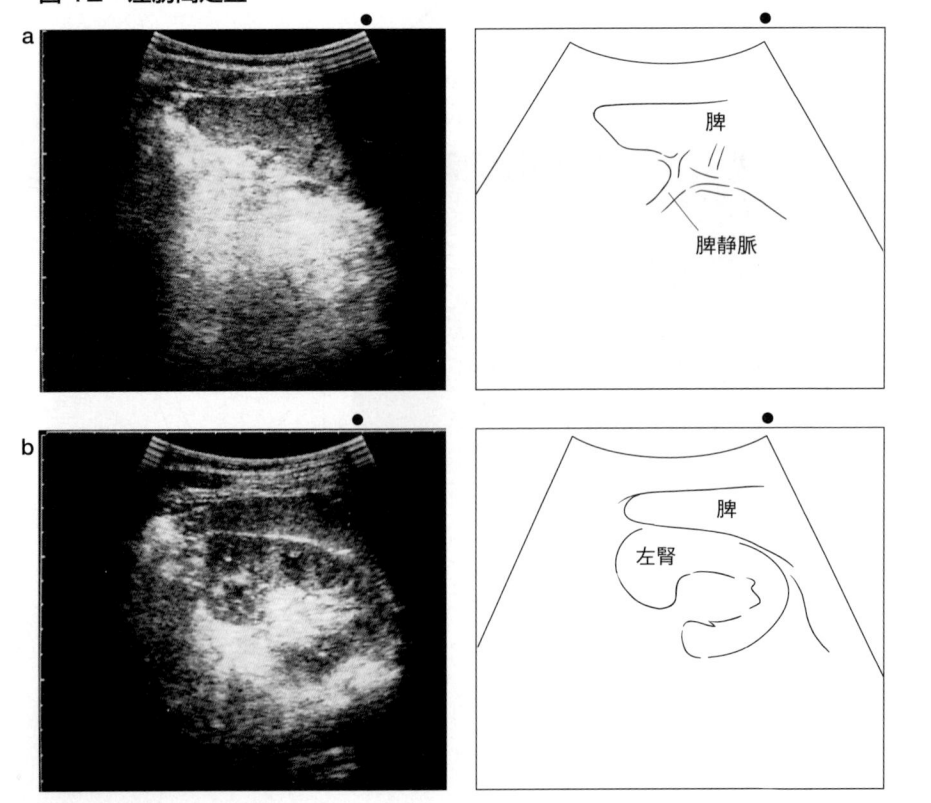

8 左季肋部斜走査 left hypochondriac oblique scan （図13）

　背臥位〜半坐位にて，左肋骨弓に直交するように左季肋部を走査する．この走査法は心窩部斜走査にきわめて類似しており，主として膵尾部の描出に用いられる．通常腹式深呼吸を繰り返しながら，上腹部消化管ガスを避けて観察，記録する．

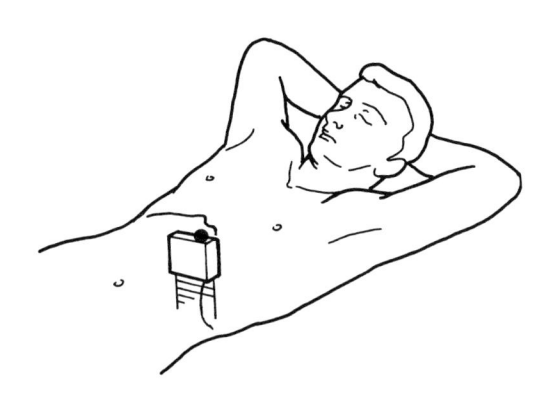

図13　左季肋部斜走査

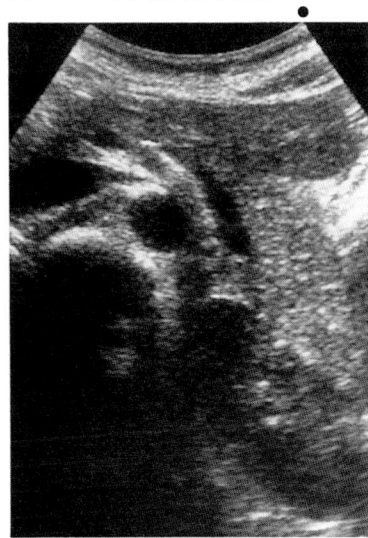

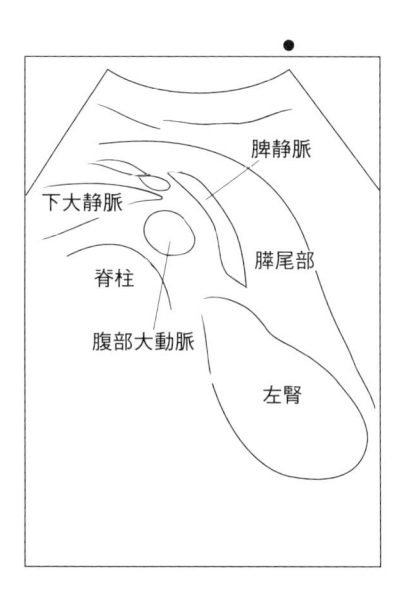

2種類以上の探触子が使用できる場合の付加的走査法

わが国で最も普及しているコンベックス型の探触子をルーチンに用いた場合の基本的な走査法を示してきたが，最近ではセクタ型やセクタ型に類似した画像のマイクロコンベックス型が併用できる装置が実用化されている．ここではセクタ型の利用法について述べる．

1 右肋間走査

肝右葉の肺に隠れたドームを覗き上げる走査である．

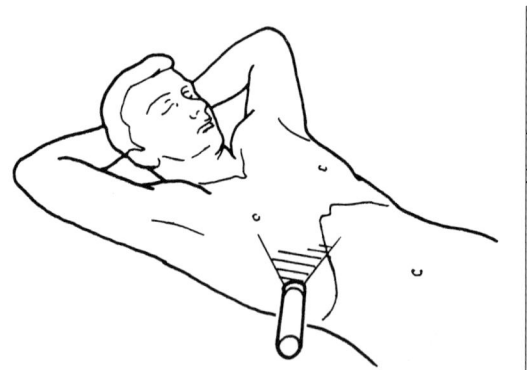

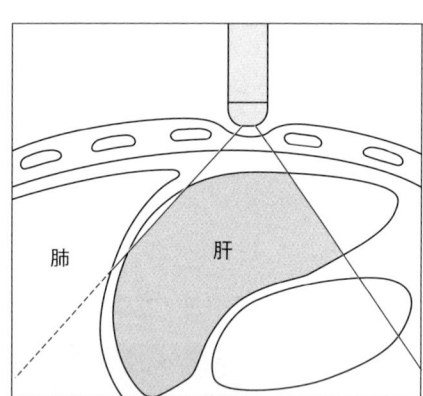

図14　右肋間走査

［コンベックス型］

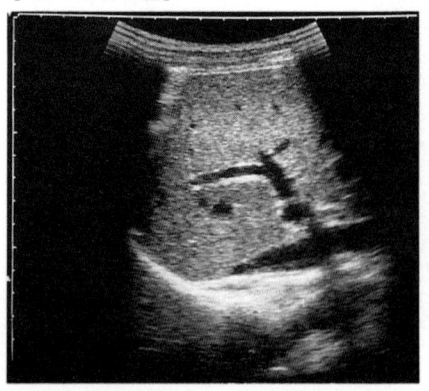

［セクタ型］

コンベックス型ではドームが肺にさえぎられて欠損になっている．

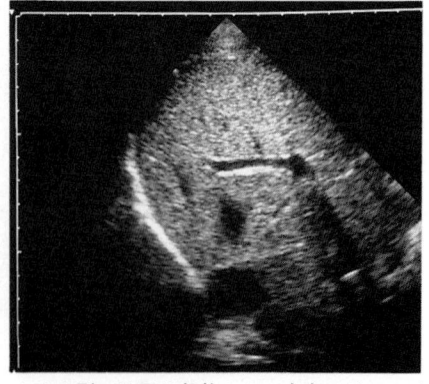

セクタ型では同じ部位からの走査でドームが描出されている．

2 右肋弓下縦走査

　　右肋弓下で探触子を腹壁に強く押し付けて，えぐり走査の手法で縦走査を行い，肝右葉のドームを観察する．この際，背臥位で描出が不良ならば左側臥位に体位を変えて行う．

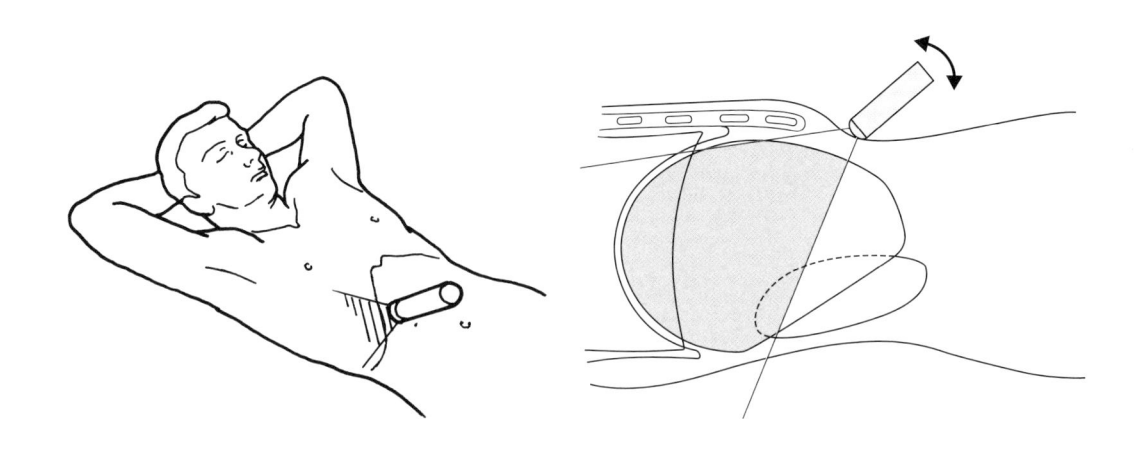

図15　セクタ型による右肋弓下縦走査（えぐり走査）によるドームの描出

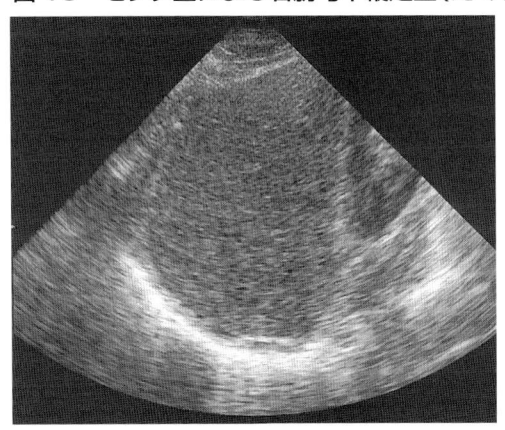

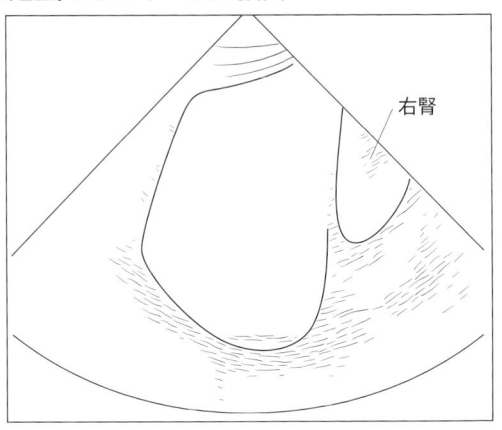

第3章

症状からみた超音波検査

1. 超音波検査の特色

1 腹部スクリーニングの手段としての超音波検査

- 症状の有無にかかわらず最適の検査法である．
  （例：集団検診・人間ドック・外来診療）
- 守備範囲が広く，病変の由来臓器診断に優れている．
- 腹部に関連した症状に対して，超音波検査は常に適応となる．

2 精査法としての超音波検査

- 病変の性状判定が容易に行える．
  （例：囊胞⟵⟶充実性，良性⟵⟶悪性）
- 病変の波及範囲の把握ができる．
  （例：悪性腫瘍の血管への影響）

（ワンポイント アドバイス）
- スクリーニングで拾い上げた病変については，その場で精査なみの精度で検査するよう心掛けねばならない．
- 緊急性のある病態と悪性疾患について可及的速やかに治療方針を決定することが最大の目標でなければならない．

2. 症状による超音波検査の使い方

各検査の優先順位に留意する必要がある．
　ここでは，各検査法の有用性と優先順位を考慮した上で，とりあえず7つの症状からの検査の流れと超音波検査の用い方に対するわれわれの考え方を呈示してみた．

2. 症状による超音波検査の使い方

1 腹痛

- 急性腹症の見逃しを防ぐには腹部の触診など身体的所見の慎重な判定が肝要である．
- 腹痛の部位以外に，その程度や起こり方（食事との関連など）にも注意する．
- 消化器領域以外に泌尿器科，婦人科領域も念頭に置く．時に狭心症で腹痛を訴えることもある．
- 血管病変（大動脈瘤，腸間膜血管血栓，虚血性腸炎など）も念頭に置く．
- 超音波検査は異常臓器のしぼりこみと，病変の程度判定にきわめて有用である．

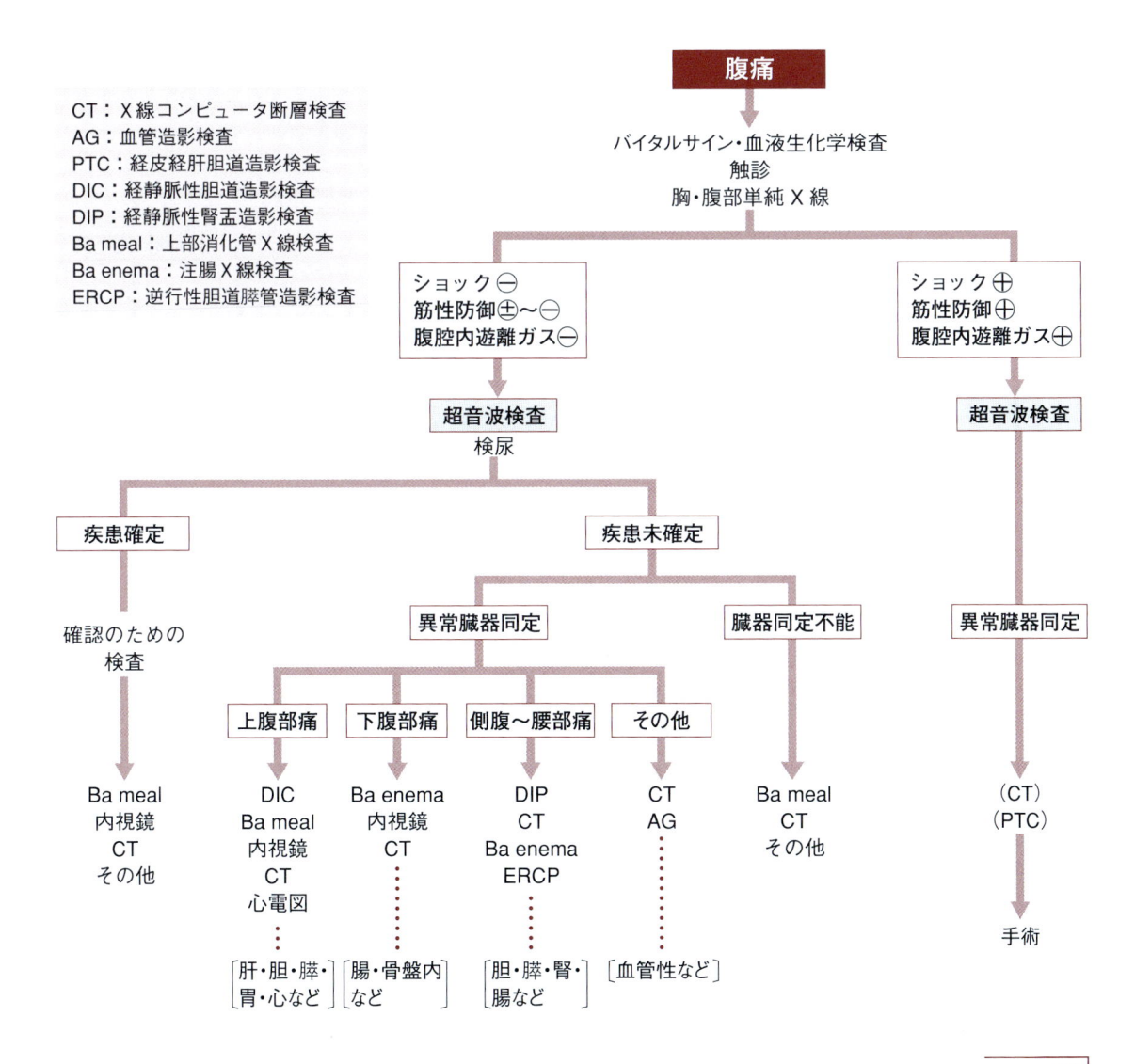

CT：X線コンピュータ断層検査
AG：血管造影検査
PTC：経皮経肝胆道造影検査
DIC：経静脈性胆道造影検査
DIP：経静脈性腎盂造影検査
Ba meal：上部消化管X線検査
Ba enema：注腸X線検査
ERCP：逆行性胆道膵管造影検査

```
                                    腹痛
                                     ↓
                         バイタルサイン・血液生化学検査
                                    触診
                              胸・腹部単純X線
                    ┌──────────────┴──────────────┐
              ショック⊖                        ショック⊕
              筋性防御±～⊖                    筋性防御⊕
              腹腔内遊離ガス⊖                  腹腔内遊離ガス⊕
                   ↓                              ↓
              超音波検査                       超音波検査
                検尿
         ┌────────┴──────────┐                    │
      疾患確定              疾患未確定              │
         ↓              ┌────┴────┐               ↓
      確認のための     異常臓器同定  臓器同定不能   異常臓器同定
        検査          ┌──┬──┬──┐                  ↓
         ↓          上腹部痛 下腹部痛 側腹～腰部痛 その他    ↓        （CT）
      Ba meal        ↓     ↓      ↓     ↓    Ba meal   （PTC）
      内視鏡         DIC   Ba enema  DIP   CT    CT          ↓
      CT             Ba meal 内視鏡   CT    AG   その他       手術
      その他         内視鏡   CT     Ba enema
                    CT             ERCP
                    心電図
                    :       :      :       :
                  ［肝・胆・膵・ ［腸・骨盤内 ［胆・膵・腎・ ［血管性など］
                   胃・心など］  など］      腸など］
```

57

2 腫瘤

- 臓器の同定が最大の目標である．
- 悪性腫瘍か炎症性腫大か，あるいは，正常臓器そのものかの確認が重要である．
- 対象臓器の範囲が広いので，超音波解剖の十分な理解が必要である．
- 対象臓器を選定した後は，それぞれに応じた検査で疾患をしぼりこむ．

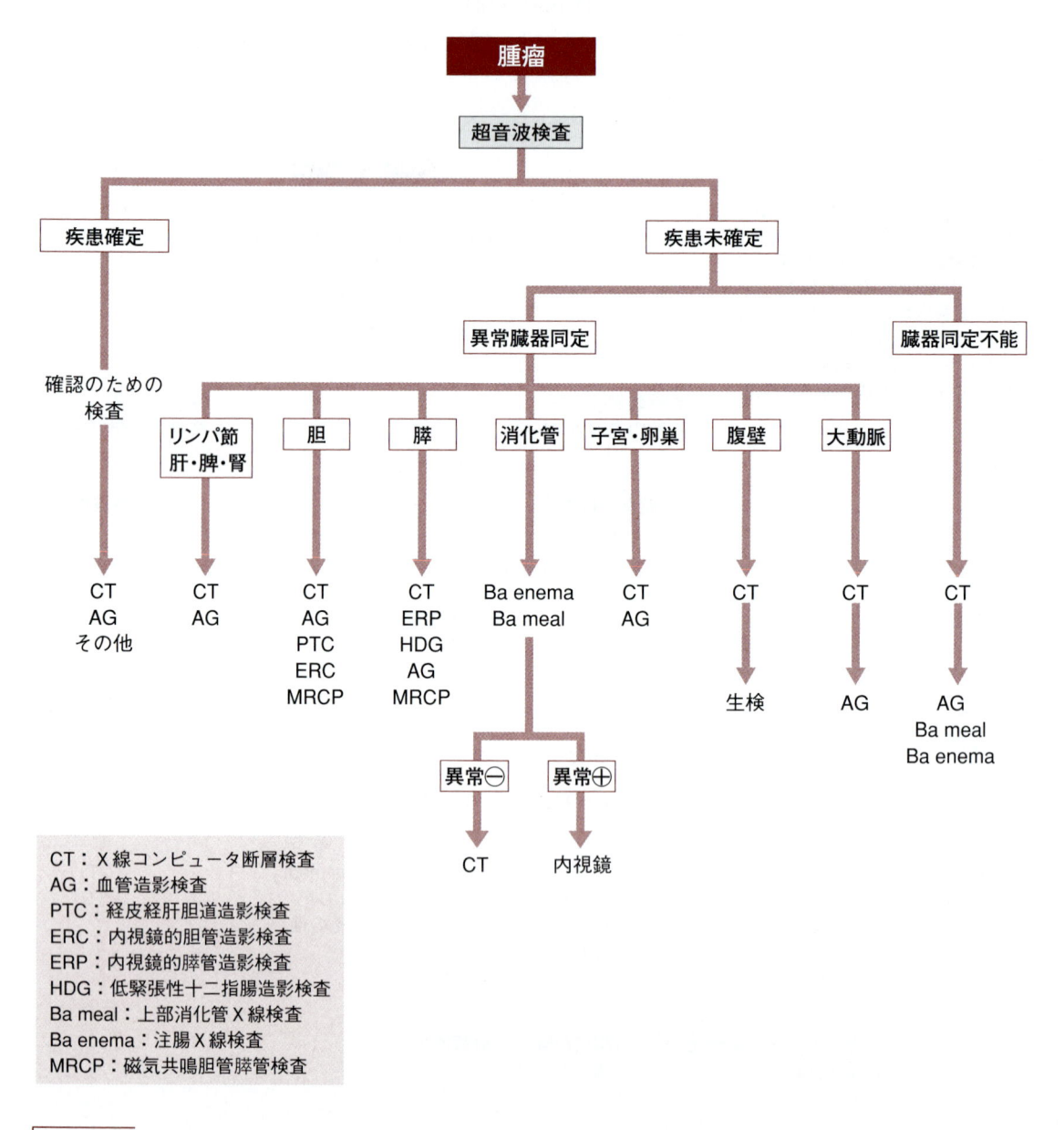

```
                              腫瘤
                               │
                           超音波検査
                ┌──────────────┴──────────────┐
             疾患確定                      疾患未確定
                │                ┌────────────┴────────────┐
          確認のための          異常臓器同定              臓器同定不能
             検査     ┌────┬────┬────┬────┬────┬────┬────┐       │
                  リンパ節  胆   膵  消化管 子宮・卵巣 腹壁  大動脈
                  肝・脾・腎
              │      │    │    │    │     │    │    │       │
             CT     CT   CT   CT  Ba enema CT   CT   CT      CT
             AG     AG   AG   ERP  Ba meal AG
             その他       PTC  HDG                              
                         ERC  AG                               
                         MRCP MRCP                             
                                    ┌────┴────┐                
                                  異常⊖    異常⊕      生検  AG   AG
                                    │        │                 Ba meal
                                   CT      内視鏡                Ba enema
```

CT：Ｘ線コンピュータ断層検査
AG：血管造影検査
PTC：経皮経肝胆道造影検査
ERC：内視鏡的胆管造影検査
ERP：内視鏡的膵管造影検査
HDG：低緊張性十二指腸造影検査
Ba meal：上部消化管Ｘ線検査
Ba enema：注腸Ｘ線検査
MRCP：磁気共鳴胆管膵管検査

3 黄疸

- このフローチャートは黄疸が閉塞性であるかどうかを判定し，閉塞性であれば切除可能性を判断した上で，適応のある症例を可及的速やかに手術にもち込むことを念頭に置いたものである．

- 胆管拡張の目安
  - 肝内：明らかな管腔として追える．
    併走する門脈枝と同程度の径
  - 肝外：最大径 9 mm 以上
    最大径 6〜8 mm は要注意
- 黄疸の程度
  - 重症：総ビリルビン値 ≧ 10 mg/dl
  - 軽症：総ビリルビン値 < 10 mg/dl

- 胆管炎所見
  発熱，白血球増多，異常意識状態
- PTCD について
  十分な解剖の知識と手技の習練が要求される．いつでも外科的処置のとれる態勢下で行われるべきである．

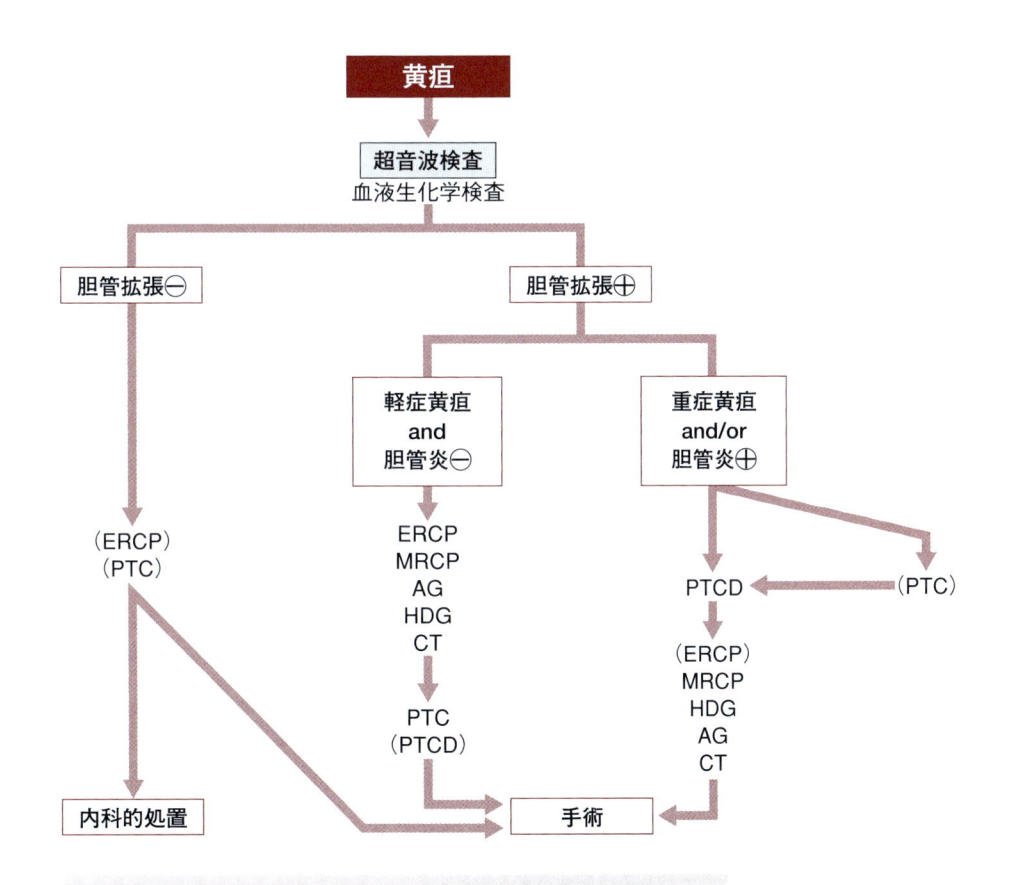

```
                        黄疸
                          │
                    超音波検査
                    血液生化学検査
                    ┌─────┴─────┐
                胆管拡張⊖      胆管拡張⊕
                    │         ┌───┴───┐
                    │      軽症黄疸    重症黄疸
                    │      and        and/or
                    │      胆管炎⊖    胆管炎⊕
                    │         │         │
                 (ERCP)     ERCP       PTCD ← (PTC)
                 (PTC)      MRCP        │
                    │       AG        (ERCP)
                    │       HDG        MRCP
                    │       CT         HDG
                    │        │         AG
                    │       PTC        CT
                    │      (PTCD)       │
                    ↓        ↓          ↓
                 内科的処置           手術
```

CT：X線コンピュータ断層検査　　PTCD：経皮経肝胆道ドレナージ
AG：血管造影検査　　　　　　　ERCP：逆行性胆道膵管造影検査
PTC：経皮経肝胆道造影検査　　　HDG：低緊張性十二指腸造影検査
MRCP：磁気共鳴胆管膵管検査

4 発熱

- 繰り返し検査(serial examination)が大切である．
- 炎症，膿瘍，血液疾患を考慮する．
- 腹部消化器領域以外(産婦人科，泌尿器科，呼吸器科領域など)にも留意する．

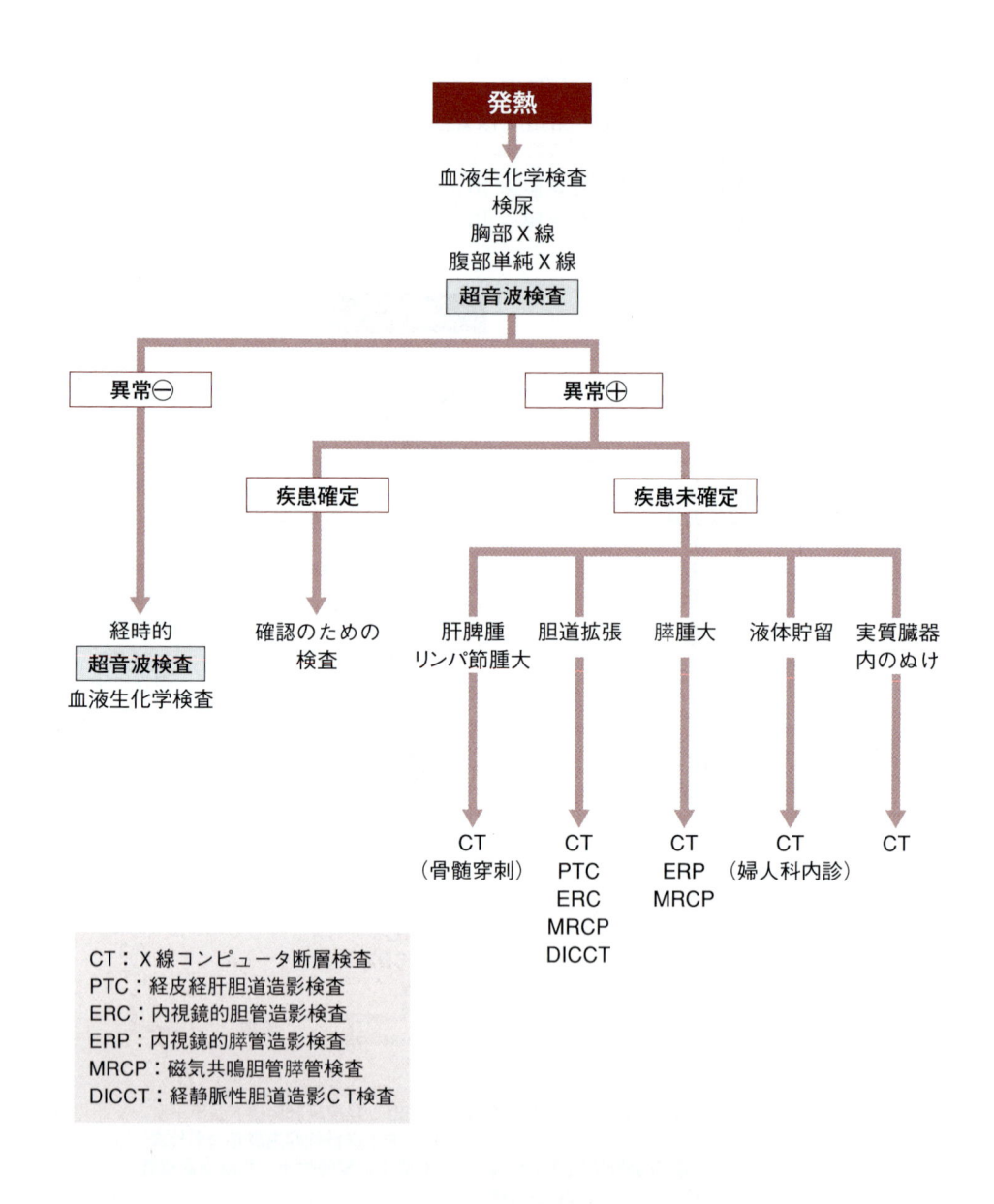

```
                    発熱
                     │
         血液生化学検査
              検尿
           胸部X線
         腹部単純X線
         ┌──超音波検査──┐
         │              │
       異常⊖          異常⊕
         │         ┌────┴────┐
         │      疾患確定   疾患未確定
         │         │    ┌──┬──┼──┬──┐
         ↓         ↓   肝脾腫 胆道 膵腫大 液体 実質臓器
       経時的   確認のための リンパ 拡張        貯留 内のぬけ
      超音波検査    検査    節腫大
     血液生化学検査            │    │    │    │    │
                              CT   CT   CT   CT   CT
                           (骨髄穿刺) PTC  ERP (婦人科内診)
                                   ERC  MRCP
                                   MRCP
                                   DICCT
```

CT：X線コンピュータ断層検査
PTC：経皮経肝胆道造影検査
ERC：内視鏡的胆管造影検査
ERP：内視鏡的膵管造影検査
MRCP：磁気共鳴胆管膵管検査
DICCT：経静脈性胆道造影CT検査

5 便通異常・腹部膨満

- 胆嚢炎，膵炎などに起因する腹満や下痢にも留意する．
- 超音波検査では消化管以外の臓器の炎症や腫瘍をチェックする．

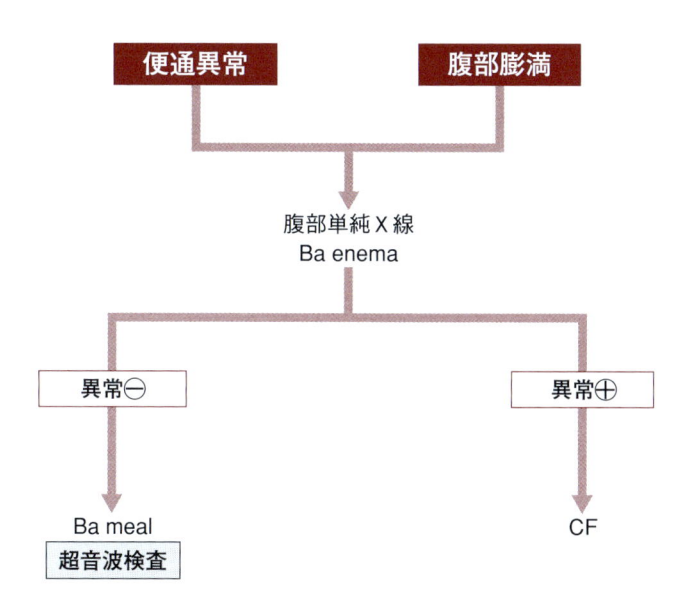

```
┌──────────┐      ┌──────────┐
│  便通異常  │      │  腹部膨満  │
└─────┬────┘      └────┬─────┘
      └──────┬─────────┘
             ▼
        腹部単純X線
         Ba enema
      ┌──────┴──────┐
      ▼             ▼
    異常⊖          異常⊕
      ▼             ▼
   Ba meal          CF
  [超音波検査]
```

Ba meal：上部消化管X線検査
Ba enema：注腸X線検査
CF：大腸内視鏡検査

6 体重減少・易疲労感・不定愁訴

- 悪性疾患の拾い上げが目標となる．
- 超音波検査は広範囲スクリーニングの役割を担う．

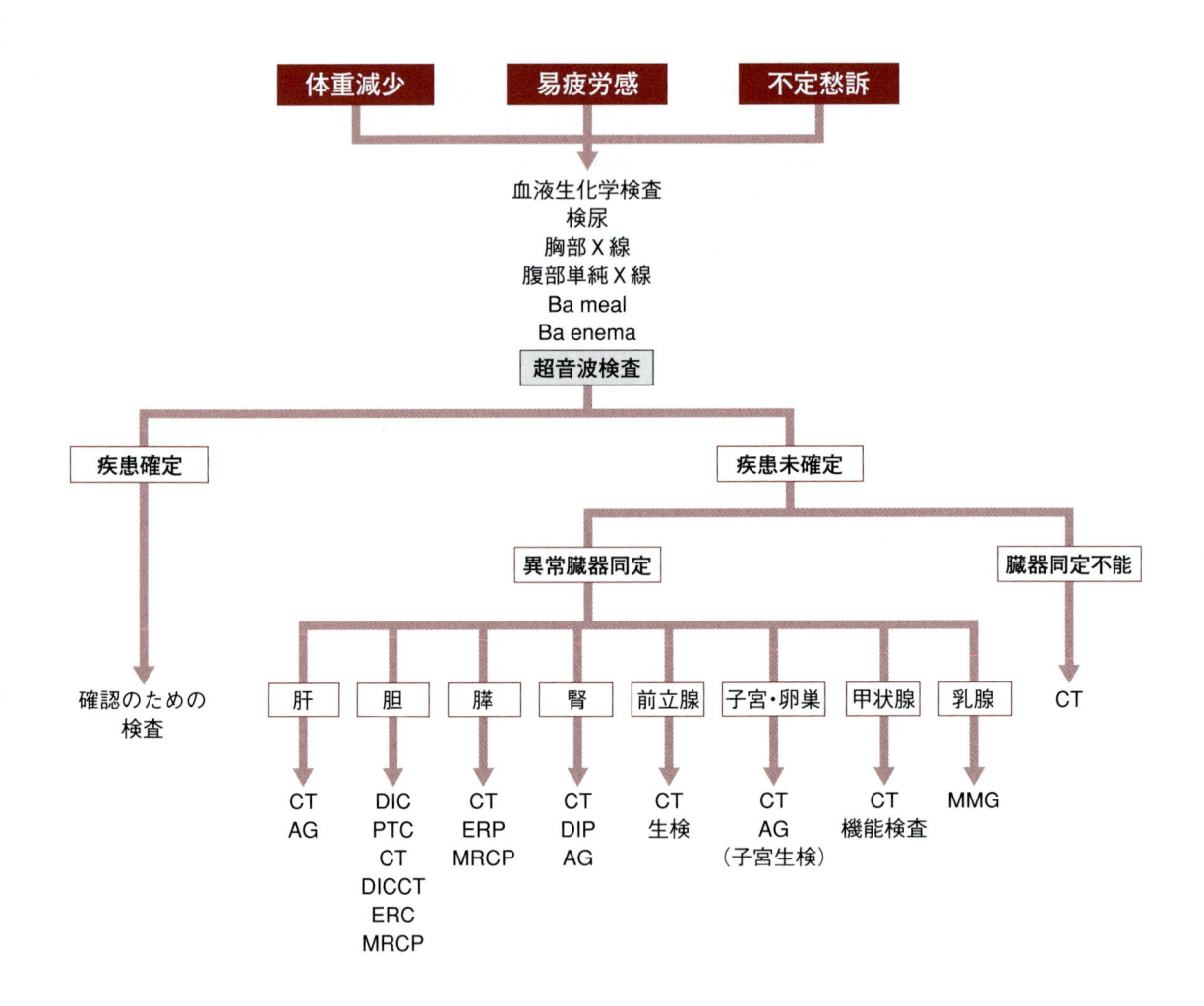

```
┌─────────┐  ┌─────────┐  ┌─────────┐
│ 体重減少 │  │ 易疲労感 │  │ 不定愁訴 │
└─────────┘  └─────────┘  └─────────┘
                  │
          血液生化学検査
             検尿
           胸部X線
          腹部単純X線
           Ba meal
           Ba enema
         ┌──────────┐
         │ 超音波検査 │
         └──────────┘
         │           │
    ┌────────┐   ┌──────────┐
    │ 疾患確定 │   │ 疾患未確定 │
    └────────┘   └──────────┘
         │         │          │
    確認のための  ┌──────────┐  ┌──────────┐
      検査       │ 異常臓器同定 │  │ 臓器同定不能 │
                └──────────┘  └──────────┘
                                    │
   ┌──┬──┬──┬──┬──┬────┬────┬──┐   CT
   肝  胆  膵  腎  前立腺 子宮・卵巣 甲状腺 乳腺
   │   │   │   │   │     │        │    │
   CT  DIC CT  CT  CT    CT       CT   MMG
   AG  PTC ERP DIP 生検   AG      機能検査
       CT  MRCP AG       （子宮生検）
       DICCT
       ERC
       MRCP
```

CT：X線コンピュータ断層検査　　DIP：経静脈性腎盂造影検査
AG：血管造影検査　　　　　　　Ba meal：上部消化管X線検査
PTC：経皮経肝胆道造影検査　　　Ba enema：注腸X線検査
ERC：内視鏡的胆管造影検査　　　MRCP：磁気共鳴胆管膵管検査
ERP：内視鏡的膵管造影検査　　　DICCT：経静脈性胆道造影CT検査
DIC：経静脈性胆道造影検査　　　MMG：乳房X線撮影

7 血尿

- 腎腫瘍の拾い上げには，DIP よりも超音波，CT が優れている．
- 腎結石の描出には超音波，尿管結石の描出には DIP が優れている．
- 前立腺癌，膀胱癌の描出には CT，超音波が優れている．

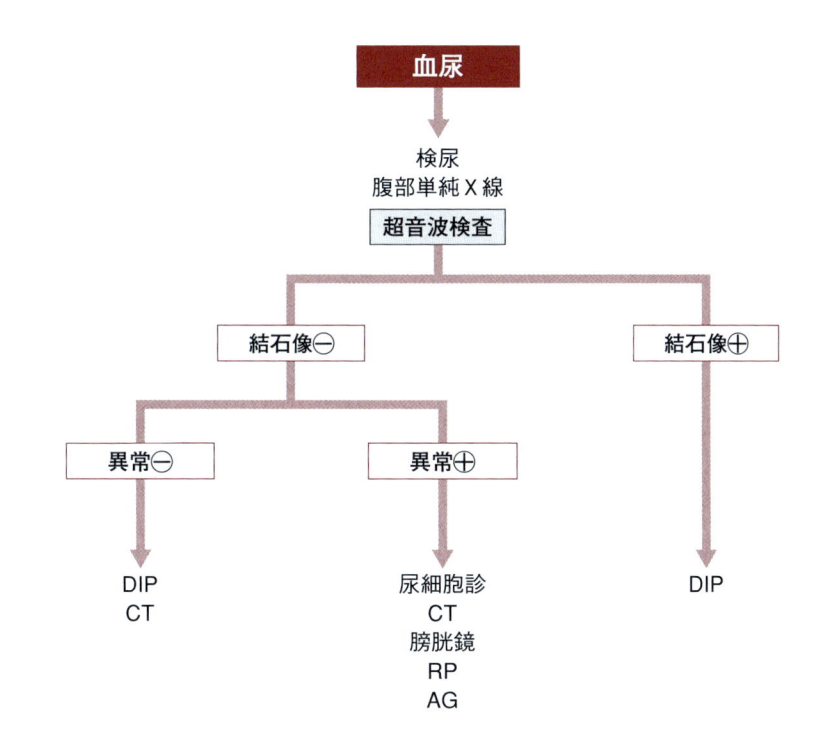

```
          血尿
           ↓
          検尿
        腹部単純X線
        超音波検査
    ┌──────┼──────┐
  結石像⊖           結石像⊕
   ┌──┴──┐            │
 異常⊖  異常⊕          ↓
   ↓     ↓           DIP
  DIP  尿細胞診
  CT    CT
       膀胱鏡
        RP
        AG
```

CT：X線コンピュータ断層検査
AG：血管造影検査
DIP：経静脈性腎盂造影検査
RP：逆行性腎盂造影検査

超音波の侵襲的利用

　無侵襲を最大の特色とする超音波検査も，侵襲的な手技と結びついて用いられる機会が多くなっている．従来盲目的に行われていた検査や治療上の処置が超音波を用いることにより，確実に行われるようになった意義は大きい．以下にその例をあげる．

超音波穿刺
- 造影：PTC，膵管直接造影，経肝的胆嚢造影など．
- 細胞診・生検：胸水，腹水，膿瘍，嚢胞，実質臓器腫瘍など．
- ドレナージ：PTCD，膿瘍，胸水，腹水，心嚢液，嚢胞，膀胱外瘻，腎外瘻，胆嚢外瘻など．
- 薬液注入：腫瘍内抗癌剤投与，肝癌エタノール注入，嚢胞エタノール注入など．

術中超音波検査
- 肝臓手術，胆道手術，膵臓手術など．

内視鏡的超音波検査
- 食道，胃十二指腸，大腸，膵胆道，腹腔鏡下など

（苦痛を与えるという意味からはこの検査も侵襲的手技と考えるべきであろう．）

　これらはいずれも従来の方法を飛躍的に，確実かつ精密なものにしたといえるが，一方で侵襲的手技という意味からは十分な修練のもとに行われるべき性質のものであることはいうまでもない．とくに穿刺については，ひとたびミスを犯すと緊急手術を要する場合も少なくなく，安易な施行は戒められねばならない．いつでも緊急処置がとれる態勢を背景に行われるべきものである．

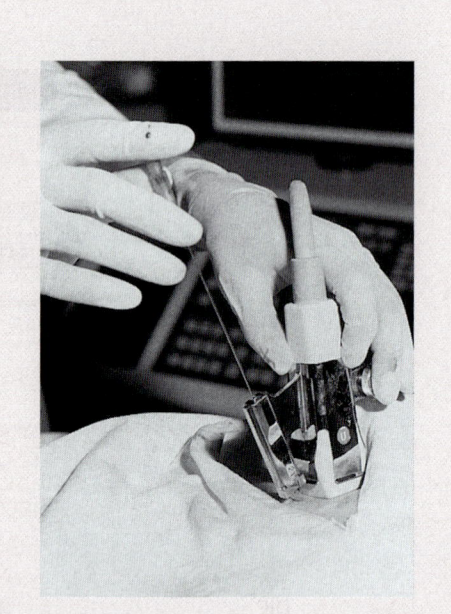

（横浜総合病院外科　秋本　伸）

第4章

胆嚢の超音波検査

1. 胆嚢の解剖

1 解剖学的特徴

1 胆嚢は通常，西洋梨状を呈し，肝臓から遊離している部分では頸部に Hartmann 囊と呼ばれる漏斗状の突出がある．

2 胆嚢の大きさは，長径 70〜100 mm，こ

胆嚢および周囲の管状構造

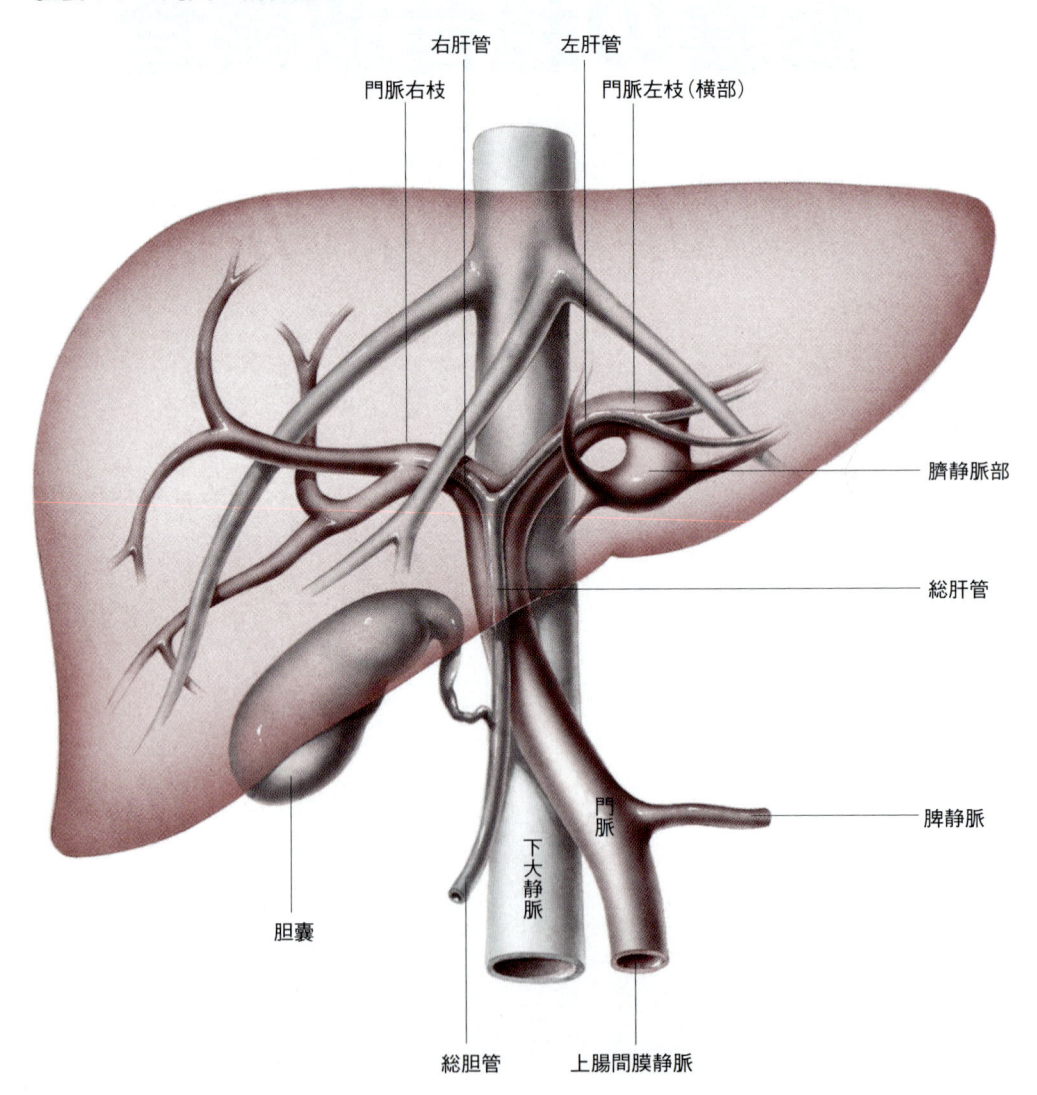

（ラベル：右肝管，左肝管，門脈右枝，門脈左枝（横部），臍静脈部，総肝管，脾静脈，門脈，下大静脈，胆嚢，総胆管，上腸間膜静脈）

れに直交する径は 30〜50 mm とされているが，個人差がかなりある．したがって，大きさのみで腫大かどうかを決定することはできない．
3. 胆嚢と総胆管を結ぶ胆嚢管は細く，体表からの走査では描出できない．
4. 胆嚢は，ヒダ状の粘膜層，筋層，および漿膜からなっている．超音波像では 3 mm 程度の厚さで描出される．
5. 胆嚢は右結腸曲，十二指腸によって取り囲まれているため，食物残渣や腸管ガスによって頸部や底部が描出しにくくなる．

胆嚢の内腔と胆嚢を取り囲む腸管との関係

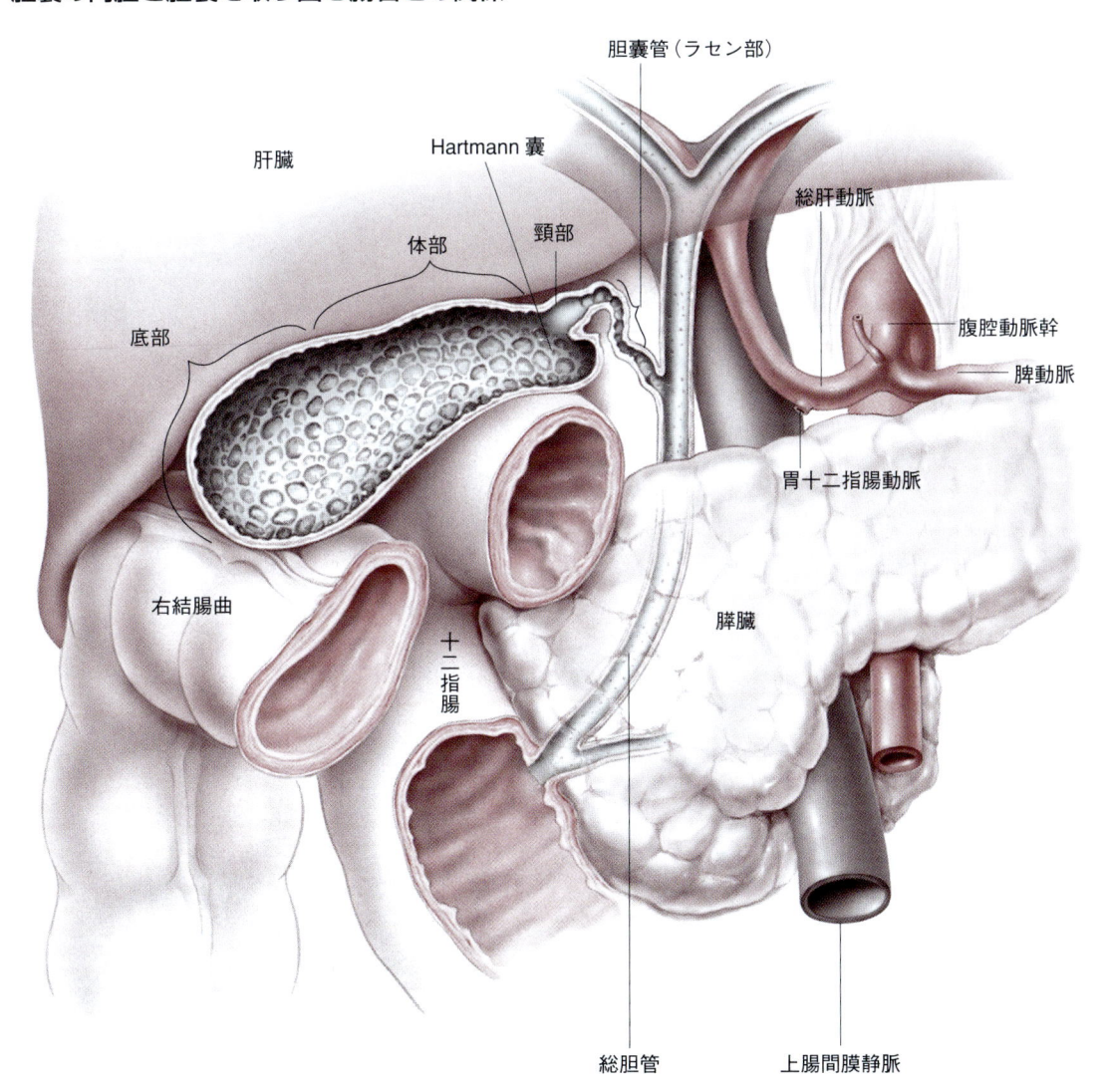

胆嚢管（ラセン部）
Hartmann 嚢
肝臓
体部
頸部
底部
総肝動脈
腹腔動脈幹
脾動脈
胃十二指腸動脈
右結腸曲
十二指腸
膵臓
総胆管
上腸間膜静脈

2. 胆嚢の基本走査と正常像

胆嚢の描出には，通常，右肋弓下走査と右肋間走査が用いられる．

腸管ガスによって描出が妨げられるときは縦走査や斜走査なども併用する．

ゆっくり腹式深呼吸をしながら探触子を扇状に振って隅々まで観察する．

底部と頸部は同時に観察できないことが多いため走査の方向を変えて個々に観察する．

1 右肋弓下走査

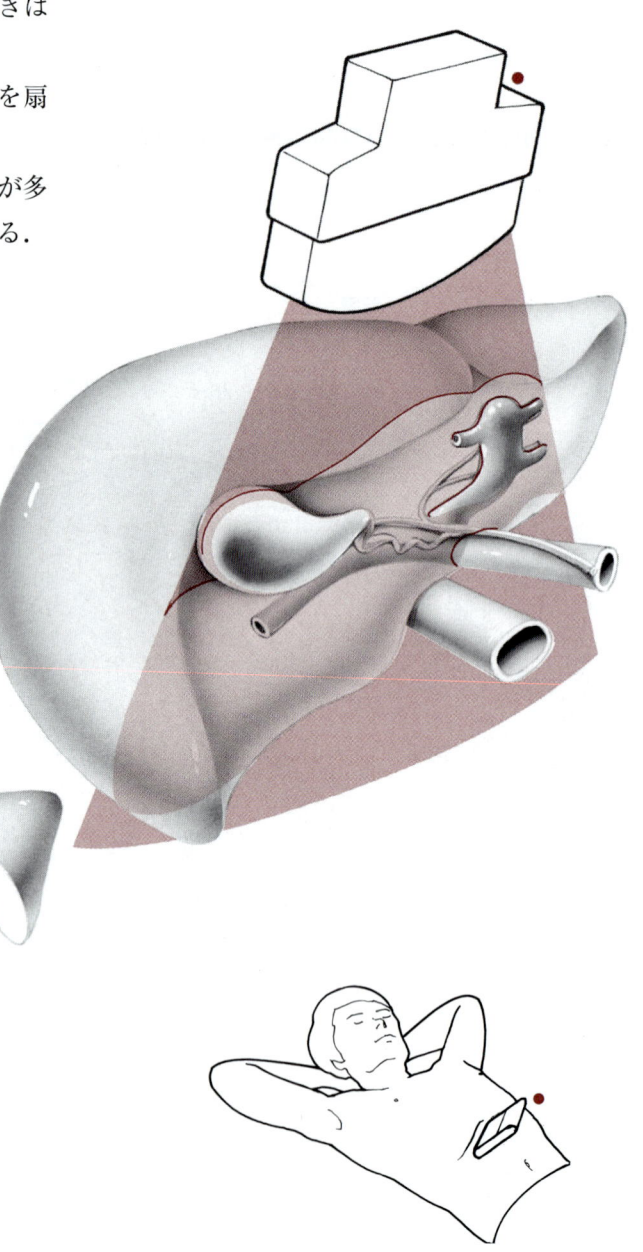

2. 胆嚢の基本走査と正常像

右肋弓下走査　正常像

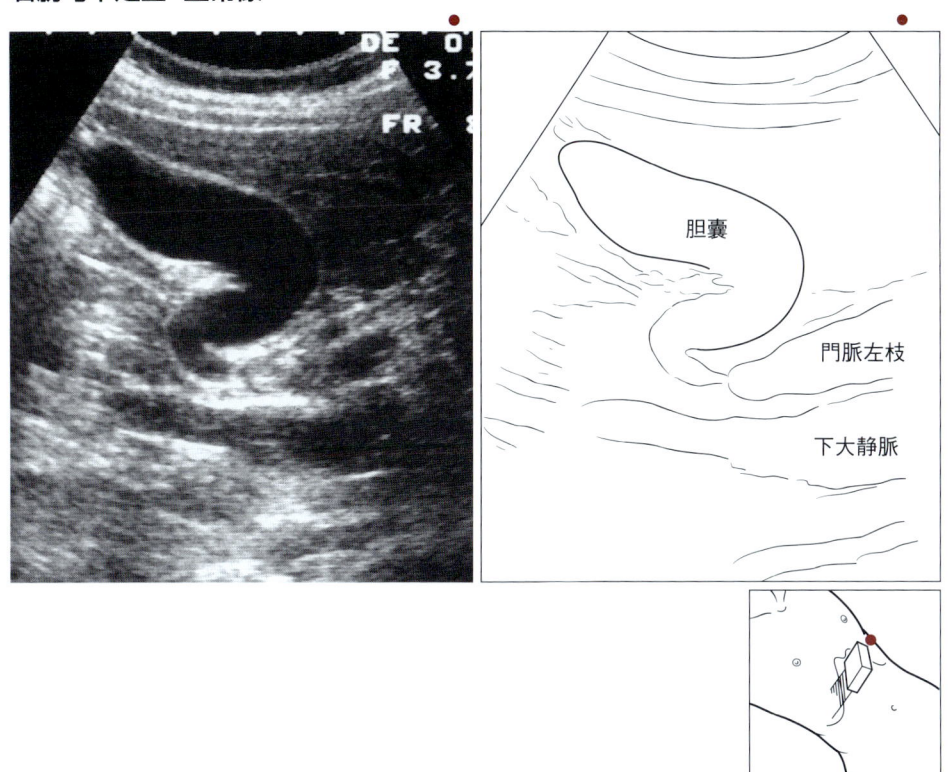

（図：胆嚢、門脈左枝、下大静脈）

正常像の一般的特徴

1. 胆嚢の形は西洋梨または茄子状，頸部でゆるやかに彎曲する．
2. 胆嚢壁は厚みやエコーの強さが均一である．
3. 壁の厚みは 3 mm 以内．
4. 胆嚢の内側は鮮明，内腔は無エコーの状態．
5. 胆嚢管は描出されない．

描出のポイント

- 門脈左枝を描出して，それを基準にして胆嚢を描出・同定する．
- 通常は大きく息を吸わせ，腹を膨らませて描出する．
- この走査では，探触子の方向を変えてできるだけ胆嚢の長軸断面を描出するよう心掛ける．

描出上の注意点

▶ 肥満者や腸管ガスの多い人では，右肋弓下走査や縦走査では，胆嚢が描出できないことがある．その場合には右肋間走査に切り換え，通常より 1〜2 肋間上（第 6〜7 肋間）から走査する．

▶ 肥満者では半坐位にすると胆嚢が下降するため描出できることがある．

2　右肋間走査

　右肋間走査で描出される断面像は，右肋弓下走査による断面像にほぼ直交する．

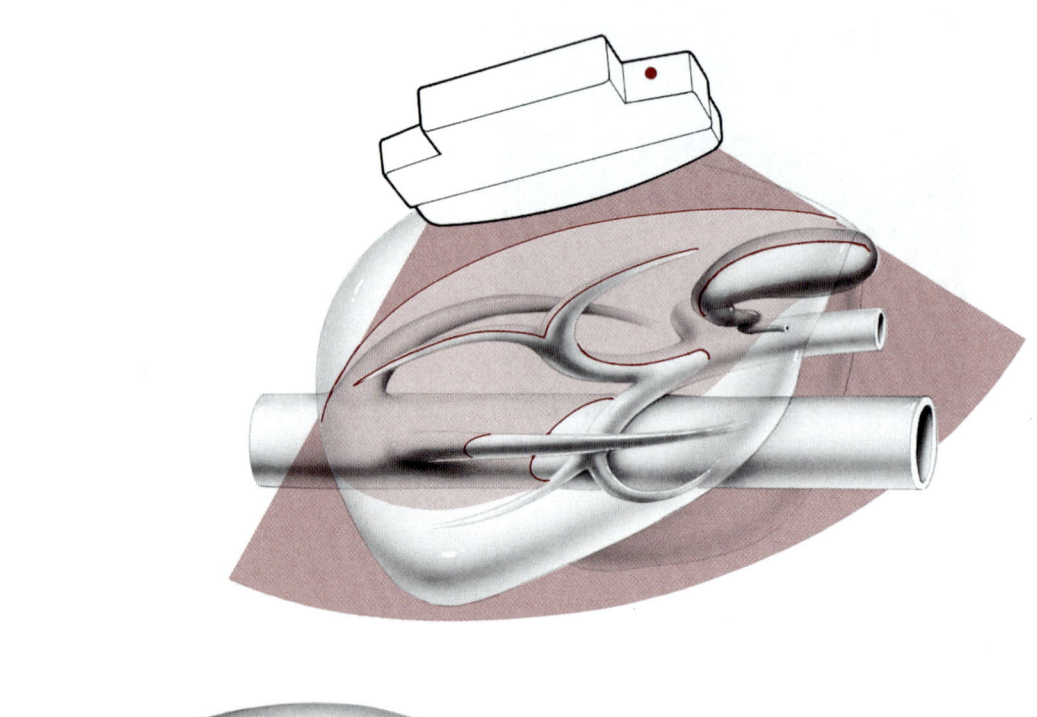

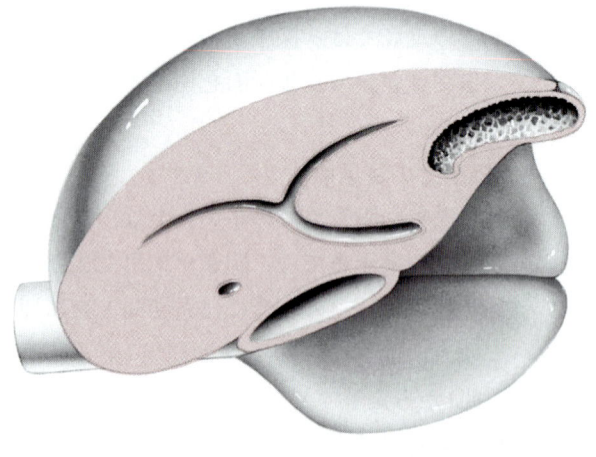

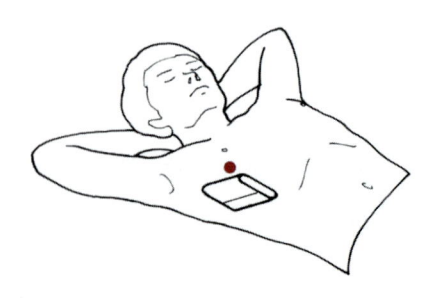

2. 胆嚢の基本走査と正常像

右肋間走査　正常像

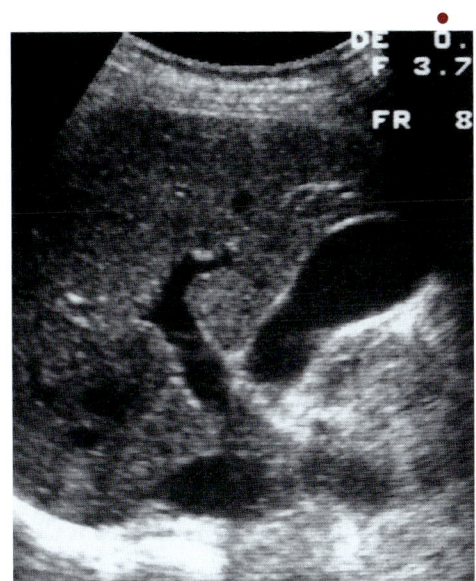

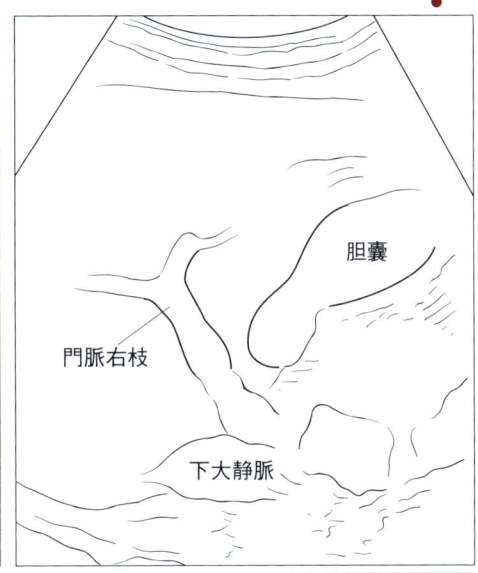

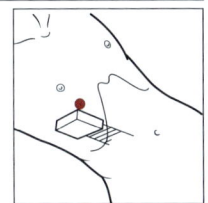

胆嚢
門脈右枝
下大静脈

描出のポイント
- 右肋弓下走査で胆嚢が描出された方向に探触子を向ける．
- 門脈右枝を描出して，これを基準に描出・同定する．
- 1肋間からだけでなく肋間を変えて（少なくとも2肋間から）観察する．

描出上の注意点
▶ 高齢者や痩せている人では，右肋間走査で胆嚢を描出することができない場合がある．この場合には右肋弓下走査や縦走査，斜走査などで門脈左枝を描出し，それを基準に胆嚢を追跡する．

▶ 痩せている人の場合，胆嚢が右腎を越えて右側腹部，あるいは骨盤腔内に移動していることがある．

探触子の選択
- リニア走査，トラペゾイド走査，大コンベックス型が適切．
- セクタ走査や小コンベックス型の探触子は，近距離の視野が狭く，オリエンテーションがつきにくい．

3. 異常エコー像の特徴

a. 腫大

- 大きさについては個人差があるため,これだけでは判定できない.
- 胆嚢壁の伸展の程度に注目し,胆嚢体部・頸部のくびれが消失している場合は胆道内圧の亢進を考える.
- デブリエコー*の出現は,胆嚢炎,閉塞による胆汁のうっ滞または胆嚢癌の存在を示唆する.

b. 壁の異常

(1) 肥厚像

- 厚さ3mmを超えるもの.
- 壁肥厚の中には,その中央や粘膜面(壁内側)の肥厚を呈するものがある.
- また,その中央が帯状に低エコーになり,3層構造を呈する場合がある.これは浮腫によるもので sonolucent layer とも呼ばれている(図1a).
- 壁肥厚像を呈する疾患
  ① 胆嚢炎(91頁,95頁参照)(図1a,b)
  ② 胆嚢腺筋腫症(アデノミオマトーシス)(99頁参照)(図2)
  ③ コレステローシス(苺状胆嚢)(103頁参照)
  ④ 胆嚢癌(108頁参照)
  ⑤ 膵胆管合流異常症(147頁参照)
  ⑥ 腹水の貯留(図1a,b)
  ⑦ 肝炎(図1a,b)・肝硬変(図1c)

(2) コメット様エコー comet-like echo(図2)

- 胆嚢壁にコメット様エコー(つらら状にエコーが続く現象)が描出されることがある.これは胆嚢の壁内結石または胆嚢腺筋腫症を示唆する所見である.

(3) 嚢胞状の小円形像(図3)

- 胆嚢壁の一部が肥厚し,その内部が円形状に低エコーになることがある.これも胆嚢腺筋腫症を示唆する所見である.

図1 胆嚢炎,胆嚢癌,肝障害,腹水貯留時などにみられる種々の胆嚢壁肥厚像

図2 コメット様エコー

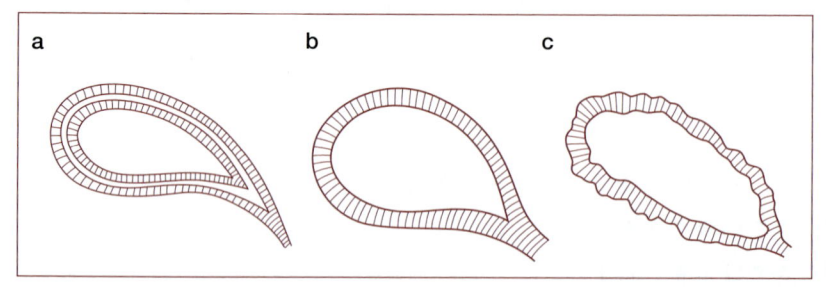

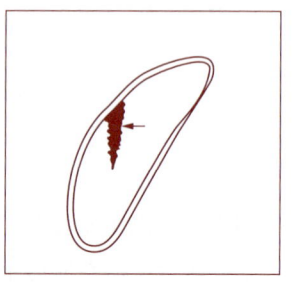

---

* デブリエコーとは,胆泥,胆砂,濃縮胆汁,膿汁および粘液性物質などによって起こる弱い点状エコーの集合したものをいう.別名,スラッジエコーともいう.

3. 異常エコー像の特徴

図3　嚢胞状の小円形像

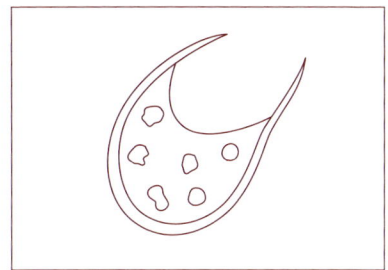

図4　トライアングルサイン

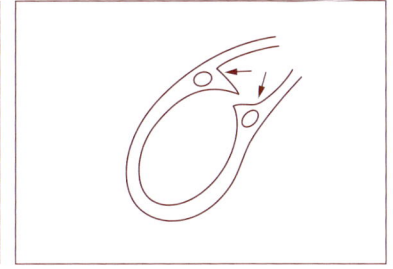

図5　デブリエコー

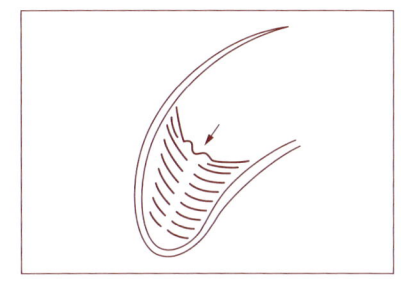

図6　多重反射によるアーチファクト

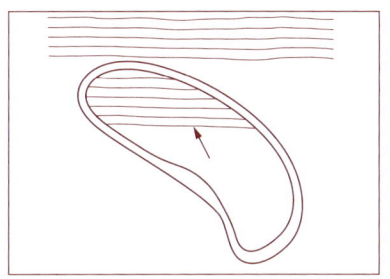

(4) トライアングルサイン triangle sign
- 胆嚢壁の一部が三角形状または半円形状に内腔に突出して砂時計状を呈する．多くは胆嚢体部で両側性にみられ，その内部に小嚢胞像がみられる．これは胆嚢腺筋腫症（分節型，輪状型）(101頁参照)のとき，多くみられる所見である（図4）．

(5) 壁エコーの途絶，消失
- 胆嚢壁を表す線状エコーが部分的あるいは広範囲にわたって描出されないことをいう．この所見は壊疽性胆嚢炎か進行胆嚢癌，また脂肪肝の場合にみられる．前二者では，胆嚢の変形を伴うことが多い．

c. 胆嚢内腔の異常

- 円盤状，三日月状などの強いエコーがある場合 ➡ 胆嚢結石
- 乳頭状，桑実状などの隆起がある場合 ➡ 胆嚢ポリープ，胆嚢癌（隆起型）
- 結節状の隆起像がある場合 ➡ 胆嚢癌（隆起型），膵胆管合流異常
- デブリエコーがある場合 ➡ 胆泥，濃縮胆汁，膿汁など（図5）
- 胆嚢内腔が不鮮明になる場合 ➡ 胆嚢炎，胆嚢癌（浸潤型），膵胆管合流異常
- コメット様エコー ➡ 胆嚢腺筋腫症，胆嚢ポリープ
- 壁に沿って強いエコーが現れ，後壁エコーが消失する場合 ➡ 充満型胆嚢結石，石灰化胆嚢

d. 胆嚢内腔のアーチファクト

- **多重反射によるもの**（図6）

    多重反射によるアーチファクトは腹壁間

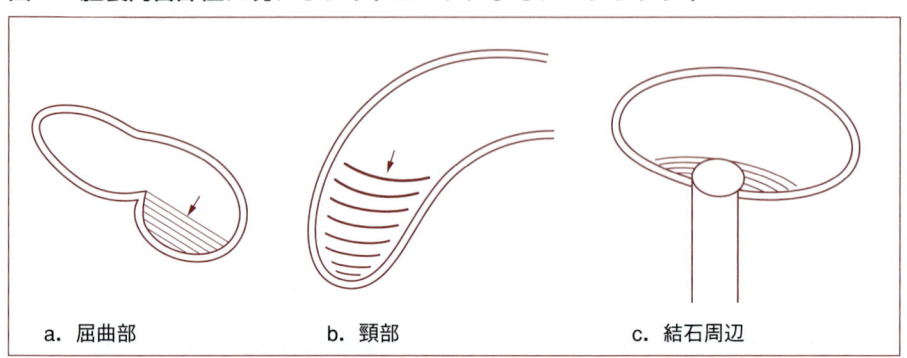

図7 胆嚢内各部位に現れるサイドローブによるアーチファクト

a. 屈曲部　　　b. 頸部　　　c. 結石周辺

（正確には探触子面と筋膜・腹膜・肝の境界との間）で起こりしばしば胆嚢内に現れる．これにより胆嚢底部の病変がしばしば隠されるので，注意を要する．見分け方は，ゆっくり深呼吸をさせると，胆嚢は呼吸と共に移動するが，このアーチファクトはまったく動かない．

● **サイドローブによるもの**（図7a, b, c）

　サイドローブによるアーチファクトのうち，頻発し目立つものは胆嚢内と結石の周辺に現れるものである．

　胆嚢内にみられるアーチファクトには胆嚢壁の屈曲部から連続する弱いエコー群として現れるもの（図7a）と，頸部など狭い部位に探触子面とほぼ平行な弱いエコー群として現れるもの（図7b）とがある．

　結石の場合は結石エコーの両側に弱いエコー群として現れる（図7c）（これらの原理については21頁，22頁参照）．

　サイドローブによるアーチファクトの見分け方は，探触子を少し振ってビームの方向を変えると消える．

図8 像の重なりによるアーチファクト

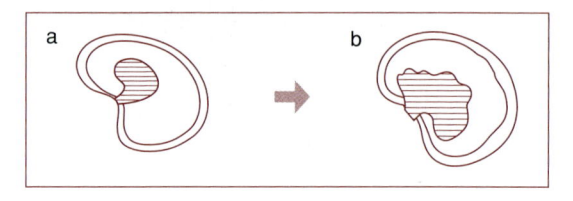

a　　　　　　　b

● **像の重なりによるもの**（図8）

　超音波ビームには幅があるため（最も細いところで1.0～1.5 mm），同じ深さにある近接しているものは，1枚の画像の中に重なって描出される．胆嚢ではその内部に十二指腸の一部が映り，腫瘍像のようにみえることがある．画像を少し観察していると図8のaからbのように十二指腸が蠕動するのがわかる．

4. 異常エコー像からみた診断

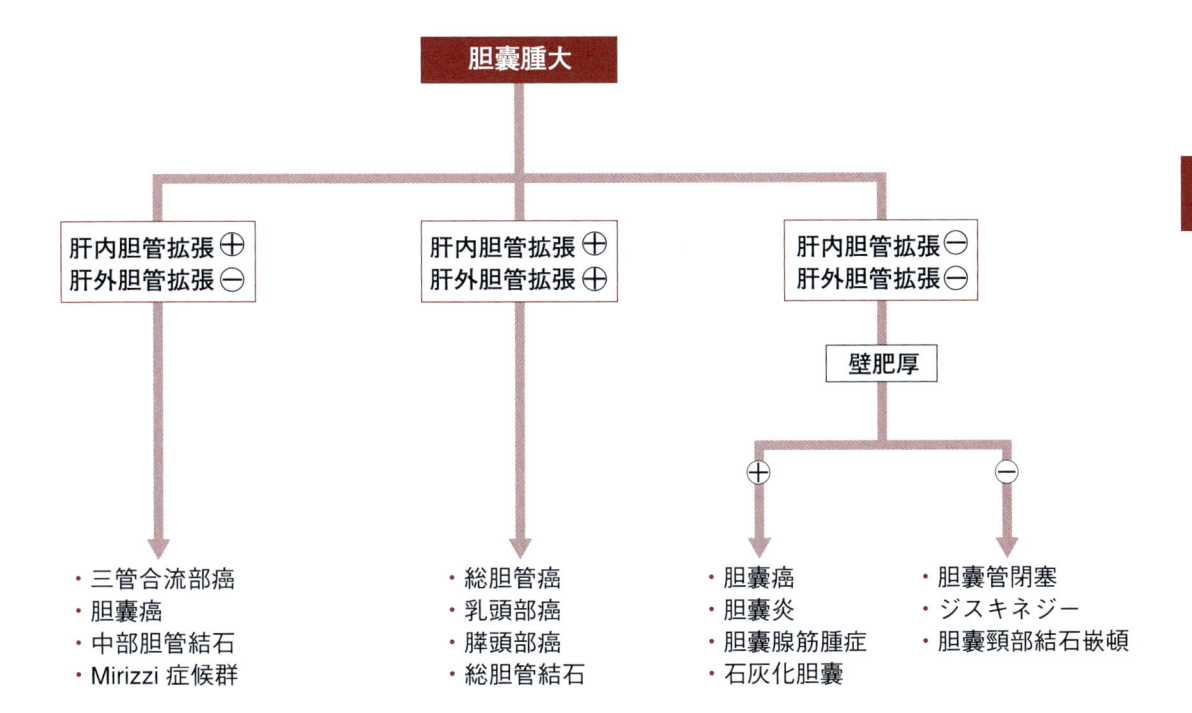

```
                           胆囊腫大
        ┌──────────────────┼──────────────────┐
   肝内胆管拡張 ⊕        肝内胆管拡張 ⊕        肝内胆管拡張 ⊖
   肝外胆管拡張 ⊖        肝外胆管拡張 ⊕        肝外胆管拡張 ⊖
                                                   │
                                                 壁肥厚
                                              ┌────┴────┐
                                              ⊕         ⊖
```

- ・三管合流部癌
- ・胆囊癌
- ・中部胆管結石
- ・Mirizzi 症候群

- ・総胆管癌
- ・乳頭部癌
- ・膵頭部癌
- ・総胆管結石

- ・胆囊癌
- ・胆囊炎
- ・胆囊腺筋腫症
- ・石灰化胆囊

- ・胆囊管閉塞
- ・ジスキネジー
- ・胆囊頸部結石嵌頓

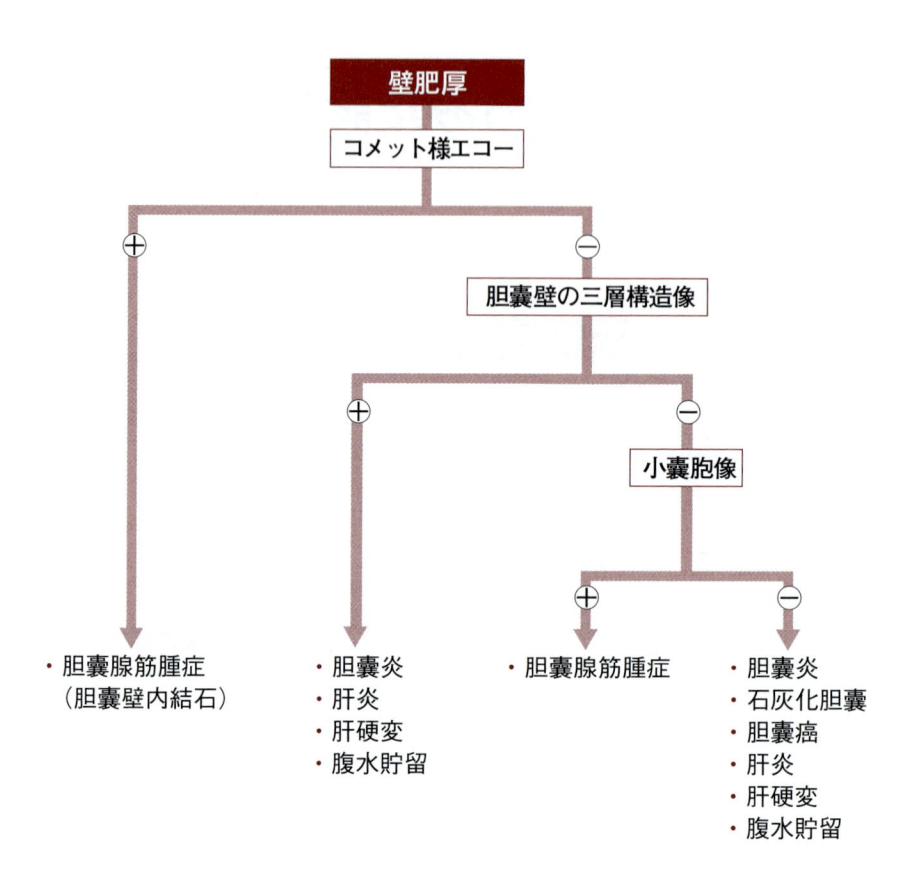

第4章　胆嚢の超音波検査

```
                        ┌─────────┐
                        │ 壁肥厚  │
                        └────┬────┘
                             │
                     ┌───────────────┐
                     │ コメット様エコー │
                     └───────┬───────┘
              ┌──────(＋)────┴────(－)──────┐
              │                              │
              │                      ┌───────────────┐
              │                      │ 胆嚢壁の三層構造像 │
              │                      └───────┬───────┘
              │                   ┌─(＋)─────┴─────(－)─┐
              │                   │                      │
              │                   │              ┌──────────┐
              │                   │              │ 小嚢胞像 │
              │                   │              └────┬─────┘
              │                   │          ┌──(＋)──┴──(－)──┐
              ▼                   ▼          ▼                  ▼
     ・胆嚢腺筋腫症        ・胆嚢炎       ・胆嚢腺筋腫症      ・胆嚢炎
      （胆嚢壁内結石）     ・肝炎                             ・石灰化胆嚢
                         ・肝硬変                            ・胆嚢癌
                         ・腹水貯留                          ・肝炎
                                                            ・肝硬変
                                                            ・腹水貯留
```

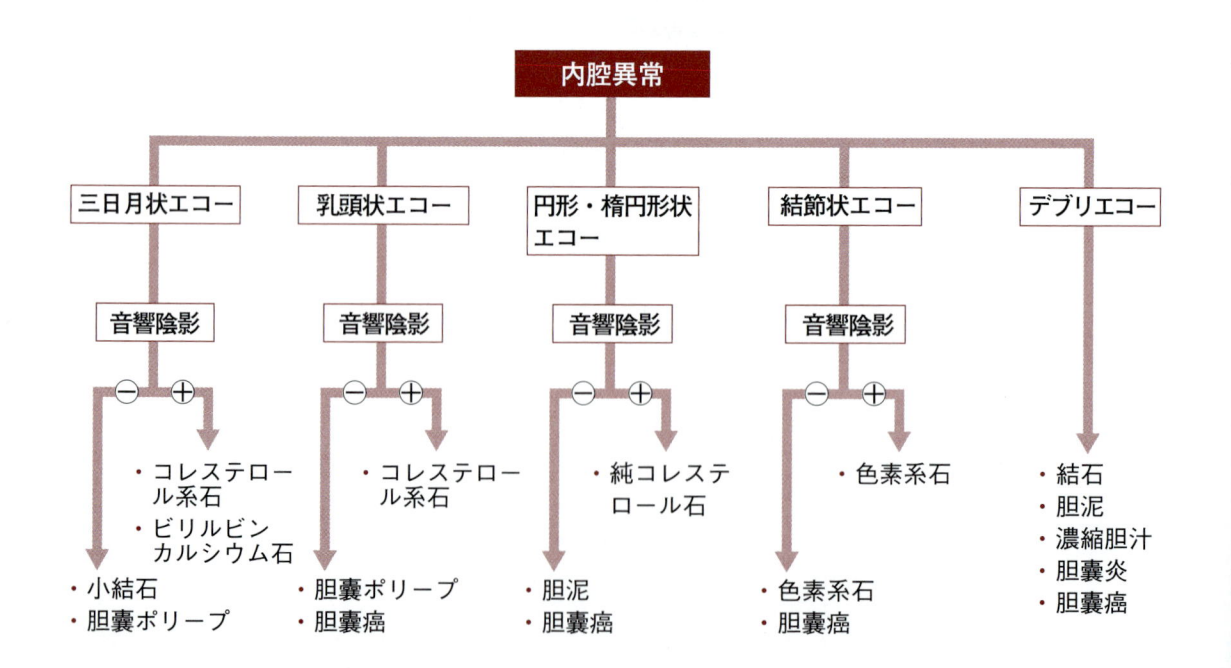

```
                                    ┌─────────┐
                                    │ 内腔異常 │
                                    └────┬────┘
         ┌──────────┬──────────┬────────┼────────┬──────────┐
         │          │          │        │        │          │
    ┌─────────┐┌─────────┐┌───────────┐┌─────────┐┌─────────┐
    │三日月状エコー││乳頭状エコー││円形・楕円形状││結節状エコー││デブリエコー│
    │          ││          ││  エコー   ││          ││          │
    └────┬────┘└────┬────┘└─────┬─────┘└────┬────┘└────┬────┘
    ┌────────┐┌────────┐ ┌────────┐ ┌────────┐         │
    │ 音響陰影 ││ 音響陰影 │ │ 音響陰影 │ │ 音響陰影 │         │
    └────────┘└────────┘ └────────┘ └────────┘         │
    (－) (＋)   (－) (＋)    (－) (＋)    (－) (＋)            │
     │   │      │   │       │   │       │   │             │
     │   ▼      │   ▼       │   ▼       │   ▼             ▼
     │ ・コレステ  │ ・コレステ  │ ・純コレステ │ ・色素系石      ・結石
     │  ロール系石 │  ロール系石 │  ロール石  │              ・胆泥
     │ ・ビリルビン │           │           │              ・濃縮胆汁
     │  カルシウム石│           │           │              ・胆嚢炎
     ▼          ▼           ▼           ▼              ・胆嚢癌
   ・小結石    ・胆嚢ポリープ ・胆泥       ・色素系石
   ・胆嚢ポリープ ・胆嚢癌     ・胆嚢癌      ・胆嚢癌
```

5. 主要疾患の診断

胆嚢結石

この疾患の超音波像

Ⅰ．純コレステロール石
❶ 結石像は円形または楕円形のきれいな形を示す．
❷ 結石像は前面のエコーが最も強く，徐々に弱くなり，音響陰影に移行する．
❸ 結石像は体位変換で移動する．

Ⅱ．混成石
❶ 結石像は結石の前面のみが描出され，ほぼ同じ厚みの半円周状を呈する．
❷ 音響陰影が半円周状の結石エコーの直後から明瞭に現れる．
❸ 結石像は体位変換で移動する．

Ⅲ．混合石
〔球形状および多面体の場合〕
❶ 結石像は結石の前面のみが描出され，三日月状，半月状，三角形状など多彩なパターンを示す．
❷ 結石像の厚み，強さは必ずしも均一でない．
❸ 音響陰影は結石像の直後から明瞭である．
❹ 結石像は体位変換で移動する．
❺ 多数の結石が集合していることが多い（このときは体位変換では移動しない）．

〔小結石が多数集合した場合〕
❶ 結石像は稜線状に連なり複雑かつ不均一になる．
❷ その後方は広く音響陰影になる．
❸ 胆嚢内腔が狭くなり，時には消失する．
❹ 体位変換しても結石像はほとんど移動しない．

Ⅳ．ビリルビンカルシウム石

〔無構造の場合〕
❶ 結石像は不整形になることが多い．
❷ 音響陰影が現れないことがある．
❸ 結石像は体位変換で移動する．

〔層構造がある場合〕
❶ 結石像は結石の前面のみが描出され，三日月状または半月状になる．
❷ 結石像の厚み，強さは必ずしも均一ではない．
❸ 音響陰影は明瞭である．
❹ 結石像は体位変換で移動する(多数の場合は移動しない)．

Ⅴ．黒色石

❶ 結石像は点状エコーの集合した不均一な像になる．
❷ 音響陰影は現れないことが多い．
❸ 結石像は体位変換で移動・変形する．

Ⅵ．小結石

❶ 結石像は点状の均一なストロングエコーを呈する．
❷ 音響陰影は現れない．
❸ 結石像は体位変換でよく移動する．

読影上のポイント
- 結石の種類の判定には単純X線所見を参考にする．

ピットフォール
- 胆嚢底部・頸部の結石は多重反射によるアーチファクトや腸管ガスに隠されていて見落としやすい．
- 像の重なりにより近傍の腸管内エコーが小結石のように見えることがある．
- 小結石は音響陰影が現れにくい．
- 音響陰影は探触子の当て方によって消長する(89頁参照)．

Ⅰ. 純コレステロール石

症例

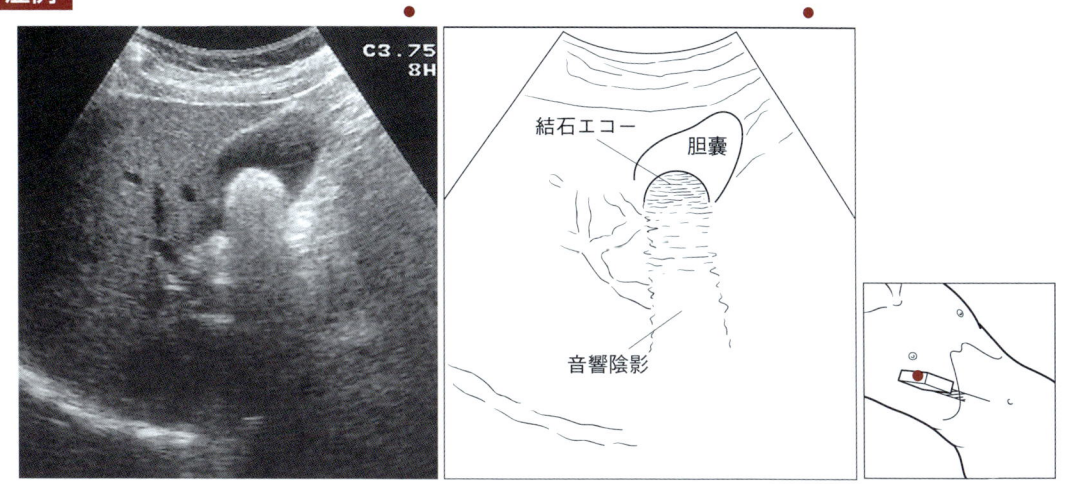

(この症例の超音波所見)
- 円形のきれいな結石像が1個みられる．
- 結石エコーは前面が強く，次第に弱くなる．
- 胆嚢壁の肥厚は認められない．

(読影上のポイント)
- 結石像は形が整で，前面が強く，徐々に弱くなって音響陰影に移行する．
- 結石は通常1個で，胆嚢壁の肥厚を伴わないことが多い．

(鑑別を要する疾患と鑑別点)
1) 胆泥・胆砂：全体にエコーが弱く均一，体位変換や外的刺激で形が崩れる．音響陰影が現れない．
2) 胆嚢癌（隆起型）：体位変換で移動しない．音響陰影が現れない．きれいな円形・楕円形を示すことは少ない．結石像に比べてエコーが弱い．

(次に行うべき検査・処置)
- 大きさが10 mm以上で音響陰影が現れず，また体位変換でも移動したり変形しない場合には，胆嚢癌の可能性を考え以下の検査を行う．
- EUS（超音波内視鏡）
- CT
- MRI
- 体位変換で移動すれば胆嚢壁の状態をよく観察して，異常所見がなく，また，とくに症状がなければ超音波による6か月ごとのフォローアップを勧める．

Ⅱ．混成石

> 症例

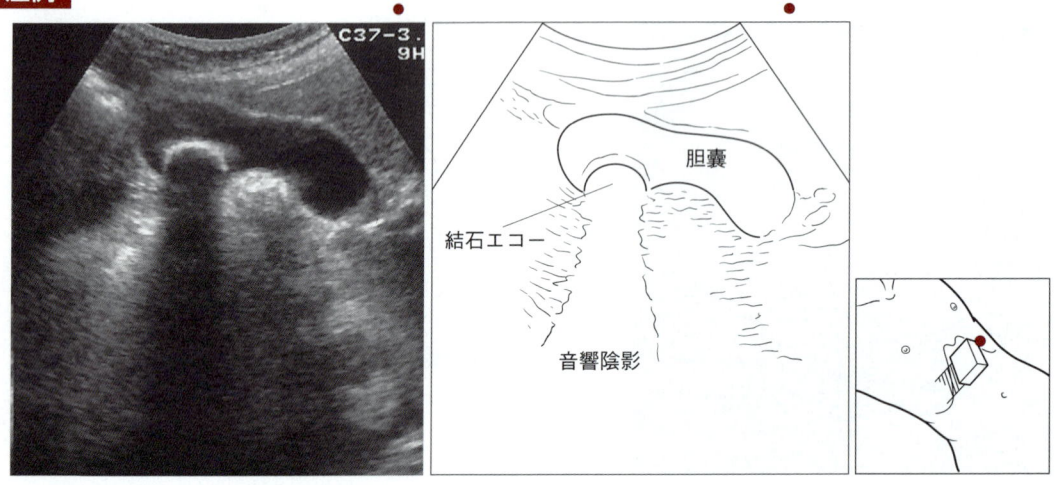

この症例の超音波所見
- 半円周状のきれいな結石像が1個みられる．
- 結石エコーの直後から明瞭な音響陰影を生ずる．
- 胆嚢壁の肥厚はみられない．

読影上のポイント
- 結石像はほぼ同じ厚みの半円周状を呈し，その後方は直ちに音響陰影になる．
- 外層の薄い結石では時に中空像を呈することがある．

鑑別を要する疾患と鑑別点
1) 石灰乳胆汁：胆嚢の輪郭に沿って鮮鋭なエコーが現れる．その後方は明瞭な音響陰影になる．体位変換で胆嚢の形が変形する．

次に行うべき検査・処置
・腹部単純X線撮影
・淡い石灰化像があり，体位変換や圧迫で変形する．立位で鏡面像を呈する．
　→石灰乳胆汁
・胆嚢内に石灰化を伴った結石像
　→ビリルビンカルシウム石
・石灰乳胆汁の場合
・胆嚢頸部に嵌頓した結石があり，無症状ならば超音波による6〜12か月ごとのフォローアップ．
・胆嚢頸部に嵌頓結石がない場合，胆嚢管閉塞の原因を追究する．
・DIC
・MRC
・ERC
・EUS
・ビリルビンカルシウム石の場合
　純コレステロール石の項に準ず（79頁参照）．

Ⅲ-1. 混合石（1）

症例 球形状のもの

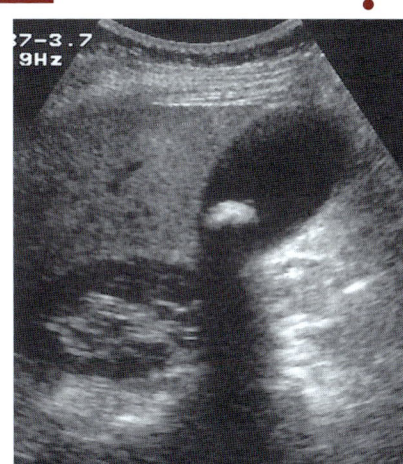

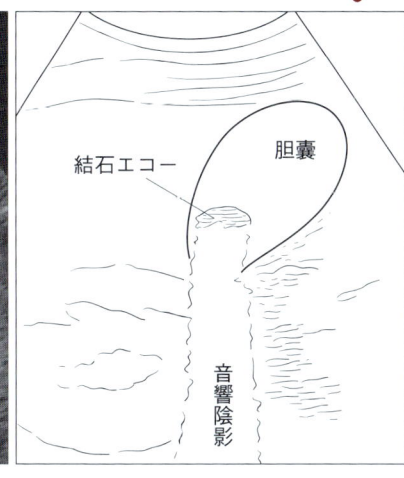

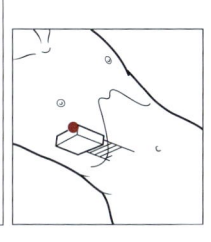

（図：超音波画像／シェーマ　結石エコー、胆嚢、音響陰影）

この症例の超音波所見
- 半月状の結石像がみられる．
- 音響陰影は明瞭である．
- 胆嚢壁に肥厚はみられない．

読影上のポイント
- 結石像は混成石と比べ，強さや厚みが均一ではない．
- 多数存在することが多い．
- 結石エコーの直後に明瞭な音響陰影が現れる．

鑑別を要する疾患と鑑別点
1) 磁器様胆嚢：全般的に胆嚢壁は厚く不整．その胆嚢壁に沿ってストロングエコーが部分的に現れる．音響陰影を伴うものと伴わないものがある．体位変換で変形・移動しない．
2) 石灰乳胆汁：胆嚢の輪部に沿って鮮鋭なエコーが現れる．その後方は明瞭な音響陰影になる．体位変換で胆嚢像は変形する．

次に行うべき検査・処置
- 腹部単純Ｘ線撮影
- 斑紋状，卵殻状の石灰化像があり，圧迫，体位変換で移動・変形しない．
　　→磁器様胆嚢
- 淡い石灰化像を示し，圧迫，体位変換で変形する．立位で鏡面像を呈する．
　　→石灰乳胆汁
- 胆嚢内に石灰化を伴った結石像
　　→ビリルビンカルシウム石
- 磁器様胆嚢の場合
  胆嚢癌の合併率が高いため，胆嚢摘出を前提に考える．
- 石灰乳胆汁の場合
  混成石の項に準ず(80頁参照)．

- ビリルビンカルシウム石の場合
  多数のため胆嚢壁の状態が観察できない場合→症状がなければ超音波による6か月ごとの厳重なフォローアップ，または手術を勧める．
  少数の結石で胆嚢壁がよく観察できる場合→症状がなければ6か月ごとの超音波によるフォローアップ．
- DIC
- CT
- ERC
- MRI

胆石の分類

分類		胆石の特徴（割面）	所在
コレステロール胆石	純コレステロール石		胆嚢
	混成石		胆嚢
	混合石		胆嚢
色素胆石	ビリルビンカルシウム石		胆管
	黒色石		胆嚢
まれな胆石	炭酸カルシウム石		胆嚢
	脂肪酸カルシウム石		胆管

Ⅲ-2．混合石(2)

症例 多面体で1個の場合

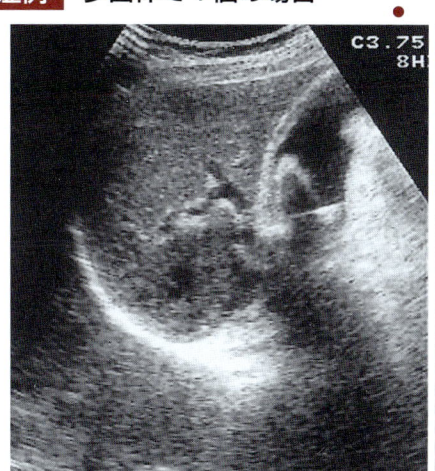

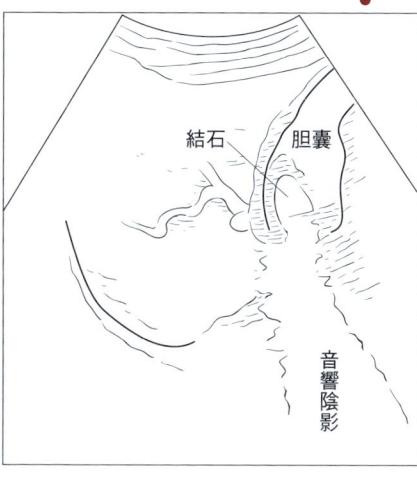

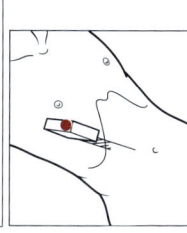

この症例の超音波所見
- 三角形状の結石像がみられる．
- 結石エコーの直後から明瞭な音響陰影が現れる．
- 胆嚢壁に軽度の肥厚が認められる．

読影のポイント
- 三角形状，金釘状などの結石像を呈する．
- 一般的には多数存在する．
- 明瞭な音響陰影を伴う．

鑑別を要する疾患と鑑別点
1) 胆泥：全体にエコーが弱く均一である．体位変換や外的刺激で形が崩れる．音響陰影が現れない．
2) 胆嚢癌(隆起型)：結石像に比べて，エコーが弱い．音響陰影が現れない．体位を変換しても移動しない．

次に行うべき検査
・DIC
・MRI
・CT
・ERC
・胆泥と判明したら炎症，胆嚢管閉塞の有無，およびその原因を追究する．原因不明の場合は超音波で厳重にフォローアップ．
・胆嚢癌の可能性があれば直ちに手術．

III-3. 混合石(3)

症例 小結石の多数集合した場合（充満型）

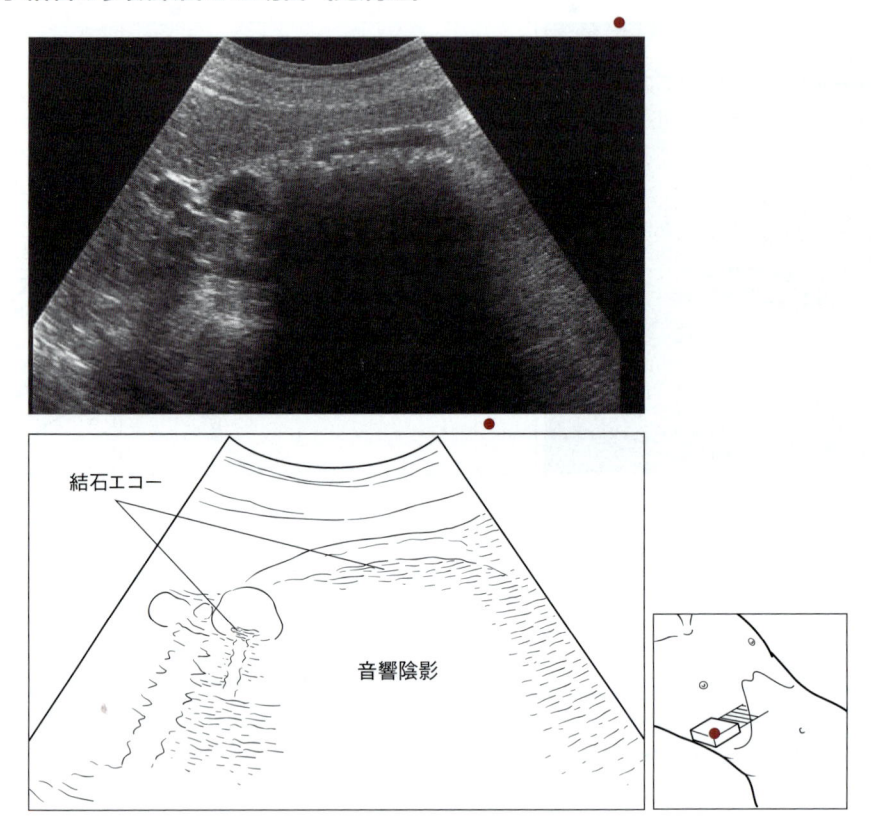

この症例の超音波所見
- 多数のエコーが連なった複雑な結石像がみられる．
- その後方は広い音響陰影になる．
- 胆囊壁は軽度に肥厚している．
- 胆囊内腔がわずかにみられる．

読影上のポイント
- 広い音響陰影を伴う稜線状のストロングエコー．
- 積み重なった後方の結石は描出されない．
- 体位変換などにより結石が移動すると，この稜線状の結石エコーは変形したり分離する．

鑑別を要する疾患と鑑別点
混合石（多面体）に準ず(83頁参照)．

次に行うべき検査・処置
混合石（多面体）に準ず(83頁参照)．

描出上の注意点
▶多数の結石がある場合，その後方の胆囊壁が観察できないため重要な病変を見逃す恐れがある．

Ⅳ-1. ビリルビンカルシウム石(1)

症例 慢性胆嚢炎を合併した無構造の結石

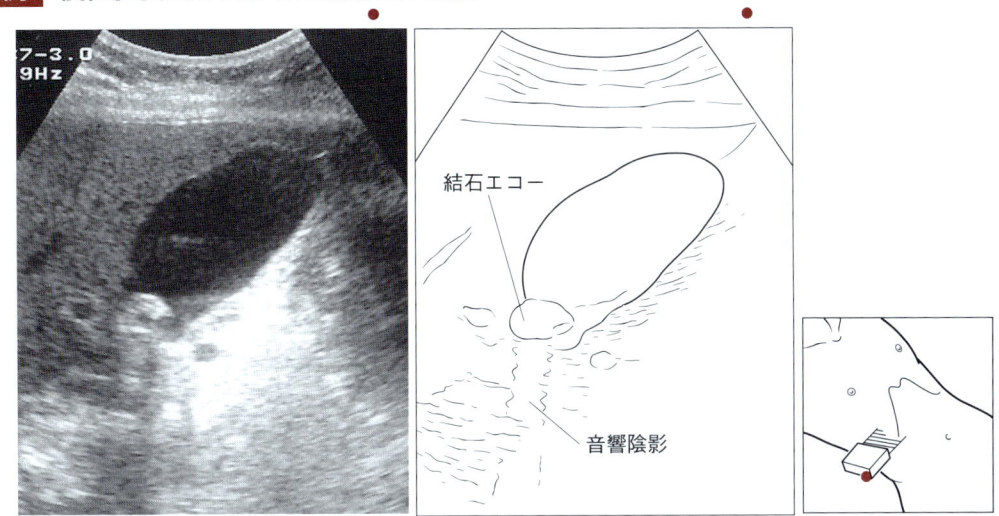

この症例の超音波所見
- 胆嚢頸部に楕円形状の結石像がある．
- 音響陰影は不明瞭である．
- 胆嚢壁には肥厚はみられない．
- 胆嚢内腔は，鮮明である．

読影上のポイント
- 結石の断面が描出される．
- 結石像は一般に強いが，音響陰影は不鮮明か現れない．

鑑別を要する疾患と鑑別点
1) 胆泥・胆砂：全体にエコーが弱い．体位変換・外的刺激で形が崩れる．
2) 胆嚢癌(隆起型)：体位を変換しても移動しない．結石像に比べてエコーが弱い．
3) 胆嚢癌(壁肥厚型)：胆嚢壁は厚さも強さも不均一になる．胆嚢内腔が不鮮明になる．胆嚢壁は3層構造を呈さない．

次に行うべき検査・処置
- 体位変換で移動し，変形しない場合には胆嚢癌の可能性を考え，以下の検査を行う．
  - EUS
  - MRI
  - ERC
  - CT
- 体位変換で移動すれば，胆嚢壁の状態をよく観察し，異常所見がなく，またとくに症状がなければ超音波による6〜12か月ごとのフォローアップを勧める．

Ⅳ-2．ビリルビンカルシウム石(2)

症例 層構造を有する結石

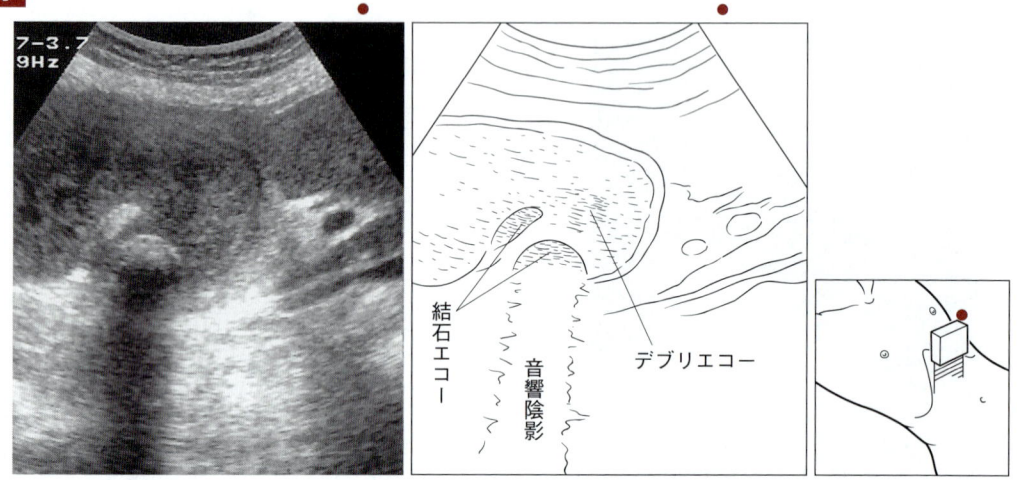

（図中ラベル：結石エコー、音響陰影、デブリエコー）

この症例の超音波所見
- 三日月状の結石像が描出されている．
- 結石像は厚く層構造がみられる．
- 明瞭な音響陰影がみられる．
- 胆嚢壁に肥厚がみられ，充満したデブリエコーのため内腔が不鮮明である．

読影上のポイント
- 三日月状の結石像は厚さや強さが不均一である．
- この症例では結石像が厚く層構造が描出されているが，一般には表面からの反射が強く結石の内部構造は描出されない．この場合は球形状の混合石との鑑別は超音波のみでは困難である．

鑑別を要する疾患と鑑別点
混合石の項に準ず(81〜84頁参照)．

次に行うべき検査・処置
混合石の項に準ず(81〜84頁参照)．

V．黒色石

症例 砂状のもの

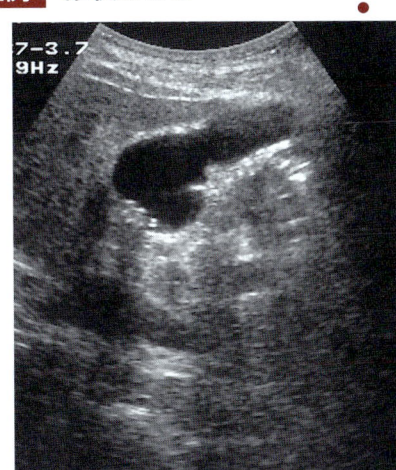

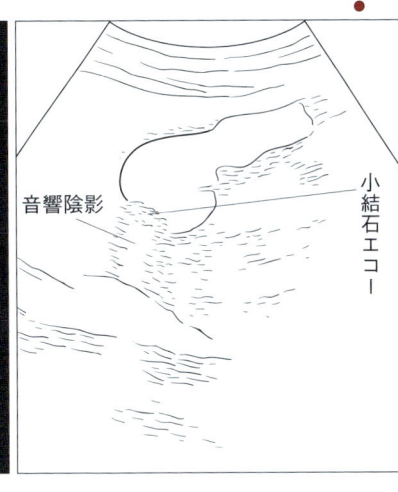

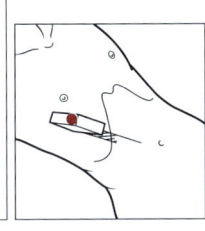

この症例の超音波所見
- 胆嚢内に点状エコーが集合した像がみられる．
- 不明瞭であるが音響陰影が認められる．
- 胆嚢壁は肥厚していない．

読影上のポイント
- 結石エコーは混合石に比べて弱く，結石が積み重なった状態が描出される．
- 音響陰影は単独ではほとんど現れないが，厚く積み重なると現れることがある．
- 体位変換で結石像が変形・移動する．

鑑別を要する疾患と鑑別点
1) コレステロールポリープ：結石が散在している場合は類似する．体位変換による移動の有無が決定的な鑑別点になる．
2) 胆泥・胆砂：全体にエコーが弱く，均一である．
3) 胆嚢癌：体位変換で移動・変形しない．結石像に比べエコーが弱い．

次に行うべき検査・処置
・体位変換で移動・変形せず，均一な結節状の像を呈する場合は以下の検査を行う．
- MRI
- ERC
- AG（血管造影）
- EUS

VI. 小結石

症例 砂状のもの

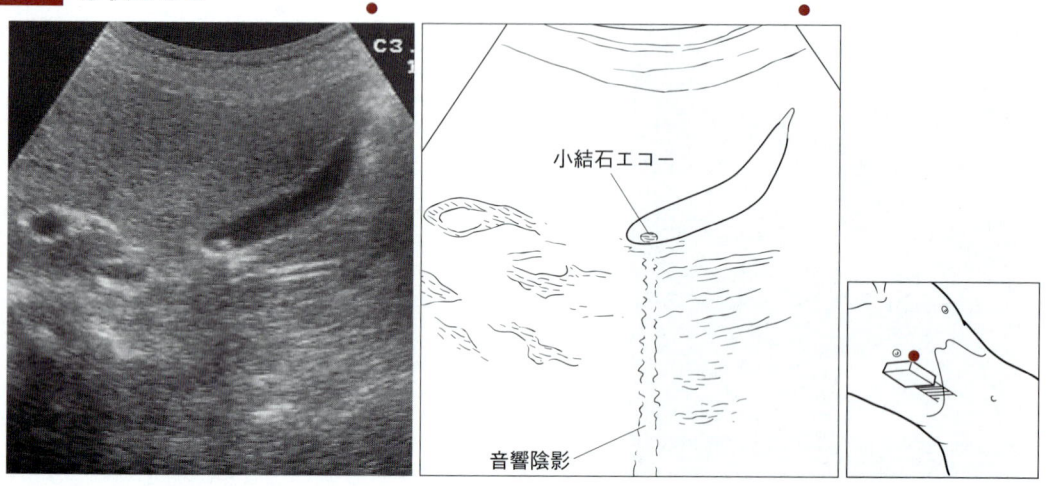

この症例の超音波所見
- 胆嚢頸部に約 2 mm の小さい結石像がある．
- かすかに音響陰影が認められる．
- 胆嚢壁は肥厚していない．内腔も鮮明である．

読影上のポイント
- 胆嚢内を移動する小さいストロングエコー．
- 胆嚢外のエコー，とくに消化管内のエコーでないことの証明（種々の方向から走査，呼吸の調整などにより，胆嚢内のエコーであることを確認する）(78 頁参照)．

鑑別を要する疾患と鑑別点
1) コレステロールポリープ：小点状エコーが密集し桑実状になる．体位変換で移動する範囲が狭い．
2) その他のポリープ様病変：結石やコレステロールポリープに比べてエコーが弱い．体位変換でほとんど移動しない．

次に行うべき検査・処置
- 超音波検査
  - 体位変換して移動する→症状がなければ放置
  - 体位変換してほとんど移動しない→6〜12 か月ごとのフォローアップ．
- EUS

ワンポイント アドバイス
■ 結石の特徴的な所見である音響陰影は結石の大きさ，種類，探触子の当て方（超音波ビームの結石に対する当たり方）によって異なる．一般的には，大きさは 2 mm 以下，種類は純コレステロールやビリルビンカルシウムなどの無構造の結石では音響陰影は現れにくい．また，超音波ビームと結石との関係ではビームの中心部が結石に当たっているかどうかで音響陰影の現れ方が変わるので，探触子を小刻みに動かして確かめる必要がある．

5. 主要疾患の診断／胆囊結石

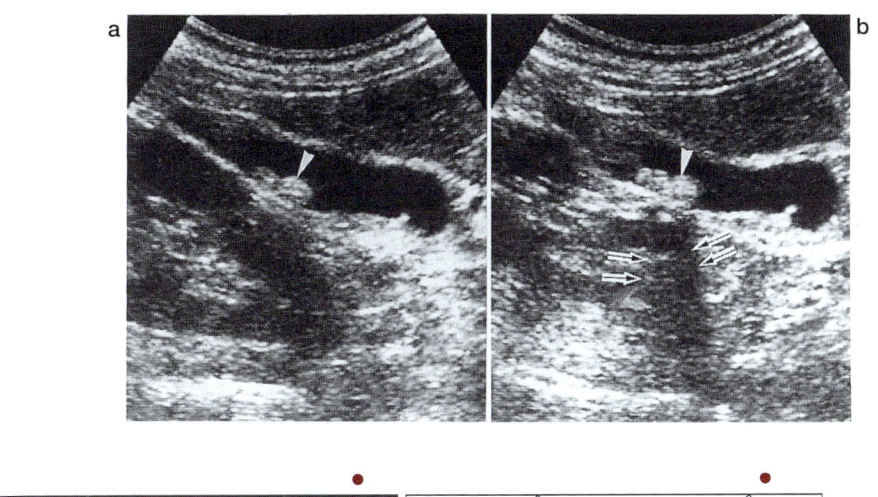

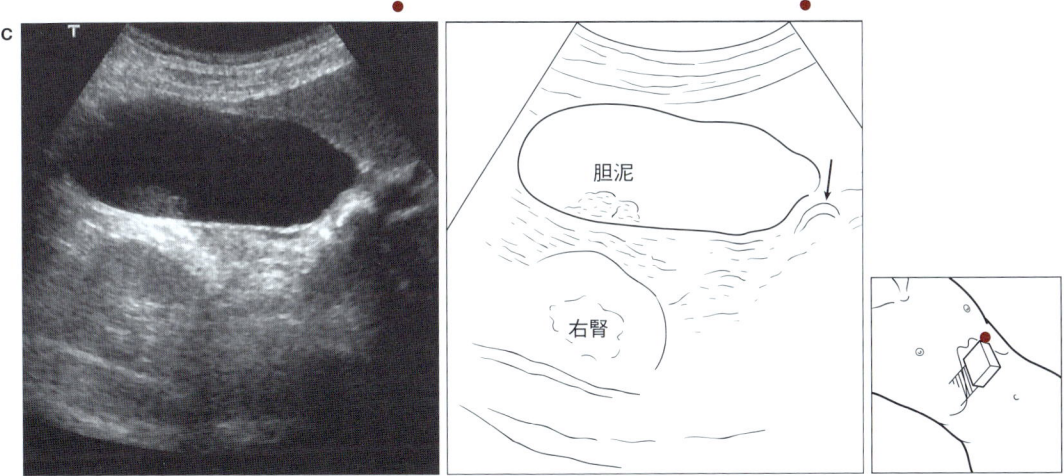

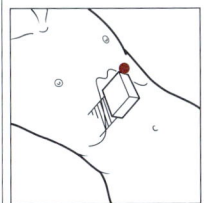

- 図aは超音波ビームの中心部が結石（▼）に当たっていないため，音響陰影が現れていないが，図bではビームの中心部が結石に当たっているため明瞭に音響陰影（→）が現れている．
- 胆囊頸部に嵌頓した結石は，胆囊外（多くは後方）に描出されることがある．とくに，胆囊が腫脹した場合は注意を要する（図c ↙）．
- 胆囊に結石が充満した場合には胆囊の内腔が描出されないため，結腸ガスに類似したパターンを呈することがある．

腫瘤様胆泥　sludge ball

この疾患の超音波像
❶ 胆嚢内に円形または楕円形状のほぼ均一な腫瘤像を呈する．
❷ この腫瘤像は体位変換や外的刺激により変形，移動する．
❸ この腫瘤像は胆泥，濃縮胆汁，膿汁，粘液性物質などがエコー源になり，長期欠食，胆嚢結石，胆嚢炎，胆道閉塞，またまれに胆嚢癌などのある場合に現れる．

症例　体位変換で移動・変形した胆泥

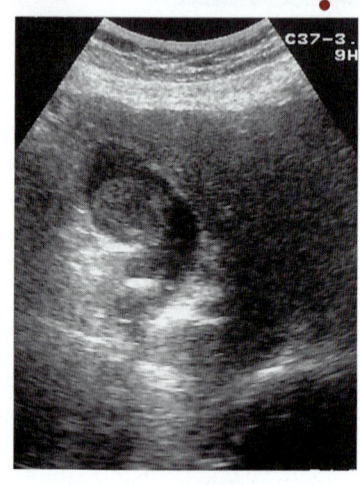

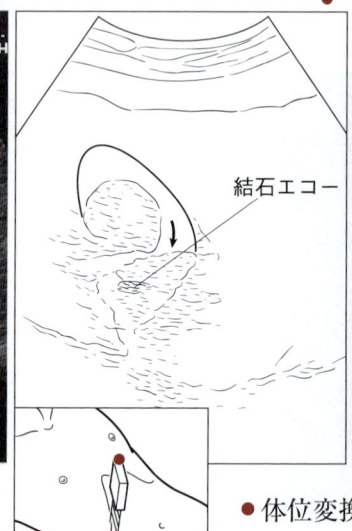

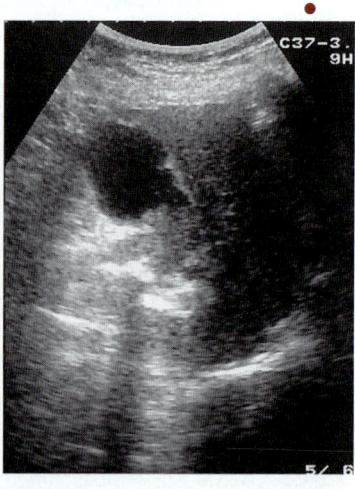

この症例の超音波所見
移動前
- 胆嚢体部に約 30 mm の球形の腫瘤像がある．その内部エコーはほぼ均一．
- 音響陰影はみられない．
- 頸部に音響陰影を伴った結石エコーがある．
- 胆嚢壁に肥厚はみられない．

移動後
- 体位を変換し，さらに，探触子で細かい振動を与えると流動化し，頸部に移動した（↙）．
- 頸部の結石エコーはほとんど移動しない．

読影上のポイント
- 体部の腫瘤像は隆起像にきわめて類似し，鑑別が困難なことが多い．
- 体位変換と細かい振動による腫瘤像の移動・変形は決定的な鑑別点になる．
- 腫瘤様胆泥は粘稠度が高く，体位変換や外的刺激を加えても瞬時には変化しない．
- 腫瘤様胆泥は静置すると，再び元の球状に返る．

鑑別を要する疾患と鑑別点
1) 胆嚢癌（隆起型）：移動・変形しない．
2) 無構造のビリルビンカルシウム石：移動はするが変形しない．

次に行うべき検査
・移動・変形がみられない場合は腫瘍の可能性を考えて以下の検査を行う．
　　・ドプラ US　・CT　・MRI

急性胆囊炎

この疾患の超音波像

1. 胆嚢が腫大する（胆嚢壁は伸展し，緊満した状態になる）．
2. 内腔にデブリエコーが現れる．
3. 胆嚢壁像は一様に厚く描出され，三層構造を呈することがある．
4. 多くの場合，頸部に結石を伴う．

症例

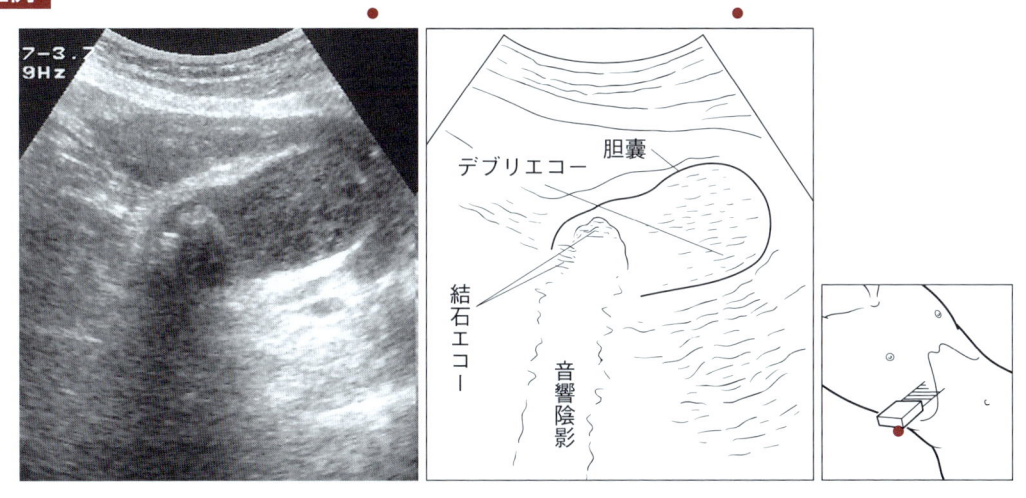

この症例の超音波所見

- 胆嚢頸部に結石像がある．
- 胆嚢は緊満し，デブリエコーがみられる．
- 胆嚢壁は肥厚し，部分的に三層構造がみられる．

読影のポイント

- 緊満した胆嚢の形状（壁が厚く伸展している）．
- デブリエコーの出現．
- 頸部に嵌頓した結石像（小結石が胆嚢管に嵌頓している場合は描出が困難）．
- 探触子を強く押すと圧痛がある．
- 臨床症状，他の検査成績が重要．

ピットフォール

- 胆嚢壁は肝炎，肝硬変，腹水貯留時にも厚く描出される→肝炎，肝硬変の存在を既往歴，肝機能検査，また他の超音波所見などで知る．
- デブリエコーは胆嚢炎以外にも長期欠食後や，胆嚢癌のときに現れる．

鑑別を要する疾患と鑑別点

1) **慢性胆嚢炎**：胆嚢はあまり腫大，緊満しない．胆嚢壁は急性胆嚢炎ほど厚くないがエコーは強く均一になる．デブリエコーは現れるときと現れないときがある．

2）胆嚢癌（壁肥厚型）：胆嚢壁は厚さや強さが不均一になる．胆嚢内腔は不鮮明になる．胆嚢は不自然に変形する．急性胆嚢炎で壁の壊死や周囲膿瘍が合併される場合には超音波画像上での鑑別が困難となることがある．
3）磁器様胆嚢：胆嚢壁は不均一に肥厚し，部分的に強いエコーが現れる．その強いエコーの後方は音響陰影になる（これらの所見は胆嚢底部に多くみられる）．

次に行うべき検査・処置

・発熱，白血球増多など炎症症状および理学的所見の有無．
・腹部単純X線撮影．
・急性胆嚢炎が否定された場合には，CT，MRI，EUS，ERCを必要に応じて行う．
・急性胆嚢炎で症状が強い場合には，エコーガイド下胆嚢穿刺ドレナージを行うと症状の急速な寛解が得られる．

Ⅰ．壊疽性胆嚢炎

症例

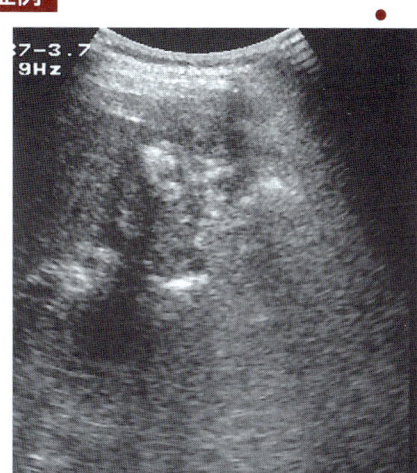

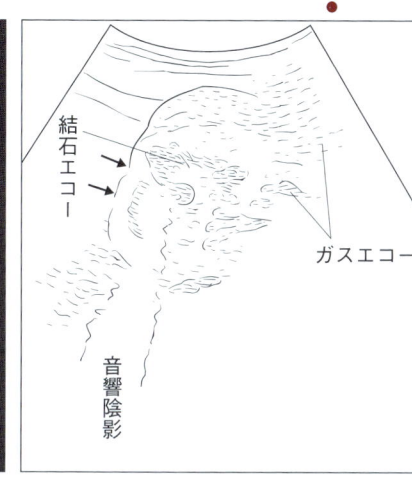

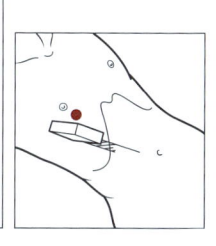

（超音波画像およびシェーマ：結石エコー，ガスエコー，音響陰影）

この症例の超音波所見

- 胆嚢壁エコーの部分的消失（↘）がみられる．描出されている部分は不均一に肥厚している．
- 内腔には結石エコーがある．
- 内腔は不均一なデブリエコーが出現して不鮮明になる．

鑑別を要する疾患と鑑別点

1) 慢性胆嚢炎：胆嚢はあまり腫大，緊満しない．胆嚢壁は急性胆嚢炎ほど厚くないがエコーは強く均一になる．デブリエコーは現れるときと現れないときがある．
2) 胆嚢癌（浸潤型）：胆嚢壁は厚さや強さが不均一になる．胆嚢内腔は不鮮明になる．胆嚢は不自然に変形する．
3) 磁器様胆嚢：胆嚢壁は不均一に肥厚し，部分的に強いエコーが現れる．その強いエコーの後方は音響陰影になる（これらの所見は胆嚢底部に多くみられる）．

次に行うべき検査・処置

- 発熱，白血球増多などの炎症症状および理学的所見の有無
- 腹部単純X線撮影
- 急性胆嚢炎が否定された場合にはEUS，CT，ERC，MRI
- 急性胆嚢炎で疼痛が強く，発熱が高い場合には，エコーガイド下胆嚢穿刺ドレナージを行い，時期をみて手術を行う．

胆嚢手術後の胆嚢炎

胆嚢切石術を受け胆嚢が残っている場合や，炎症による強い癒着のため，余儀なく胆嚢頸部を処理しなかった場合などに，稀ではあるがみられる．

この疾患の超音波像
① 腸管ガスに隠されて胆嚢は一部しかみられない．
② その胆嚢は著しく変形し，壁も不均一に肥厚している．
③ 胆嚢内腔にはデブリエコーがみられることがある．
④ 小結石を思わせるストロングエコーがみられることが多い．
⑤ 胆管拡張を伴うことが多い．

症例

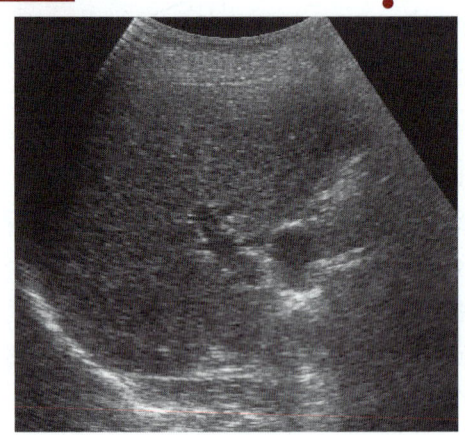

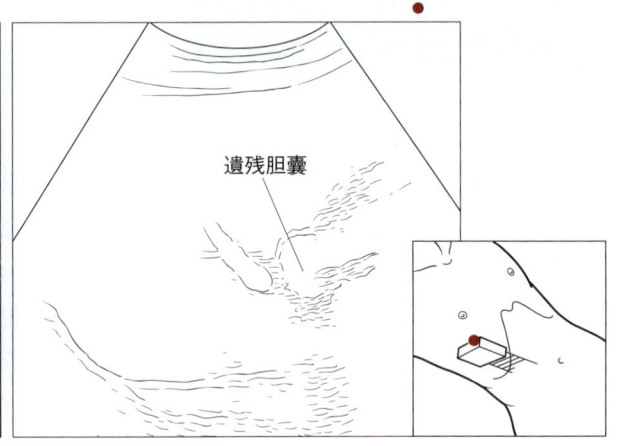

遺残胆嚢

この症例の超音波所見
- 胆嚢は著しく変形している．
- 胆嚢壁は部分的に厚い．
- 胆嚢内腔にはデブリエコーがみられる．

読影上のポイント
- 門脈枝から胆嚢であることを同定する．
- 既往歴，術式を調査する．

鑑別を要する疾患と鑑別点
1) 胆嚢腺筋腫症：胆嚢の形状が整である．肥厚した胆嚢壁に小嚢胞像やコメット様エコーが現れる．
2) 胆嚢癌（浸潤型，混合型）：既往歴をよく調べる．臨床検査データ，臨床症状を点検する．肝と胆嚢の境界が不鮮明になることが多いが他の所見は類似するので要注意．

次に行うべき検査・処置
・症状があれば積極的に残部を摘出．
・症状がなく，胆嚢癌が否定できない場合は CT，MRI，EUS，ERC，造影エコーを行う．
・症状がなく，胆嚢癌が疑われない場合は US で6か月ごとのフォローアップ．

慢性胆嚢炎

この疾患の超音波像

❶ 胆嚢壁は肥厚（時に三層構造を呈する）．また壁エコーは強く均一である．
❷ 内腔は鮮明なことが多い．
❸ 結石を伴うことが多い．

症例

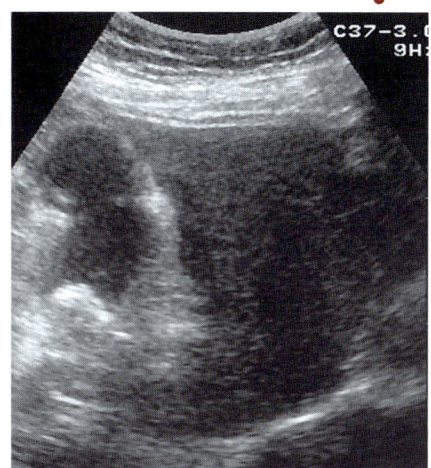

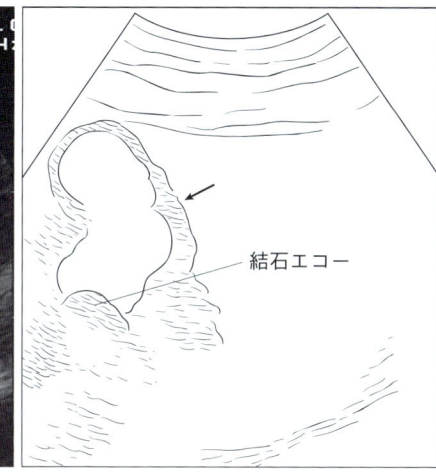

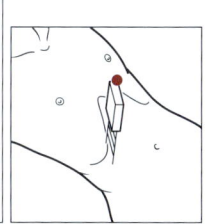

この症例の超音波所見

- 胆嚢壁は厚み，エコーの強さ共にほぼ均一である（✓）．
- 内腔は比較的鮮明である．
- 内腔には不明瞭ながら音響陰影を伴う小結石がある．

鑑別を要する疾患と鑑別点

1) 急性胆嚢炎：胆嚢は緊満し，壁が伸展する．内腔にデブリエコーが充満する．
2) 胆嚢癌（浸潤型）：胆嚢壁は厚さや強さが不均一になる．胆嚢内腔は不鮮明になる．胆嚢は不自然に変形する．
3) 胆嚢腺筋腫症：胆嚢壁が部分的あるいは全体的に肥厚する．その肥厚した胆嚢壁内に嚢胞状の小円形像やコメット様エコーが現れる．デブリエコーはほとんど現れない．
4) 磁器様胆嚢：胆嚢壁は不均一に肥厚し，部分的に強いエコーが現れる．その強いエコーの後方は音響陰影になる．胆嚢の形は不整の場合が多い．

ピットフォール

- 胆嚢壁は肝炎，肝硬変および腹水貯留時にも厚く描出される．
- 食後には胆嚢は収縮し，壁も厚く描出される．
- 慢性胆嚢炎では胆嚢壁エコーが強いため頸部に嵌頓した結石を見落としやすい．

次に行うべき検査・処置

・CT　・MRI（MRCP）　・ERC　・EUS

第4章　胆嚢の超音波検査

症例 胆嚢壁が三層構造を呈したもの

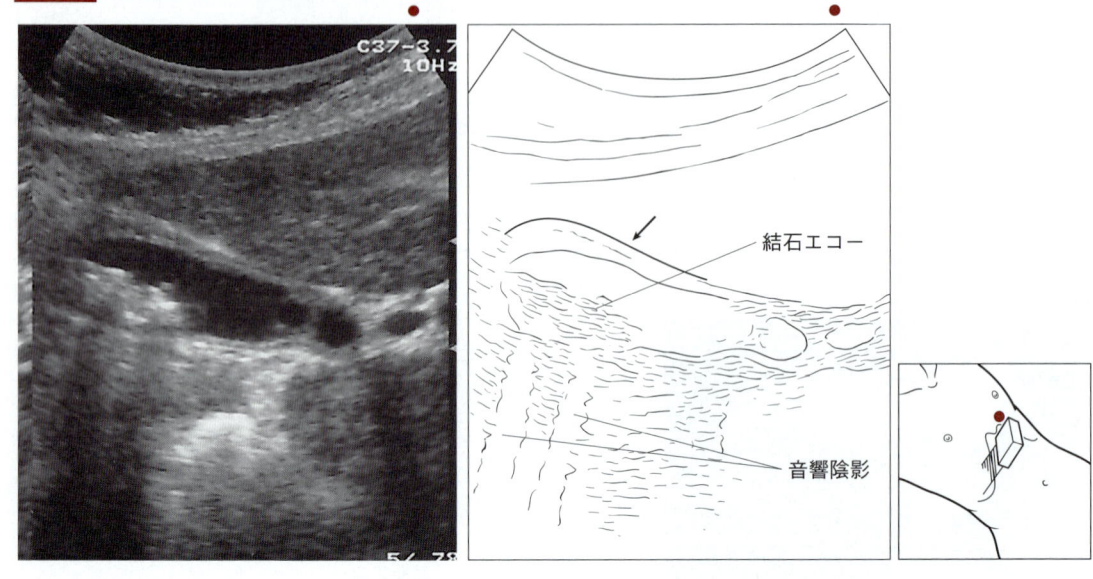

（結石エコー／音響陰影）

この症例の超音波所見
- 胆嚢壁は厚く三層構造を呈している（↙）．
- 集合した結石像（黒色石）がある．
- 胆嚢内腔は比較的鮮明である．

読影上のポイント
- 胆嚢壁は均一に肥厚し，三層構造を呈している（胆嚢癌との鑑別上重要）．

鑑別を要する疾患と鑑別点
1) 急性胆嚢炎：発熱・白血病増多などの炎症症状を伴う．胆嚢が著明に腫大・緊満する．
2) 胆嚢癌：胆嚢壁像は不均一に厚くなる．胆嚢内腔が不鮮明になる．胆嚢が不自然に変形する．
3) 胆嚢腺筋腫症：胆嚢壁が部分的に肥厚する．その肥厚した胆嚢壁内に小囊胞像やコメット様エコーが現れる．

次に行うべき検査・処置
・無症状ならば超音波で3～6か月ごとのフォローアップ．
・症状があれば摘出．

石灰乳胆汁

この疾患の超音波像
1. 石灰乳胆汁の貯留の状態によって超音波像は変化する．
2. 石灰乳胆汁を表すエコーは結石エコーより弱い．
3. 後方は音響陰影になる．
4. 体位変換により変形する．

症例

音響陰影

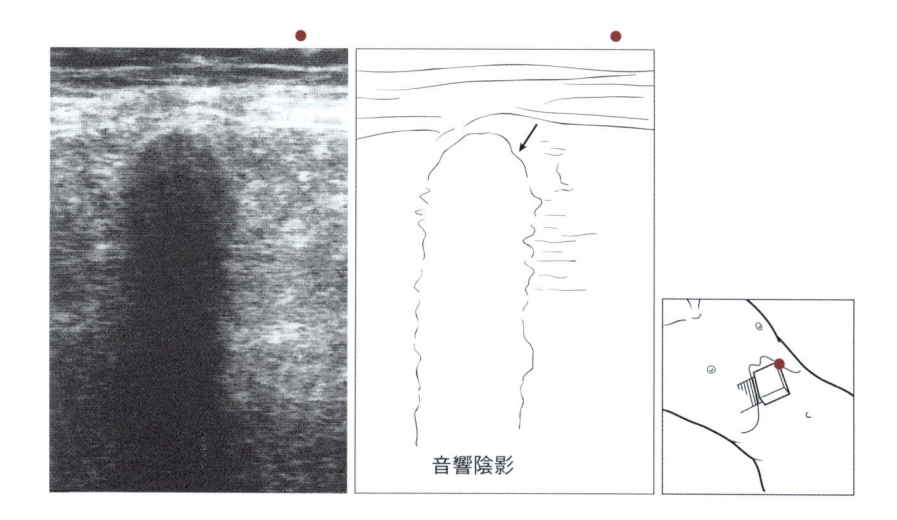

この症例の超音波所見
- 胆嚢壁の表面からシャープなエコーが現れる（↙）．
- その後方は全部音響陰影になる．
- 胆嚢内腔は音響陰影のため描出されない．

読影上のポイント
- 胆嚢壁からのエコーは均一で整である．
- 体位変換で変形する．
- 単純X線撮影で淡い石灰化像が認められる．

鑑別を要する疾患と鑑別点
1) 胆嚢内腔を占める大結石：結石エコーが強く，体位変換で移動変形しない．
2) 胆嚢内腔に充満した多数の小結石：結石エコーが強く，その表面は不規則になる．体位変換で移動しない．

次に行うべき検査・処置
・腹部単純X線撮影
・CT
・MRI

石灰化胆嚢（磁器様胆嚢）

この疾患の超音波像
① 胆嚢は変形し，壁は不均一に肥厚することがある．
② 胆嚢壁から強い弓状のエコーが現れる．とくに胆嚢底部に多い．
③ その後方は音響陰影になることが多い．
④ 体位変換で胆嚢像は変化しない．

症例

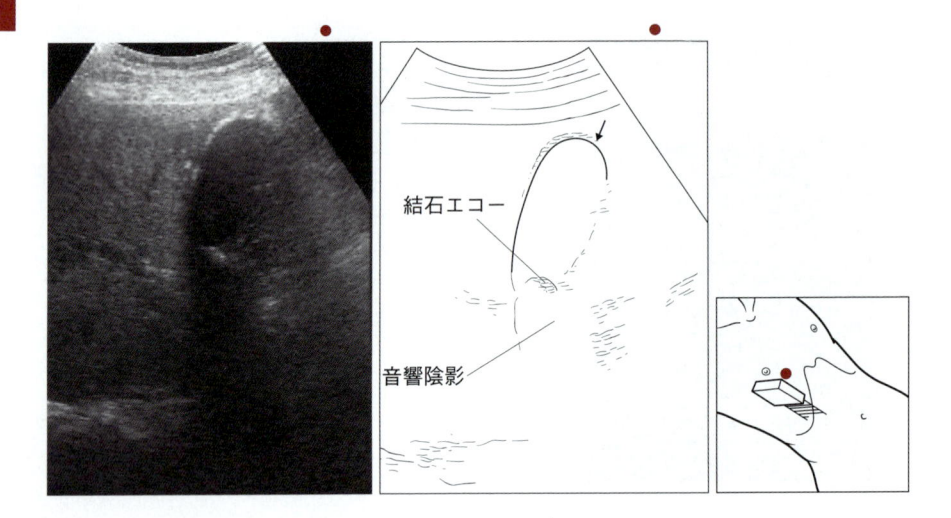

この症例の超音波所見
- 胆嚢底部に鋭く強い壁エコーがある（↙）．
- その後方は広く音響陰影を呈している．
- 胆嚢壁の肥厚はない．

読影上のポイント
- 胆嚢壁に強いエコーが出現する．
- 後方に音響陰影を伴う．
- 体位変換で胆嚢は変形しない．
- 単純X線撮影で斑紋状，卵殻状の石灰化像が認められる．

鑑別を要する疾患と鑑別点
1) 胆嚢癌（浸潤型）：胆嚢壁像は不均一に厚くなる．内腔は不鮮明になる．類似の所見を呈し鑑別できないことがある．
2) 石灰乳胆汁：表面からのエコーはシャープで鮮明である．体位変換で変形する．
3) 多数の小結石や胆泥・胆砂を伴う慢性胆嚢炎：胆嚢内腔は胆泥・胆砂のため不鮮明．結石エコーの後方は音響陰影になる．充満型胆嚢結石で胆嚢壁エコーに結石エコーが重なって現れる場合は鑑別できない．

次に行うべき検査
・腹部単純X線撮影
・DIC ・MRI（MRC） ・CT ・EUS

注意点
- この疾患は胆嚢癌の合併が通常の胆石症より3〜5倍高い．

胆嚢腺筋腫症(アデノミオマトーシス)

本疾患には3つのタイプがある(図9).
1) 胆嚢底部に限局するタイプ
　　底部型(fundal type), 限局型(localized type)
2) 胆嚢体部や頸部, あるいは両部位にまたがって存在するタイプ
　　分節型(segmental type), 輪状型(annular type)
3) 胆嚢壁全体にわたって存在するタイプ
　　広範型, びまん型(generalized または diffuse type)
　　底部型(fundal type) + 分節型(segmental type)

この胆嚢腺筋腫症は胆嚢壁内結石と合併することが多い.

この疾患の超音波像

Ⅰ. 底部型, 限局型
❶ 胆嚢底部で壁が部分的に肥厚する.
❷ その肥厚した壁内に低エコーまたは無エコーの小円形像やコメット様エコーがみられる.

Ⅱ. 分節型, 輪状型
❶ 胆嚢体部または頸部で胆嚢壁が部分的に肥厚し, 半円状または, 三角形状に突出する(triangle sign).
❷ この半円状, 三角形状の肥厚像が胆嚢壁の両側にみられることがある.
❸ この肥厚した壁内に小円形像やコメット様エコーがみられる.

Ⅲ. 底部型＋分節型, 広範型, びまん型
❶ 胆嚢壁が広範囲にわたって肥厚する.
❷ その肥厚した壁内に小円形像やコメット様エコーが現れる.

図9 胆嚢腺筋腫症の型分類と超音波像

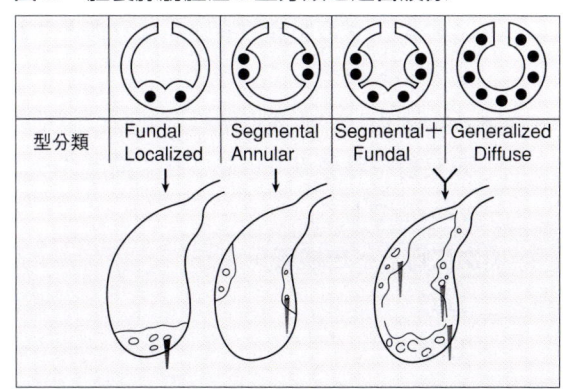

(武藤良弘:Adenomyomatosis. 武藤良弘:胆嚢疾患の臨床病理, P143, 医学図書出版, 1985 より引用・改変)

Ⅰ．底部型，限局型

症例

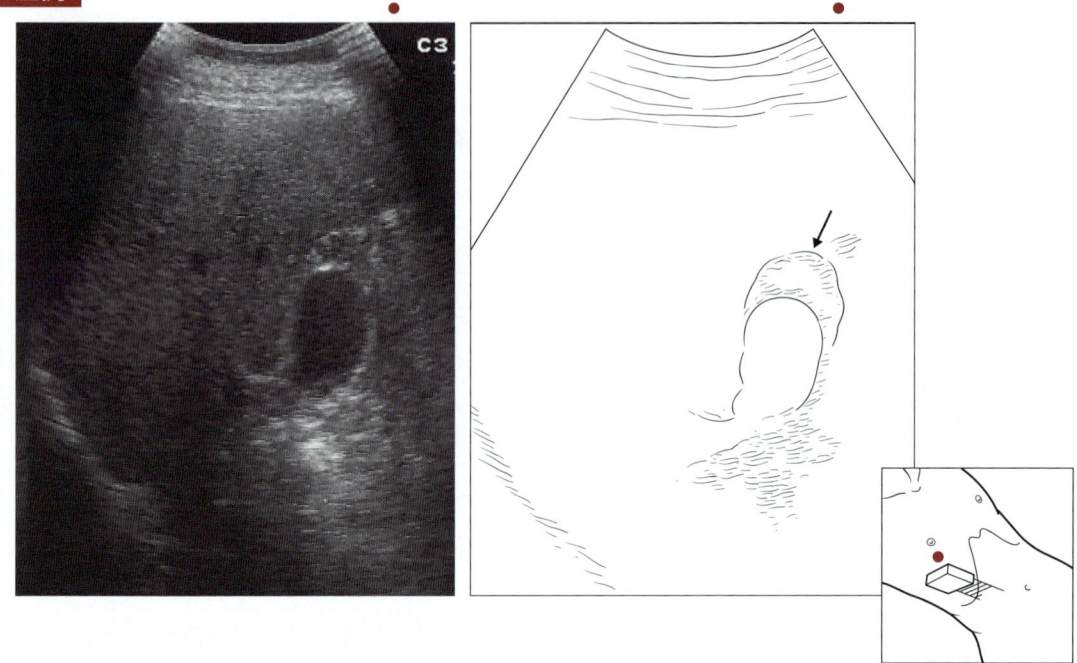

この症例の超音波所見
- 胆嚢底部では壁が著しく肥厚している（✔）．
- その肥厚した壁内は不均一な低エコーを示している（✔）．

鑑別を要する疾患と鑑別点
1) 胆泥・胆砂：体位変換で移動する．内部に小円形像が現れない．
2) 胆嚢癌（隆起型）：結節状，または乳頭状なる．
3) 胆嚢癌（壁肥厚型）：肥厚した胆嚢壁の内側が不鮮明になる．内部に小円形像は現れない．症例によっては類似の所見を呈し，鑑別がはなはだ困難なことがある．

ワンポイント アドバイス
- 小円形像：これは嚢胞状に増殖したRokitansky‐Aschoff sinus（RAs）を反映したもので胆嚢腺筋腫症のとき多くみられる所見．

ピットフォール
- このタイプの胆嚢腺筋腫症は見落とされることが多い．
- その理由は，胆嚢底部の壁肥厚は腹壁の多重反射や腸管ガスに隠されて描出されにくいからである．

次に行うべき検査
・DIC
・EUS
・MRI（MRC）

II．分節型，輪状型

症例

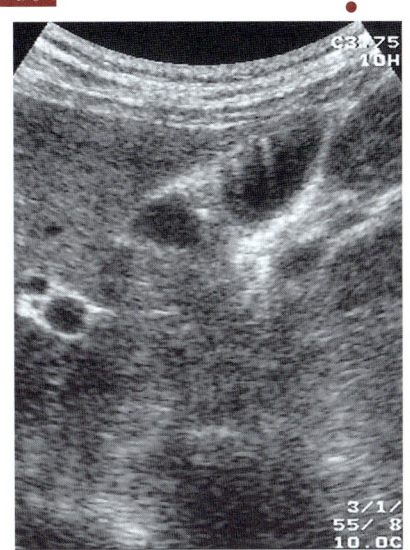

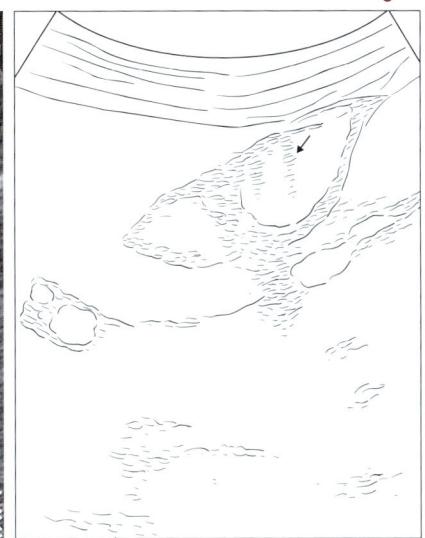

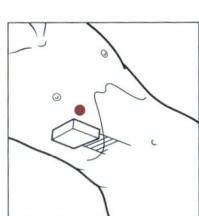

この症例の超音波所見
- 胆嚢体部に部分的壁肥厚がみられる．
- その肥厚した壁内から数条のコメット様エコーがみられる（↙）．
- 肥厚した壁内に小円形状の低エコー域がみられる．

読影上のポイント
- 胆嚢体部の肥厚した壁内にコメット様エコーや嚢胞状の小円形像がみられる．
- 胆嚢体部で肥厚した壁が内腔に突出している．

鑑別を要する疾患と鑑別点
1) 胆嚢壁内結石：胆嚢壁内に小円形像が現れない．胆嚢腺筋腫症で小円形像がなくコメット様エコーのみのときは胆嚢壁内結石を合併している可能性がある．
2) 肝内石灰化巣：コメット様エコーが肝内に現れる．

ワンポイント アドバイス
- コメット様エコー：胆嚢壁からつらら状に続くエコーをいう．これは胆嚢腺筋腫症または胆嚢壁内結石のとき多くみられる．本態は嚢胞状に増殖したRAs内や壁内結石内でエコーが往復すること（多重反射という）によって起こる現象である．

ピットフォール
- 超音波ビームの当て方によって，コメット様エコーは消長する．静かに呼吸をさせ探触子をわずかに振りながらよく観察する．

次に行うべき検査
・MRI（MRCP）
・EUS
・ERC

Ⅲ．底部型＋分節型

症例

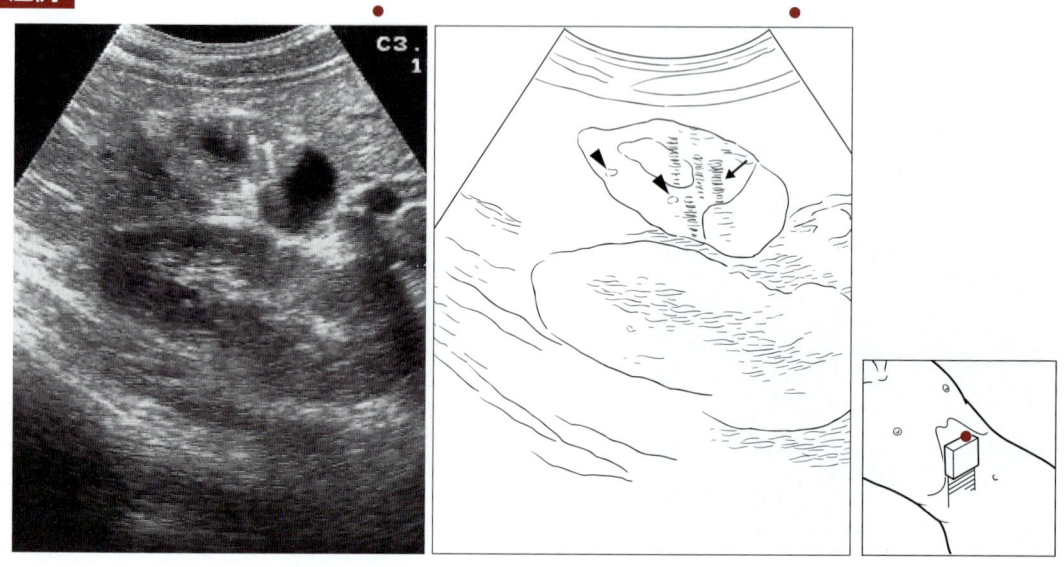

この症例の超音波所見
- 胆嚢壁は底部から体部にかけて肥厚している．
- 肥厚した壁内より数条のコメット様エコーがみられる（↙）．
- また，後壁には囊胞状の小円形像がみられる（▲）．
- 胆嚢内腔は鮮明である．

読影上のポイント
- 肥厚した壁内から生ずるコメット様エコー．
- 肥厚した壁内に低エコーの小円形像がある．
- 胆嚢内腔は鮮明である．

鑑別を要する疾患と鑑別点
1) 急性胆嚢炎：胆嚢が腫脹・緊満している．胆嚢壁は均一に肥厚し，小円形像がない．内部にデブリエコーが現れて不鮮明になる．
2) 慢性胆嚢炎：肥厚した胆嚢壁内に小円形像が現れない，胆嚢壁エコーが強い．胆嚢内腔が不鮮明になることがある．
3) 胆嚢癌（浸潤型）：壁肥厚の状態が不均一になる．肥厚した壁内に小円形像は現れない．内腔が不鮮明になる．

次に行うべき検査
- MRI（MRCP）
- CT
- ERC
- EUS

コレステローシス（苺状胆嚢）

この疾患の超音波像

1. 胆嚢壁の肥厚，とくに内層（粘膜）が肥厚する．
2. 肥厚した壁の内側に顆粒状のエコースポットが連なる．
3. その顆粒状エコースポットよりコメット様エコーが現れることがある．
4. またポリープ像を伴うことがある．

症例

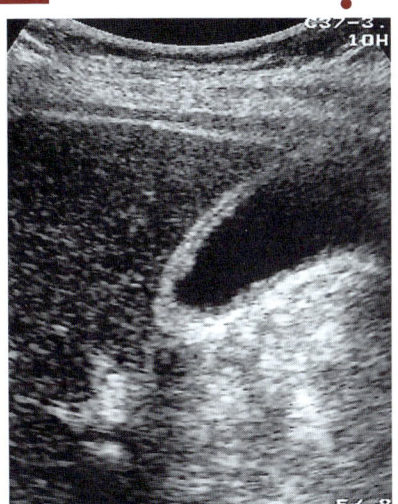

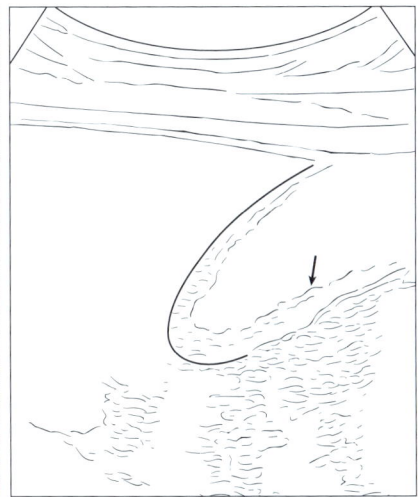

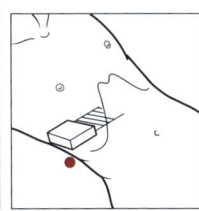

この症例の超音波所見

- 胆嚢壁の肥厚がみられる．
- 肥厚した壁の内側には，顆粒状の高エコースポットの連なりがみられる（↗）．

読影上のポイント

- 胆嚢壁，とくに内層（粘膜）が肥厚する．
- 胆嚢壁の内側には高エコースポットが連なる．

鑑別を要する疾患と鑑別点

1) 慢性胆嚢炎：肥厚した胆嚢壁は強く均一に描出されることが多い．また肥厚した壁は3層構造を呈するが顆粒状にはならない．

2) 胆嚢腺筋腫症（広範型，びまん型）：肥厚した壁内に囊胞状の小円形像が観察されることが多い．コメット様エコーは肥厚壁内から生ずる（コレステローシスも時に弱いコメット様エコーがみられるが，この場合は高エコースポットから生ずる）．

3) 胆嚢癌（Ⅱa型早期癌）：肥厚した粘膜層のエコーは一般に弱く，均一である．胆嚢壁全体に変化が及ぶことは少ない．表面が粗大顆粒状を呈するものはコレステローシスと類似することがある．

次に行うべき検査

・CT　　・EUS

コレステロールポリープ

この疾患の超音波像
❶ 高輝度の点状エコーが集合して不均一な桑実状，金平糖状の隆起像を呈する．
❷ 細長い茎を有し，多発性である．
❸ 長径が 10 mm 以下である．

Ⅰ．コレステロールポリープ（典型例）

症例

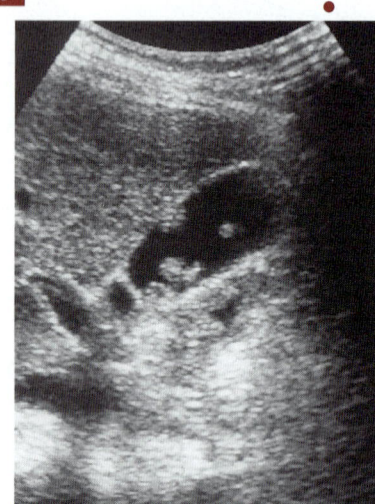

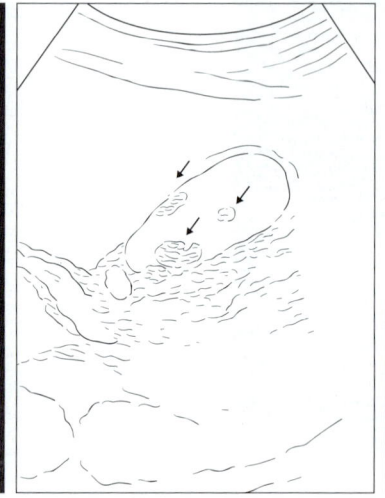

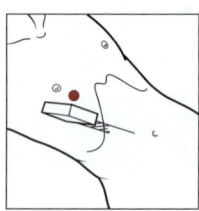

この症例の超音波所見
- 胆嚢壁と同程度の輝度のポリープ像が複数みられる（↗）．
- ポリープ像は高輝度の点状エコーの集合した不均一な桑実状を呈している．小さいものは点状の高エコー像を呈する．
- 径は 10 mm 以下である．

読影上のポイント
- 隆起像は輝度の高い点状エコーが密集してできており，不均一である．

鑑別を要する疾患と鑑別点
1) 胆嚢小結石：点状高エコーの集合体にならない．音響陰影がみられれば鑑別は容易である．結石が黒色石の場合は音響陰影が現れず，体位変換による移動が鑑別点になる．
2) 胆嚢癌（Ⅰ型早期癌，隆起型）：隆起像は胆嚢壁より弱く均一であることが多い．また茎が広く，長径が 10 mm を超えることが多い．

◆この症例のようにコレステロールポリープの超音波像に示した3つの条件を満たすものは 12 か月後に超音波による再検を行う．

Ⅱ．コレステロールポリープ（非典型例）

症例

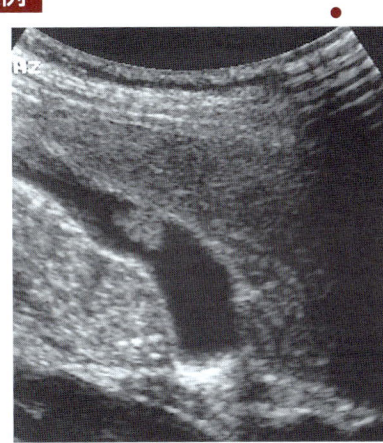

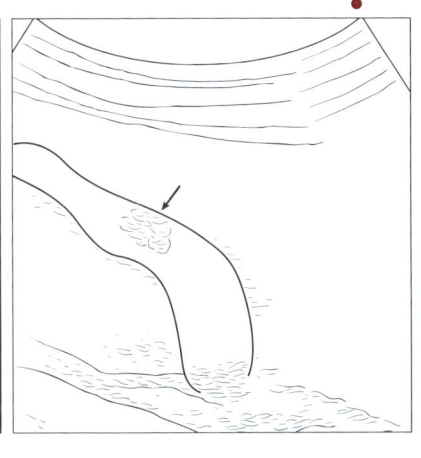

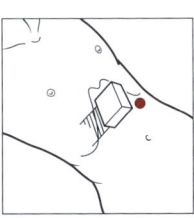

この症例の超音波所見
- 胆嚢壁とほぼ同程度の輝度のポリープ像が認められる．
- ポリープ像は不均一で，点状エコーが集合した像を呈する．
- 径は 10 mm 弱で単発性である．

読影上のポイント
- コレステロールポリープは大型のものになると上皮成分の占める割合が高くなり輝度が低くなる傾向があり，Ⅰ型早期胆嚢癌などの上皮性ポリープ性病変との鑑別が問題になる．本症例の場合は小型のものに比べ輝度は低いが，点状エコーの集合体であり，不均一である．

鑑別を要する疾患と鑑別点
1) 胆嚢癌（Ⅰ型早期癌，隆起型）：隆起像はこの程度の大きさでは整で均一である．10 mm を超えるものが多い．
2) 胆泥（tumefactive type）：体位変換で移動，変形する．体位変換のみでは変形がみられない場合も探触子で細かい振動を与えると変形，移動する．
3) 結石：エコーが強い．音響陰影が現れる．体位変換で移動する．
4) 腺癌，腺腫，過形成など他のポリープ性病変の一部にコレステロールの沈着を認めることもあり，高エコースポットの存在はコレステロールポリープの診断を確定するものとは言えない．大きいものは径の増大がないか，高エコースポットの消失傾向はないか綿密な経過観察が必要である．

次に行うべき検査・処置
・EUS　　・CT　　・MRI
・本症例のようにコレステロールポリープの非典型例は，EUS または 2〜3 か月後の体外式 US による再検．
・悪性の疑いがなければ 6 か月後の体外式 US による再検．
・悪性の疑いがあれば EUS，AG →開腹手術．

その他の良性胆嚢ポリープ

この疾患の超音波像

1. これには腺腫，過形成ポリープ，炎症性ポリープなどが含まれる．
2. ポリープ像の輝度は腺腫，過形成では胆嚢壁と同等かそれより低く，均一である．炎症性ではやや輝度が高く，不均一になる．
3. ポリープ像は腺腫と過形成では円形や楕円形が多く，炎症性では不整形になる傾向がある．
4. 大きさは腺腫，過形成では10 mmを超えるものは少ない．
5. 炎症性ポリープは超音波像に関する知見が少なく，今後の課題である．

症例　過形成ポリープ

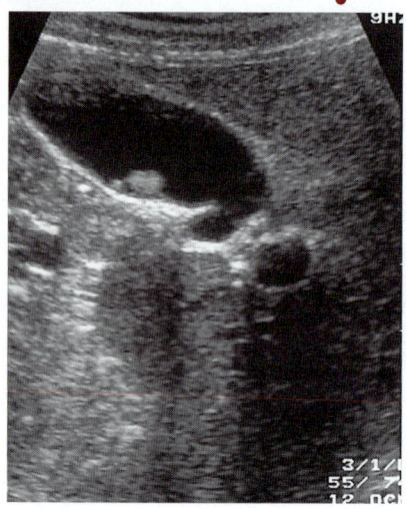

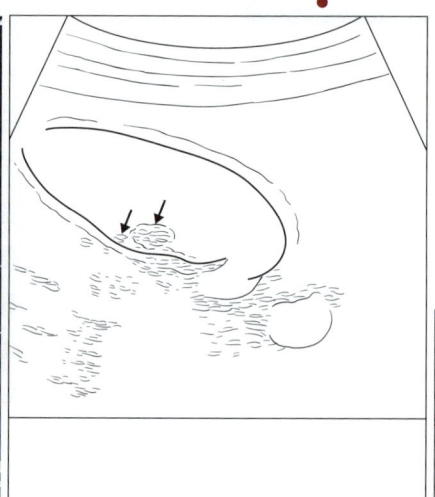

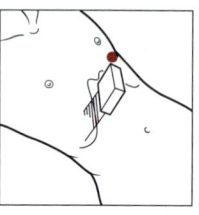

この症例の超音波所見

- 胆嚢壁より輝度の低い径約8 mmと2 mmのポリープ像がみられる（↙）．
- ほぼ均一なエコーを示し，辺縁は整である．

読影上のポイント

- 隆起像は形が整で，均一でエコーレベルは胆嚢壁よりやや低い．
- 体位変換で移動・変形しない．
- 細い径を有する．

鑑別を要する疾患と鑑別点

1) コレステロールポリープ：隆起像は点状エコーが集合した桑実状を呈し，輝度は胆嚢壁より高いか同程度である．多発する傾向がある．
2) Ⅰ型早期胆嚢癌，胆嚢腺腫：類似の画像を呈し鑑別不能である．
3) 胆嚢結石：ストロングエコーを示し音響陰影を伴う．無構造のビリルビン石には

類似のエコー像を示すものがある．この場合体位変換による移動が決定的な鑑別点となる．

4) 胆泥(tumefactive type)：体位変換や外的刺激により移動・変形する．

（次に行うべき検査）

・EUS　・CT　・MRI

しかし，いずれも腺腫，Ⅰ型早期胆嚢癌との鑑別は困難である．

症例　炎症性ポリープ〔肉芽腫性ポリープ〕

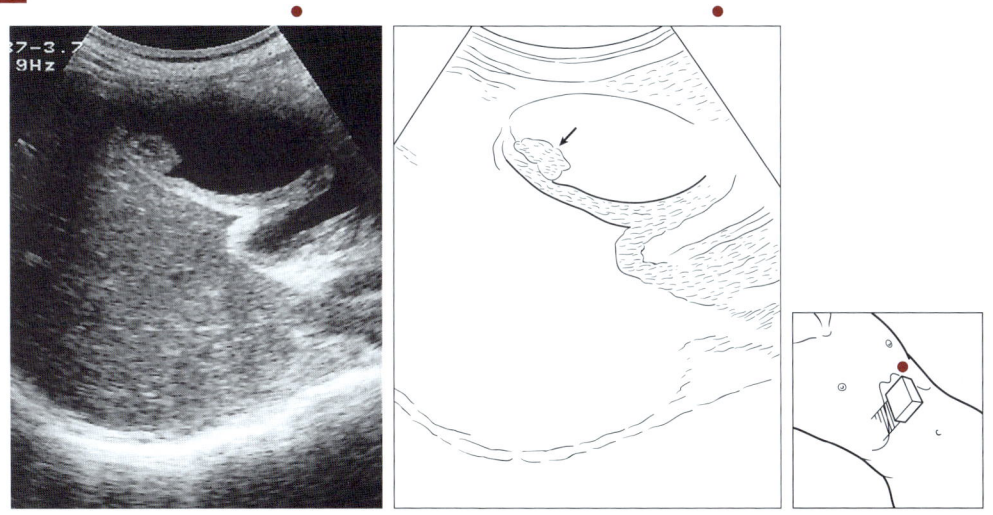

（この症例の超音波所見）

- 辺縁がやや不整な径約 15 mm のポリープ像がみられる（↙）．
- 不均一なエコーを呈し，中心部はやや低エコーを示している．
- 胆嚢壁は肥厚している．

（読影上のポイント）

- 本症例は肉芽腫性ポリープであったが炎症性ポリープには線維性ポリープもあり，この場合はポリープの輝度はやや高く不均一との報告がある．

（鑑別を要する疾患と鑑別点）

腺腫やⅠ型早期癌との鑑別は困難である．また，コレステリンの沈着を伴った場合はコレステロールポリープとの鑑別が困難である．

胆嚢癌

　胆嚢癌は進行癌と早期癌に分けられる．その基準は癌組織の深達度により決まり，リンパ節転移の有無は問われない．

❶ 胆嚢癌の肉眼型は以下のように分類されている．
　　a．乳頭型，　b．結節型，　c．平坦型，　d．充満型
　　e．塊状型，　f．その他（潰瘍や低い顆粒状粘膜隆起を形成する癌などを指す）

❷ このうち，a．乳頭型，b．結節型，c．平坦型，はそれぞれ膨張型と浸潤型に亜分類される．

❸ 充満型は胆嚢の原型をとどめるもの，塊状型は肝臓への浸潤が高度で，原型をとどめないものをいう．

この疾患の超音波像

　筆者らは，この胆嚢癌の超音波像を次のように3型に分類している．
- 隆起型（腫瘤形成型）
- 壁肥厚型（浸潤型）
- 混合型

隆起型（腫瘤形成型）
① 乳頭状または結節状の隆起像を呈する．
② 隆起像はエコーが均一で胆嚢壁と同程度か，それより弱い．
③ 茎は広く短く，長径は10mmを超えることが多い（①②③の所見はⅠ型早期癌にもみられる．112頁参照）．
④ 壁内面（粘膜）が限局性にわずかに隆起するものがある（この所見はⅡa型早期癌にもみられる．113頁参照）．
⑤ この型には早期癌（隆起型—Ⅰ型，表面隆起型—Ⅱa型）が含まれる．

壁肥厚型（浸潤型）
① 胆嚢壁は厚さや輝度が不均一になる．
② 胆嚢の内腔，とくに壁の内側が不鮮明になる．
③ 胆嚢は不自然に変形する．
④ 進行した胆嚢癌では胆嚢像が消失する．
⑤ 胆嚢壁エコーが消失した場合は肝臓への直接浸潤の可能性がある．

混合型（隆起型と壁肥厚型を混合したもの）
① 胆嚢壁は一部隆起し，不均一に肥厚する．また輝度も不均一になる．

② 胆嚢内腔は不鮮明になる．
③ 胆嚢は不自然に変形する．
④ 進行した胆嚢癌では胆嚢像が消失する．
⑤ 胆嚢壁エコーが消失した場合は肝臓への直接浸潤の可能性がある．

図 10 は以上の超音波所見をシェーマ化したものである．
　この胆嚢癌の超音波像 3 型は「胆道癌取扱い規約 第 5 版」に示された 6 型（a ～ f）の胆嚢癌と次のように対応する．
① 肉眼型が乳頭型，結節型の胆嚢癌は隆起型（腫瘤形成型）を呈することが多い（早期癌の可能性が高い）．
② 乳頭型，結節型で浸潤型の胆嚢癌は混合型を呈する可能性が高い．
③ 充満型，塊状型は壁肥厚型および混合型の進行したものである．
④ 平坦型で浸潤型は壁肥厚型の超音波像を呈することが多いが，まれに胆嚢に異常所見を現さないものがある（無変化型）．
⑤ この「無変化型」ともいうべき胆嚢癌は隆起も壁肥厚も示さないため，体外からの超音波では検出がきわめて困難である（これにはⅡb 型進行癌が含まれる）．

　胆嚢の不自然な屈曲・変形像，輝度や厚みが不均一な壁エコー，また，この壁エコーの途絶，不鮮明な内腔像，壁に付着したデブリエコーなどの所見があれば要注意である．

図 10　胆嚢癌の超音波像

隆起型（腫瘤形成型）

壁肥厚型（浸潤型）

混合型

［早期癌とその超音波像］

　早期癌は「癌組織が粘膜（m）内または固有筋層（pm）内にとどまるもの」と定義され，癌組織の先進部が固有筋層内あるいは漿膜下層内にあるものでも，Rokitansky-Aschoff sinus 内にとどまるもの（粘膜内癌 = m 癌）も含まれる．

　早期癌の肉眼的形態分類を図 11a に示す．このうち隆起型（Ⅰ型）は有茎性（Ⅰp 型）と無茎性（Ⅰs 型）に亜分類することができる．

　筆者らは早期癌の超音波像を図 11b のように分類している．
① 隆起型（Ⅰ型）は乳頭状および結節状の隆起像を呈し，

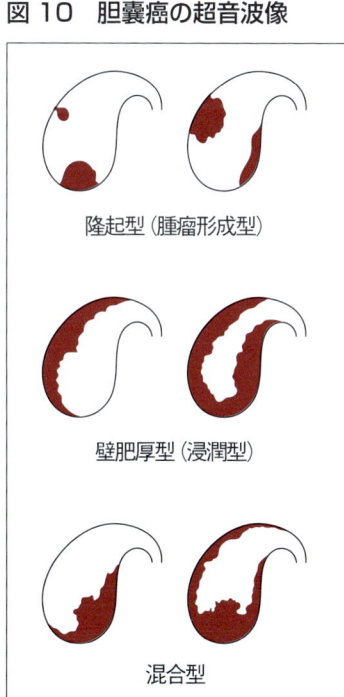

形は整で，輝度は弱く均一である．また 10 mm を超えることが多い(111, 112 頁参照).
② 表面隆起型（IIa 型）は限局性のわずかな（2 mm 前後）粘膜の肥厚を呈する．厚みは必ずしも均一ではなく，輝度は胆嚢壁より弱い(113 頁参照).
③ 表面平坦型（IIb 型）は隆起型や表面隆起型と合併しない限り，単独では描出困難である.
④ 表面陥凹型（IIc 型）および陥凹型（III 型）は未だ報告されていない.

[胆嚢癌の超音波診断上の注意点]
① 隆起像は形が整でエコーも均一であり，体位の変換で移動・変形しない.
② 胆嚢の自然な形をよく認識し，デブリエコーの存在，壁エコーの不均一，および途絶・消失の有無に注意する.
③ 胆嚢癌は底部→体部→頸部の順に多い.
④ 胆嚢の底部と頸部は多重反射やサイドローブによるアーチファクト，および消化管ガスによって隠蔽されやすい.
⑤ 胆嚢癌は結石を高率（40〜75%）に合併する（非癌患者は 10% 以下）.
⑥ 膵胆管合流異常では胆嚢癌の合併率が高い.

図 11

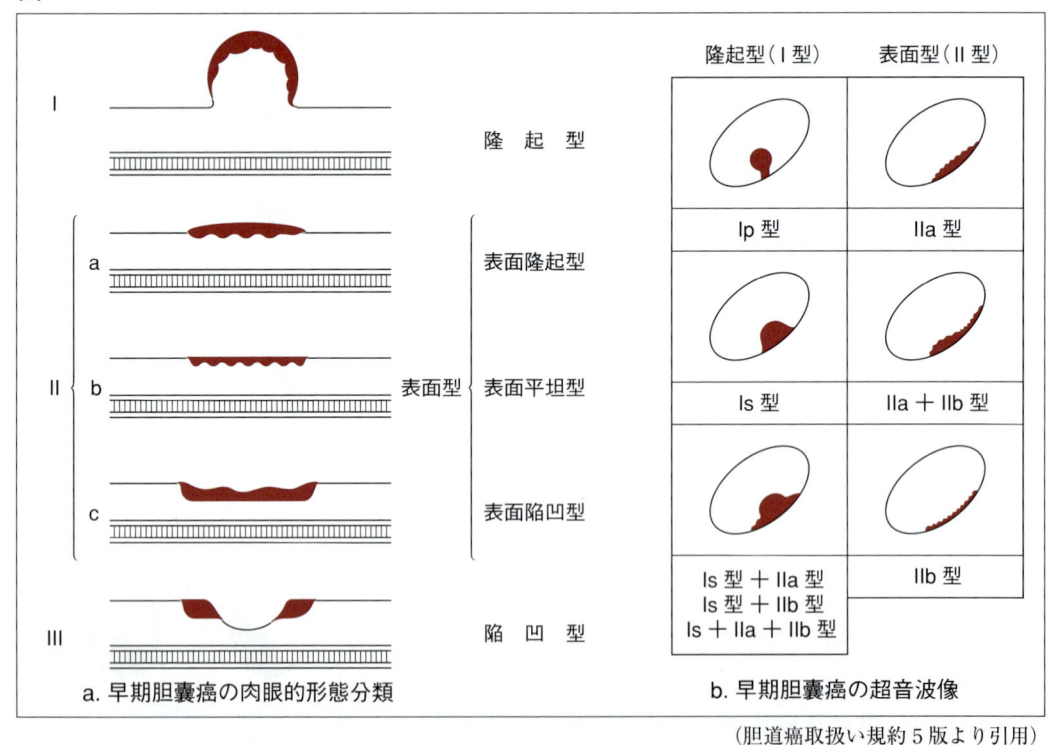

a. 早期胆嚢癌の肉眼的形態分類
b. 早期胆嚢癌の超音波像

（胆道癌取扱い規約 5 版より引用）

I．I 型早期胆囊癌（隆起型—乳頭状）

症例

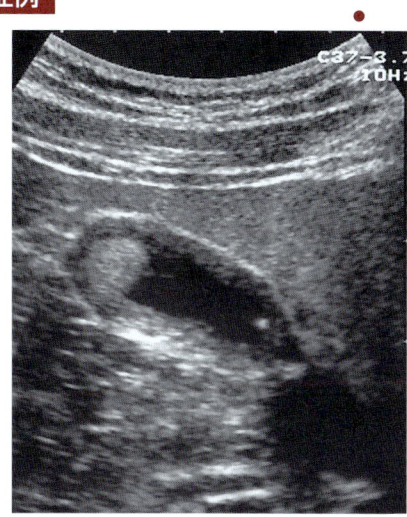

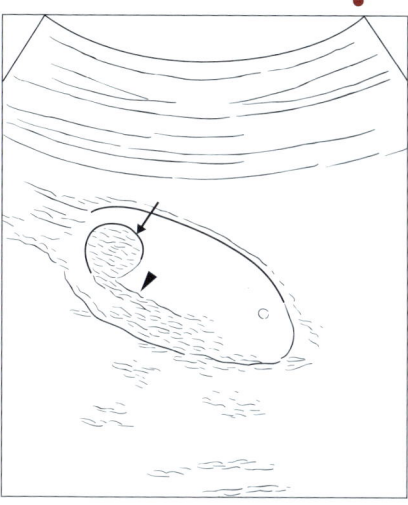

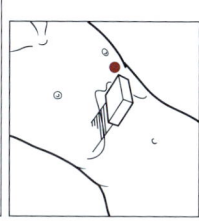

この症例の超音波所見

- 胆囊底部に 10 mm 強の円形状のポリープ像がみられる（↙）．
- ポリープ像の輝度は胆囊壁より低く，ほぼ均一である．
- 細い茎がみられる（▲）．

読影上のポイント

- 隆起像は整で，輝度は壁エコーより弱く均一である．
- 細い茎が描出され Ip 型（有茎性）ポリープ性病変であることがわかる．
- ポリープ像は体位変換でわずかに移動する．

描出上のポイント

- Ip 型（有茎性）か Is 型（無茎性）かは，体位の工夫により，ポリープ像を胆囊の内腔に浮遊させ，壁に連続している細い茎を描出することで鑑別できるが，必ずしも容易ではない．ポリープ像が胆囊壁に接しているときは細い茎を見分けることが困難な場合が多い．

鑑別を要する疾患と鑑別点

1) 胆囊コレステロールポリープ：隆起像は点状エコーが集合して桑実状を呈し，エコーが胆囊壁と同程度かそれより強い．長く細い茎を有し，多発する傾向がある．
2) 胆囊結石（無構造のビリルビン結石）：結石エコーが強く，不整形を呈する．体位変換で移動する．
3) 胆囊腺腫，過形成ポリープ：類似の所見を呈し，鑑別困難である．
4) 腫瘤様胆泥：外的刺激や体位変換で移動・変形する．

次に行うべき検査

- コレステロールポリープの可能性が高い場合，3～6 か月後の超音波再検．
- コレステロールポリープの可能性が少ない場合，EUS，CT，MRI．
  いずれも腺腫，I 型早期胆囊癌との鑑別は困難である．

II．I型早期胆嚢癌（隆起型―結節状）

症例

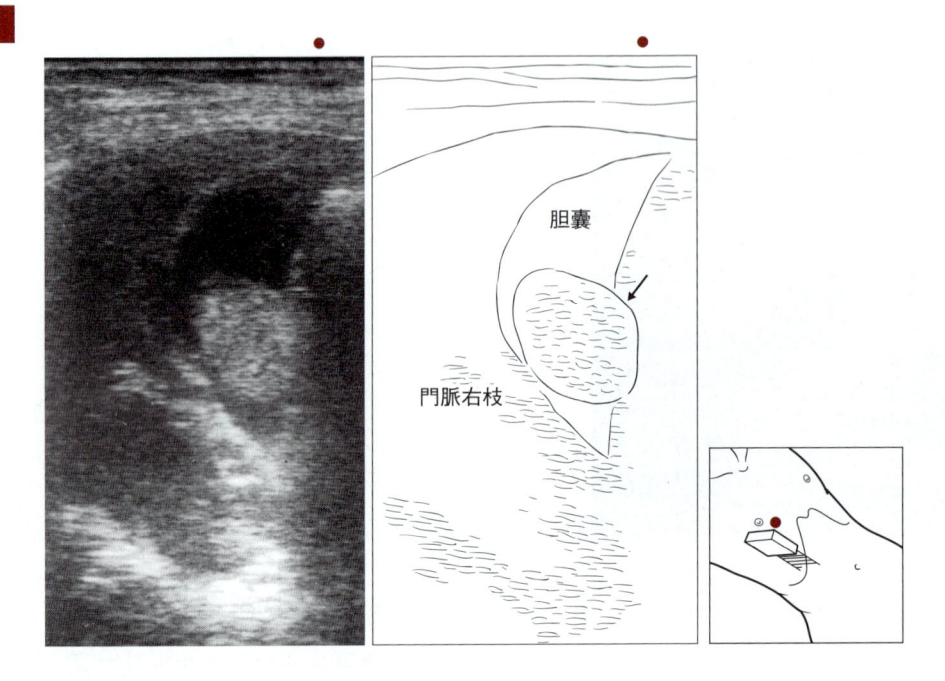

【この症例の超音波所見】
- 結節状の隆起像がある（↙）．
- 無茎性である（Is 型）．
- 隆起像は整でエコーはほぼ均一である．
- 音響陰影はみられない．

【読影上のポイント】
- 30 mm にも達する隆起像である．
- 茎はなく，体位変換で動かない．

【鑑別を要する疾患と鑑別点】
1) 胆嚢腺筋腫症（分節型，輪状型）：壁の肥厚像の中に囊胞状の小円形像やコメット様エコーがみられる．両側の胆嚢壁に肥厚像が現れる傾向がある．
2) 胆嚢結石（無構造のビリルビン結石）：結石エコーは強く不整形を呈する．不鮮明ながら音響陰影が現れる．体位変換で移動する．
3) 胆嚢腺腫，炎症性ポリープなど：全く類似の所見を呈し，鑑別不能である．
4) 腫瘤様胆泥：体位変換で移動・変形する．

【次に行うべき検査】
・体位変換しても変形・移動しないならば，EUS，ERC，CT，血管造影．

【ピットフォール】
- 胆嚢の頸部は，サイドローブによるアーチファクトが現れやすい．呼吸相や方向を変えて走査すること．

Ⅲ-1．Ⅱa型早期胆嚢癌(1)

症例

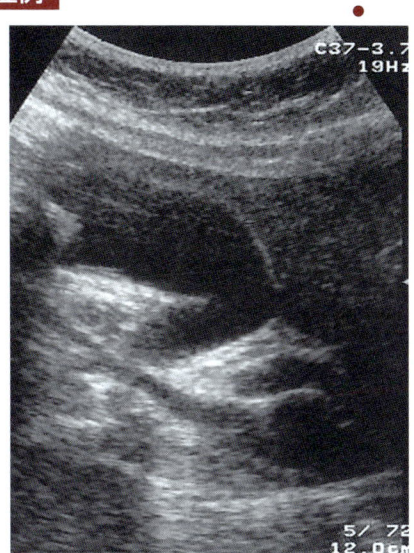

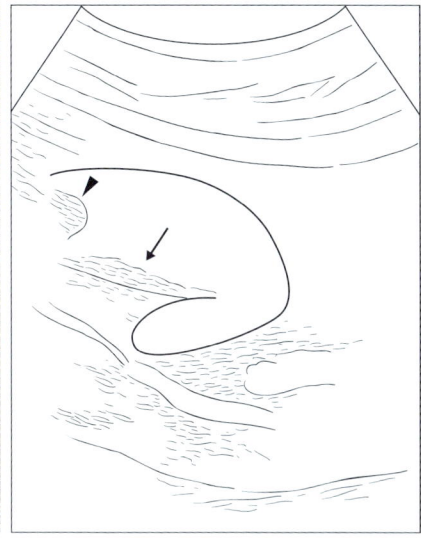

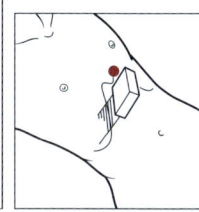

この症例の超音波所見
- 胆嚢体部に幅約10mm，高さ約2mmの平坦な隆起像がみられる（↙）．
- 底部に結石エコーがある（▲）．

読影上のポイント
- 幅約10mmにわたり，高さ約2mmの平坦な隆起像である．
- この隆起部は第1層（粘膜）の限局性肥厚からなり，他の層には変化がみられない．

鑑別を要する疾患と鑑別点
1) 限局性粘膜過形成：類似の所見を呈し鑑別困難である．
2) 胆嚢腺筋腫症（分節型，輪状型）：両側の胆嚢壁に肥厚が現れ，肥厚部は平坦ではない．また，肥厚部は第1層だけではなく，その内部に囊胞状の小円形像やコメット様エコーがみられる．

次に行うべき検査
- EUS
- CT（小さい病変は描出困難，広い範囲のものでは壁の部分的肥厚として描出されるが肥厚している層の判定は困難である）

ピットフォール
- 軽度に肥厚した胆嚢壁の屈曲部では，走査方向により第1層（粘膜面）がⅡa様の限局性肥厚を示すことがある．走査方向を変えたり，体位を変換して，ビームを直角方向に入射させ再現性のあることを確認する．

Ⅲ-2. Ⅱa型早期胆嚢癌(2)

症例

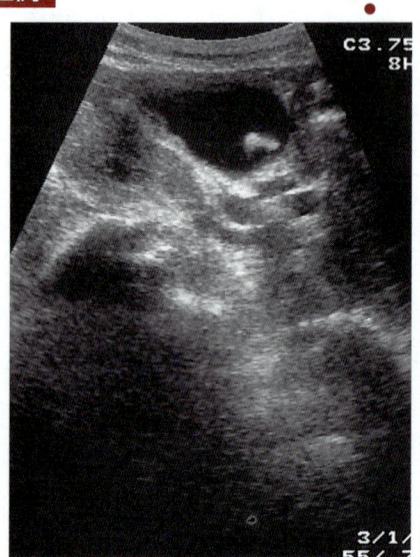

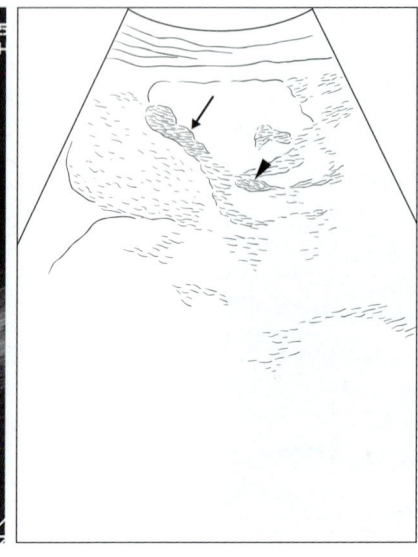

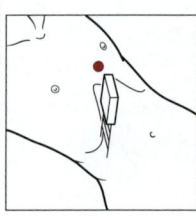

この症例の超音波所見
- 胆嚢底部に限局性の壁肥厚がみられる(↙).
- 肥厚しているのは第1層で厚みはやや不均一である.
- 頸部に結石エコーがある(▲).

読影上のポイント
- 比較的広い範囲にわたり壁の肥厚がみられる.
- 肥厚は約3mmでやや不均一である.
- 肥厚部は第1層のみで他の層には変化はみられない.

鑑別を要する疾患と鑑別点
・前項に同じ

次に行うべき検査
・EUS
・CT(前項に同じ)

ピットフォール
- 胆嚢底部の隆起像は腹壁の多重反射によるアーチファクトで隠されやすい.
- 胆嚢頸部にはサイドローブによるアーチファクトが現れやすい.
- 呼吸相や方向を変えて走査することが大切である.
- 体位の変換により移動・変形を確認する.

IV. 隆起型進行胆囊癌

症例

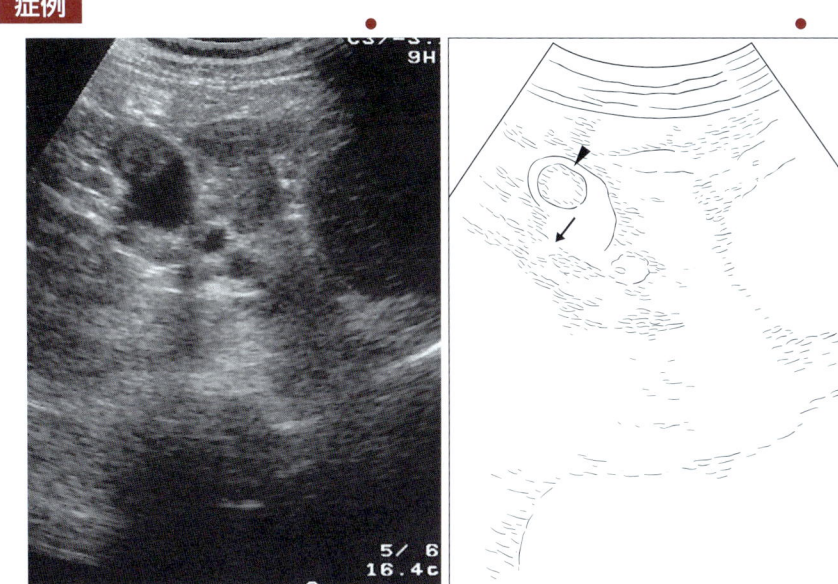

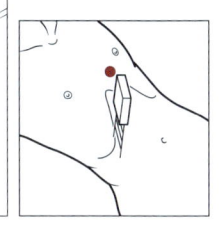

この症例の超音波所見
- 胆嚢底部に，径約 15 mm の乳頭状隆起像が認められる（▲）．
- 隆起像は形は整で，内部エコーはやや不均一である．
- 輝度は壁エコーより弱い．
- 音響陰影はみられない．
- 胆嚢壁に断裂像がみられる（↙）．

読影上のポイント
- 隆起像は形が整で，エコーはやや不均一である．
- 体位変換で移動・変形しない．
- 壁エコーに断裂がみられる．

ワンポイント アドバイス
- 通常，体外走査では胆嚢壁は1層の高エコーとして描出される．このエコー源は漿膜下層・漿膜とされており，壁エコーの断裂や消失は進行癌を示唆する所見である．

鑑別を要する疾患と鑑別点
1) 胆嚢腺筋腫症（分節型，輪状型）：壁の肥厚像の中に嚢胞状の小円形像やコメット様エコーがみられる．両側の胆嚢壁に肥厚像が現れる傾向がある．
2) 胆嚢結石（無構造のビリルビン結石）：結石エコーは強く不整形を呈する．不鮮明ながら音響陰影が現れる．体位変換で移動する．
3) 胆嚢腺腫，炎症ポリープなど：全く類似の所見を呈し，鑑別不能である．
4) 腫瘤様胆泥：体位変換で移動・変形する．

次に行うべき検査
- 体位変換しても移動・変形しない場合は，EUS，CT，MRI，ERC

V. 充満型進行胆嚢癌

症例

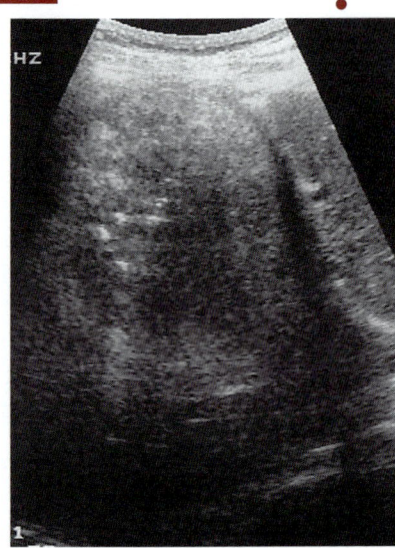

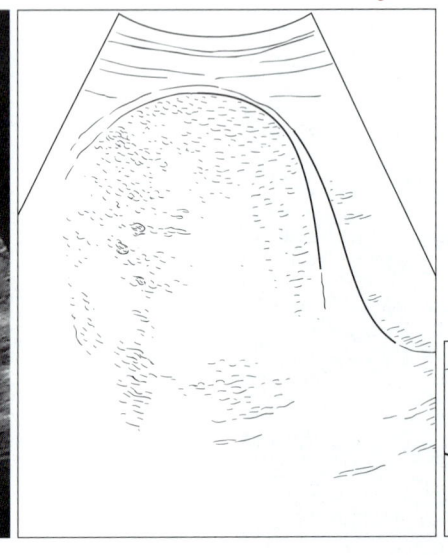

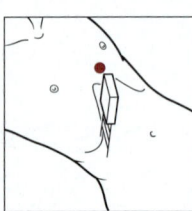

この症例の超音波所見
- 胆嚢内腔は充実性の腫瘍で満たされ，胆嚢壁は著明に圧排・伸展している．
- 胆嚢壁には肥厚はみられない．また，壁エコーは一部不鮮明である．
- 腫瘍像内部に石灰化を思わせる小点状エコーがある．

読影上のポイント
- 胆嚢は腫大し，内腔に充実性の腫瘍像がある．
- 胆嚢壁の圧排・伸展は内腔に充満した腫瘍像に依存し，不自然になる(胆嚢の形は内圧の上昇による緊満像とは異なり，不自然になる)．

鑑別を要する疾患と鑑別点
1) 急性胆嚢炎：内腔に充満したデブリエコーは体位の変換や外部からの振動によりエコースポットが流動する．胆嚢は内圧の上昇により腫脹するが，不自然な形にはならない．炎症症状が出現する．
2) 磁器様胆嚢：胆嚢壁は不均一に肥厚し，部分的に強いエコーが現れる．
   その強いエコーの後方は音響陰影になる（これらの所見は胆嚢底部に多くみられる）．
3) 胆泥・胆砂：胆嚢は著明に腫大しない．体位変換で移動・変形する．

次に行うべき検査
- CT
- MRI
- EUS

Ⅵ. 混合型進行胆嚢癌

症例

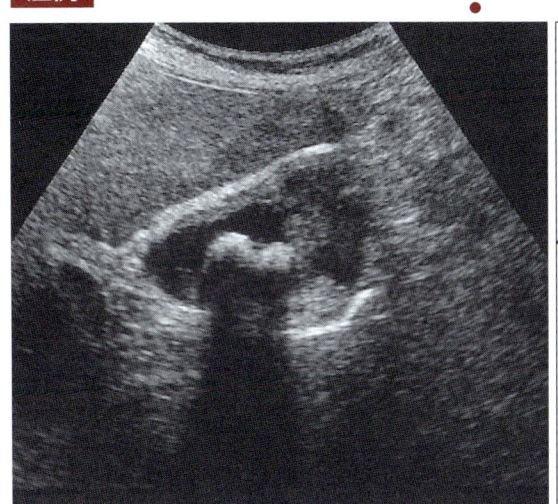

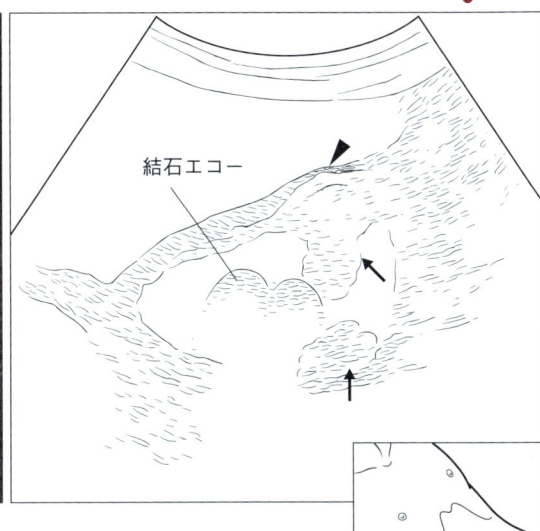

図中注記：結石エコー

この症例の超音波所見

- 胆嚢頸部の一部を除き，不均一な壁肥厚がみられる．
- 体部には結節状の隆起像がみられる（↑）．
- 壁の肥厚は主として第1層（粘膜層）で，体部では一部高エコー層（漿膜下層・漿膜による）が細く弱くなり，第1層の断裂像が認められる（▶）．
- 2個の結石エコーがある．

読影上のポイント

- 胆嚢壁が肥厚し，体部に隆起像が認められる．
- 壁の第1層および高エコー層に一部断裂像がみられる．

鑑別を要する疾患と鑑別点

1) 慢性胆嚢炎：胆嚢壁は厚さとエコーの強さがほぼ均一である．胆嚢の内腔が鮮明なことが多い．
2) 胆嚢腺筋腫症（広範型，びまん型）：肥厚した胆嚢壁の内部に嚢胞状の小円形像やコメット様エコーが現れる．胆嚢内腔は鮮明である．
3) 胆嚢腺筋腫症（分節型，輪状型）：部分的に肥厚した胆嚢壁の内部に小円形像やコメット様エコーが現れる．胆嚢内腔が鮮明である．両側の胆嚢壁に肥厚像が現れる．

次に行うべき検査

- EUS
- CT
- MRI
- ERC

VII．壁肥厚型進行胆嚢癌

症例

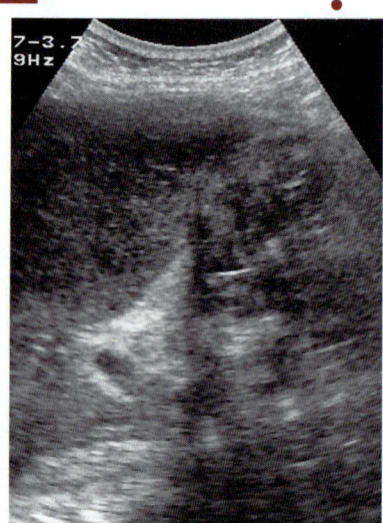

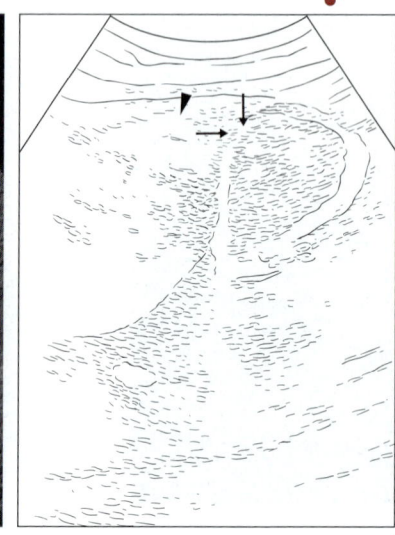

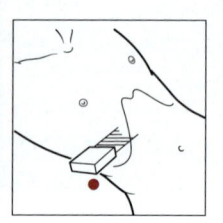

この症例の超音波所見
- 胆嚢内腔はデブリエコーが充満している．
- 胆嚢壁は全周にわたって不鮮明で，体部に断裂像がみられる（↓）．
- その断裂像から連続して肝臓に不鮮明な低エコー域がみられる（▼）．

読影上のポイント
- 胆嚢は壁・内腔共に不鮮明である．
- デブリエコーが充満している．
- 肝臓の近接部に低エコー域が認められる（▼）（これは肝臓への直接浸潤を示唆する所見）．

鑑別を要する疾患と鑑別点
1) 慢性胆嚢炎：胆嚢壁は厚みとエコーの強さがほぼ均一である．胆嚢内腔が鮮明なことが多い．
2) 胆嚢腺筋腫症（広範型，びまん型）：肥厚した胆嚢壁の内部に嚢胞状の小円形像やコメット様エコーが現れる．胆嚢内腔が鮮明である．

次に行うべき検査
・EUS
・CT
・MRI

ワンポイント アドバイス
- 胆嚢であることを確認する．
- 腸管ガスの影響を受けていないことを確かめる．
- 臨床経過をチェックする．

Ⅷ．塊状型進行胆囊癌（手術不能例）

症例

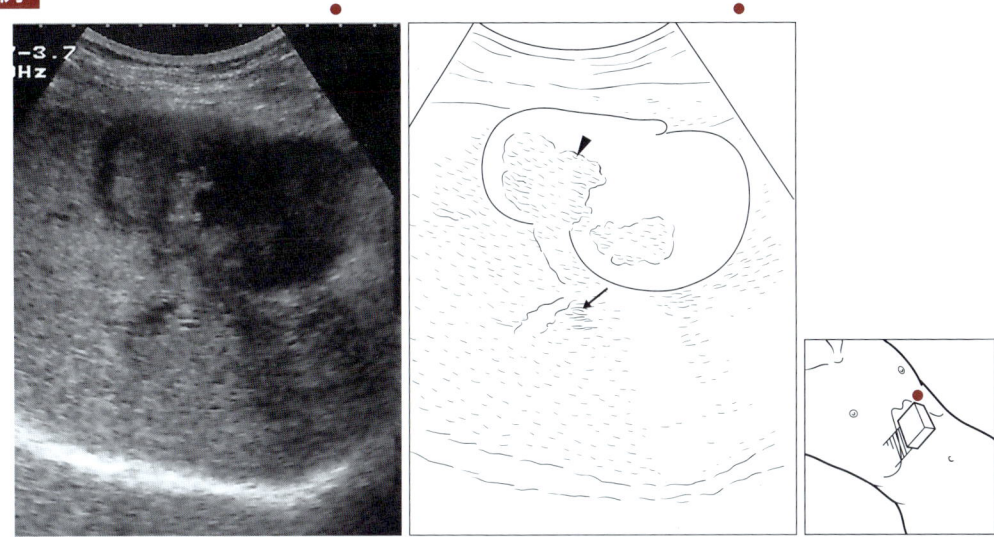

この症例の超音波所見
- 胆囊壁エコーは消失し，内部に不均一な隆起（▲）を伴う低エコー型腫瘤瘤像がみられる．
- その境界は不鮮明で，不整である（胆囊壁エコーの消失所見を含め，肝臓への直接浸潤を示唆する所見）．
- ほかに肝内胆管の拡張（✓）がみられる．

鑑別を要する疾患と鑑別点
1) 肝膿瘍：初期像はきわめて類似している．炎症症状がある．他の部位に胆囊が描出できる．
2) 肝癌：辺縁低エコー帯がある．境界が比較的鮮明である．他の部位に胆囊が描出できる．
3) 慢性胆囊炎：臨床経過を勘案する．このように完全に胆囊壁は消失しない．

次に行うべき検査
- CT
- MRI
- MRCP
- EUS

ワンポイント アドバイス
- 前項と同様に，胆囊の部位であることの確認（ほかに胆囊らしきもののないことを確認する）．
- 腸管ガスの影響でないことを確かめる．
- 臨床経過をチェックする．

第5章

胆管の超音波検査

1. 胆管の解剖

1 胆管各部の名称

① 通常は下図 a の名称を用いるが，胆嚢管合流部（三管合流部）の高さの個体差が大きいため，胆道癌取扱い規約では膵上縁とさらに同点と肝管合流部を二等分する点をもって三分割している．

② また肝管合流部を基準として，肝内胆管，肝外胆管とする呼称がある．

a．一般的名称

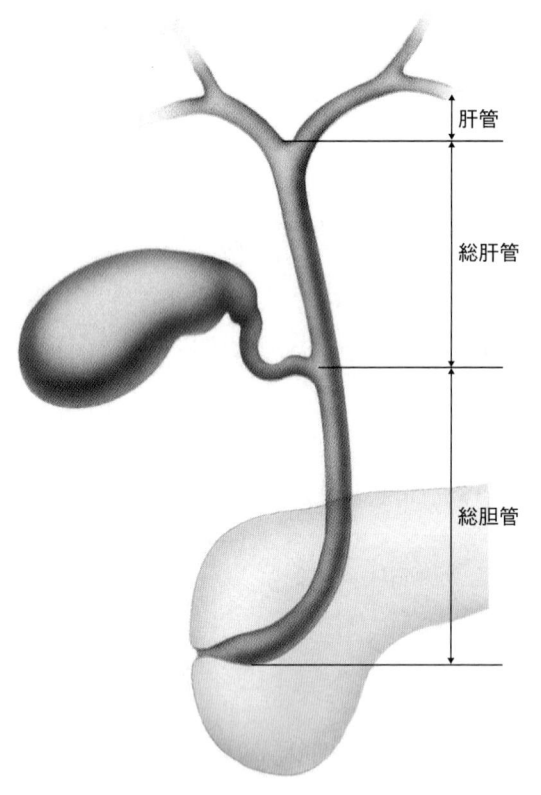

b．胆道癌取扱い規約による名称

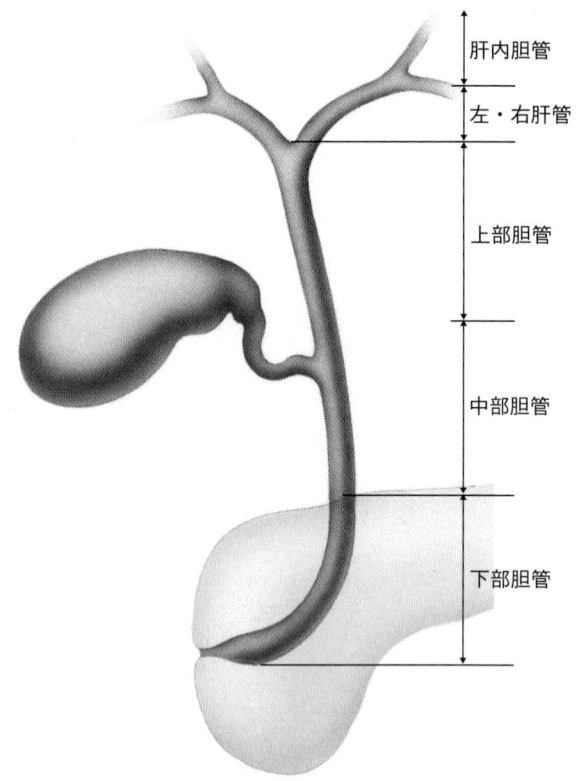

3 一般的に，総胆管・総肝管をまとめて肝外胆管とする．
4 超音波検査では胆嚢管合流部を同定することができないため総胆管と総肝管を厳密に分けることができず，総称して肝外胆管あるいはもっと一般的には「総胆管」と呼ぶことがある．

胆管と周囲血管の関係（正面）

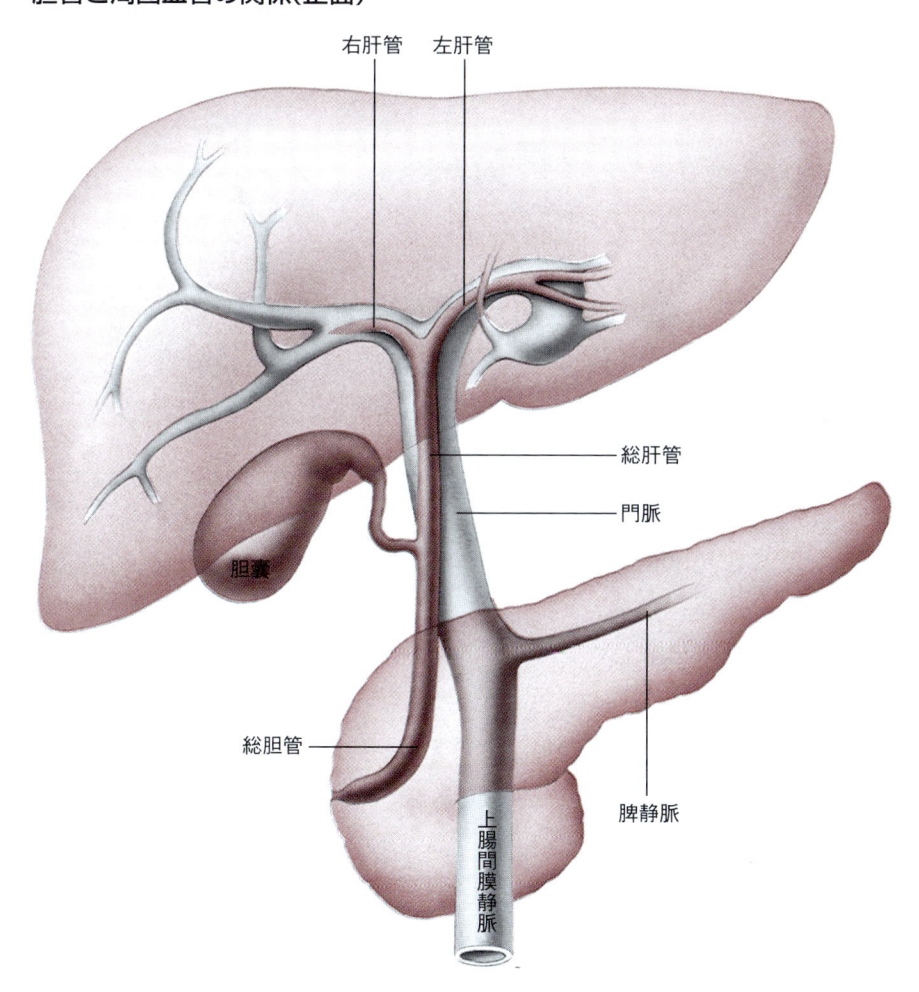

右肝管／左肝管／総肝管／門脈／胆嚢／総胆管／脾静脈／上腸間膜静脈

2 胆管の走行

1. 肝外胆管は上部では門脈の腹側右寄りに位置し，正面からでは下方に向かって逆「く」の字型に走行して乳頭部に至る．
2. したがって，膵内に入るあたりから門脈と離れる方向に向かう．
3. 側面からみると上部では門脈の腹側にあるが，やや背側に凸となって膵後面に入る．この部位では門脈より背側に存在する点に注意を要する．

側面（右側よりみた図）

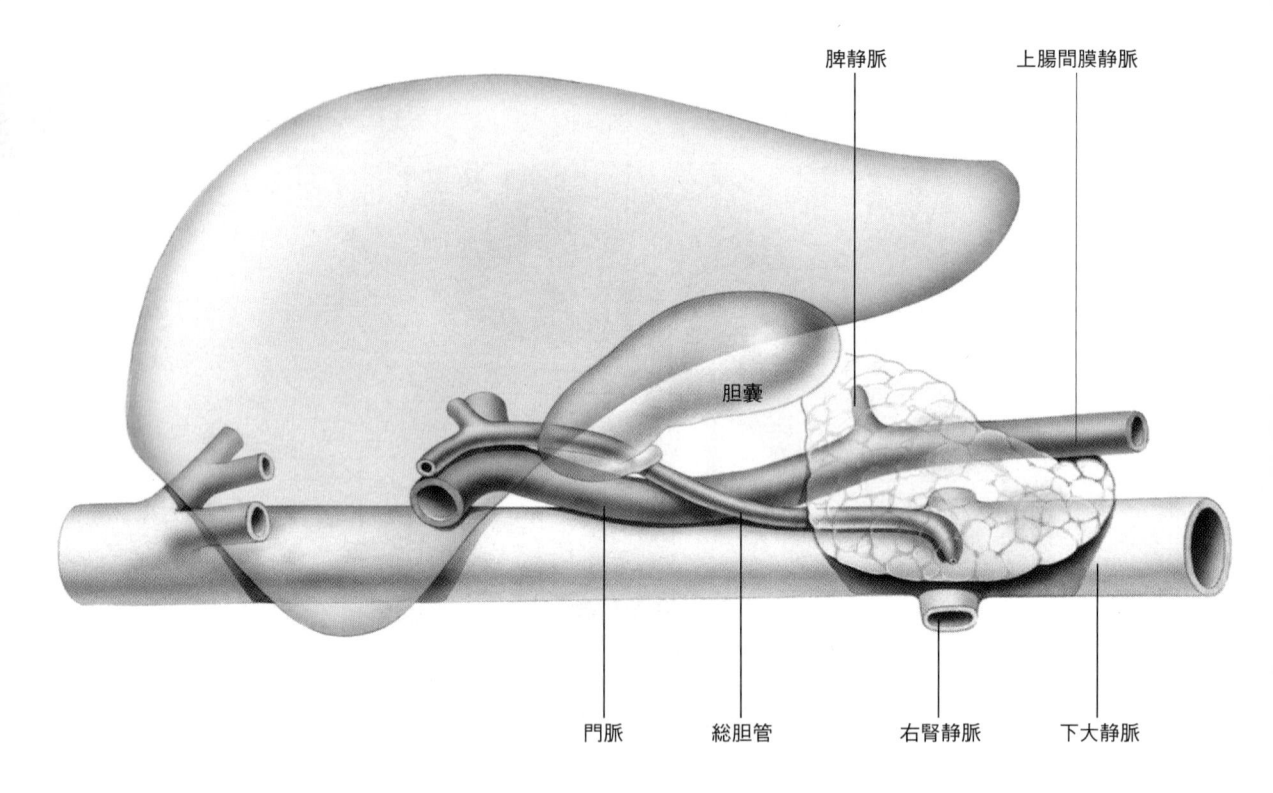

脾静脈　上腸間膜静脈　胆嚢　門脈　総胆管　右腎静脈　下大静脈

1. 胆管の解剖

4 肝門部では右肝管は門脈右枝の，左肝管は門脈左枝のいずれも腹側やや頭側寄りに位置し，右肝管は頭側で右前・後枝に，左肝管は門脈臍静脈部の頭側右寄りで外側区枝に分岐する．

5 総胆管は門脈の腹側右寄りにあるが，その間を右肝動脈が走行するタイプが最も多い．

6 固有肝動脈は門脈の腹側左寄りに位置する．

肝門部（前下方よりみた図）

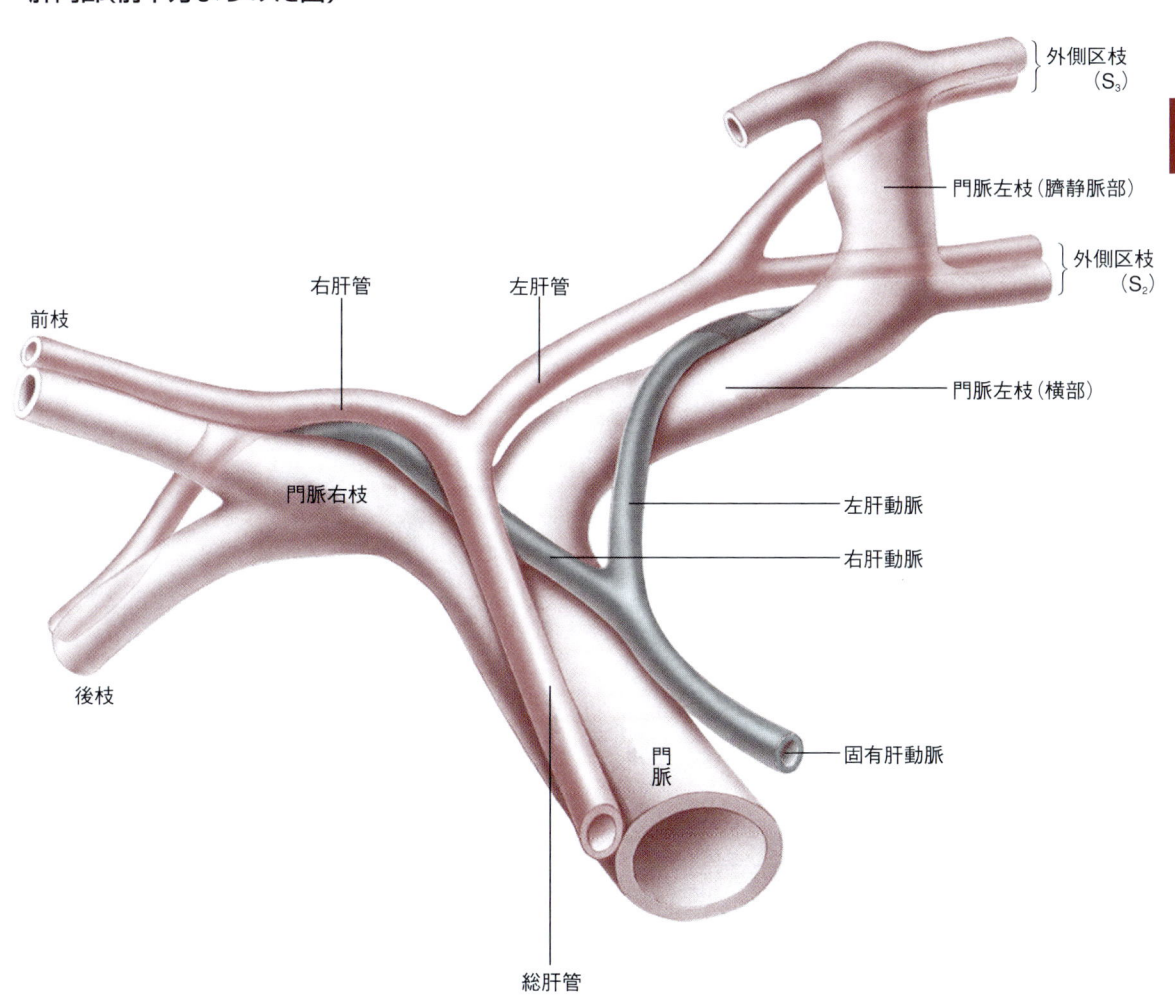

外側区枝（S_3）
門脈左枝（臍静脈部）
外側区枝（S_2）
右肝管
左肝管
門脈左枝（横部）
前枝
左肝動脈
右肝動脈
門脈右枝
後枝
固有肝動脈
門脈
総肝管

2. 胆管の基本走査と正常像

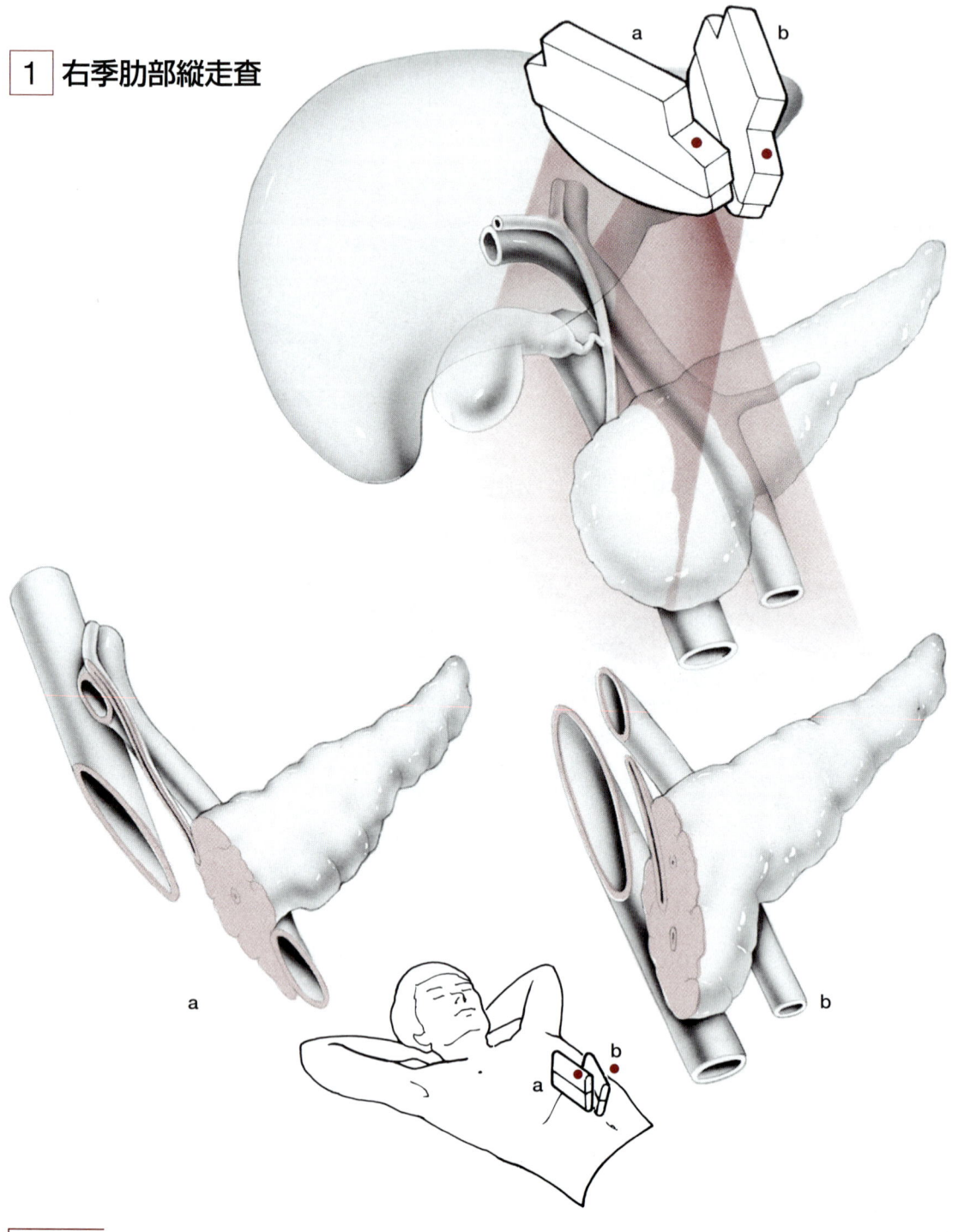

1 右季肋部縦走査

1. 胆管の基本走査と正常像

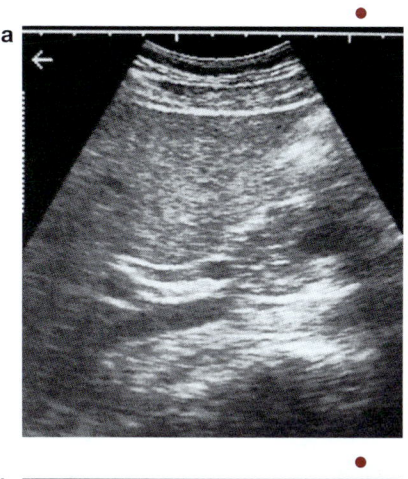

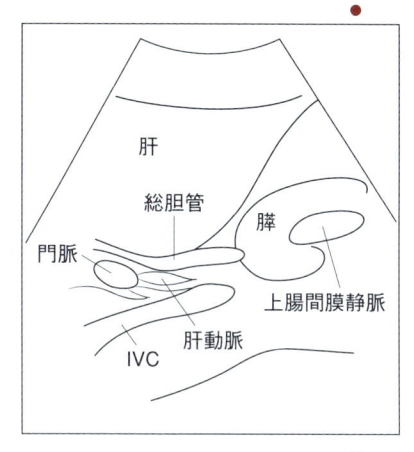

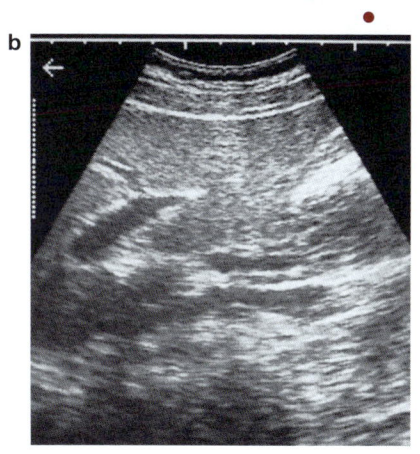

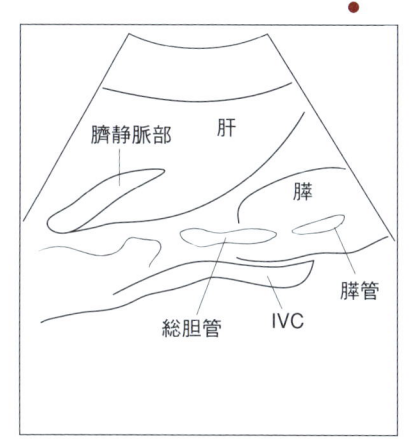

(図a: 肝・総胆管・膵・門脈・肝動脈・IVC・上腸間膜静脈)

(図b: 臍静脈部・肝・膵・総胆管・IVC・膵管)

① 正常胆管は肝門から膵に向かって直線状あるいはやや背側に凸になめらかに走行．
② 内腔径は上部で 7～8 mm 以内，膵上縁近くで 8～9 mm 以内．高齢（60 歳以上）ではやや太い．

描出のポイント
- 門脈（本幹）を走行に沿って描出，やや右寄りに探触子を向けると門脈の腹側に胆管が描出される．
- 下部胆管は逆「く」の字型に走行するので，探触子下端をやや右寄りにして描出する．

描出上の注意点
▶ 胸部の厚い肥満した症例では描出の条件が悪い．上部胆管はほとんどの例で描出しうるが，中下部は描出不能のことも多い．左側臥位や立位あるいは吸気で走査条件の良くなることがある．

▶ 胆管径は特に膵上縁の胆管が深吸気で太く描出されるため計測の際には注意を要する．

▶ 門脈本管に並走して描かれる血管として他に固有肝動脈があるが，胆管はやや右寄りから右方へ走行，動脈はやや左より正中に向かって総肝動脈へ連なることから鑑別される．

第5章 胆管の超音波検査

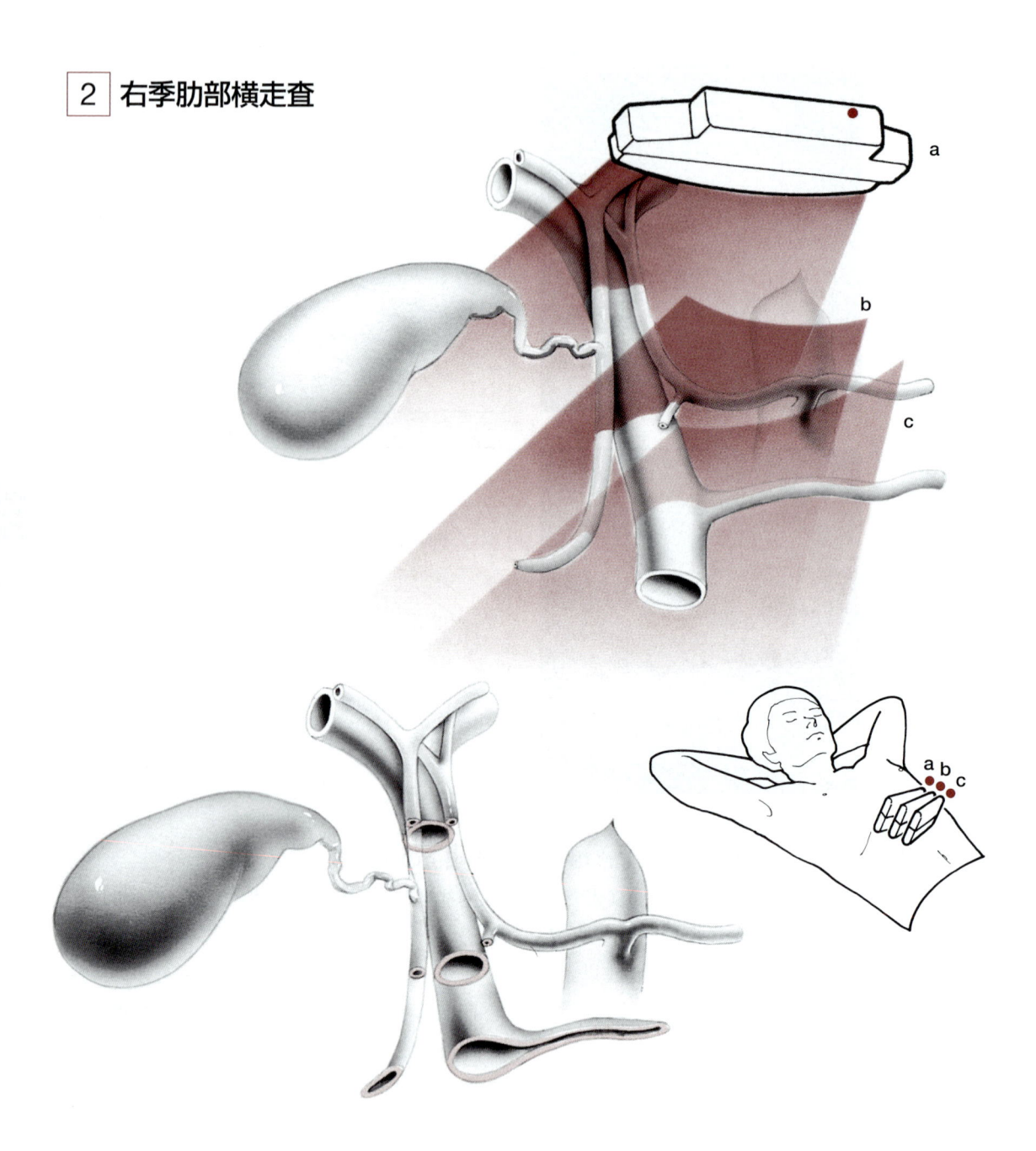

2 右季肋部横走査

1. 胆管が輪切りの像として描出される．下方に向かうに従って(a→c)，胆管が門脈腹側右寄りから，背側に向かって門脈より離れていく様子が描出される．
2. 胆管の輪切り像は円形よりもやや横に長い楕円形となる．

描出のポイント

- 肝門部門脈から徐々に探触子を下方へずらし，門脈に接する胆管を同定してa→cへ移る．

2. 胆管の基本走査と正常像

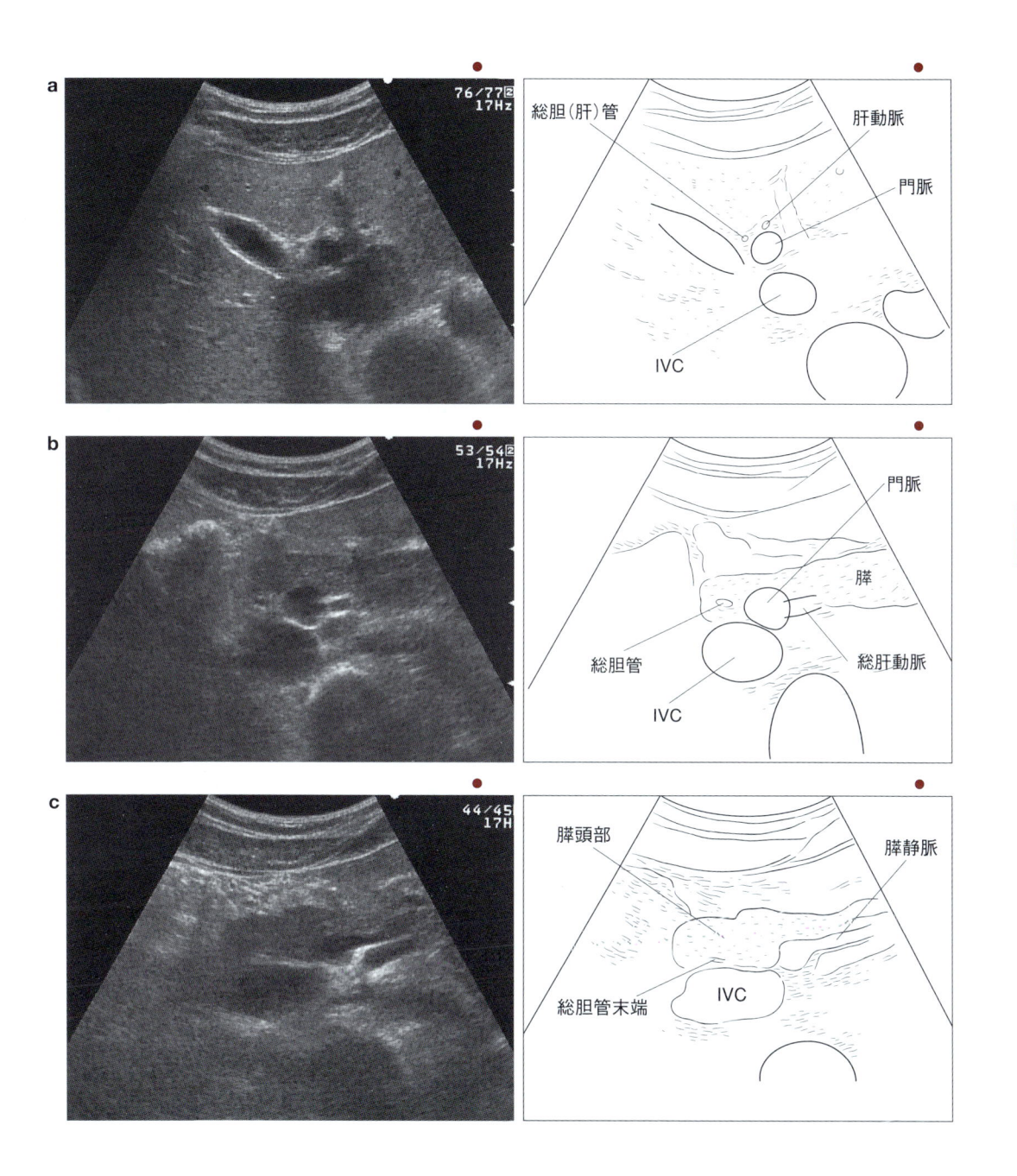

[figure a: 総胆(肝)管、肝動脈、門脈、IVC]

[figure b: 門脈、膵、総胆管、総肝動脈、IVC]

[figure c: 膵頭部、膵静脈、総胆管末端、IVC]

- b の膵上縁近くで十二指腸のガスのため走行が追えないことがあるが，さらに膵頭部に至って膵内胆管 (c) として改めて描出されることが多い．

描出上の注意点

▶ 胆管の輪切り像は円形よりもやや横に長い楕円形．したがって，超音波でいう胆管径は胆管の前後径であり，X 線での胆管径は横径である点に注目すべきである．縦走

第5章　胆管の超音波検査

査では管の中心を走査しえていない可能性がある．胆管径はこの輪切り像が最も正確である．
▶ 膵内を走行する管として主膵管以外には胃十二指腸動脈が描出されるが，同動脈は膵の前面を走行することで鑑別される．
▶ まれに膵十二指腸静脈が描出されるが，門脈との交通性があることで鑑別可能である．

背側膵 dorsal pancreas; DP, 腹側膵 ventral pancreas; VP と総胆管の関係

* 時に腹側膵領域（VP）が背側膵（DP，実際には逆に腹側に存在）に比べて低エコーに描かれることがあり，総胆管が膵内をどう走行するかを観察することができる。基本的にはVPは膵頭部のやや足側で背面からDPに付着している。

* aの走査では総胆管は膵頭部の背側から，DPとVPの境界面で膵内に入り込むことがわかる。

* 総胆管はほぼDPとVPの境界面を右側・水平に走行して乳頭部に至る様子が観察される（b）。

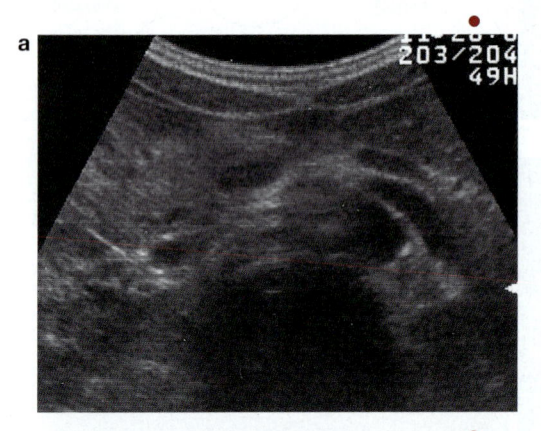

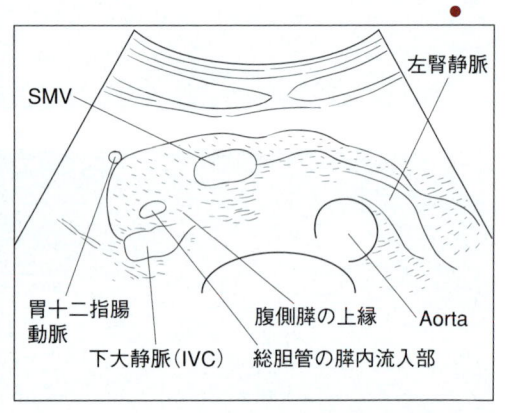

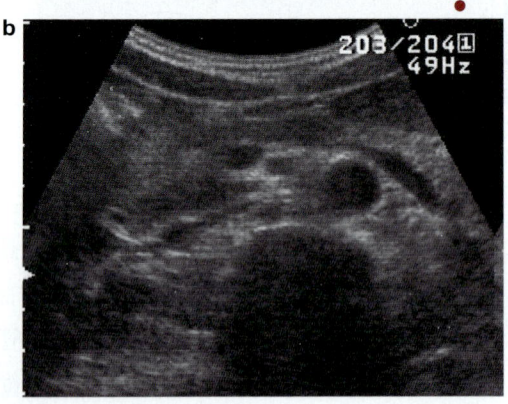

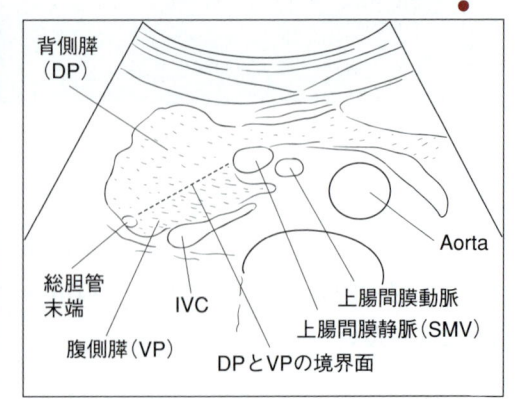

2. 胆管の基本走査と正常像

3 心窩部横走査（左肝管）

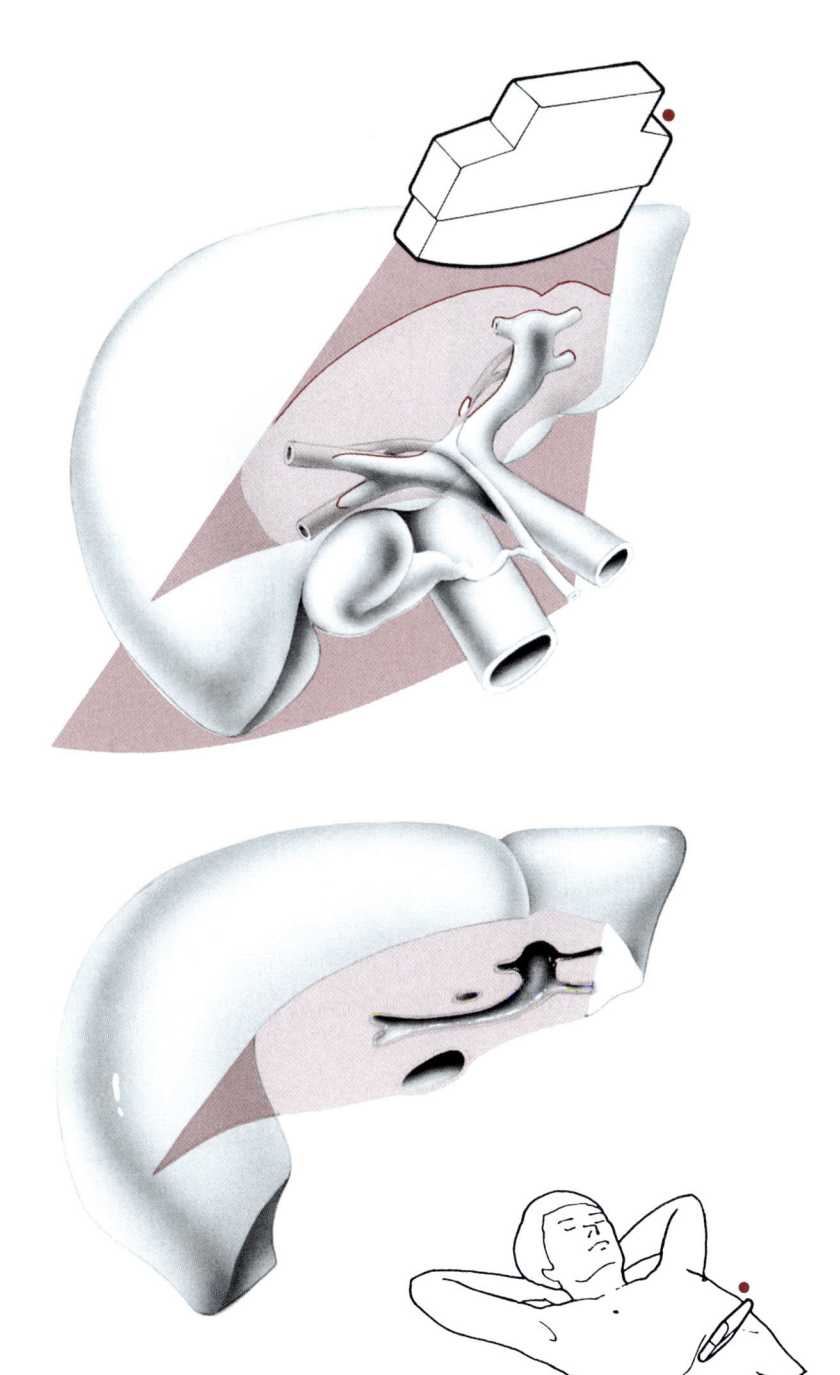

第5章 胆管の超音波検査

心窩部横走査

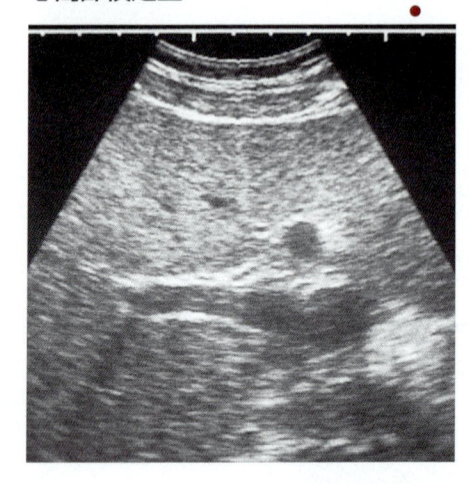

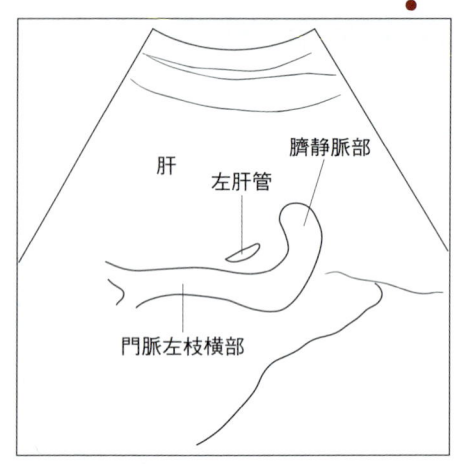

（図：肝、左肝管、臍静脈部、門脈左枝横部）

- 本走査で肝門部門脈すなわち門脈左枝横部および臍静脈部を描出すると，横部の腹側に左肝管が描出される．
- 正常径は4mm以内である．
- 肝動脈枝と紛らわしいので下方へ走行を追って確認する必要がある．

- 左肝管は胆管の閉塞機転のある際には最も早く拡張の現れる部位とされているので，閉塞性黄疸鑑別の重要な部位である．

4 右肋間走査（右肝管）

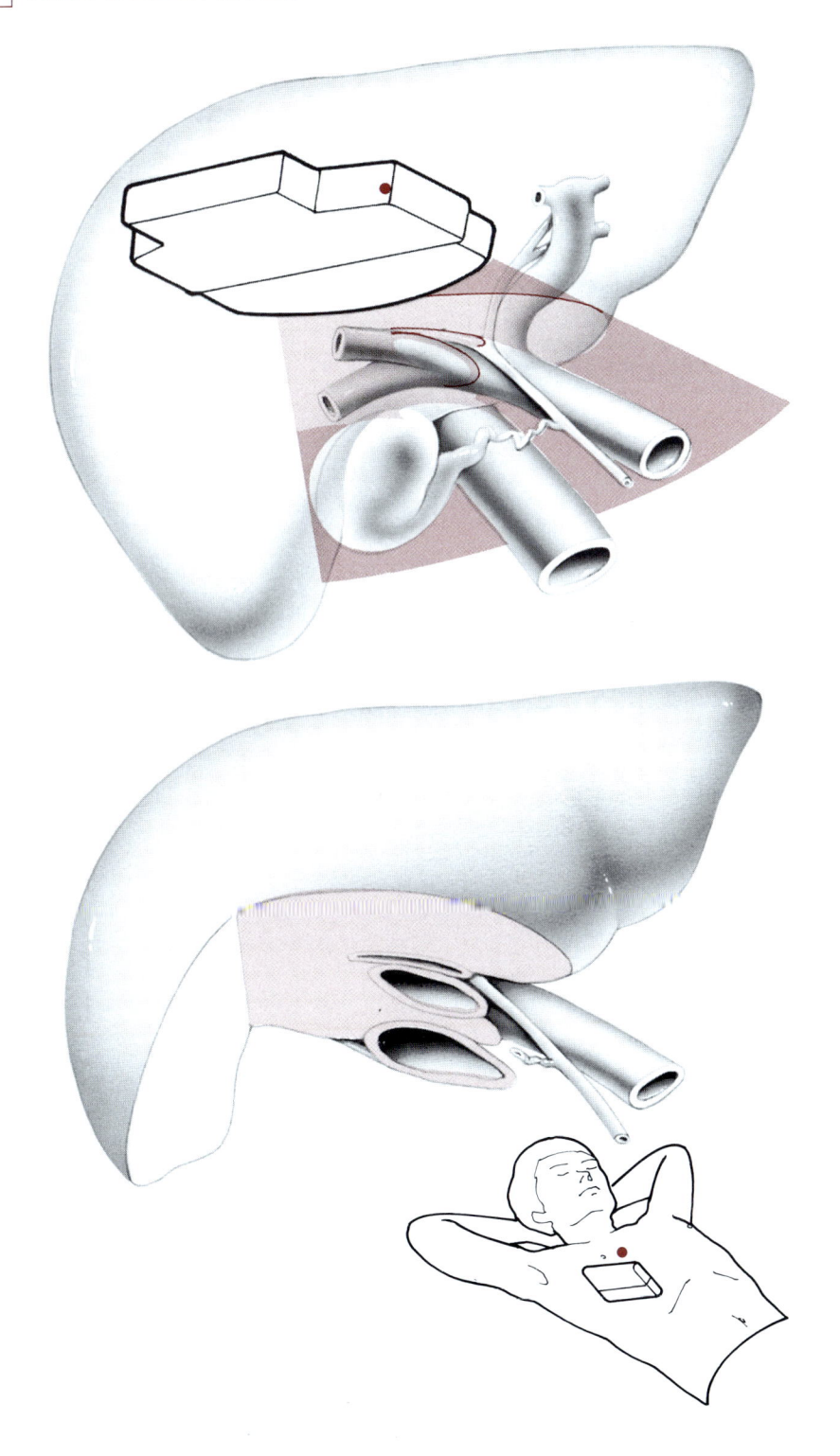

右肋間走査

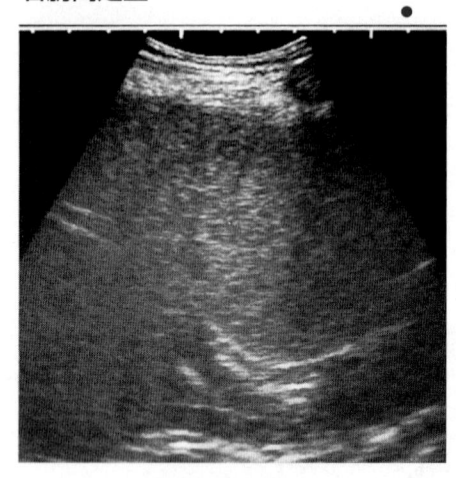

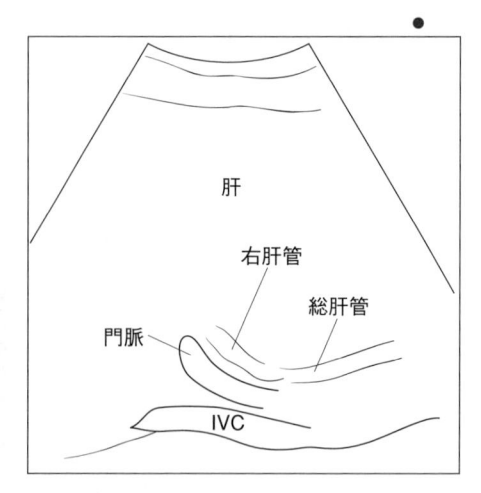

- 本走査で肝内の門脈右前枝を描出し，同枝の基部すなわち肝門部をこまかく走査すると門脈右枝の腹側に右肝管が描出される．
- 正常径は 3 mm 以内である．
- 肋弓下の走査では被検者の条件が悪いと門脈本幹の同定すら困難な場合があり，総胆管についての情報が全く得られない．

　一方，この肋間走査ではすべての例で門脈右前枝が描出されるので，その基部にある右肝管の拡張の有無で胆管拡張の判定が可能となる．すなわち本走査は肝門部の同定の際の出発点となる走査であるということができる．

3. 異常エコー像の特徴

a. 拡張

- 総胆管は上部で 8 mm, 下部で 9 mm 以上. ただし, 胆摘後あるいは胆嚢頸部結石嵌頓などで胆嚢機能のない場合は, 総胆管は何らかの胆汁流出障害機転がなくとも正常の約 10〜20% 増の軽度拡張を示す.
- 胆管拡張の絶対値については個人差もあるため, 並走する門脈と比較して, 門脈と同程度あるいはそれ以上の管腔として描かれる場合は拡張ありと判定する考え方がある (shotgun sign).
- 肝外胆管は胆道内圧上昇のある際にはその走行が直線化する傾向がある.
- 肝内胆管は正常では第 3 次分岐より末梢では管腔として描けないので, 門脈枝に沿った管腔が描ける際には拡張ありとする.
- 巨大な囊腫状の拡張を示す場合は, 胆嚢の同定が難しくなる.

b. 狭窄・閉塞

- 拡張の原因となるべき像, 次に述べる内腔の異常像のない場合. 胆管癌は浸潤型が多く, 壁あるいは内腔の異常像として描出しえず, 狭窄または閉塞像としてのみ描出されることがある.
- 管腔構造物は斜めに走査することによって, その端が一見狭窄像様に描出されるので, 狭窄か否かの判定は慎重に.

c. 胆管内腔の異常

- 円形状の高エコー:総胆管結石, 肝内結石, 胆道気腫
- 結節状エコー:胆管癌

4. 異常エコー像からみた診断

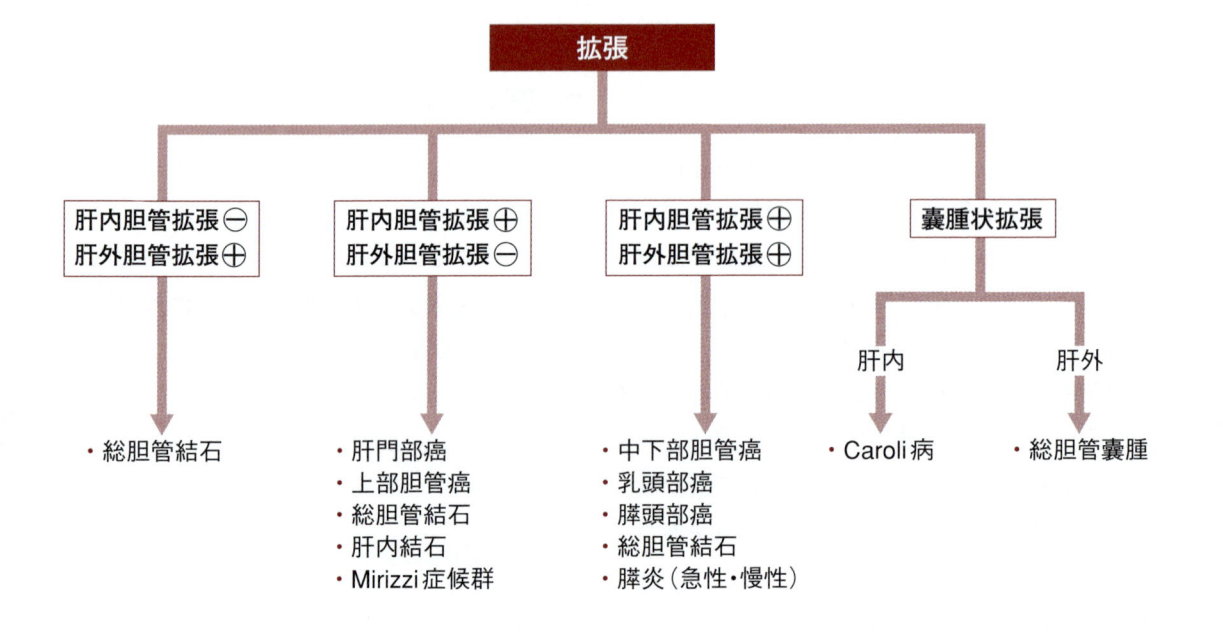

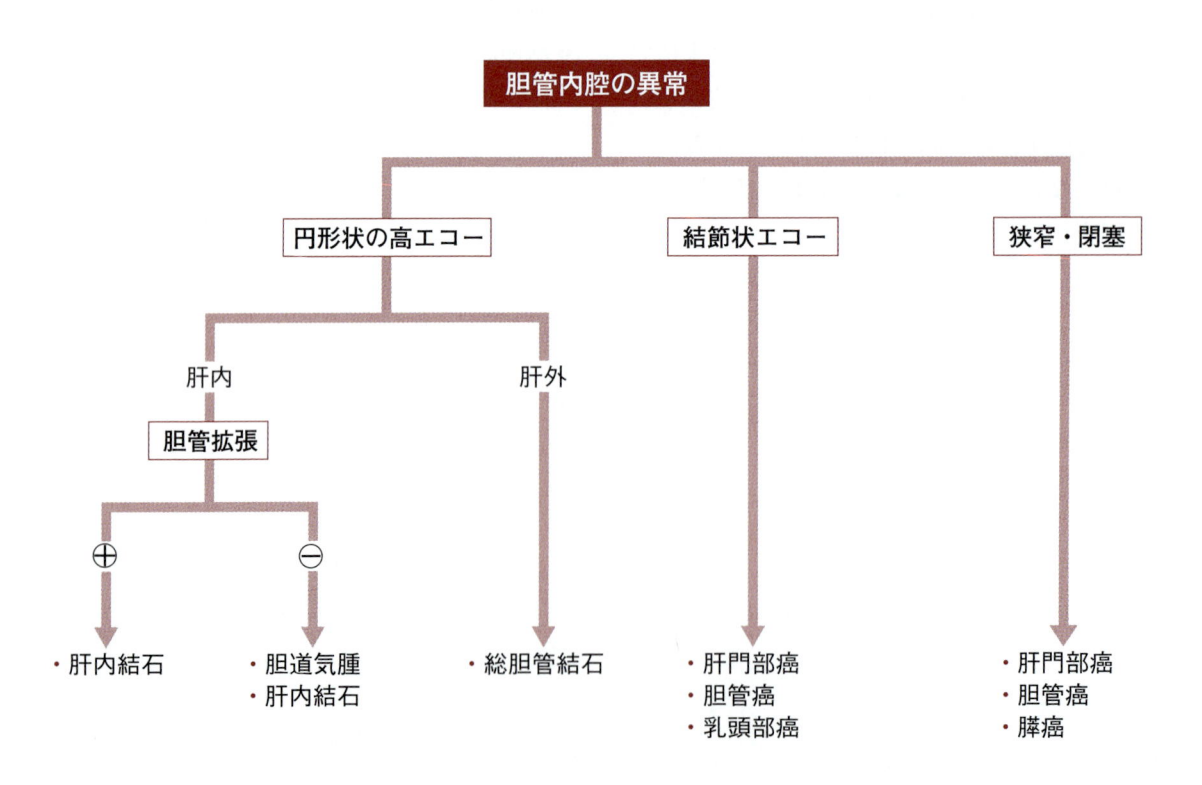

```
                          拡張
    ┌──────────────┬──────────────┬──────────────┐
肝内胆管拡張⊖    肝内胆管拡張⊕    肝内胆管拡張⊕    囊腫状拡張
肝外胆管拡張⊕    肝外胆管拡張⊖    肝外胆管拡張⊕    ┌────┬────┐
    │               │               │           肝内      肝外
・総胆管結石    ・肝門部癌       ・中下部胆管癌   ・Caroli病  ・総胆管囊腫
                ・上部胆管癌      ・乳頭部癌
                ・総胆管結石      ・膵頭部癌
                ・肝内結石        ・総胆管結石
                ・Mirizzi症候群   ・膵炎(急性・慢性)
```

```
                    胆管内腔の異常
        ┌──────────────┬──────────────┐
    円形状の高エコー    結節状エコー    狭窄・閉塞
    ┌────┬────┐
   肝内    肝外
  胆管拡張
  ┌──┬──┐
  ⊕    ⊖
・肝内結石 ・胆道気腫  ・総胆管結石  ・肝門部癌   ・肝門部癌
          ・肝内結石                ・胆管癌    ・胆管癌
                                   ・乳頭部癌   ・膵癌
```

5. 主要疾患の診断

総胆管結石症

この疾患の超音波像

❶ 総胆管の拡張がみられる．しかし，最近の例では総胆管の拡張を伴わない場合が多く，特に胆嚢からの落石例では拡張のない例が少なくない．いずれにせよ本症の確定診断には結石像そのものの描出が必要．

❷ 結石エコーと音響陰影がみられる．軟らかいビリルビンカルシウム石は結石の全断面が強いエコーとして描出されることが多い．胆嚢内に比べ，エコーレベルがやや弱く，音響陰影も弱い．

❸ 胆嚢からの落石によるコレステロール系石では音響陰影を伴うが，胆嚢内よりも明瞭でないことが多い．

総胆管結石症の診断能

- 最近は非拡張例が多いので，確定診断すなわち結石像の描出が可能となるのは50〜60%程度であることを知っておくべき．
- 拡張胆管の描出のみでは，本症の疑診あるいは総胆管拡張の記載にとどまる．結石による胆管拡張の場合は，胆管癌や膵癌による拡張の場合に比べて，総胆管の拡張の割には肝内胆管の拡張程度が軽い傾向にある．
- したがって総胆管非拡張例では結石そのものの描出は悲観的．

第 5 章　胆管の超音波検査

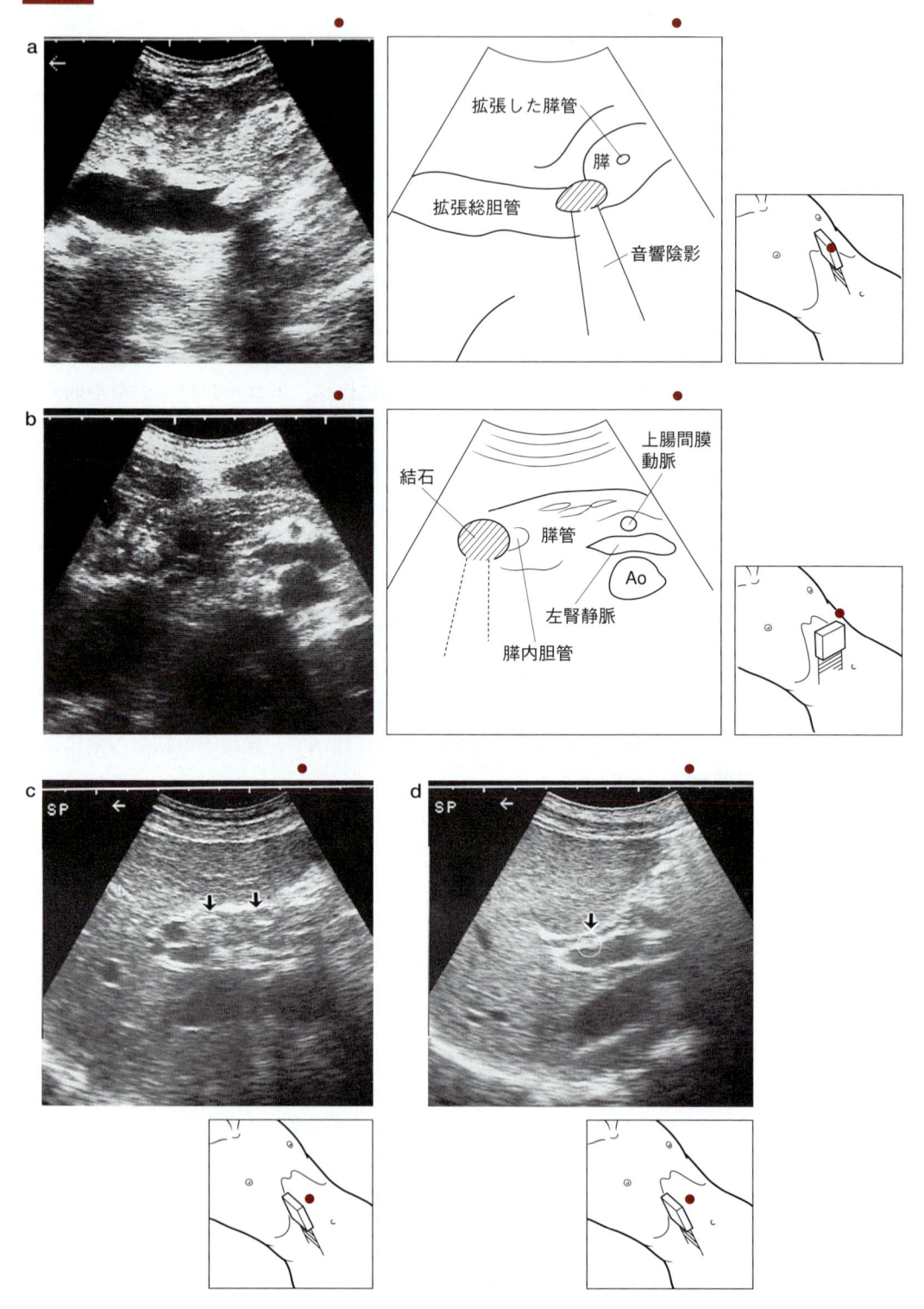

症例

a
拡張した膵管
膵
拡張総胆管
音響陰影

b
結石
上腸間膜動脈
膵管
膵内胆管
左腎静脈
Ao

c

d

138

この症例の超音波所見

- 総胆管の著明な拡張が認められる．結石を示す強いエコーと音響陰影がある（縦断像：図a）．
- 膵内胆管内の強いエコーと弱い音響陰影がみられる（横断像：図b）．
- 総胆管内に一見実質像のエコーが充満した像が描かれている．しかし，よく観察するとその実質様エコー内部に強いエコーと弱い音響陰影を認める（図c矢印）．このことから，本症は胆管癌よりも総胆管結石として診断しうる．2～8 mm大の接面形成のある混合石がぎっしり詰まった状態であった．

ピットフォール

- 縦走査では総胆管と門脈の間隙に右肝動脈が輪切り像として描出される（図d矢印）．この部で総胆（肝）管の後面が圧排されるため，一見小結石があるかに見えるので注意が必要．
- 中下部胆管は腸管ガスのため描出不能が多く，被検者の条件に左右されることを知ることが大切である．横走査で膵内の胆管をよくみる習慣をつけることも大切である．
- 何よりも結石摘出に限界があることを知るべし．胆石発作に肝障害を伴う場合には，超音波で所見がなくても，胆道造影の検査が必要．

次に行うべき検査・処置

- 発熱，黄疸などの急性胆管炎症状を呈する際には減黄術が必要．
  経皮的なPTBD（経皮経肝胆管ドレナージ）か，内視鏡的な採石，減圧術を選択する．肝内胆管の拡張が軽度で，胆嚢の腫大が著明な場合はPTGBD（経皮経肝胆嚢ドレナージ）も適応となる．乳頭部の嵌頓結石で急性膵炎を伴う際には内視鏡的乳頭切開，採石のほうがよい．
- 症状のない場合も，いずれ胆管炎に至る可能性が大きいので手術あるいは内視鏡的な採石が必要．

肝内結石症

この疾患の超音波像

① 結石エコーがみられる．肝内結石は小結石が多く，ほとんどがビリルビンカルシウム石であるため，結石エコーは石全体が強いエコーとして描出される．肝内は総胆管のように腸管ガスの影響を受けないので，結石そのものの描出能は高い．
② 音響陰影がみられる．
③ 結石の末梢側の胆管拡張像を伴う．
④ 拡張胆管内に小結石が充満する際には，塊状高エコーの結石像のみで管腔構造がみられない．
⑤ 胆管拡張のない場合は，小さな結石エコーの連なりとして描出される．

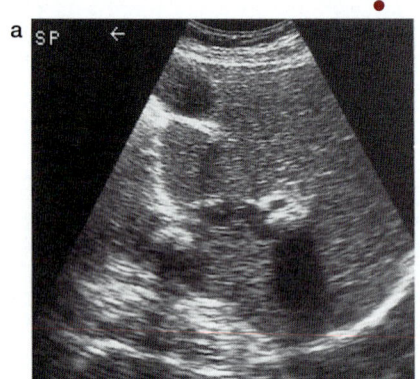

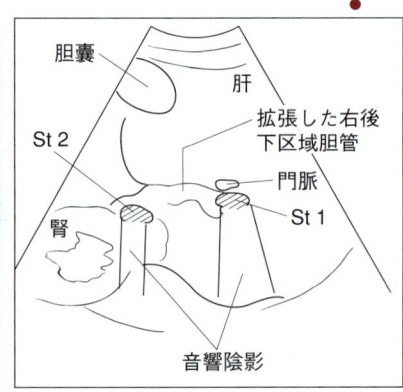

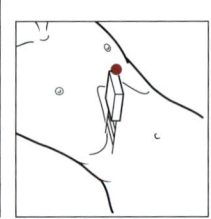

症例

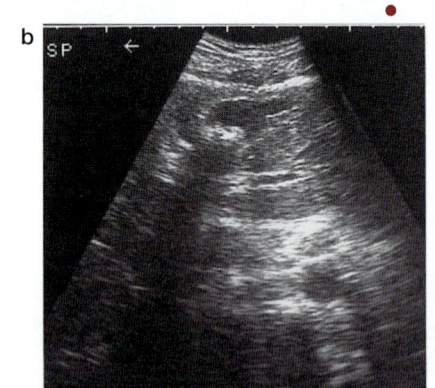

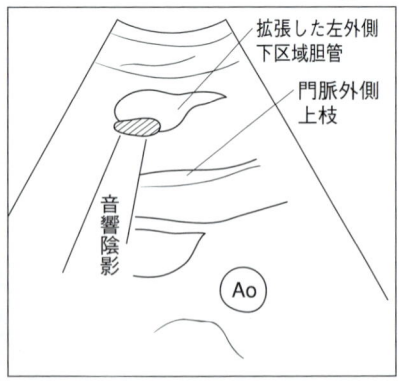

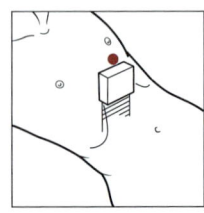

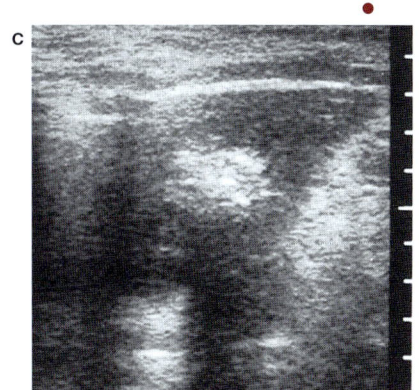

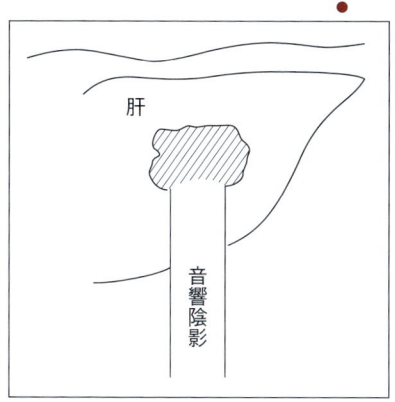

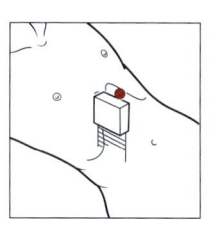

この症例の超音波所見

図a
- 右後下区域胆管枝の拡張がみられる．
- 同枝内根部の結石(St 1)と末梢側の結石(St 2)を示す強いエコーと音響陰影がみられる．
- 同区域肝の萎縮が認められる．

図b
- 左外側下区域胆管枝の囊腫状拡張がある．
- 結石を示す強いエコーと音響陰影がみられる．

図c
- 肝内に塊状の強いエコーがある．
- やや弱い音響陰影がみられる．

鑑別すべき疾患と鑑別の要点

1) **胆道気腫**：pneumobilia は通常ほぼ全肝に及ぶ．末梢側の拡張胆管像はない．ただし，胆道手術既往のある肝内結石症例では，石と同時に pneumobilia が存在する場合があり，結石像が空気のため不明になる可能性がある．

2) **肝内石灰化病変**(図d参照)：健常者に時に数 mm 大の肝内石灰化が観察されるが，拡張胆管像を伴わないことと，存在部位が肝内結石は胆管内すなわち門脈分枝に近接して存在するのに対し，門脈とは関係ない部位にみられることが特徴．肺結核との関連が疑われている．

第5章　胆管の超音波検査

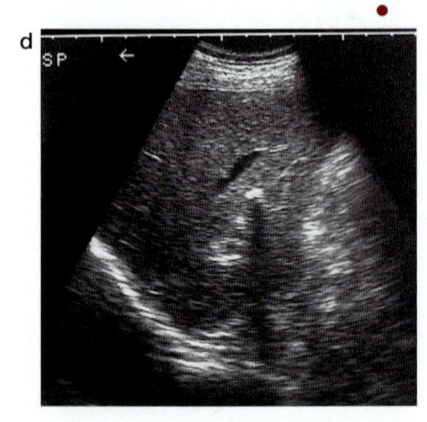

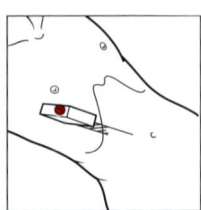

ピットフォール

- 肝内結石は超音波で肝内の死角となる部位に存在しない限り，描出可能である．
- したがって，誤診例のほとんどは見落としによるものであり，肝内をくまなく見る習慣（門脈分枝を同定しながら走査する）をつけることが大切である．
- 症例 c のように塊状エコーを呈する際には，これを肝外の腸管ガスと間違えて見落とすことがあるので，注意が必要である．

ワンポイント アドバイス

- 症例 a のように右後下区域の根部に嵌頓がある場合，同胆管枝は ERC（内視鏡的胆管造影）では全く造影されない．この例も初回の ERC では全く見落とされていた．肝内胆管枝をていねいに同定する習慣が必要．
- 完全な造影を得るためには，同拡張胆管枝に向かって選択的 PTC（経皮経肝胆道造影）を行うが，超音波検査で確実な場合はむしろ胆管炎を誘発させることになるので臨床的には不要．

次に行うべき検査・処置

- 精査として CT，ERC，MRC を行う．ERC では結石が嵌頓した胆管枝が造影されないためにむしろ negative 所見となる場合がある．
- 発熱，黄疸などの胆管炎症状を呈する場合は拡張胆管枝に向かって選択的 PTBD（経皮経肝胆管ドレナージ）を行う．

胆道気腫 pneumobilia

この疾患の超音波像

❶ 門脈分枝に沿った肝内胆管内に高エコーが描出される．これは体位によって消失することがある．

❷ 音響陰影がみられる．空気によるための音響陰影であるが，腸管内よりも明瞭に描出されやすい．

症例

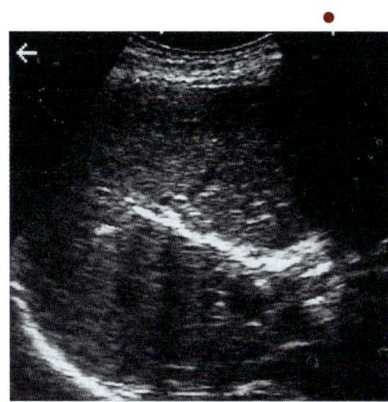

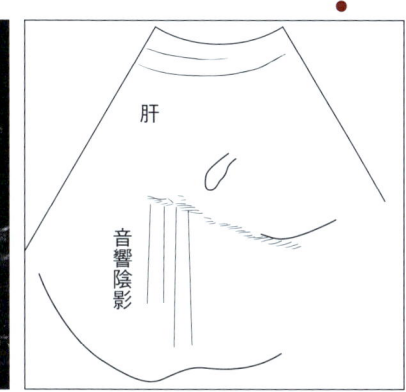

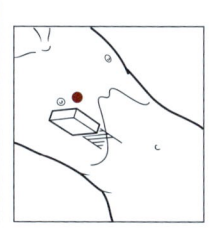

この症例の超音波所見

- 肝内の線状高エコーが見られる．
- やや弱い音響陰影が認められる．

読影上のポイント

- 胆管内にぎっしり詰まった結石の場合も同様に肝内の線状高エコーを呈するが，結石の場合はairに特徴的な多重様のエコーがなく，明瞭なより強い音響陰影となる．
- 胆管はグリソン鞘に包まれて門脈と並走する．逆にpneumobiliaによって胆管の走行が明確になり，門脈との位置関係把握の参考になる．

鑑別を要する疾患と鑑別点

1) 肝内結石症（特に胆管非拡張例）：読影上のポイント参照．

2) 肝内石灰化病変：石灰化は門脈枝に沿って存在することは少ない．

いずれも140頁「肝内結石症」の項を参照．

次に行うべき検査・処置

- pneumobiliaは胆汁の流出が良い証拠であるが，一部の胆管に胆管炎が存在することもあるので，超音波で全肝内胆管枝を観察して，胆汁の流れの悪い部分，すなわち胆管の拡張部がないかを確認する．
- 手術既往を持つ例ではpneumobilia内に結石がある可能性もあるので，症状のある場合には直接胆道造影を考えるべきである．

肝門部胆管癌

この疾患の超音波像

❶ 肝内胆管の拡張がみられる．拡張の程度は左側区域枝が1つの基準として判定しやすい．2～3 mm を軽度，4～5 mm を中等度，それ以上を高度としている．
❷ 結節型，乳頭型では腫瘍そのものが描出しうる．しかし浸潤型では拡張胆管の途絶あるいは先細り像として描出されるのみである．
❸ 総胆管の拡張と胆嚢腫大を認めないことから閉塞部位が上位であることがわかる．
❹ 腫瘍の存在部位が左右のいずれかに片寄っている場合には胆管拡張像が片葉に限られることがあり，黄疸も軽度のことが多い．

症例

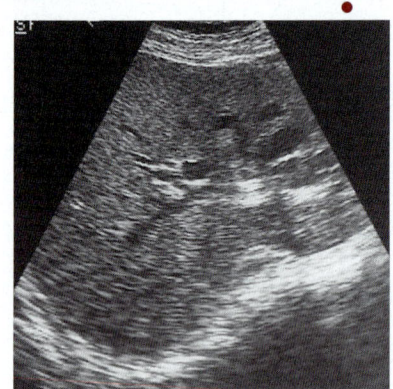

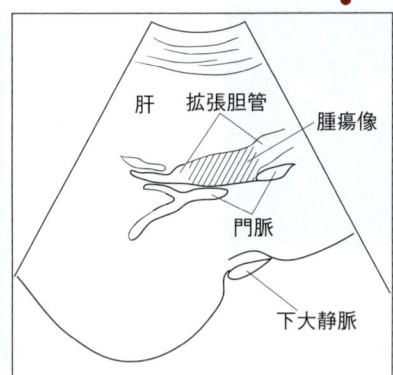

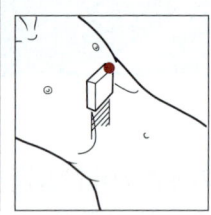

この症例の超音波所見

- 肝内胆管の拡張がみられる．
- 肝門部の充実性腫瘍像がみられる．

読影上のポイント

- 腫瘍そのものの描出にあたって，① 閉塞部位を正確に同定することと，② 胆管壁に連続する病変としてとらえること，すなわち胆管外の肝組織でないことを確認することが条件となる．

次に行うべき検査・処置

- 黄疸例では減黄のため PTBD を行う．両葉の胆管の拡張があることから左右2方向からの PTBD が必要と思われるが，両者の交通性が残されていることが多く，まずいずれか片方のドレナージを行ってから様子をみたほうがよい．いずれの方向を選択するかは，慣れた方，胆管留置が安定する方，切除の残存肝となるべき方，などの因子で決定する．

肝外胆管癌

> **この疾患の超音波像**
> ❶ 総胆管の拡張がみられる．これは胆道内圧上昇を示す．
> ❷ 胆管内に実質エコー像を認める．これは，肉眼型分類上結節型，乳頭型の胆管癌で，この場合には腫瘍像を描出しうることがある．
> ❸ 総胆管の途絶，先細りがみられる．これは浸潤型の胆管癌である．
> ❹ 結節型や乳頭型に壁浸潤を伴う際に胆管壁の肥厚像が描出されることがあるが，まれである．胆管癌は壁表層や壁外への浸潤傾向が強く，その浸潤範囲を超音波で決定することは現状では困難と考えられる．

Ⅰ．結節型

症例

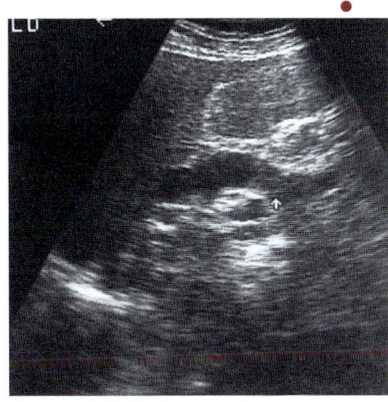

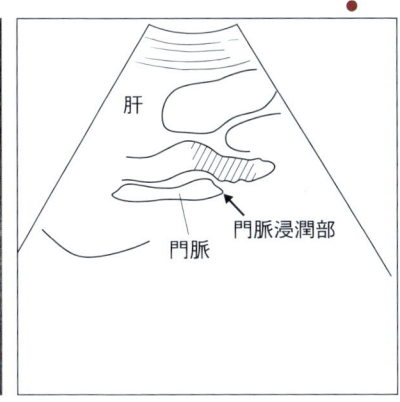

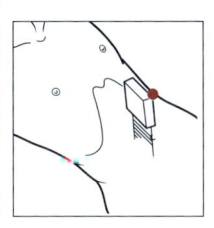

この症例の超音波所見
- 総胆管の拡張が認められる．
- 胆管内の充実性腫瘍エコーがみられる．
- 門脈への浸潤像（↑）がある．

ピットフォール
- 中下部胆管では十二指腸のガスあるいは腸内容のエコーが一見腫瘍像として描かれるので，胆管腔内に存在するかどうかの判定は慎重に．
- 被検者の条件が不良の場合は拡張胆管の描出のみにとどまり，閉塞性黄疸である点のみの診断となるので，閉塞原因については直接造影に委ねることになる．

次に行うべき検査・処置

- 黄疸のない例では ERC を行う．MRC もよい．
- 手術にあたっては CT, 血管造影などの精査が必要．
- 黄疸例では，拡張胆管の描出のみで閉塞性黄疸の診断が可能なので，すぐ PTBD あるいは ERBD（内視鏡的逆行性胆管ドレナージ）の適応となる．

ワンポイント アドバイス

- 以前は閉塞原因の検索のため PTC が行われていたが，造影のみではたとえ細い針を用いても肝表面からの胆汁漏出を来す結果となる．したがって，ドレナージを前提としない胆管穿刺は禁忌である．
- 現在は，超音波で閉塞性黄疸の診断を得次第，まずドレナージを行い，その後の直接造影で質的診断を行う．

II．浸潤型

症例

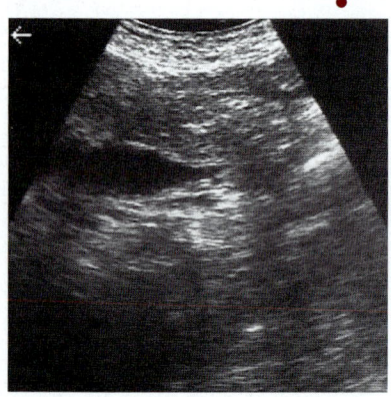

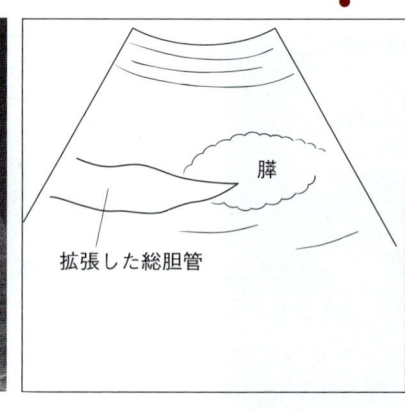

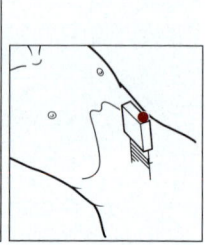

この症例の超音波所見

- 総胆管の拡張が認められる．
- 胆管末梢の先細り様閉塞がみられる．

読影上のポイント

- 浸潤像の判定は胆管壁，門脈壁を追って，正常壁構造が消失する所見が根拠となる．

ピットフォール

- 前項参照
- 管腔構造を斜めに走査するだけで一見先細りの所見が得られることがあるので，走査方向を変えて閉塞部が確かにあることを確認した像を描かなければならない．

検査後の方針

- 前項参照

膵胆管合流異常症

> **この疾患の超音波像**
> ❶ 総胆管の囊腫状拡張がみられる．成人型では囊胞状，紡錘状が多い．

Ⅰ．先天性総胆管拡張症

症例 a．総胆管拡張症

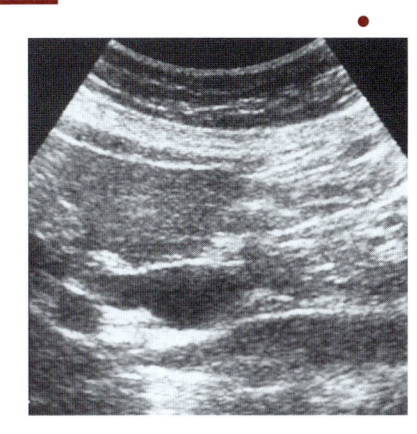

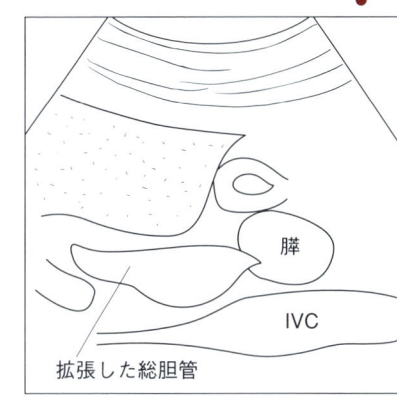

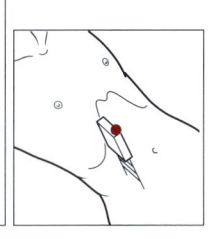

症例 b．総胆管拡張症（結石・胆管癌合併）

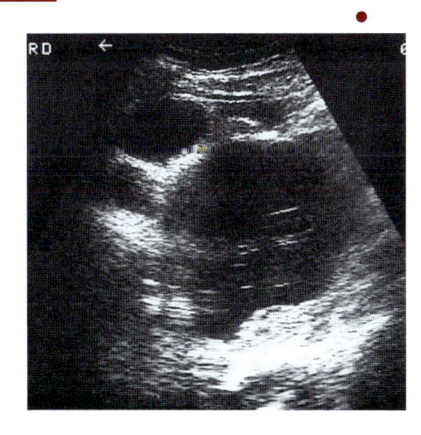

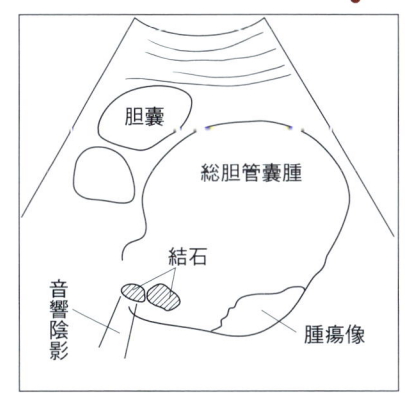

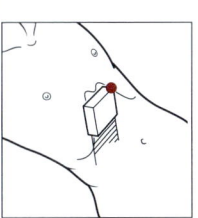

症例aの超音波所見
- 総胆管の紡錘状拡張がみられる．
- 内腔は無エコーで結石などの所見なし．
- 膵内では拡張なし．

症例bの超音波所見
- 総胆管の囊腫状拡張がみられる．
- 囊腫内に強いエコーと音響陰影が認められる．これは結石の合併を示唆する所見で

ある.
- 囊腫壁後面の実質様エコー像がみられる．これは胆管癌を示唆する．
- 囊腫に近接して胆囊像がみられる．

読影上のポイント
- この**症例b**では，患者を右側臥位にして，総胆管結石を移動させてはじめて，後壁に存在する胆管癌部を描出し得た．また，腫瘍像は胆泥，胆砂との鑑別が必要で，体位による移動の有無を確認する．

ワンポイント アドバイス
- 総胆管囊腫には総胆管結石，胆管癌あるいは胆囊癌の合併頻度が高い．囊胞そのものの描出は容易であるが，特に合併病変の見落としのないように胆囊，胆管をていねいに観察することが大切である．

次に行うべき検査・処置
・CT，ERCP，MRCで精査．合併病変を検討する．膵胆管合流異常の有無を確認する．
・治療は囊腫切除が原則．

II．総胆管非拡張型（胆嚢過形成）

症例

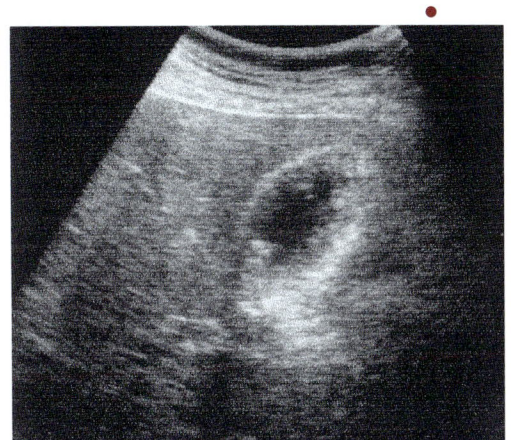

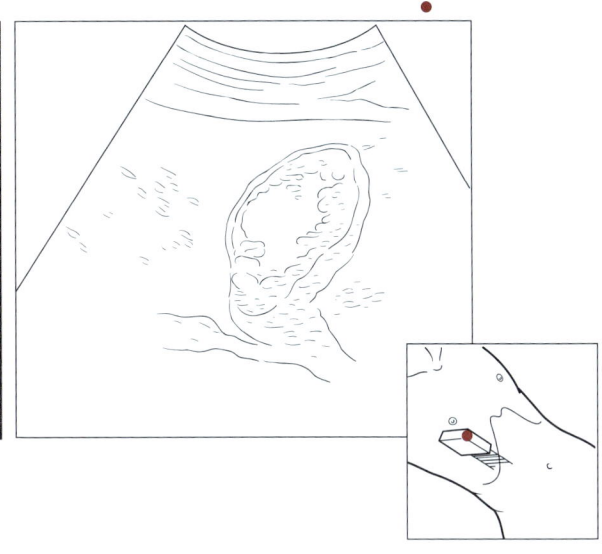

この症例の超音波所見

- 胆嚢壁がびまん性に肥厚する．表面は粒状で，小隆起が連続しているようにも見える．表面の隆起の一部は高エコーを呈する．胆石や総胆管の拡張はない．

鑑別を要する疾患と鑑別点

- 胆嚢癌：壁肥厚を呈する胆嚢癌としては，第1層高エコーがなく，肥厚部が整った実質エコーであるので，早期（表面型）あるいは早期類似病変を考える．表面が顆粒状であるのでIIa型を考えるが，このようなびまん性肥厚とはならない．一方，びまん性肥厚のIIb型では，隆起が散在することはあっても全体が顆粒状になることはない．
- コレステロールポリープ，コレステローシス：比較的若年者にみられる多発性のコレステロールポリープ例で同様の所見を呈するが，あくまで隆起の連続であり，壁の肥厚ではない．高度のコレステローシスでやはり過形成を伴う際には全く同様の所見になる可能性はあるが，まれであり，多くはこれほどの肥厚には至らない．
- 胆嚢腺筋腫症：腺筋部の増生が高度な例でやや低エコーの壁肥厚像を呈することがある．表面が顆粒状になることはないが，壁内結石や comet-tail echo が顆粒状に見えることはある．micro-cystic area（RAS の拡張）や comet-tail echo の典型的な所見があれば診断は容易である．むしろこのような典型所見のない腺筋腫症の場合には，進行癌との鑑別が必要になる．

読影上のポイント

- やや低エコーのびまん性の壁肥厚があり，その表面が粗大な顆粒状であることが特徴

EUS

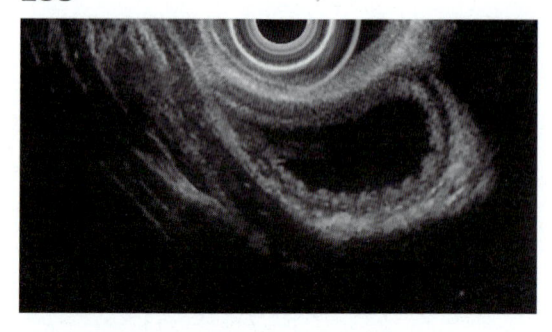

的である．浸潤癌ではこれほど表面に変化が出ない．表面型の早期癌のなかではⅡa型が顆粒状の表面になるが限局性である．顆粒が高エコーであるのでコレステロールポリープやコレステローシスを考えるが，このような小隆起はコレステロールの沈着がなくてもその構造だけで高エコーを呈することがある．胆嚢炎も表面の所見から除外できる．したがって高度の過形成変化が最も考えられ，コレステローシスか，あるいは膵胆管合流異常症のとくに胆管非拡張型でみられる乳頭状過形成が考えられる．

ピットフォール

- この場合に最も重要なことは，超音波所見そのものよりも，総胆管に拡張がないにもかかわらず膵胆管合流異常の存在を疑わなければならない点である．膵胆管合流異常症でありながら総胆管の拡張がないか軽度の例は「非拡張型」と呼ばれ，胆嚢癌の発生確率が高いために手術の対象とされている．膵胆管合流異常そのものは ERC や MRC の精査でしか診断できないので，超音波では胆嚢壁の肥厚が唯一の所見となる．

ワンポイント アドバイス

- 多くはこの例のように高度な肥厚までには至らず，表面の変化も少ないので，単なる軽度のびまん性壁肥厚の所見のみの場合が多い．すなわち人間ドックなどでも胆石がないのにびまん性の胆嚢壁肥厚があり，さらに若年の女性となれば，まず膵胆管合流異常の存在を疑って精査を進める必要がある．

次に行うべき検査・処置

- 胆嚢壁の肥厚に対して内視鏡超音波検査を行う．表面の顆粒が粘膜を首座とした乳頭状の構造としてとらえられる(図：**EUS**)．
- 膵胆管合流異常の有無を MRC か ERC で確認する．
- 膵胆管合流異常症の総胆管非拡張型と診断されたら，現在明らかな胆嚢病変が見られなくても，胆嚢摘出術が必要である．拡張のない胆管まで切除すべきかについては，異論がある．

第6章

肝臓の超音波検査

1. 肝の解剖

1 肝の位置からみた解剖学的特徴

① 右葉の大部分は肋骨に被われている．
② 右葉の頭側は横隔膜に接し，胸腔側に嵌入した形をなし，ドームとも呼ばれ肺に被われている．
③ 左葉は心窩部剣状突起下で骨にさえぎられない部分がある．
④ 左葉は正中線よりも左方にまで及んでいる．

前面への投影

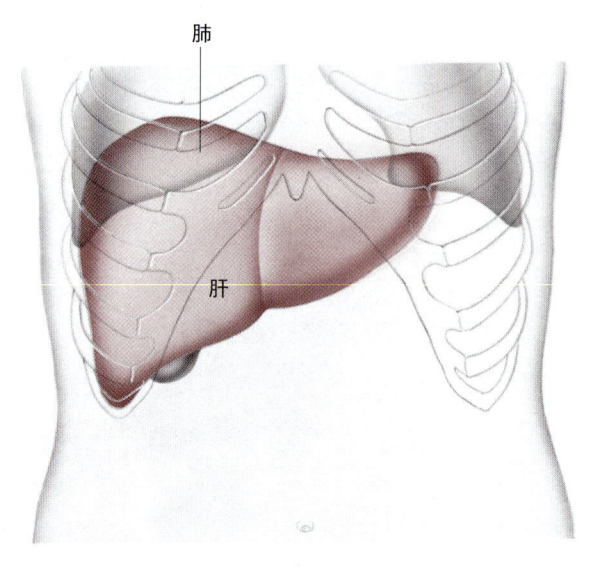

右側面への投影

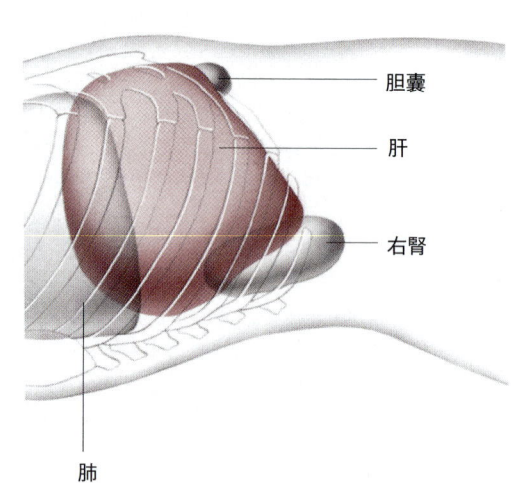

超音波との関連

① 肋骨と肺に被われた肝は右肋間，心窩部，肋弓下からのさまざまな走査方向からの観察を要する．
② 右葉は肋間か肋弓下で観察する．
③ 特に右葉ドームの観察にはセクタ型探触子による右肋間走査や肋弓下でのえぐり走査による覗き上げが必要となる．
④ 左葉は剣状突起下の心窩部で骨などに邪魔されずに観察できる．

2 肝表面からみた解剖と Couinaud の区域分類

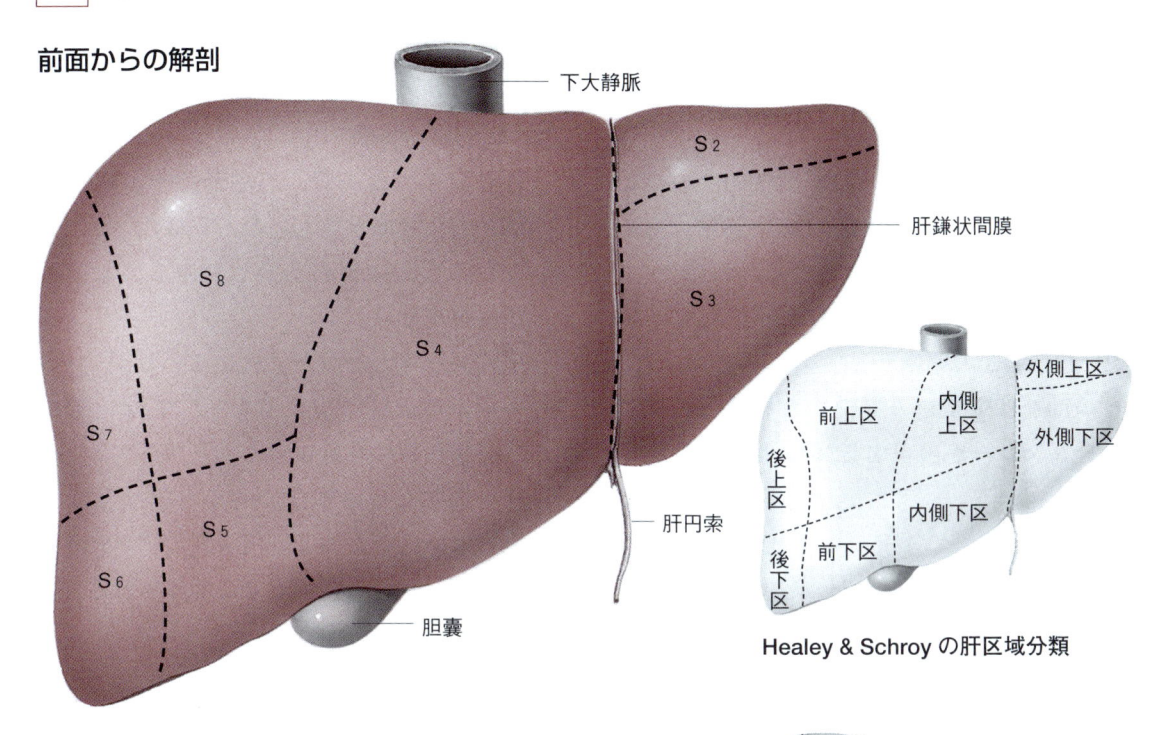

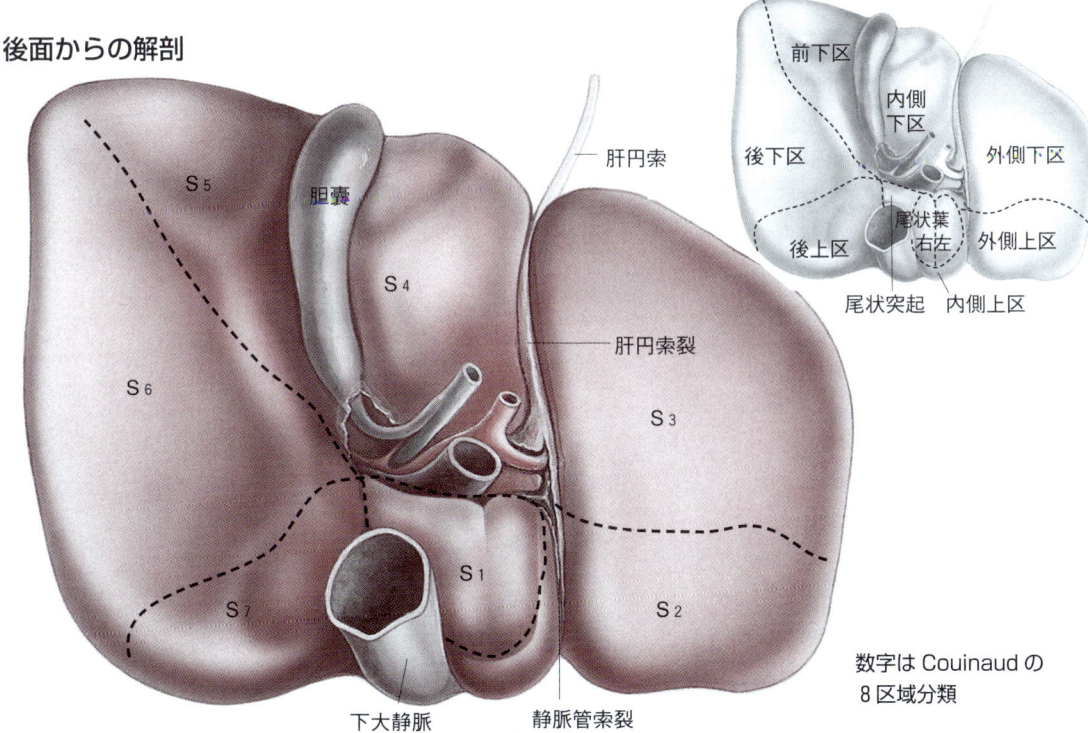

前面からの解剖

- 下大静脈
- S2
- 肝鎌状間膜
- S3
- S8
- S4
- S7
- 肝円索
- S5
- S6
- 胆嚢

外側上区／前上区／内側上区／外側下区／後上区／内側下区／後下区／前下区

Healey & Schroy の肝区域分類

後面からの解剖

- S5
- 胆嚢
- S4
- 肝円索
- 肝円索裂
- S6
- S3
- S1
- S7
- S2
- 下大静脈
- 静脈管索裂

前下区／内側下区／後下区／外側下区／後上区／尾状葉右左／尾状突起／外側上区／内側上区

数字は Couinaud の 8 区域分類

a．前面からの解剖

(1) 解剖学的特徴
1. 肝前面は他臓器とは接触せず壁側腹膜と密に接している．
2. 肝前面における従来の解剖学的な右葉と左葉の境界は肝鎌状間膜が位置し，その下縁には肝円索が臍に連なる．

(2) 超音波との関連
1. 病的な状態でのみ肝前面と腹壁との間に介在エコーが出現する（例えば腹水などの貯留液や肝萎縮時の大網の入り込み）．
2. 肝表面の評価は前面が適切である．

b．後面からの解剖

(1) 解剖学的特徴
1. 肝右葉後面は右腎，右副腎，十二指腸上部，右結腸曲と接し圧痕を形成．
2. 肝左葉後面は胃の前壁，食道下部と接して圧痕を形成．
3. 尾状葉と下大静脈が位置している．
4. 小網が静脈管索裂に連なり，アランチウス静脈管索に移行する．
5. 肝後面における解剖学的な右葉と左葉の境界は静脈管索裂と肝円索裂で示される．
6. 方形葉は胆嚢と肝円索裂に境界される．

(2) 超音波との関連
1. 後面で接する隣接臓器の理解．
2. 尾状葉の位置．
3. 方形葉の境界．

肝区域対応表
Couinaud の分類と Healey & Schroy の分類

Couinaud の分類	Healey & Schroy の分類
segment 1	尾状葉（右，左） caudate lobe (right, left) ＋ 尾状突起 caudate process
segment 2	外側上区 lateral superior
segment 3	外側下区 lateral inferior
segment 4	内側上区 medial superior ＋ 内側下区 medial inferior
segment 5	前下区 anterior inferior
segment 6	後下区 posterior inferior
segment 7	後上区 posterior superior
segment 8	前上区 anterior superior

3 肝内血管の解剖

a. 門脈

門脈はほとんどの例で肝門部において左右枝に分かれるが，3分枝が同時に分かれる3分岐型も少なくない．門脈左枝は水平に走行する横部とこれから腹壁方向に向けて独特の立ち上がりをする臍静脈部とからなる．臍静脈部からはまず外側上枝が分岐し，外側下枝と内側枝が分岐する．まれには，独特に彎曲した臍静脈部が門脈左枝にみられず，右枝の一部に臍静脈部を逆にしたような構造をもつことがある．右枝は2分岐を繰り返して各区域へと分布するのが原則であるが，しばしば右前上枝などでは2本（腹側枝と背側枝）の主要枝がみられる．右枝を X 線正面像でみると前枝は右肩に向けて外側にまで延びているが，後枝は途中から背側方向に向けて早く分岐してしまう形を呈する．

b. 肝静脈

右肝静脈，左肝静脈，および中肝静脈の3本が肝部下大静脈に合流する．このほか尾状葉から直接下大静脈に入る短肝静脈群がみられる．また，時に右後下区域（S_6）からの下右（後下，右下）肝静脈が直接に下大静脈に入るのが観察されるが，本来の右肝静脈が細い例でとくに太く認められる．

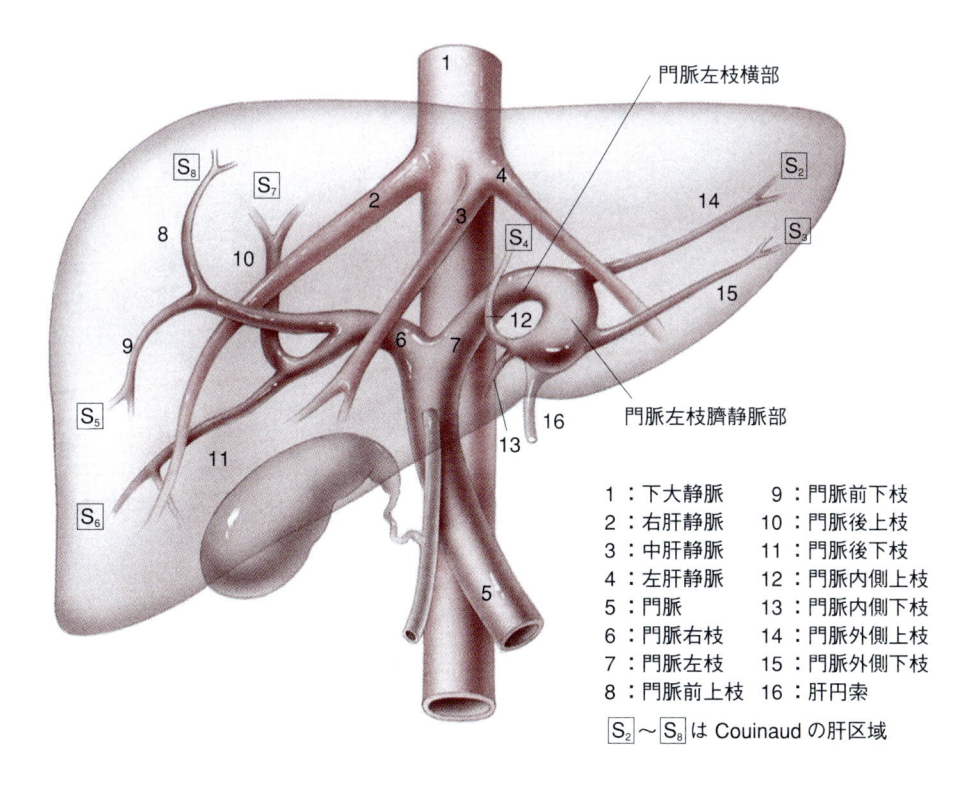

1：下大静脈　9：門脈前下枝
2：右肝静脈　10：門脈後上枝
3：中肝静脈　11：門脈後下枝
4：左肝静脈　12：門脈内側上枝
5：門脈　　　13：門脈内側下枝
6：門脈右枝　14：門脈外側上枝
7：門脈左枝　15：門脈外側下枝
8：門脈前上枝　16：肝円索

S_2〜S_8 は Couinaud の肝区域

4 肝内血管と肝区域概念

肝臓外科の進歩と共に用いられることが多くなった8区域の概念(Couinaudの亜区域分類)を示す．これは，肝をCTのように尾側からみて，尾状葉を1として反時計回りに8まで番号をつけたものである．肝静脈は区域間を走行し，門脈枝が区域の中心に位置するとする血流支配からみた区域概念である．右肝静脈は後区域(S_6, S_7)と前区域(S_5, S_8)の境界面を，中肝静脈は前区域と内側区域(S_4)の境界面を，また左肝静脈の主幹と門脈左枝の臍静脈部は内側区域と外側区域(S_2, S_3)の境界面をそれぞれ走行している．

超音波との関連

限局性病変の広がりと局在を区域の概念に基づいて検討することにより手術など治療法の選択を的確に考慮できる．また種々の治療の効果判定や経過観察に際しても大切な要素となる．

肝内血管と Couinaud 分類による肝区域の概念

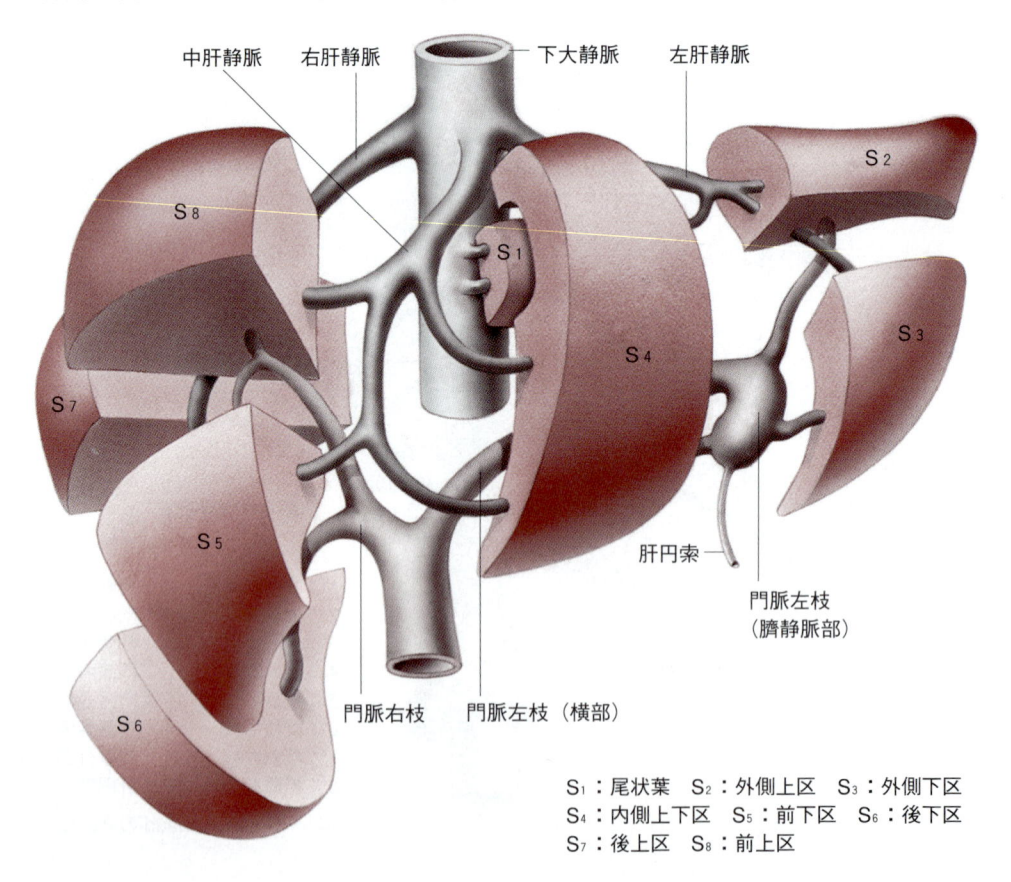

S_1：尾状葉　S_2：外側上区　S_3：外側下区
S_4：内側上下区　S_5：前下区　S_6：後下区
S_7：後上区　S_8：前上区

1. 肝の解剖

右側胸壁側からみた肝内の血管

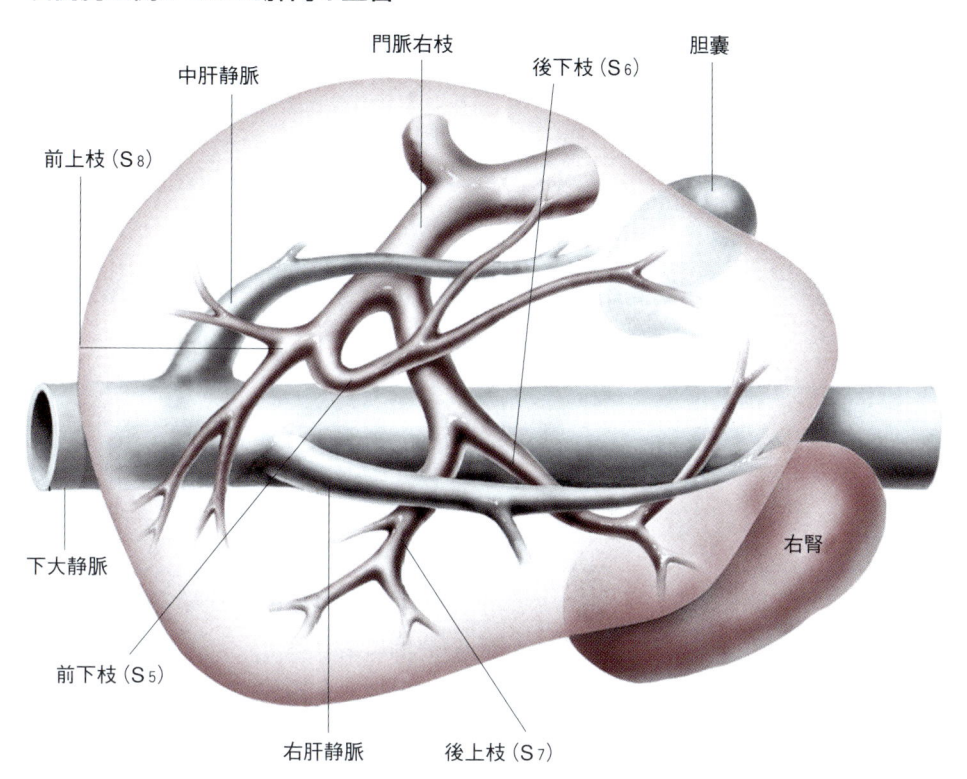

- 中肝静脈
- 門脈右枝
- 後下枝（S6）
- 胆嚢
- 前上枝（S8）
- 下大静脈
- 右腎
- 前下枝（S5）
- 右肝静脈
- 後上枝（S7）

右側胸壁側からみた肝区域

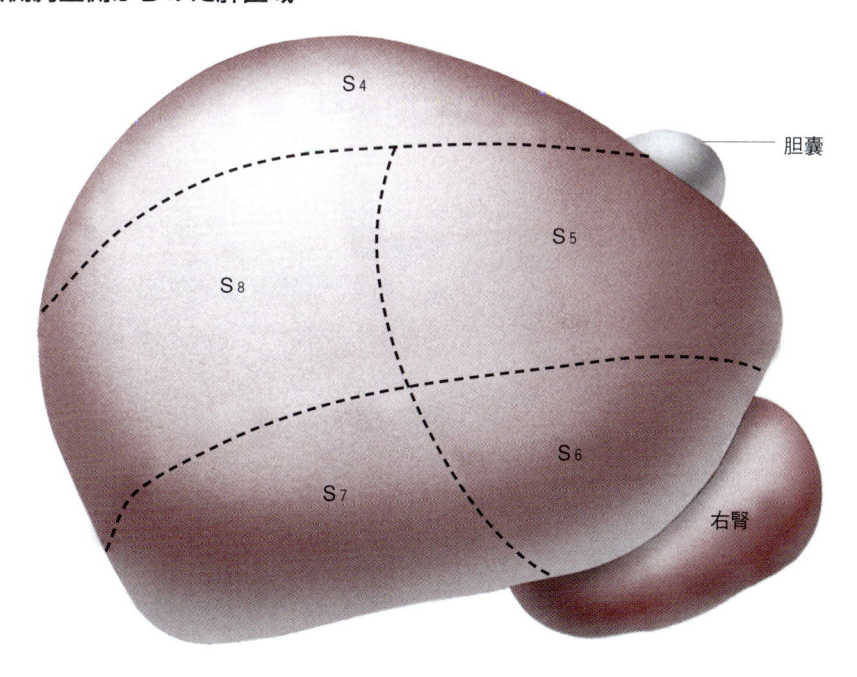

- S4
- 胆嚢
- S8
- S5
- S7
- S6
- 右腎

2. 肝の基本走査

　肝臓の超音波診断に際しての決まった走査法は現在までみられないが，ここではわれわれの日常行っている方法を解説する．

　以下のごとく一定の走査順序で肝全体をくまなく観察する．

① 縦走査 ⇒ ② 右肋間走査 ⇒ ③ 右肋弓下走査 ⇒ ④ 心窩部斜〜横走査

① 縦走査

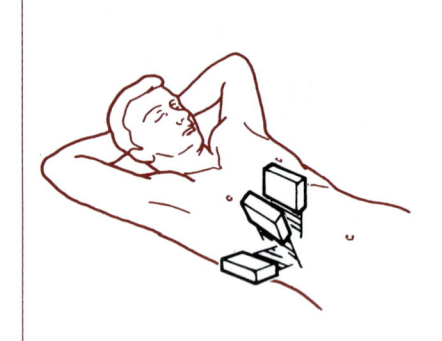

特　徴
- 心窩部では肋骨や肺に邪魔されることなく左葉のほぼ全体を観察できる．
- 心窩部では肝表面や肝縁の評価および左葉の大きさの評価に優れる．
- 右季肋部〜前胸部では胆嚢窩と下大静脈を結ぶカントリー線での断面も得られる．
- 右側胸壁では右葉の肝縁の評価および右葉の大きさの評価に優れる．

問題点
- 右前胸部や側胸壁では肋骨にさえぎられて肝が格子状に欠損する．

② 右肋間走査

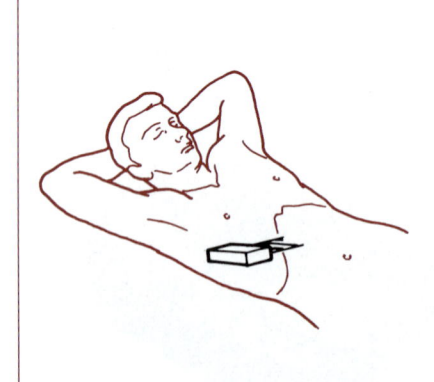

特　徴
- 右葉を門脈枝の走行に沿って検索できる．
- 高度の萎縮例ではこの走査法によってのみ肝の描出が可能．

問題点
- 肺に被われた右葉の頭側領域が欠損し，死角となる．そのためとくにドームの死角をカバーするためには右肋弓下走査である程度補うか，できればセクタ型探触子を補助的に用いるのが望ましい．

3 右肋弓下走査

特　徴
- 肝右葉を中心とした実質を，肋骨による影響なく広範囲に観察できる．
- 右肋間走査で死角となる右葉のドーム付近の領域をある程度描出できる．このため小肝細胞癌の見落としをかなり防止できる．
- 肝門部を中心として左右の門脈枝や胆管枝を連続的に描出できる．このため，限局性病変に際してはその局在を肝区域の概念に基づいて理解するのに優れる．

問題点
- 肝萎縮高度例では消化管ガスにさえぎられて描出困難となる．
- 肥満例や腹筋発達例では，押し付けてえぐり走査をするのが困難となることがある．

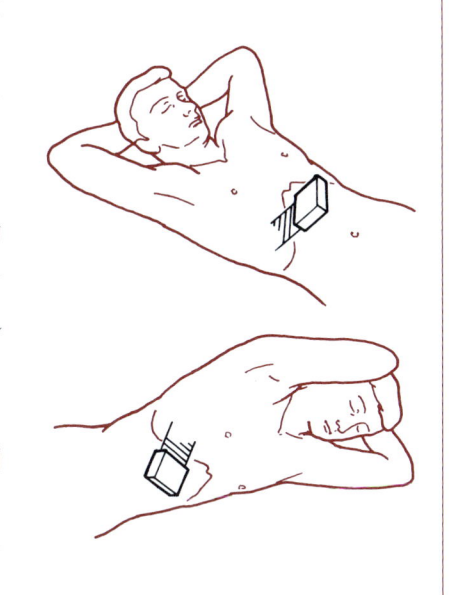

4 心窩部斜〜横走査

特　徴
- 肺や肋骨にさえぎられずに左葉を門脈の走行に沿って観察できる．
- 尾状葉が境界明瞭に描出される．
- 肝区域の概念に基づいて走査できる．

問題点
- 左葉萎縮例では描出困難である．

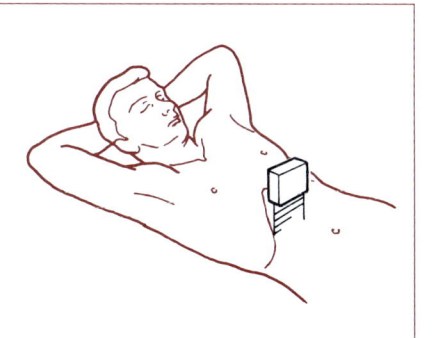

1 縦走査

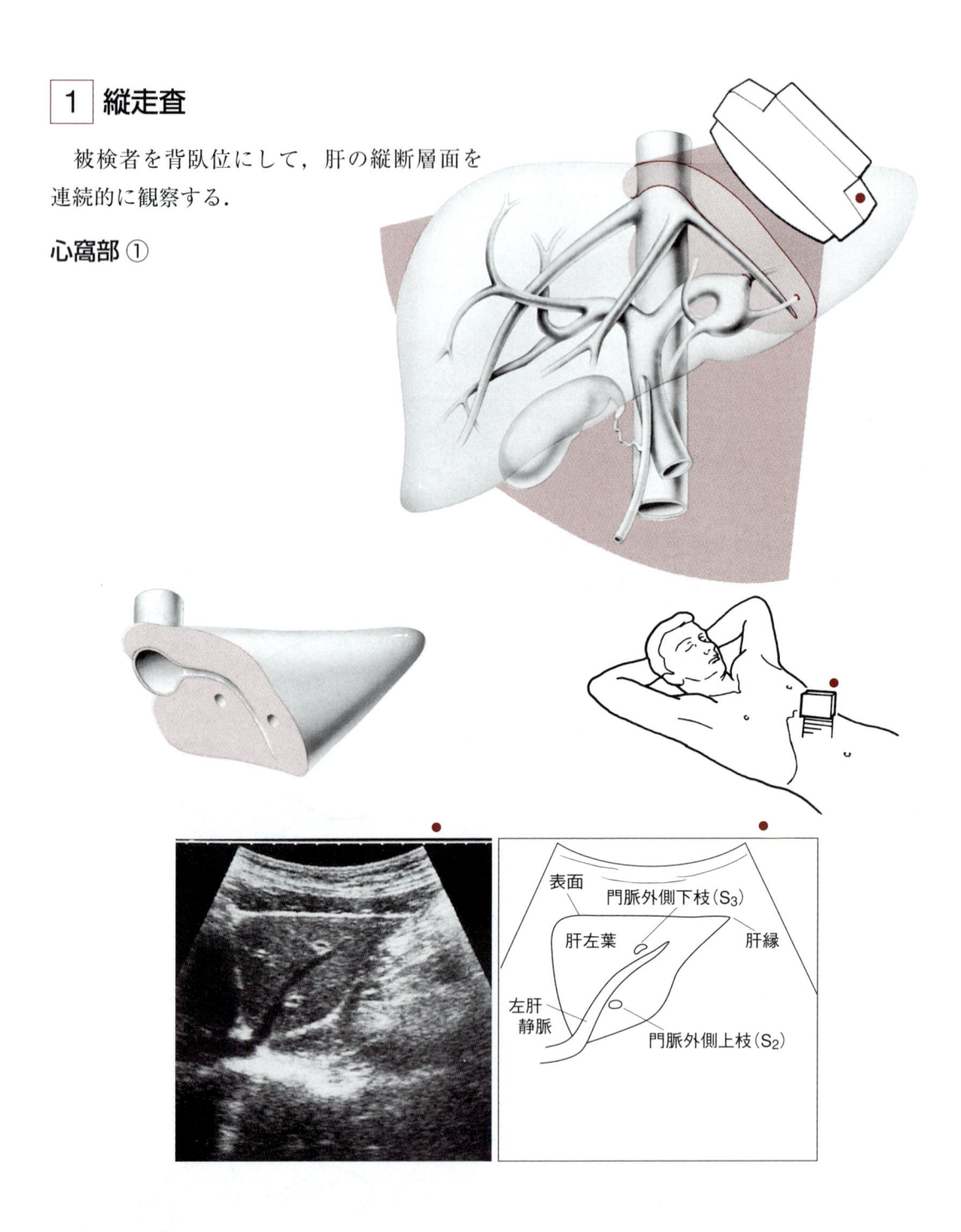

被検者を背臥位にして，肝の縦断層面を連続的に観察する．

心窩部 ①

表面
門脈外側下枝（S$_3$）
肝左葉
肝縁
左肝静脈
門脈外側上枝（S$_2$）

正常像の一般的特徴

① 肝表面：平滑（直線的）
② 肝縁：鋭利
③ 左肝静脈が2本の門脈外側枝（下枝と上枝）の間に走行する．

心窩部 ②

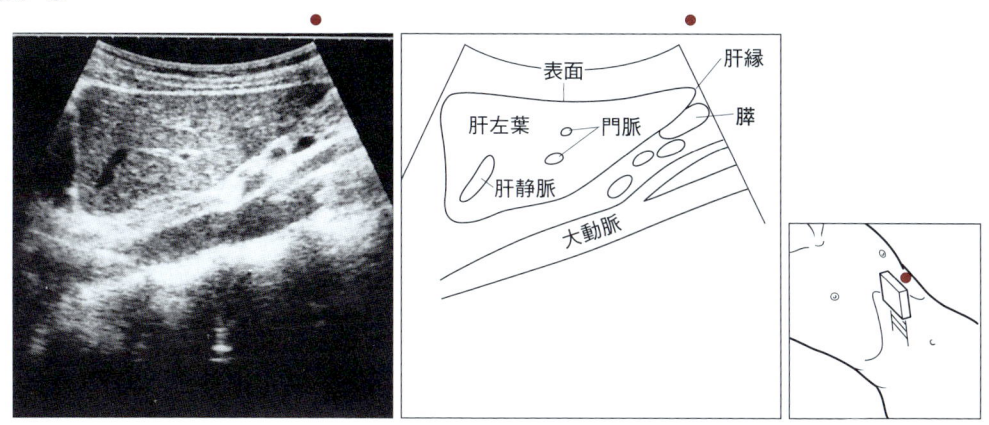

正常像の一般的特徴
1. 肝表面：平滑（直線的）
2. 肝縁：鋭利
3. 実質：均一パターン
4. 肝左葉の大きさを計測する（肝の正常像・大きさ，174頁参照）．

描出のポイント
- 肝表面に対して垂直にエコービームを当てる．
- 深呼吸と共に全体を観察する．

心窩部 ③

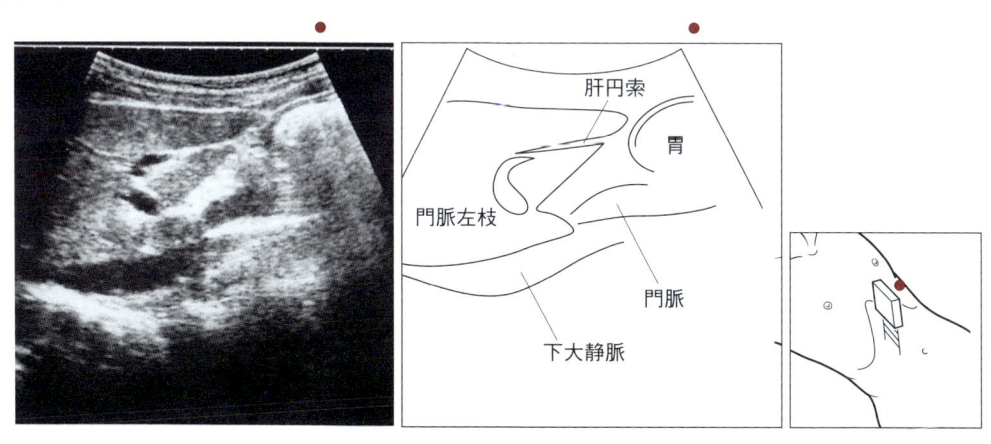

正常像の一般的特徴
1. 肝円索：門脈左枝の臍静脈部先端からこれに連なる高エコー帯が腹側下方の臍に向けて描出される．
2. 肝円索内には時に糸状の管状構造が確認されるが，肝表面までの全長にわたることはない．

右側胸部

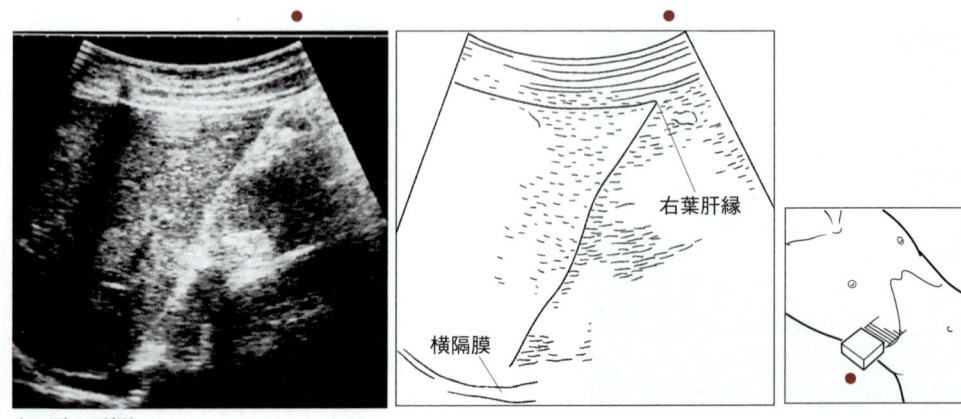

（42頁，再掲）

正常像の一般的特徴

1. 肝縁：吸気時に肋弓下にせり出す右葉肝縁は鋭利な角度をもつ．
2. 肋弓下に伸びるときの肝の動きは柔らかさを表す．

描出のポイント

- 胆嚢の外側で腎臓が出現する前の位置で評価する．

描出上の注意点

▶ 脂肪肝においては実質エコーが高レベルで，肝外の消化管ガスとの境界が不明瞭なため肝縁の評価が難しい．

右葉ドームの描出

セクタ型（小コンベックス型）による右肋弓下縦走査による．

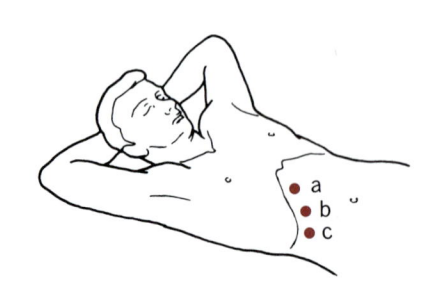

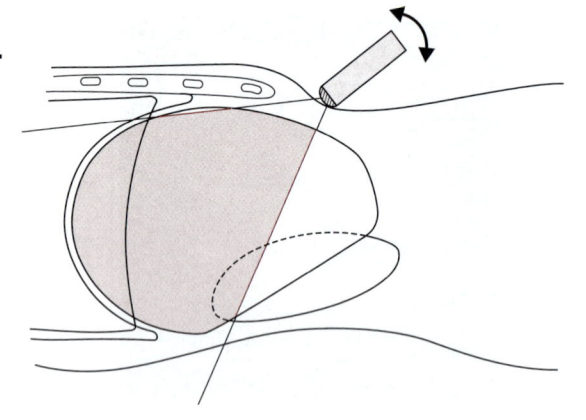

描出のポイント

- 右肋弓下で探触子を腹壁に押し付けて，えぐり走査の手法で縦走査を行う．この際，背臥位で描出不良なら左側臥位をとらせる．
- 肝右葉の高度萎縮例では，消化管ガスのためエコーがさえぎられ描出困難となる．
- そのような例では右肋間走査からドームを検索するべきである．

2. 肝の基本走査

[右葉ドームの描出]

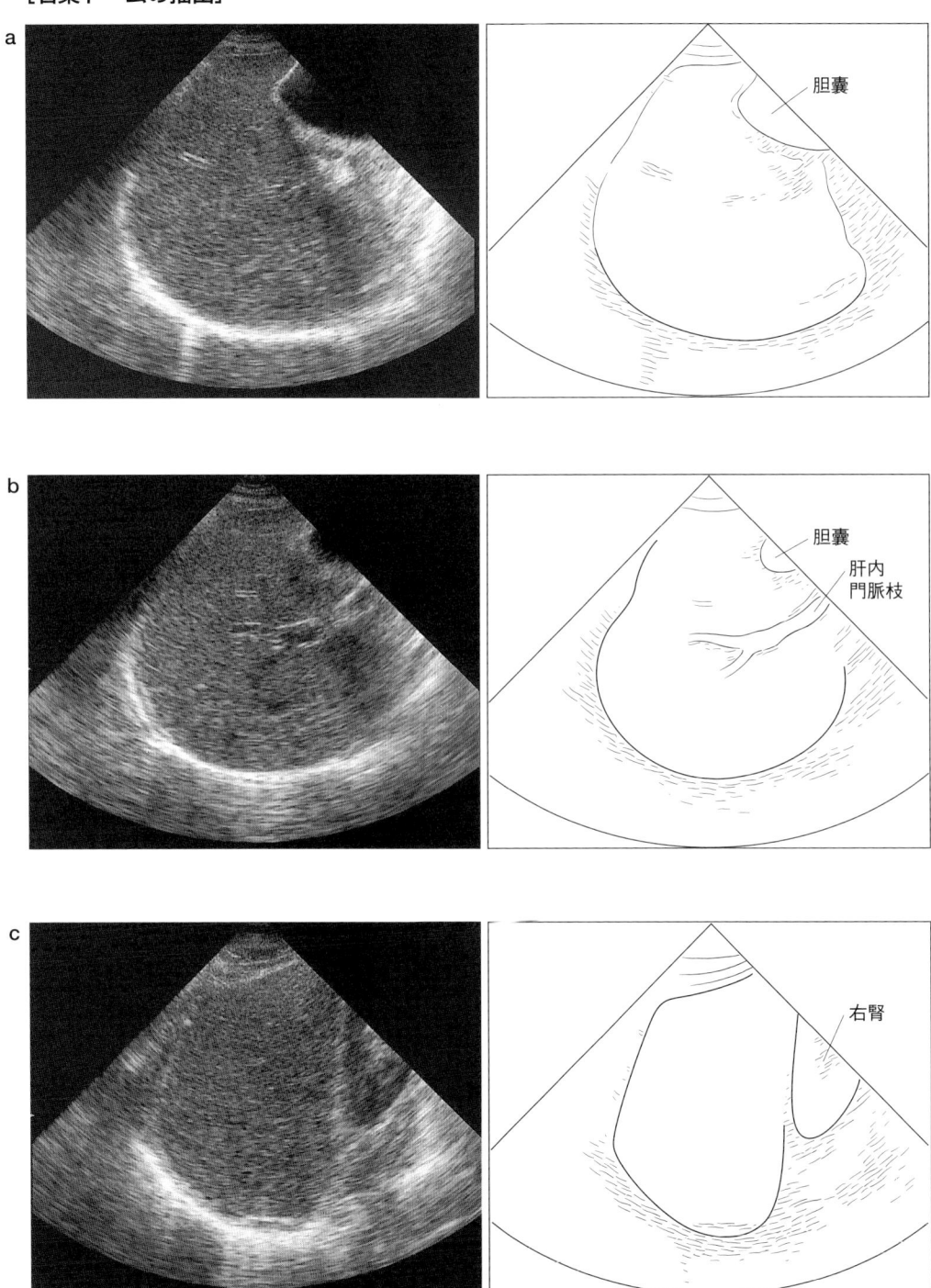

a

b 胆嚢／肝内門脈枝

c 右腎

(53頁, 再掲)

6 肝臓

2 右肋間走査

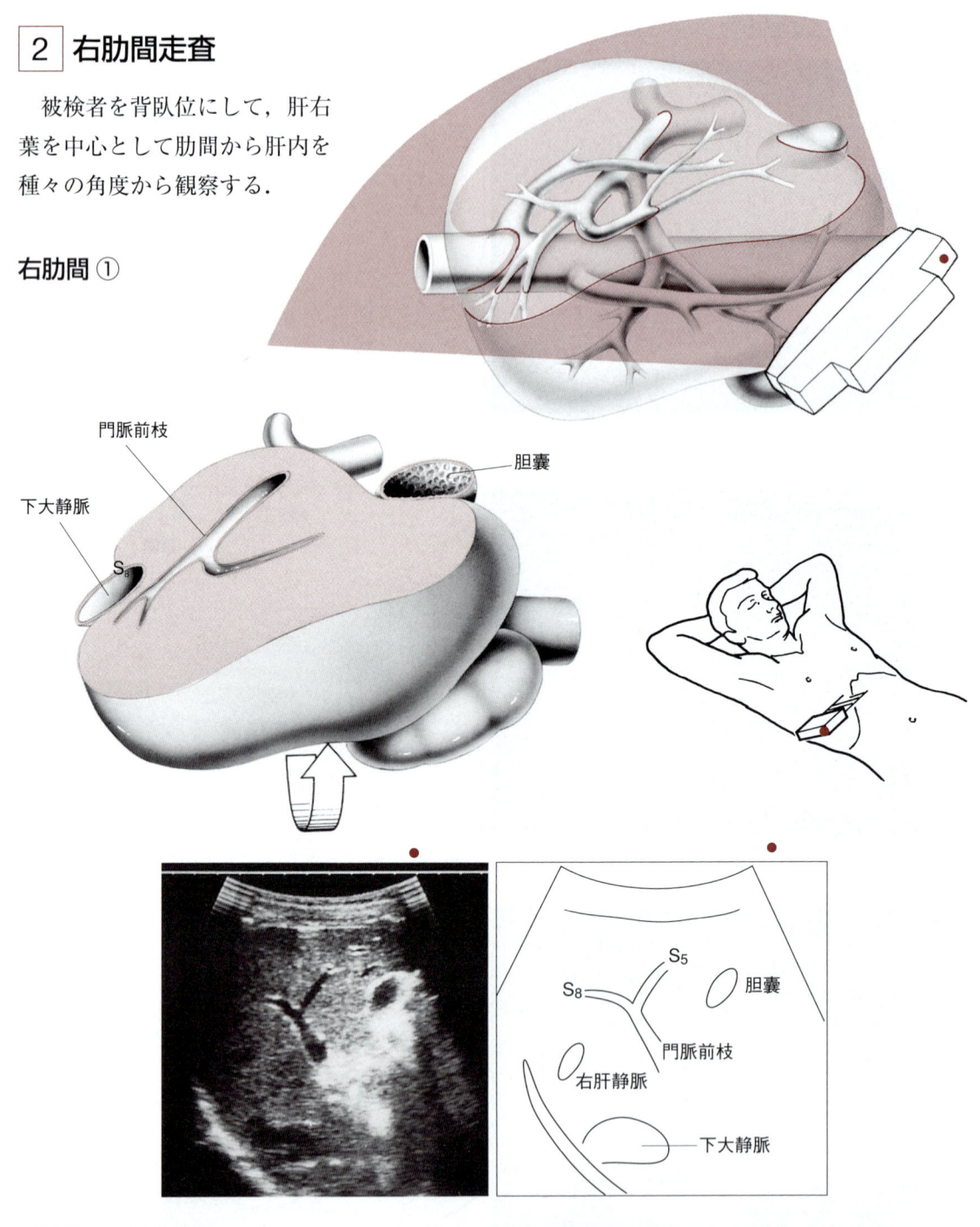

被検者を背臥位にして，肝右葉を中心として肋間から肝内を種々の角度から観察する．

右肋間①

（図中ラベル：門脈前枝，胆嚢，下大静脈，S₆，S₅，S₈，門脈前枝，胆嚢，右肝静脈，下大静脈）

正常像の一般的特徴

1. 門脈前枝を中心として前区域（S_5, S_8）を観察する．この際，右肝静脈や下大静脈の一部が同時に描出される．

描出のポイント

- 前腋窩線付近の走査による．

2. 肝の基本走査

右肋間 ②

門脈

右肝静脈

肺による欠損

右肝静脈

門脈右枝

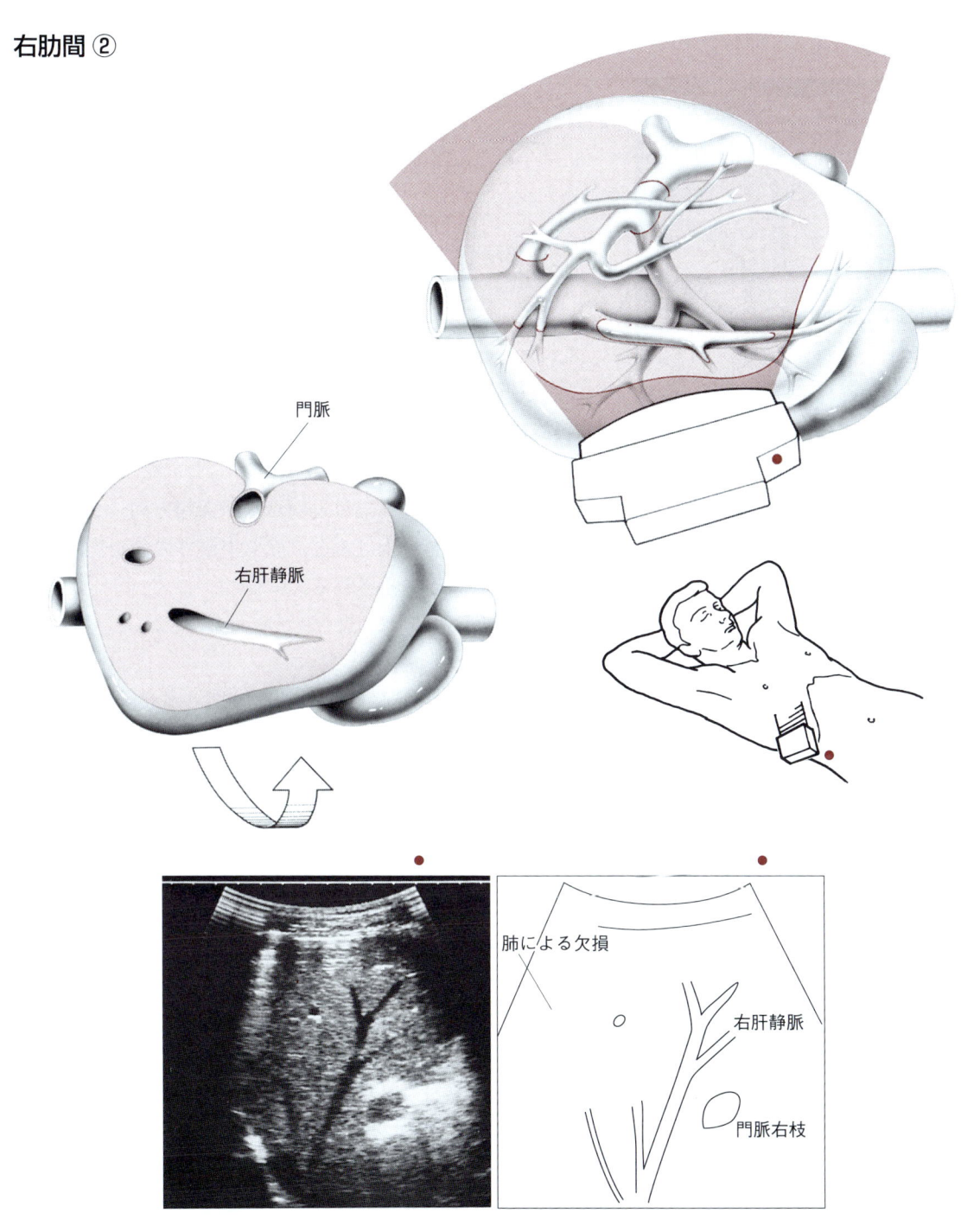

正常像の一般的特徴

1. 前〜後区域の境界面付近から右肝静脈ごしに肝門部を観察できる．

描出のポイント

● 中腋窩線付近の走査による．

右肋間 ③

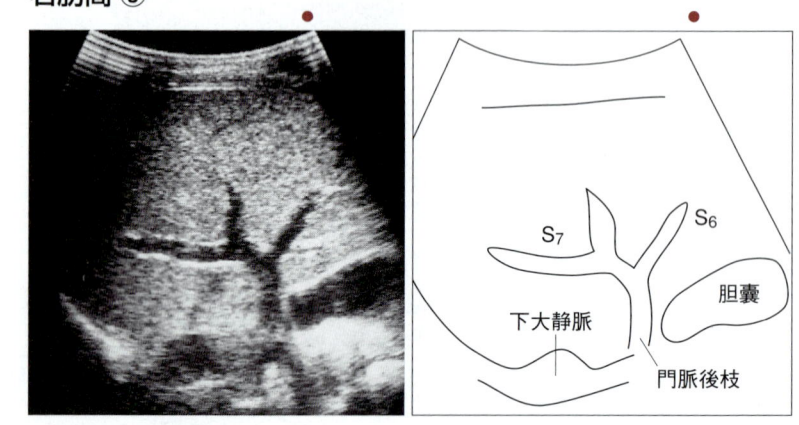

正常像の一般的特徴
1. 門脈後枝を中心として後区域（S_6，S_7）を観察する．この際，下大静脈や胆嚢の一部もみられる．

描出のポイント
- 後腋窩線付近から剣状突起方向つまり腹側を見上げると，立ち上がりの急な門脈後枝が描出される．

右肋間 ④

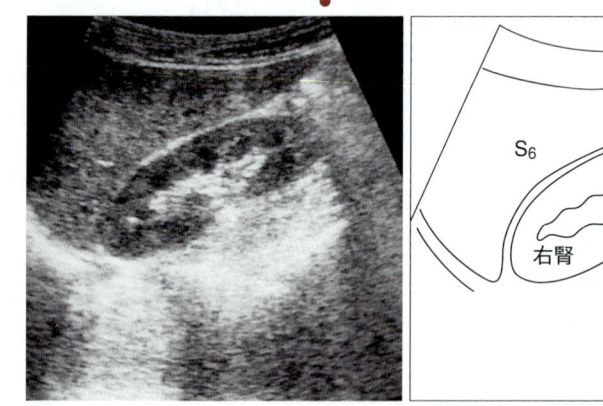

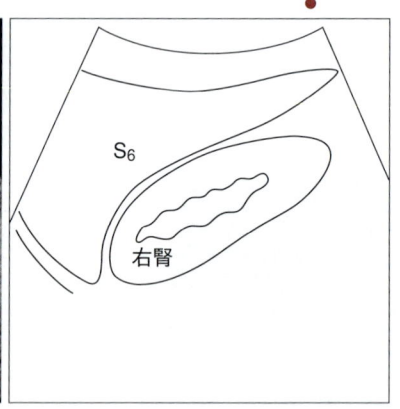

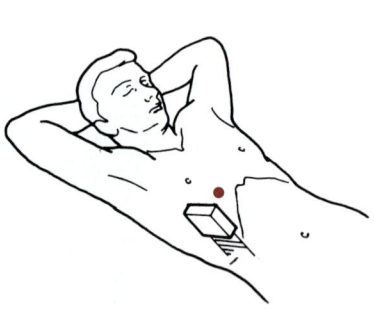

正常像の一般的特徴
1. 肝臓ごしに右腎が観察される．この両者は，ほぼ同等のエコーレベルを示すのが正常．

描出のポイント
- 後腋窩線付近での深呼吸が適している．

右葉ドームの描出
セクタ型（小コンベックス型）による右肋間走査による．

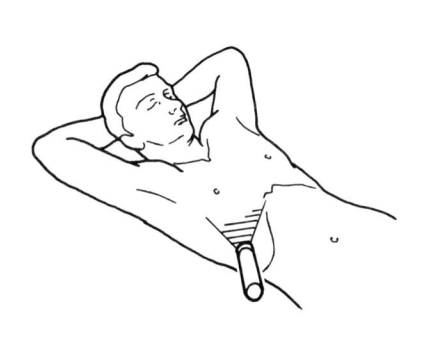

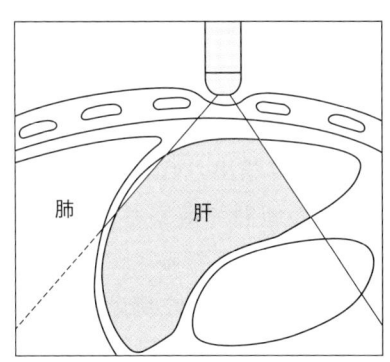

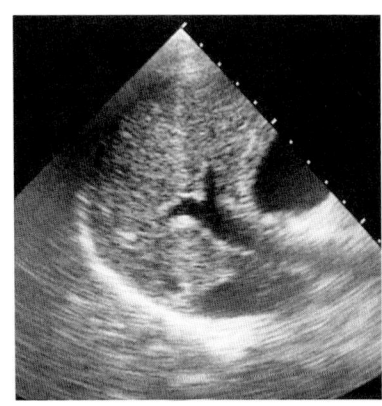

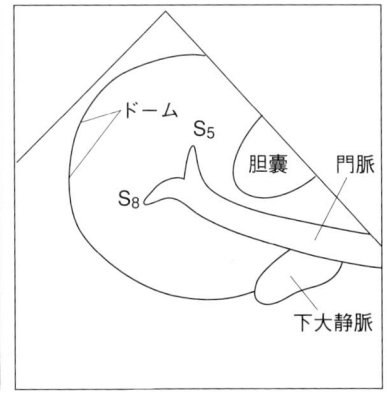

この走査法では通常のコンベックス型で肺に被われる右葉のドームが描出される．また，セクタ型（小コンベックス型）によっても肝右葉の高度萎縮例など右肋弓下走査では消化管ガスによりさえぎられて肝が描出されない例においても，本法ではドームの描出が可能であり優れた方法である．

3 右肋弓下走査

背臥位〜左側臥位にて，右肋骨弓に沿ってその下縁を連続的に走査し，呼吸をコントロールしながら肝内を広範囲に観察する．

吸気時に足側から頭側に向けて次第に見上げるように覗き込み走査をする．この走査法では右肋間走査で描出されなかった右葉ドームがかなりの範囲で観察されるが，灰色で示した領域は死角となる．この死角をなるべく少なくする目的で左側臥位が優れている．

足側から順に a→d と下記のように画像が展開していくのが標準的である．

a：まず肝臓ごしに右腎が描出される．
b：次に胆嚢が現れ，続いて肝門部の門脈分岐部が観察される．門脈右枝の枝分かれが観察される．
c：次いで中〜右肝静脈が同一断層面に現れる．
d：横隔膜近傍のドームが出現する．

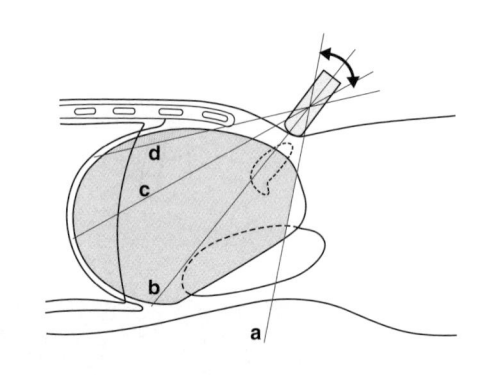

右肋弓下（a）

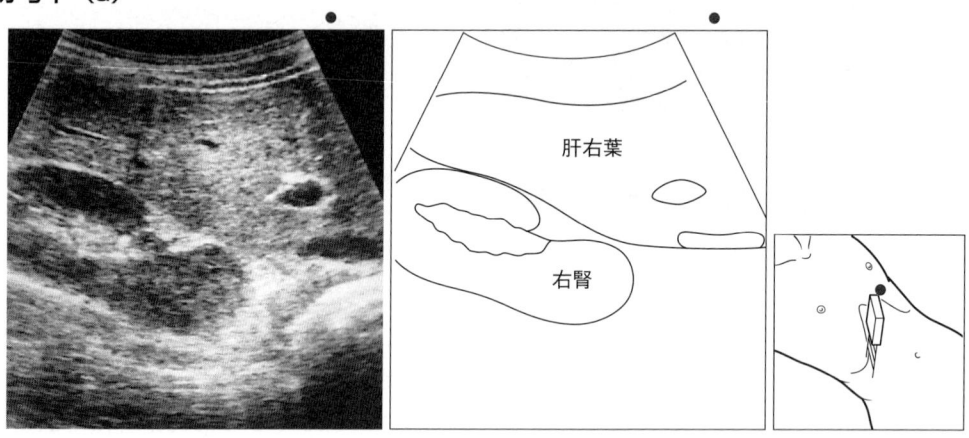

正常像の一般的特徴

[1] 肝と腎はほぼ同等のエコーレベルを示すが，肥満者などでは減衰のために腎のレベルがやや下がるため，肝の方が比較的高エコーに観察される傾向をみる．

[2] この部位の走査で腎に出入りする腎動静脈が同時に観察される．

右肋弓下（b）

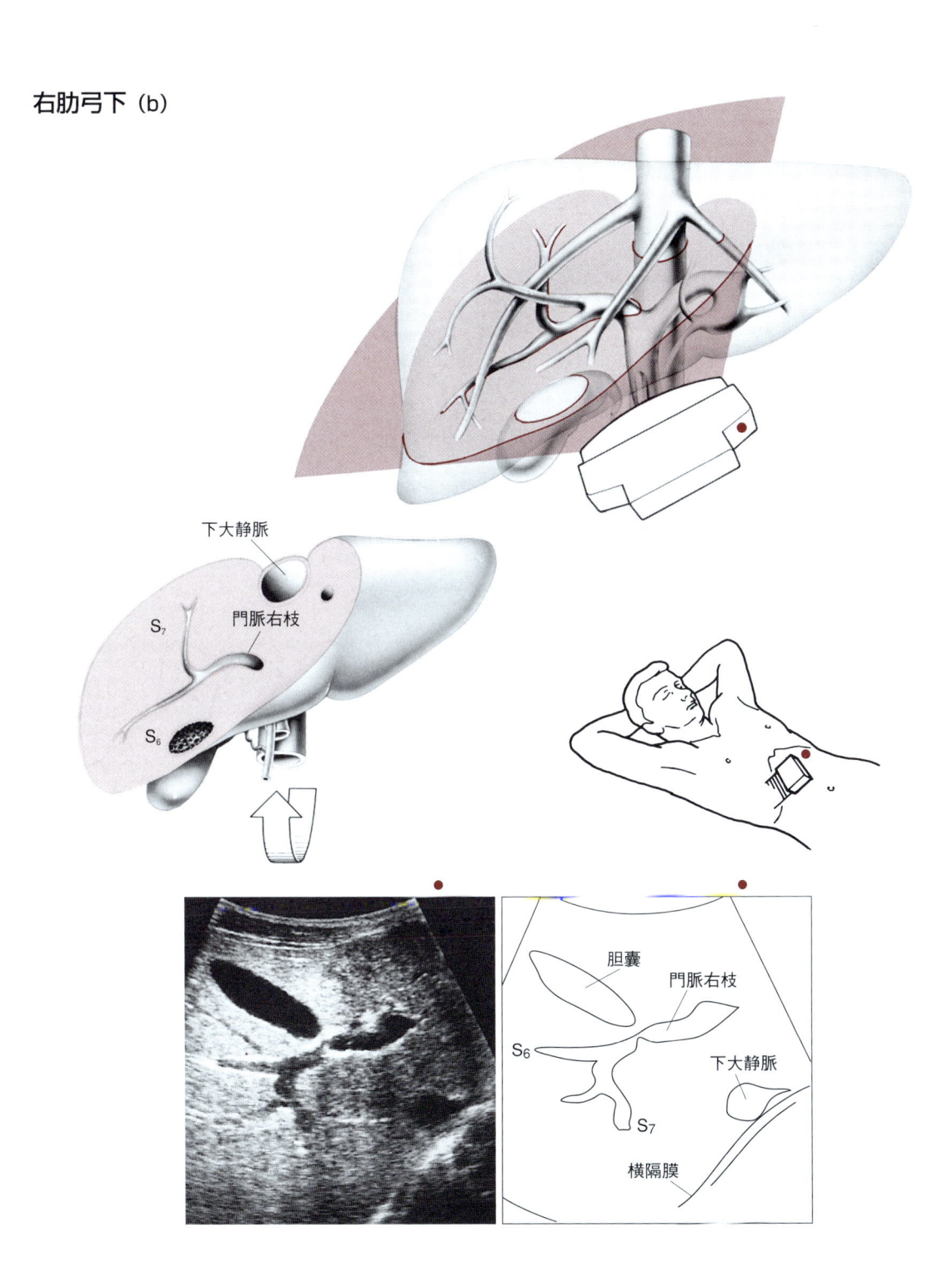

（図中ラベル）
- 下大静脈
- 門脈右枝
- S₇
- S₆
- 胆嚢
- 門脈右枝
- S₆
- 下大静脈
- S₇
- 横隔膜

正常像の一般的特徴

① 肝実質に取り囲まれた胆嚢と，門脈右枝の後枝から後下枝（S₆）と後上枝（S₇）への分岐が確認される．

第6章 肝臓の超音波検査

右肋弓下（c）

右肝静脈　　中肝静脈

門脈前枝

S8　S5　S6

S5　S4
門脈前枝
S8
右房
S6
S7　中肝静脈
右肝静脈
横隔膜

正常像の一般的特徴

1. 中〜右の2本の肝静脈に境された3つの肝区域が明確に理解される．つまり，中肝静脈より腹側の内側区域(S_4)，中および右肝静脈に囲まれた前区域(S_5, S_8)，そして右肝静脈より背側の後区域(S_6, S_7)である．

肝静脈の異常所見をみるのによい走査法である．

描出のポイント

- 深吸気で息をこらえさせると次第に肝静脈径が開いて描出が容易になる．

右肋弓下 (d)

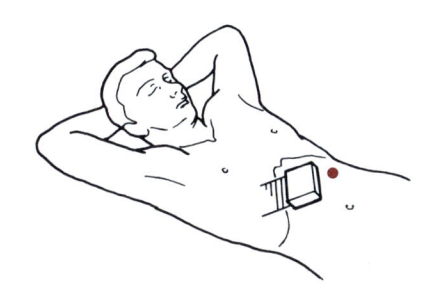

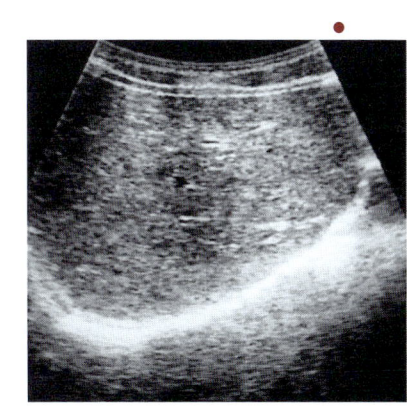

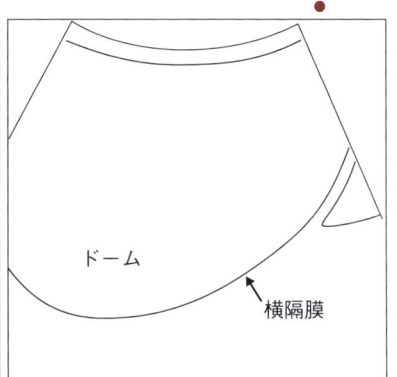

正常像の一般的特徴

1. 横隔膜近傍のドームが描出され，その横隔膜までの肝実質が均一なパターンで著しい減衰もなく観察される．

描出のポイント

- 左側臥位でなるべくドームの広い範囲をチェックする．
- 肝萎縮の高度な例では描出が困難である．

4 心窩部斜〜横走査

心窩部斜

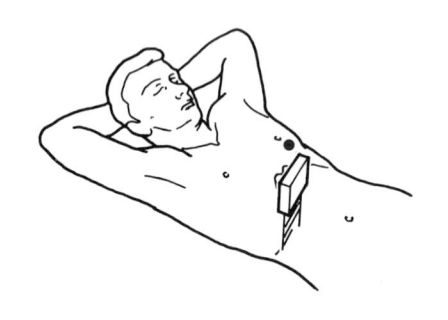

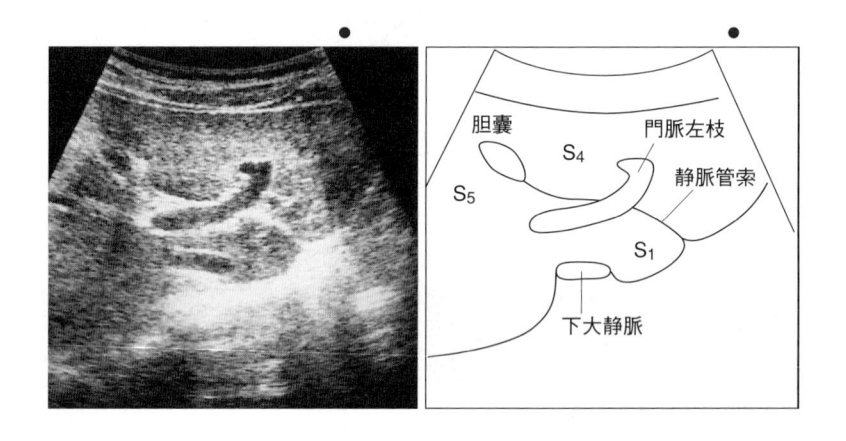

正常像の一般的特徴
1. 門脈左枝を中心に胆嚢と囲まれた内側区域（S_4），門脈を挟んでその対側で静脈管索と下大静脈に囲まれた尾状葉（S_1）が明確に同定される．
2. 静脈管索は細い高エコー帯として描出される．

心窩部横

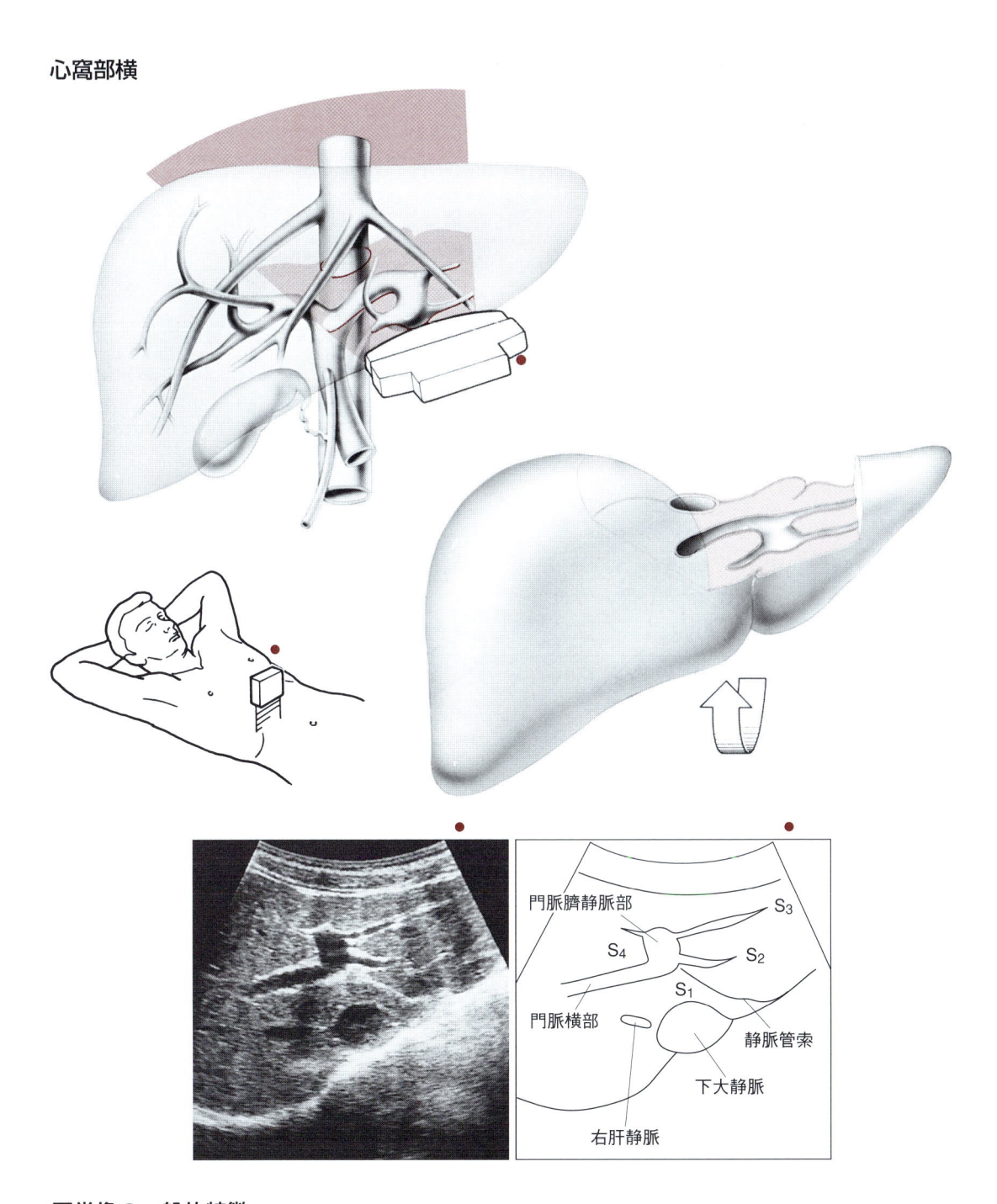

図中ラベル:
- 門脈臍静脈部
- 門脈横部
- 右肝静脈
- 下大静脈
- 静脈管索
- S_1, S_2, S_3, S_4

正常像の一般的特徴

1. 門脈左枝の臍静脈部から外側枝が上枝(S_2)と下枝(S_3)の2本分岐する．また内側枝の一部もみられる．

2. S_1からS_4までの左葉区域がよく理解できる．

3. 肝の正常像

a. 大きさ

　肝の大きさを現在の実時間装置で正確に計測することはほぼ不可能であるが，われわれが用いている簡便な計測法を示す．この方法は左葉と右葉を別個に計測し大きさの目安にすることができる．

左葉：腹部大動脈面での心窩部縦走査により最大吸気時に頭尾方向の長さ(L_L)を計測し，その際の厚さ(L_D)をもとめる．

右葉：右側胸壁の中腋窩線付近で最大の長さ(R_L)を計測する．なお肺に隠れる部分は計測されないことになる．呼吸は一定せずに最も長く計測されるようにコントロールする．

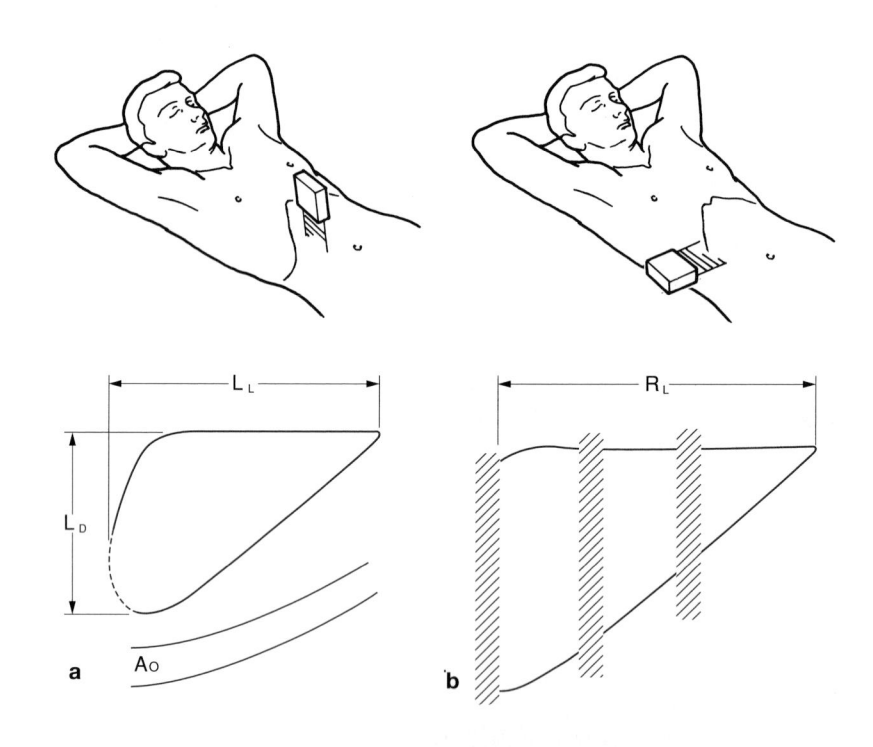

肝の大きさの正常値

	m ± SD (cm)	正常値 (cm)
左葉	L_L　8.8 ± 2.1	7 < L_L < 11
	L_D　5.8 ± 1.0	5 < L_D < 7
右葉	R_L　12.4 ± 1.8	9 < R_L < 16

b. 表面

心窩部縦走査により吸気時に左葉上面を評価すると，超音波が表面に垂直に当たる場合は表面に一致して高輝度の滑らかな線が得られる(肝の基本走査・縦走査-心窩部 ①，② を参照)．

c. 肝縁

心窩部縦走査による左葉下縁および右側胸壁縦走査による右葉下縁はいずれもその先端は鋭角をなし，尖っている(肝の基本走査・縦走査-心窩部 ①，右側胸壁を参照)．なお，左葉の肝円索に近い部位では健常人でも先端が鈍な傾向があるため同部位を避けて評価する．

d. 実質

全体に均一で，微細なエコースポットと，散在する血管の断面像から構成されている(肝の基本走査・右肋弓下走査，(b)〜(d)，169〜171頁を参照)．

e. 肝内脈管

門脈と肝静脈が目立つ管状構造として描出されるが，肝内胆管も門脈に沿って細い管腔として3次分岐位までが描出される．動脈は肝内ではほとんど描出されないのが普通である．

門脈は右枝(肝の基本走査・右肋間走査を参照)でおよそ5次分岐までは観察され左枝(肝の基本走査・心窩部斜〜横走査を参照)は3次分岐が描出される．肝静脈(肝の基本走査・右肋間走査，右肋弓下走査(c)，縦走査-心窩部 ① などを参照)は右，中，左の3本が目立ちその3次分岐位が観察される．門脈と肝静脈はその走行が全く逆で交差する位置関係にある(肝の解剖を参照)．これらはいずれも分枝を重ねるに従って次第に径が細くなり流線的に走行する．両者とも超音波が管壁に垂直に当たれば高エコーの縁取りが現れる．また，肝門部に近い門脈主枝は支持組織による高エコーがしばしば目立つ．

肝限局性疾患

4. 肝限局性疾患の異常エコー像の特徴

a. 腫瘤の形状

(1) 結節型
腫瘤と非腫瘤部との境界が明瞭で，腫瘤の輪郭をはっきりと識別できる．結節の数により，単結節と多結節とに分けられる．

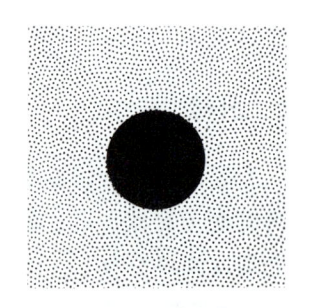

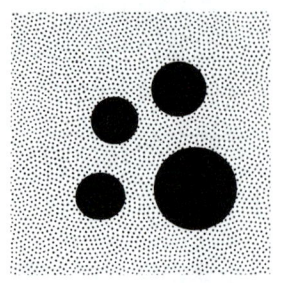

(2) 塊状型
腫瘤と非腫瘤部との境界は不明瞭であるが，腫瘤の輪郭はほぼ識別できる．

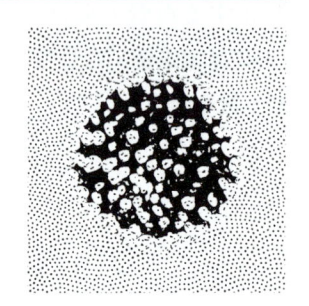

(3) びまん型
腫瘤と非腫瘤部との境界は不明で，腫瘤の輪郭は識別できない．不均一で粗大な異常エコーをびまん性に認める．

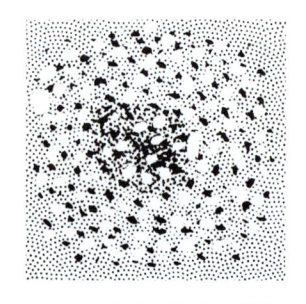

b. 腫瘤の内部エコー

(1) 無エコーパターン
腫瘤内部がほぼ無エコーで，後方エコーの増強を認める．囊胞，膿瘍，融解壊死を伴った腫瘍など内部に液体成分をもつ腫瘤にみられる．

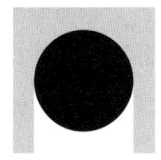

(2) 低エコーパターン
腫瘤のエコーレベルが非腫瘤部と比べて全体的に低い．壊死，出血，変性などの組織変化の少ない均質な構造をもつ腫瘍にみられる．

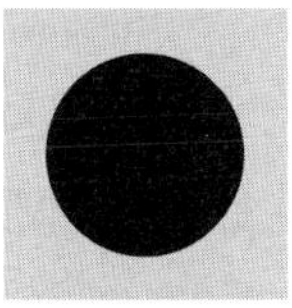

(3) 辺縁低エコーパターン
腫瘤辺縁の全周にわたり，非腫瘤部と境界される明瞭な低エコー帯をもつ．なお，中心部のエコーレベルが非腫瘤部と比べて同等のもの，より高いもの，高低混在したものをそれぞれ，等エコー(LP-I)，高エコー(LP-H)，混合エコー(LP-M)と呼んでいる．内部エコーレベルは，腫瘍の病理組織を反映し，一般に，壊死や脂肪変性の高度な例では高エコーを示す．

等エコー

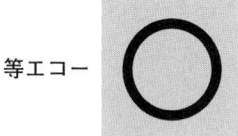

高エコー

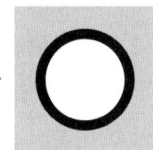

混合エコー

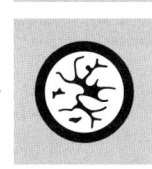

(4) 辺縁高エコーパターン
腫瘤の辺縁に高エコー帯をもち，内部は周囲肝実質エコーに比べて低エコーあるいは等エコーを示す．肝血管腫に特徴的である．

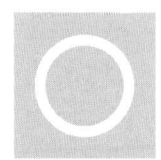

(5) 高エコーパターン
腫瘤のエコーレベルは非腫瘤部よりも明らかに高い．病理組織所見では，高度の壊死，出血あるいは高度の脂肪変性などを認める．

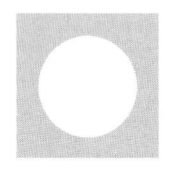

(6) 混合エコーパターン
腫瘤内部にエコーレベルの高い部分と低い部分が不規則に混在している．病理組織所見では，壊死，出血，変性，線維化などの多彩な変化が不規則に混在した状態を示す．

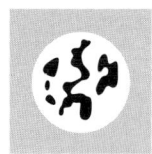

c．腫瘤の後方エコー

(1) 音響増強
囊胞性病変に特徴的な所見で，無エコーの後方に認められる．囊胞性病変以外に，腫瘍にみられることもある．

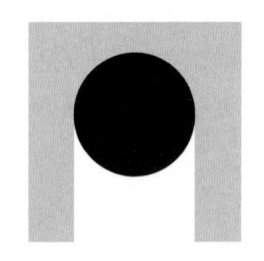

(2) 音響陰影
強い反射や吸収，散乱を起こす物体があるとその後方に超音波が到達せず，そのために無反射部が帯状に生じる．石灰化を伴った転移性肝癌にみられることが多い．

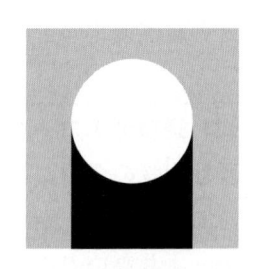

(3) 外側陰影
厚い結合組織で全周性に被包された腫瘤は，腫瘤エコーの側方に音響陰影をもつ．入射する超音波ビームの反射，屈折の現象によって生じる．被包性肝細胞癌，囊胞などにみられる．

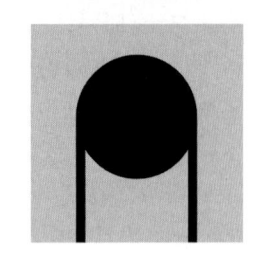

5. 肝限局性疾患の異常エコー像からみた診断

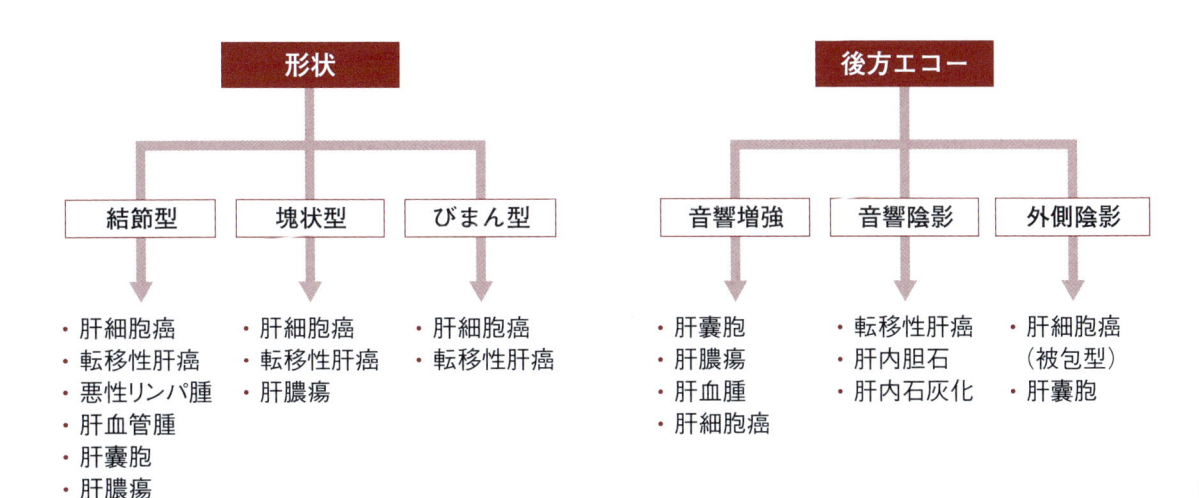

形状

結節型
- 肝細胞癌
- 転移性肝癌
- 悪性リンパ腫
- 肝血管腫
- 肝嚢胞
- 肝膿瘍
- 再生結節（肝硬変）
- 偽腫瘍

塊状型
- 肝細胞癌
- 転移性肝癌
- 肝膿瘍

びまん型
- 肝細胞癌
- 転移性肝癌

後方エコー

音響増強
- 肝嚢胞
- 肝膿瘍
- 肝血腫
- 肝細胞癌

音響陰影
- 転移性肝癌
- 肝内胆石
- 肝内石灰化

外側陰影
- 肝細胞癌（被包型）
- 肝嚢胞

内部エコー

無エコー⊕

壁不整⊕
- 肝膿瘍
- 肝嚢胞腺癌
- 肝血腫
- 転移性肝癌

壁不整⊖
- 肝嚢胞

無エコー⊖

低エコー
- 肝細胞癌
- 再生結節（肝硬変）
- 悪性リンパ腫
- 偽腫瘍（脂肪肝）

辺縁低エコー
- 肝細胞癌
- 転移性肝癌

辺縁高エコー
- 肝血管腫

高エコー
- 肝血管腫
- 転移性肝癌
- 肝細胞癌

混合エコー
- 転移性肝癌
- 肝細胞癌
- 肝血管腫
- 肝膿瘍

6. 肝限局性疾患の主要疾患の診断

肝細胞癌

> この疾患の超音波像

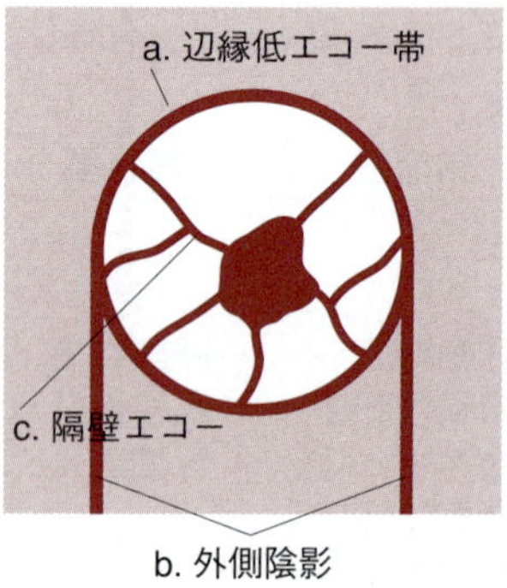

Ⅰ．リングサイン（ring sign）

腫瘍の境界は平滑，鮮明で，その辺縁部に細い低エコー帯を認め，同時に腫瘍の側方に音響陰影がみられる．被包型肝細胞癌における特徴的所見で，被膜によって生ずると考えられる．

Ⅱ．モザイク（nodule in nodule）

1つの腫瘍結節内に低エコーからなる隔壁構造がみられ，さらに小さな腫瘍がみられる像で，肝細胞癌に特徴的なパターンである．

Ⅲ．腫瘍塞栓（門脈内）

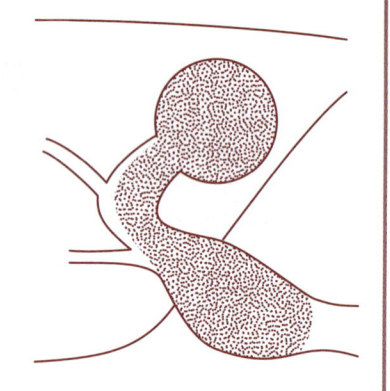

進行した肝細胞癌では，門脈内腫瘍塞栓が高率に認められる．腫瘍塞栓が門脈本幹，一ないし二次分枝に形成されている場合，門脈内に充実性エコーが認められ，腫瘍塞栓と診断される．また頻度は少ないが，肝静脈内に腫瘍塞栓がみられることもある．

a. 辺縁低エコー帯
c. 隔壁エコー
b. 外側陰影

リングサイン：a＋b
モザイク　　：a＋c

■ 肝限局性疾患：6. 肝限局性疾患の主要疾患の診断／肝細胞癌

Ⅰ．肝細胞癌（結節型）──リングサイン ring sign

症例

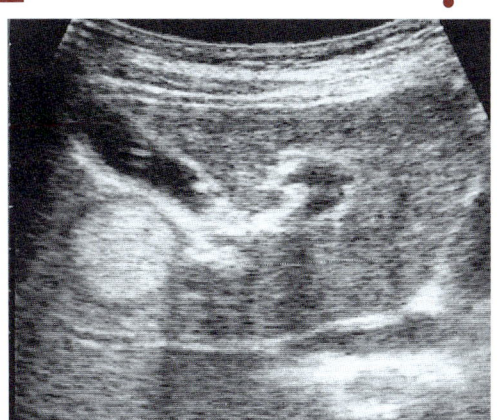

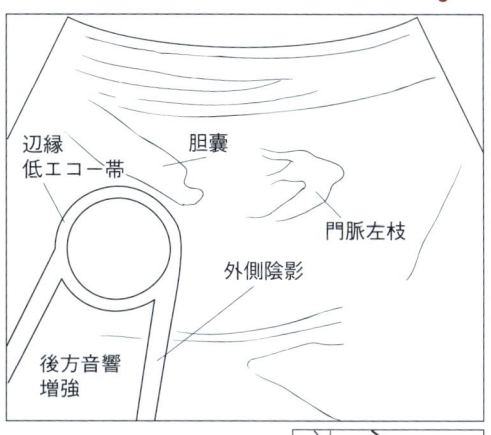

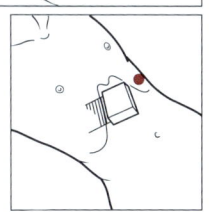

（画像：辺縁低エコー帯、胆嚢、門脈左枝、外側陰影、後方音響増強）

この症例の超音波所見

- 肝右葉 S_5 区域に径 28 × 27 mm 円形の腫瘤あり．
- 腫瘤は辺縁低エコー帯を有す．
- 内部のエコーレベルは高い（LP‐H）．
- 外側陰影，および後方音響増強を伴っている．

読影上のポイント

- 被包型肝細胞癌の特徴的所見であるリングサインをもつ．
- 腫瘍内高エコーは脂肪変性に基づく．

鑑別を要する疾患と鑑別点

1) 転移性肝癌：外側陰影を伴わない．
2) 肝血管腫：辺縁低エコー帯をもたない．

次に行うべき検査・処置

・CT，MRI，血管造影にて確診，および他病巣の有無について調べる．

II．肝細胞癌（結節型）——モザイク（nodule in nodule）

> 症例

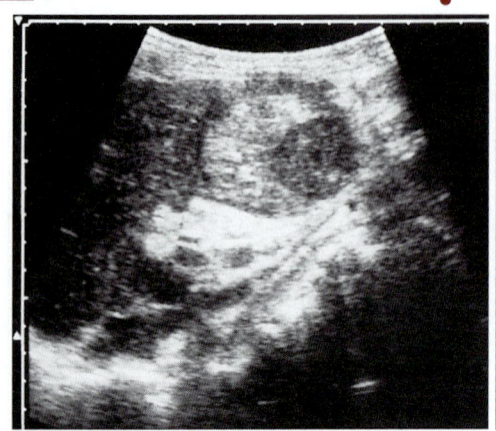

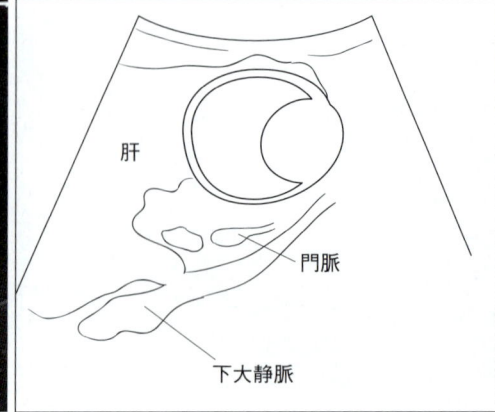

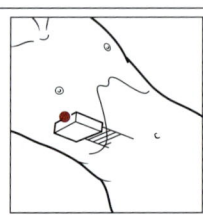

この症例の超音波所見
- 肝右葉 S_5 区域に径 55×50 mm のほぼ円形の腫瘤がある．
- 辺縁低エコー帯を有す．
- 腫瘤の内部エコーは，三日月状の高エコー部と円形の低エコー部からなる（LP‐M）（nodule in nodule）．

読影上のポイント
- 腫瘤の内部エコーがモザイク状（nodule in nodule）を呈する．病理所見では，腫瘍は被膜を有する結節からなり，その内部は組織像が全く異なる2つの領域に分けられる．

鑑別を要する疾患と鑑別点
1) 転移性肝癌：中心無エコーを呈し，nodule in nodule はみられない．

ピットフォール
- 腫瘍が肝表面近くに存在する場合，辺縁低エコー帯が明瞭に描出されにくい．

■ 肝限局性疾患：6．肝限局性疾患の主要疾患の診断／肝細胞癌

Ⅲ．肝細胞癌（びまん型）────腫瘍塞栓

症例

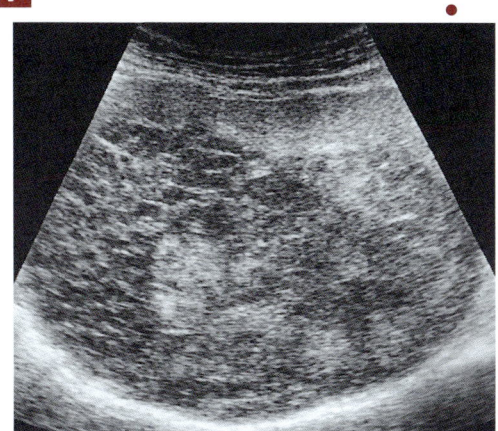

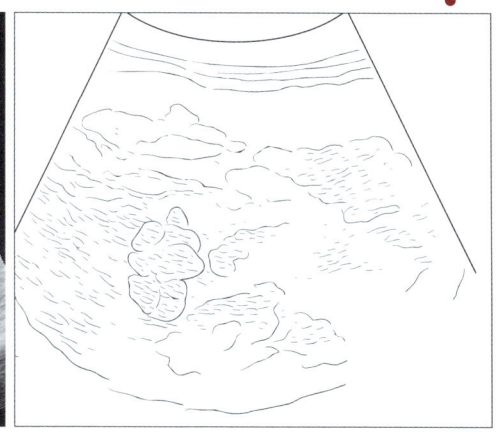

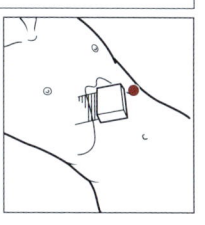

(この症例の超音波所見)
- 正常肝の実質パターンは消失し，肝内に低エコー，高エコーが不規則に混在している．

(読影上のポイント)
- 肝実質エコーパターンの不規則性よりびまん型の肝細胞癌が疑われる．門脈内の腫瘍塞栓がみられれば確定できる．

(鑑別を要する疾患と鑑別点)
1) 肝硬変：門脈内腫瘍塞栓なし．
2) 日本住血吸虫症：門脈内腫瘍塞栓なし．

ピットフォール
- びまん型の肝細胞癌の診断は必ずしも容易でなく，肝硬変と診断され，癌が見落とされる危険がある．必ず，肝実質ばかりでなく，門脈もチェックする必要がある．

小肝細胞癌 small liver cancer ……腫瘍径 20 mm 以下

この疾患の超音波像
❶ 多く（75% 以上）は，低エコーパターンを呈する．
❷ 肝硬変にみられる腫瘍径 15 mm 以上の低エコー病変は 90% 以上が肝細胞癌である．

症例

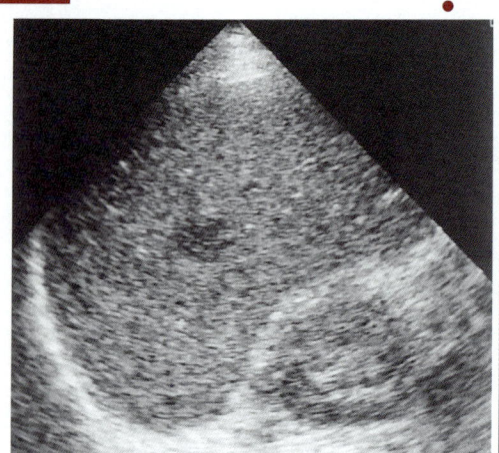

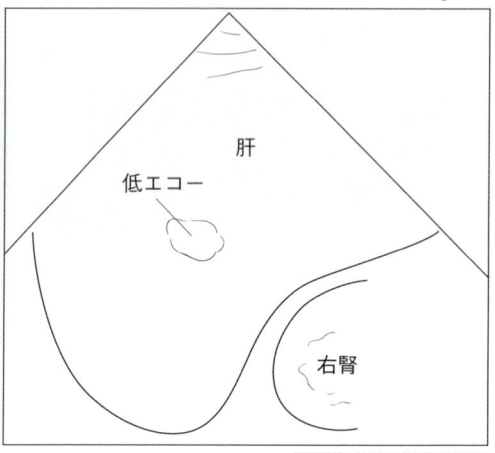

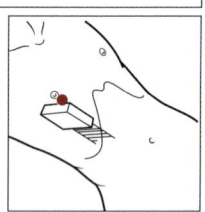

この症例の超音波所見
- 肝右葉 S_7 区域に径 13×13 mm のほぼ円形をした小腫瘤を認める．
- 腫瘤は境界が比較的明瞭な低エコーパターンを示す．
- 症例は肝硬変の定期検査で来院した．

鑑別を要する疾患と鑑別点
1) 再生結節（肝硬変）：90% 以上が多発かつ大きさが 15 mm 以下．
2) 転移性肝癌：大多数が多発で肝硬変の合併なし．
3) 肝嚢胞：無エコーパターン
4) 不規則脂肪肝：223 頁の segmental pseudo-tumor sign の項を参照．

次に行うべき検査・処置
・肝動脈撮影で確診がつかない場合，超音波映像下生検（組織診）を施行し，確診を得る．

ピットフォール
- このような小肝細胞癌を検出するためには，肝細胞癌の high risk group に属する肝硬変患者に対する超音波検査で，とくに時間をかけ肝全体を入念に走査する必要がある．

腫瘍径別にみた肝細胞癌の超音波所見

腫瘍径 (cm)	腫瘍数	Low	LP-I	LP-H	LP-M	High
～1.5	29	51.8 %	3.4 %	10.4 %	3.4 %	31.0 %
1.6～2.0	38	50.0	10.5	5.3	18.4	15.8
2.1～3.0	42	27.1	19.0	7.1	50.0	4.8
3.1～4.0	55	9.1	20.0	7.3	63.3	0
4.1～5.0	34	5.9	2.9	11.8	79.3	0

LP : low periphery, I : ios, H: high, M : mixed low and high

肝細胞癌早期診断の進め方

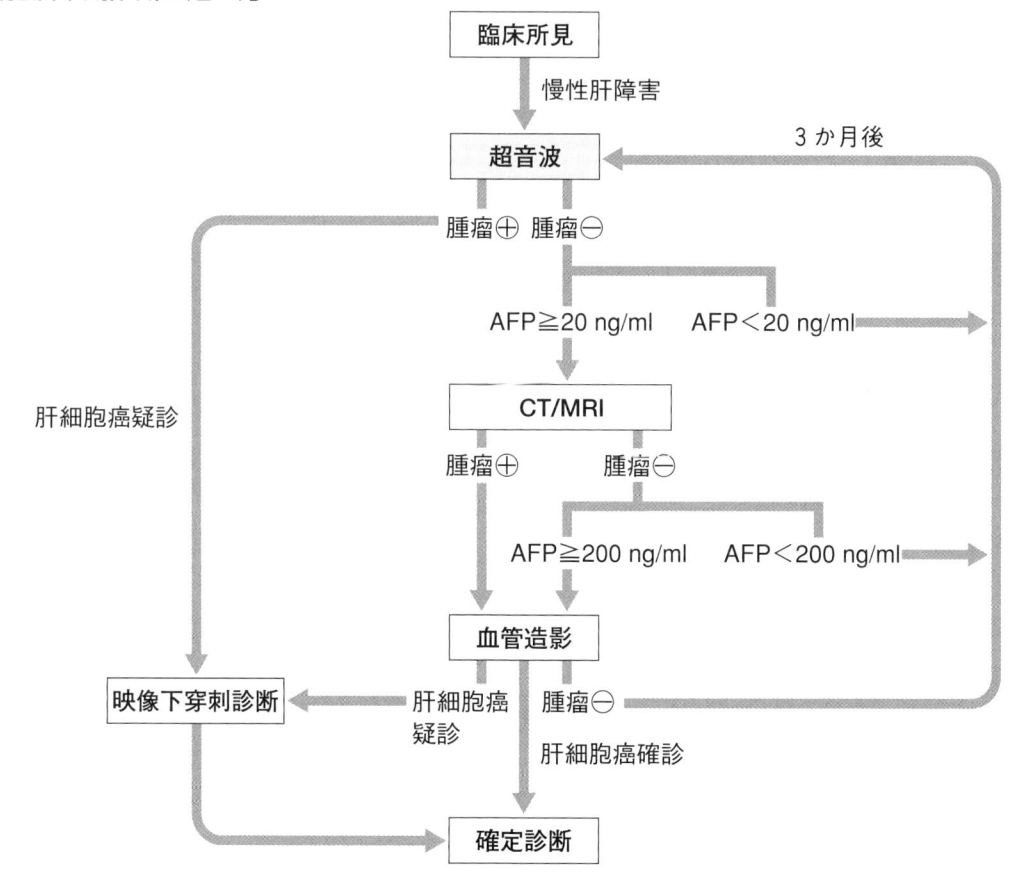

小肝細胞癌類似病変

Ⅰ．腺腫様過形成 adenomatous hyperplasia, dysplastic nodule

症例

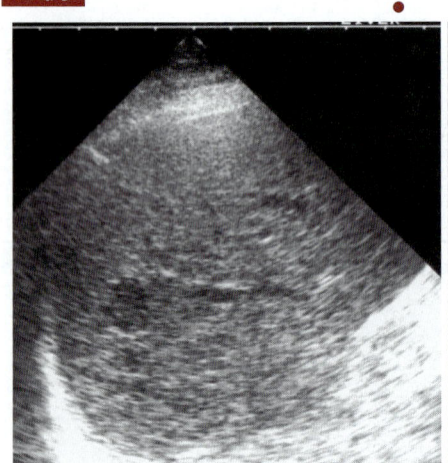

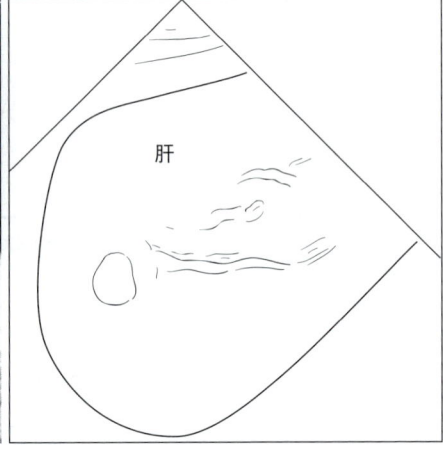

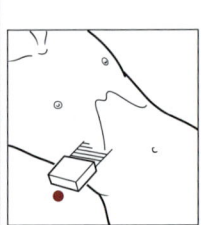

この症例の超音波所見
- 肝右葉 S_7 区域に 16×16 mm のほぼ円形の腫瘤を認める．
- 腫瘤は境界明瞭で，ほぼ均一な低エコーパターンを示す．

鑑別を要する疾患と鑑別点
1) 肝細胞癌：形状およびパターンより，早期肝細胞癌との鑑別は不可能である．
2) 再生結節：同上．

次に行うべき検査・処置
- 造影 CT，造影 MRI により，早期濃染がみられる場合は肝細胞癌と診断されるが，肝細胞癌であっても腫瘍径 20 mm 未満では多くは早期濃染はなく，鑑別不能である．
- 血管造影下 CT によっても同様に鑑別不能である．
- 超音波下生検組織診
- 超音波による厳重なフォローアップにより，増大傾向の有無をチェックする．

ピットフォール
- 早期肝細胞癌との鑑別が問題となるが，画像診断による鑑別は困難である．また，生検組織診においても良悪性の判定が困難な場合が多く，臨床的な状況判断で局所療法 (PEI, RFA) によって治療するかフォローアップになる．

II. 限局性結節性過形成
focal nodular hyperplasia：FNH —— central stellate scar

症例

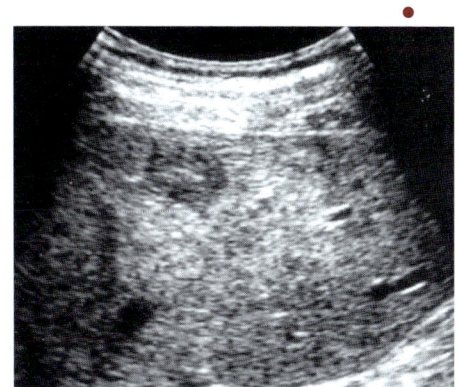

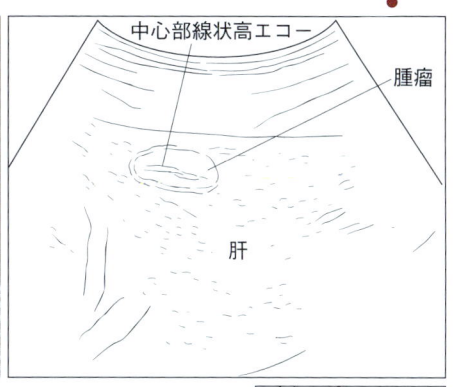

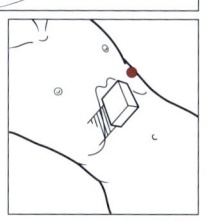

この症例の超音波所見
- 肝左葉 S_4 区域に 20×18 mm の類円形の低エコー病変を認める．
- 腫瘤は境界はほぼ明瞭で，中心部に線状の高エコーがみられる．

鑑別を要する疾患と鑑別点
1) 肝細胞癌：肝硬変に併存することが 80％以上．
2) 転移性肝癌：大多数が多発で，bull's eye pattern をとることが多い．

次に行うべき検査・処置
- 造影超音波：早期に中心部濃染し，徐々に辺縁部が濃染する
- 造影 CT では，早期濃染，後期等濃度に変化するが，scar は早期低濃度，後期に染まる．
- SPIO-MRI にて腫瘍部は等信号パターンとなる．

ピットフォール
- 正常肝に併存する病変であり，小病変では，central stellate scar を超音波で検出することは少ない．また，画像で鑑別困難な場合には，組織生検診で良・悪性を鑑別する必要がある．ただし，生検では FNH の確定診断は困難である．

Ⅲ．血管筋脂肪腫

症例

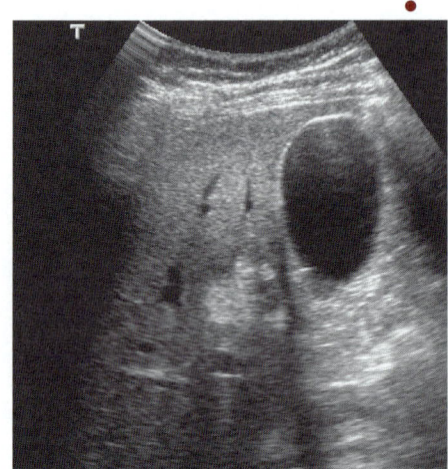

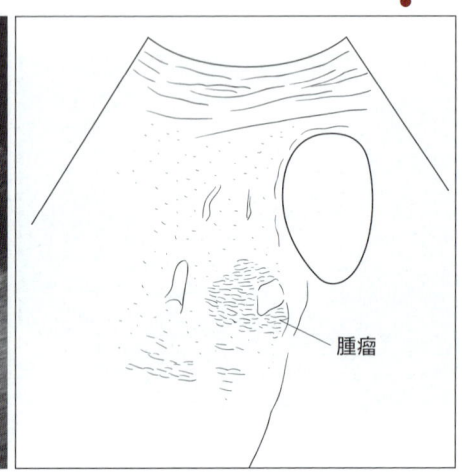

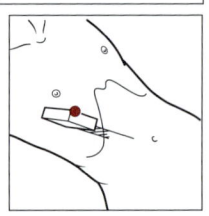

この症例の超音波所見
- 肝右葉 S_5 区域に 27×25 mm の不整形の高エコーを基調とした混合エコーパターンの腫瘤を認める．
- 腫瘤の境界はほぼ明瞭で，内部に円形の低エコーがみられる．

鑑別を要する疾患と鑑別点
1) 肝細胞癌：円形で低エコー帯を有することが多い．
2) 肝血管腫：淡い高エコー（エコーレベルがやや低い）でほぼ均一なパターンであることが多い．

次に行うべき検査・処置
・造影 CT では，脂肪・筋・血管成分の比率で所見は多彩．
・MRI の脂肪抑制画像にて脂肪の存在は証明可能である．

ピットフォール
- 脂肪変性を伴う肝細胞癌との鑑別が問題となるが，本例では nodule in nodule 様のパターンを示し，鑑別が困難である．また，脂肪成分の乏しい場合，本症の画像診断はとくに難しく，組織生検診が不可欠である．

胆管細胞癌

この疾患の超音波像

❶ 腫瘤の境界は比較的不明瞭であり，辺縁凹凸を示す場合が多い．
❷ しばしば，腫瘤により断裂様の胆管拡張を伴う．
❸ 低エコーあるいは高エコーパターンを示す．

症例

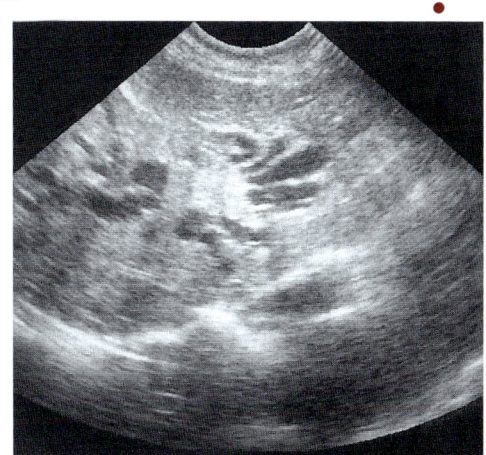

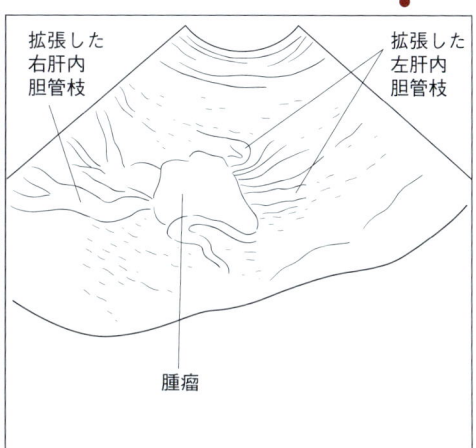

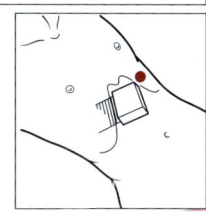

拡張した右肝内胆管枝
拡張した左肝内胆管枝
腫瘤

この症例の超音波所見

- 肝門部に径 45×30 mm の不整形をした腫瘤あり．
- 腫瘤は高エコーパターンで，境界はやや不明瞭．
- 腫瘍の周囲で胆管は腫瘤により閉塞され，著明な拡張を示す．

鑑別を要する疾患と鑑別点

1) 肝細胞癌：境界明瞭で，病変の辺縁は平滑であり，胆管拡張を認めないことが多い．
2) 転移性肝癌：境界明瞭で，病変の辺縁は平滑である．胆管拡張を伴う場合は少ない．

次に行うべき検査・処置

- 画像診断では，しばしば鑑別が困難であり，生検（組織診）による確定診断が必要である場合が多い．

転移性肝癌

> この疾患の超音波像

Ⅰ．target（bull's eye）sign
幅広い辺縁低エコー帯をもち，中心部が円形の高エコーを示す像で，中心部は高度の壊死を示す．

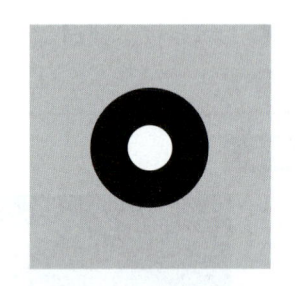

Ⅱ．クラスターサイン（cluster sign）
多数の腫瘍結節が集まり，集合体（cluster）として塊状の腫瘍を形成する．

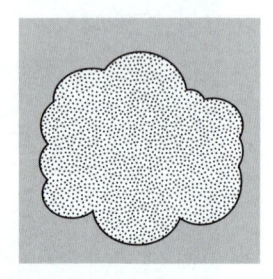

Ⅲ．中心無エコー
高エコーを示す腫瘍の中心部に不定形の無エコー部を認める．腫瘍中心部の融解壊死を示す所見で，転移性肝癌に比較的多くみられ，肝細胞癌にみられることは稀である．

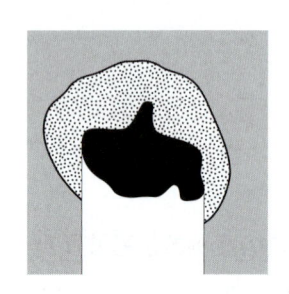

Ⅳ．音響陰影
腫瘍内に石灰化を伴う腫瘍では，高エコーの後方に音響陰影を認める．この所見は，大腸癌，胃癌などの転移性肝癌に比較的多くみられる．

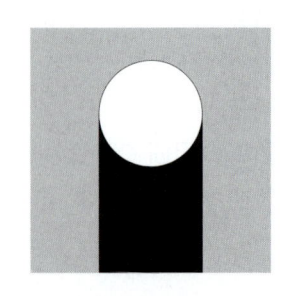

■ 肝限局性疾患：6．肝限局性疾患の主要疾患の診断／転移性肝癌

Ⅰ．転移性肝癌── target（bull's eye）sign

症例

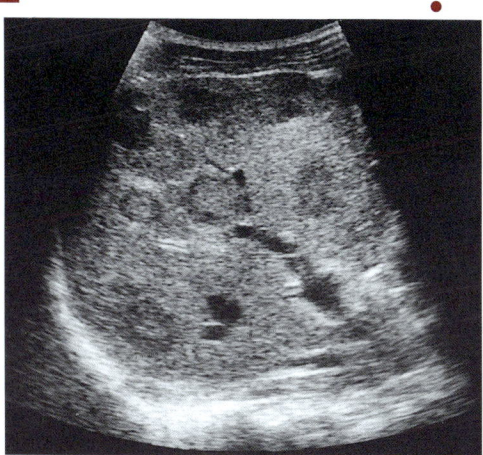

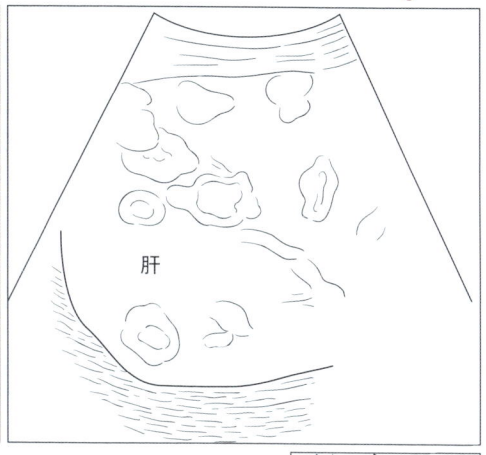

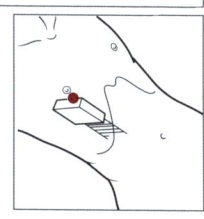

この症例の超音波所見

- 肝右葉に最大径 12〜25 mm の円〜類円形の小腫瘤が多発している．
- 腫瘤は辺縁低エコー帯を有し，内部のエコーレベルは周囲肝実質と比べ等エコー（LP-Ⅰ）を示し，いわゆる target sign を呈する．

鑑別を要する疾患と鑑別点

1) 肝細胞癌：腫瘍径 20 mm 未満では低エコーパターンで単発であることが多い．80〜90％ に肝硬変を合併する．

ピットフォール

- 小腫瘍においても脂肪変性やグリコーゲン沈着を伴った肝細胞癌では低エコーパターンを示さないことに注意．

Ⅱ. 転移性肝癌──クラスターサイン cluster sign

症例

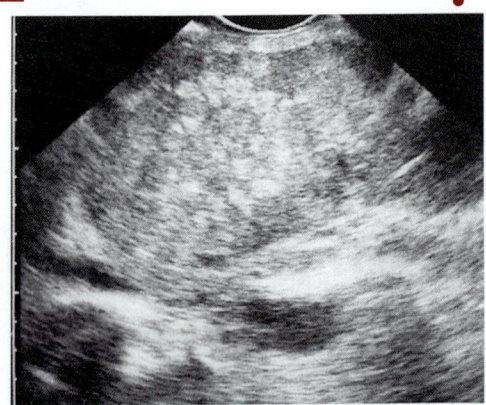

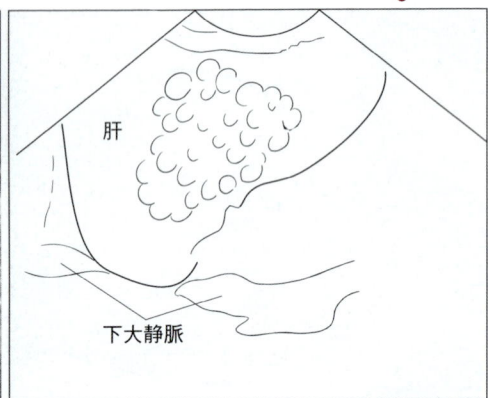

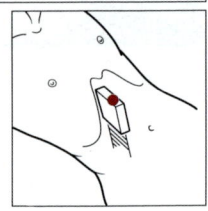

この症例の超音波所見
- 肝右葉に最大径 10 mm 未満の高エコー病変が多数集簇し，クラスターサインを呈し，全体として径約 60 mm で，辺縁凹凸不整を示す塊状型の腫瘍を形成している．

鑑別を要する疾患と鑑別点
1) 肝細胞癌：クラスターサインはなく，腫瘍の辺縁は著明な凹凸不整を示さない．
2) 肝血管腫：同上．

次に行うべき検査・処置
・X 線 CT（造影）にて病変の広がりと確定診断を行う．

Ⅲ. 転移性肝癌──石灰化

症例

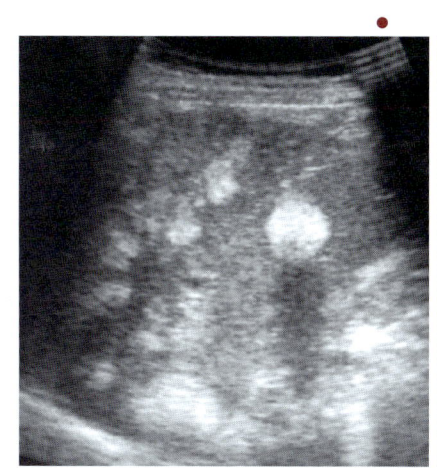

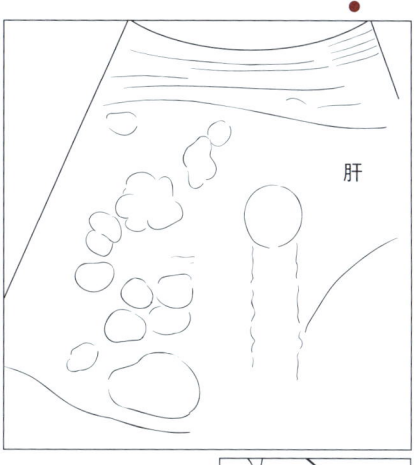

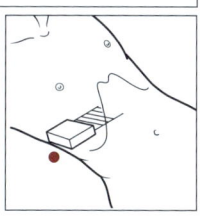

この症例の超音波所見
- 肝右葉に，径 10〜30 mm の腫瘤が多数あり．腫瘤はいずれも高エコーパターンを示し，一部明瞭な音響陰影がみられる．

読影上のポイント
- 石灰化を伴う転移性肝癌で，大腸癌を原発とすることが多い．この症例も大腸原発である．

鑑別を要する疾患と鑑別点
1) 肝細胞癌（脂肪変性を伴う）：音響陰影を伴わない．
2) 肝血管腫：辺縁低エコー帯および音響陰影を認めない．
3) 肝内胆石：辺縁低エコー帯を認めず，拡張胆管を同時に認めることが多い．

次に行うべき検査・処置
- 原発巣が不明の場合には注腸検査などにより，まず第一に大腸をチェックする．

肝血管腫

この疾患の超音波像

Ⅰ．高エコーパターン
最も多いパターンで腫瘤全体が高エコーを示し，大きさは1～6 cmの範囲にある．

Ⅱ．辺縁高エコーパターン
2 cm未満の小腫瘍にみられることが多く，腫瘤の辺縁に高エコー帯をもつ．内部は周囲肝実質エコーに比べて低エコーあるいは等エコーを示す．

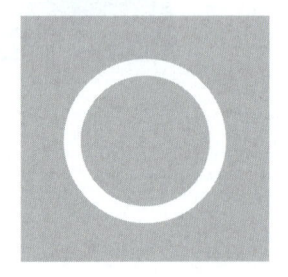

Ⅲ．混合エコーパターン
腫瘍径5 cm以上の比較的大きな腫瘍にみられるパターンで，高エコーと低エコーが不規則に混在し多彩な超音波像を呈する．なお，周囲肝実質との境界は不鮮明で，辺縁は不整のことが多い．

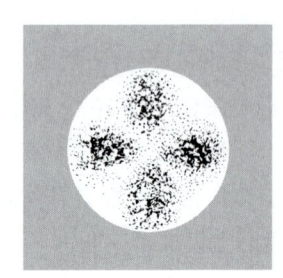

血管腫の大きさと超音波像（25例35病変）

大きさ(cm)	高エコー型	辺縁高エコー型	混合エコー型
1.1～3.0	19	2	―
3.1～6.0	10	―	―
6.1～	―	―	4
病変数合計	29	2	4

（数字は病変数）

Ⅰ. 肝血管腫──高エコーパターン

症例

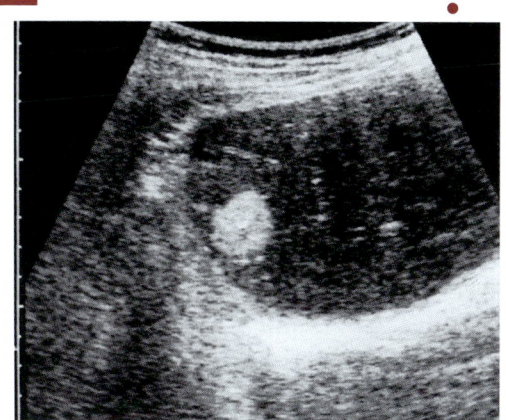

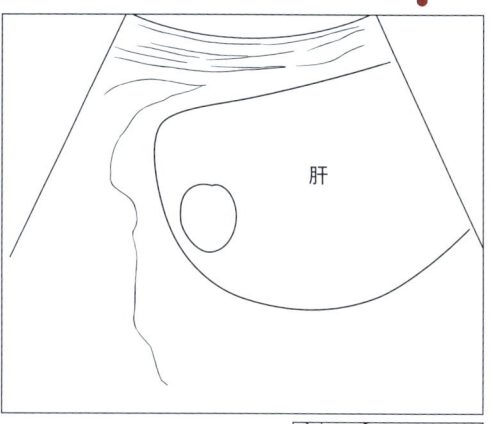

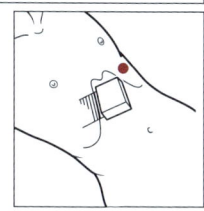

この症例の超音波所見
- 肝右葉 S_6 区域に境界明瞭な径 20 mm のほぼ円形の腫瘤あり．
- 腫瘤は高エコーパターンを示し，辺縁に一部凹凸不整がみられる．
- 腫瘤の周囲には低エコー帯をもたない．

鑑別を要する疾患と鑑別点
1) 肝細胞癌（脂肪変性を伴う）：辺縁低エコー帯あり．
2) 転移性肝癌：辺縁低エコー帯および音響陰影あり．
3) 脂肪腫：稀な疾患であるが，鑑別は困難である．

次に行うべき検査・処置
・CT（造影 CT）あるいは MRI により確定診断を行う．

ピットフォール
- 肝硬変にみられる高エコー腫瘤では，脂肪変性を伴った肝細胞癌との鑑別がとくに重要である．

II．肝血管腫——辺縁高エコーパターン

症例

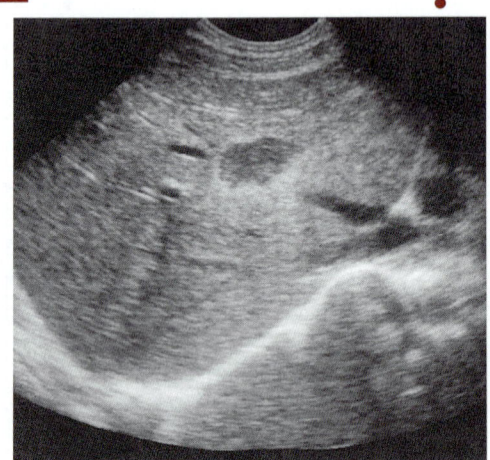

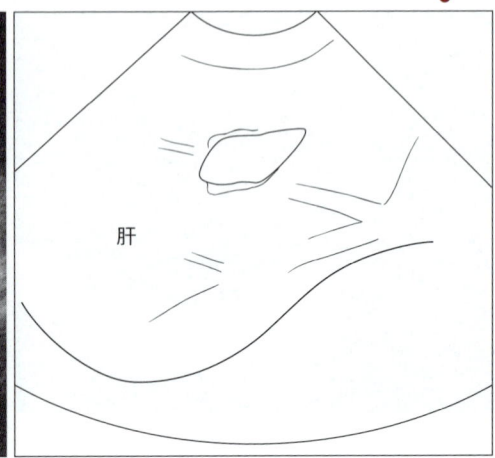

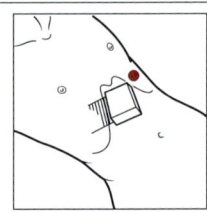

この症例の超音波所見
- 中肝静脈をまたぐように肝 S_4 〜 S_8 区域の境界に径 30×15 mm の辺縁凹凸のみられる類円形腫瘤あり．
- 腫瘤は境界明瞭な辺縁高エコー帯を有し，内部はやや低エコーを示す．

鑑別を要する疾患と鑑別点
1) 肝細胞癌：辺縁高エコー帯なし．
2) 再生結節（肝硬変）：辺縁高エコー帯なく，また，大きさは 90％以上が 15 mm 以下である．

ピットフォール
- 肝硬変に併存してみられる場合，辺縁高エコー帯が不明瞭で肝細胞癌と誤診される可能性がある．

▶**カメレオンサイン**
超音波検査中，背臥位，坐位，左側臥位などの体位変換により，超音波像のパターンが変化する所見はカメレオンサインと呼ばれ，肝血管腫の特徴所見とされている．また，腹壁からの圧迫によりパターンが変化するという報告もある．

Ⅲ．肝血管腫──混合エコーパターン

症例

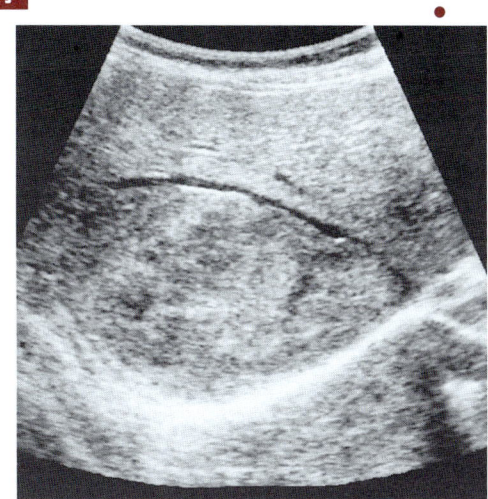

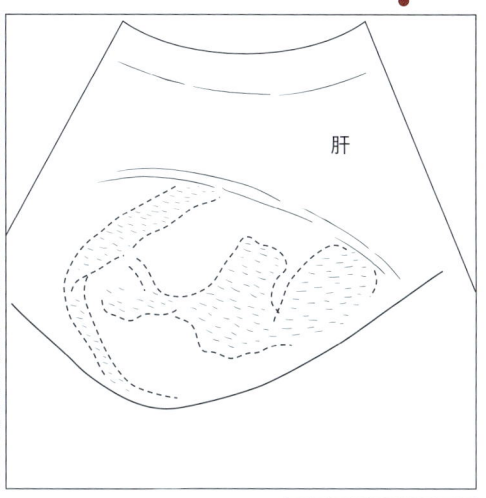

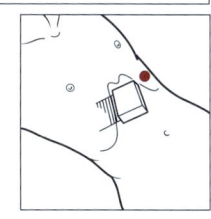

この症例の超音波所見

- 肝右葉 S_6 〜 S_7 区域に径 110 × 60 mm の辺縁凹凸不整な不定形腫瘤が右肝静脈と接している．
- 腫瘍の辺縁は境界不鮮明で，高エコーと低エコーが混在している．

鑑別を要する疾患と鑑別点

1) 肝細胞癌：辺縁は平滑で，辺縁低エコー帯をもつ．
2) 転移性肝癌：多発性で，辺縁低エコー帯をもつ．
3) 肝膿瘍：境界不明瞭であり，内部に無エコーをもつ．

ピットフォール

- このように大きな腫瘤では前記の鑑別すべき疾患と類似するため，鑑別が困難である．
- このようなエコーで鑑別困難な症例では，ダイナミック CT や MRI が診断に有用である．

肝嚢胞

> **この疾患の超音波像**
> ❶ 辺縁平滑な無エコーパターンを示す類円形腫瘤．
> ❷ 後方エコーの増強あり．
> ❸ 大きいものでは外側陰影を有することがある．

症例

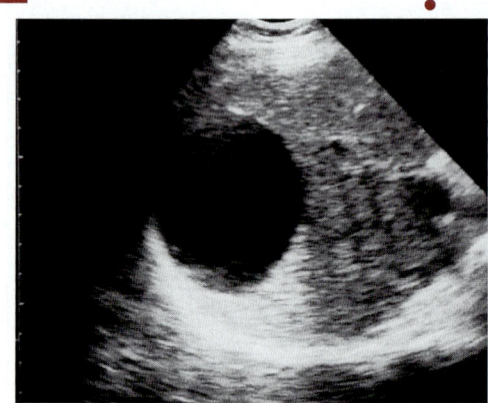

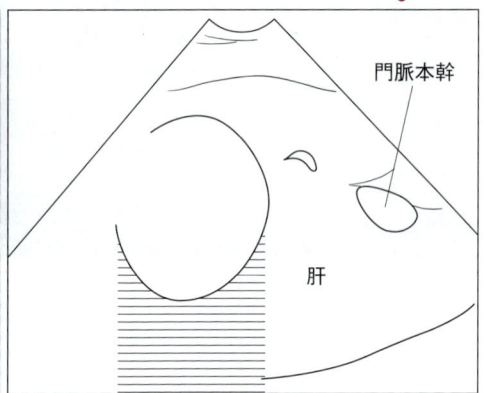

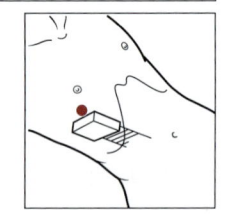

この症例の超音波所見
- 肝右葉横隔膜ドーム直下に径60×50 mmの境界明瞭な円形腫瘤あり，腫瘤は辺縁平滑で，後方音響増強を伴う無エコーを示す．

鑑別を要する疾患と鑑別点
1) 肝膿瘍：辺縁は凹凸不整であり，内部に細顆粒状のエコーがみられる．
2) 肝嚢胞腺癌：嚢胞壁の一部に不整隆起あり．
3) 転移性肝癌：無エコーの辺縁は凹凸不整，周囲に充実性腫瘤あり．

◆ 大多数の肝嚢胞は超音波検査のみで確定診断が可能である．

ピットフォール
・腫瘤が小さい場合には，後方音響増強が弱く，低エコーの充実性腫瘍と誤る可能性あり．

肝嚢胞腺癌

この疾患の超音波像

❶ 輪郭の不整な嚢胞パターンを示す．
❷ 嚢胞壁に不規則な肥厚や隆起を認める．

症例

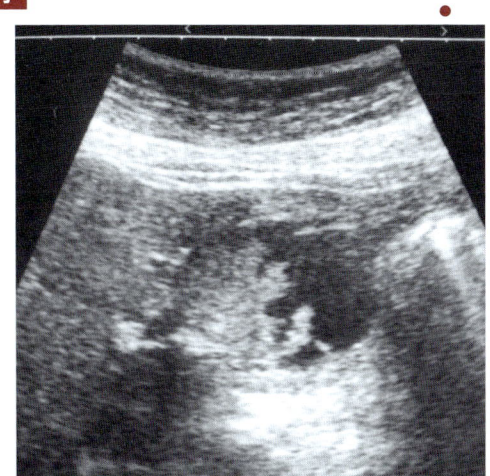

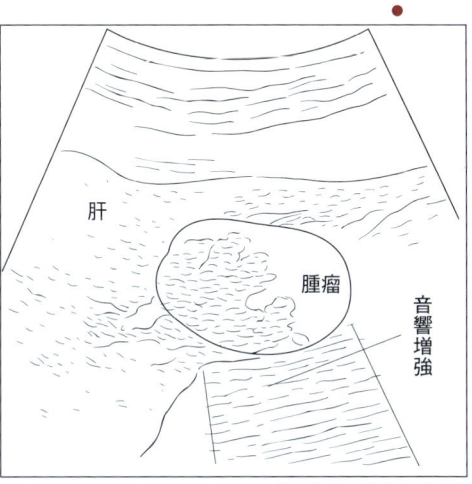

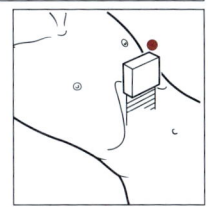

この症例の超音波所見

- 肝左葉 S_3 区域に径 45 mm の円形腫瘤を認める．
- 嚢胞性病変であり，内腔に不正突出した充実性の腫瘍部がみられる．

鑑別を要する疾患と鑑別点

1) 肝嚢胞：嚢胞壁は全周性に平滑である．
2) 転移性肝癌（融解壊死を伴う）：無エコーの辺縁は凹凸不整であり，周囲に充実性の腫瘍部を伴う．

ピットフォール

- まれな疾患であるが，肝嚢胞を診断する際には常に鑑別を考慮すべき疾患である．

肝膿瘍

この疾患の超音波像

① 周囲組織との境界が不整，不鮮明な限局性病変．
② 膿瘍内の壊死物質などのために内部に微細な高エコースポットを認める．
③ 液貯留性疾患のため後方エコーの増強をみる．
④ 発症の早期には充実型，後期には囊胞型を呈することが多い．

Ⅰ．肝膿瘍——囊胞型

症例

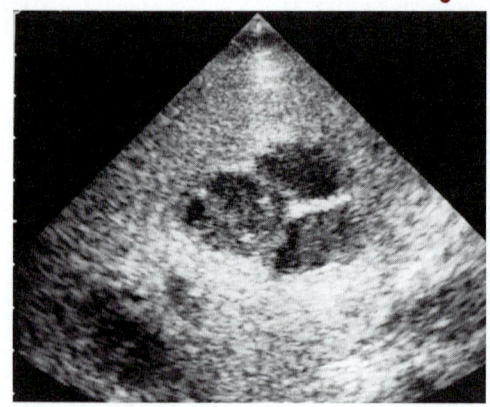

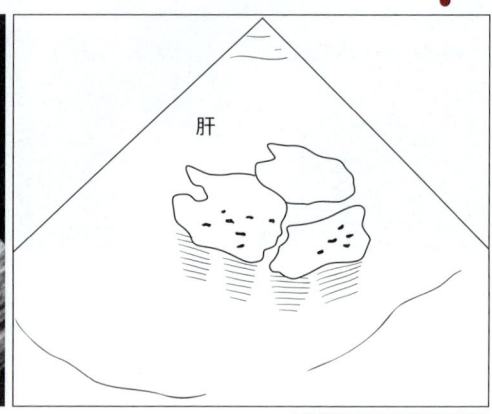

この症例の超音波所見

- 肝右葉 S_5 区域に径 47×32 mm の不正形腫瘤あり．
- 腫瘤は辺縁が凹凸不整を示す無エコーを基調として内腔に細顆粒状のエコーを認める．

鑑別を要する疾患と鑑別点

1) 肝囊胞：辺縁平滑で無エコーを示す．
2) 肝囊胞腺癌：内腔の一部に平滑な囊胞壁あり．
3) 転移性肝癌：無エコーの周囲に充実性腫瘤あり．

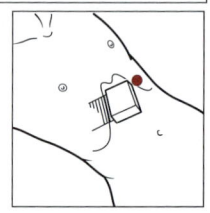

ピットフォール

- 長期にわたる不明熱の原因となる場合が多い．
- 検査の後：従来，抗生剤投与が無効の場合は手術による外瘻術が主たる治療法であったが，現在では映像下穿刺による吸引や持続ドレナージによって完全治療が得られるようになった．

II. 肝膿瘍──充実型

症例

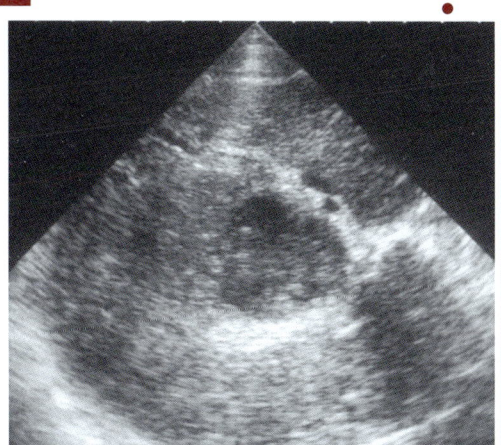

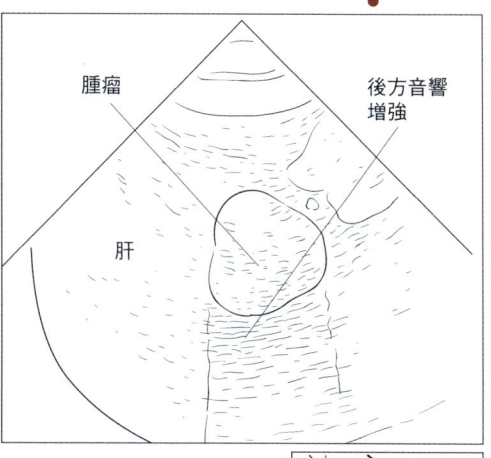

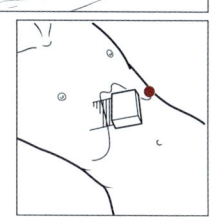

図中ラベル：腫瘍／後方音響増強／肝

この症例の超音波所見

- 肝右葉 S_4 区域に径 30 mm 前後の境界不鮮明な腫瘤あり．
- 腫瘤の内部像は低エコーと高エコーの混在した混合エコーパターンを示し，わずかに後方音響増強を伴う．

鑑別を要する疾患と鑑別点

1) 転移性肝癌：境界鮮明であり，後方音響増強を示さない．
2) 肝血管腫：腫瘤辺縁の全周性に境界鮮明な高エコー部あり．

ピットフォール

- 発症の早期にみられることが多く，超音波像からは腫瘍との鑑別が困難な場合もみられるが，急に出現した発熱などの臨床症状を参考にすれば正しく診断される．しかし腫瘍との鑑別がどうしても困難な場合があり，このような場合には，超音波映像下穿刺により内容物を吸引して膿汁を確かめ，さらに細菌培養や細胞診などにより鑑別診断を行うことができる．

肝腫瘍と鑑別を要する病変

Ⅰ．肝硬変（再生結節）

症例

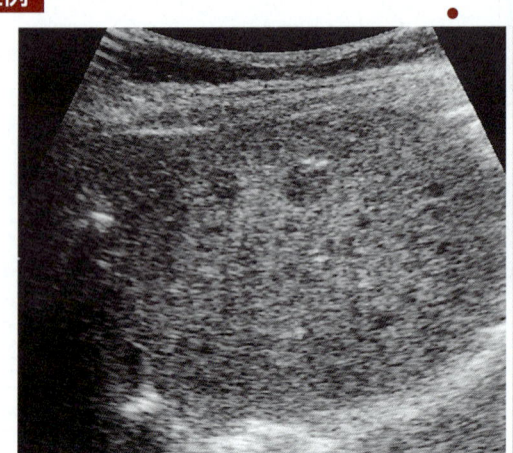

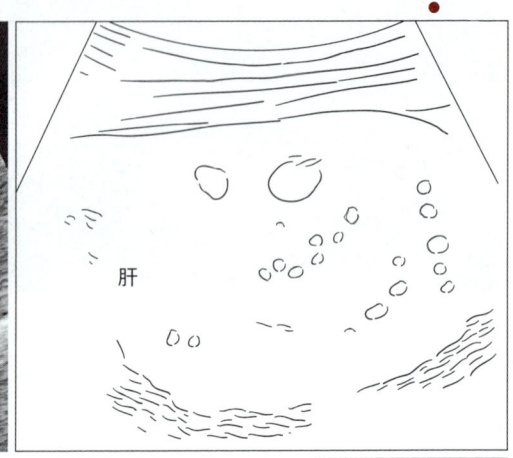

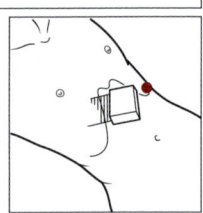

この症例の超音波所見
- 肝 S_5 区域に径 12 mm と 8 mm のほぼ円形をした腫瘤あり．
- 腫瘤の境界はほぼ不明瞭で，腫瘤は低エコーパターンを示す．

鑑別を要する疾患と鑑別点
1) 肝細胞癌：低エコー病変のうち大きさが 15 mm 以上では約 90％ が肝細胞癌であるが，エコーパターンからは鑑別は困難である．
2) 転移性肝癌：径 20 mm 未満においても低エコーパターンを示す病変は 10％ 以下である．
3) focal nodular hyperplasia（FNH）：肝硬変を併存せず，中心部に放射状に高エコーを認める．

次に行うべき検査・処置
- 通常，鑑別が問題となる疾患は肝細胞癌であるが，径 20 mm 未満では CT，血管造影などの画像診断法による鑑別には限界がみられ，超音波映像下生検（組織診）が必要である．

■ 肝限局性疾患：6．肝限局性疾患の主要疾患の診断／肝腫瘤と鑑別を要する病変

II．脂肪肝にみられた偽腫瘍　segmental pseudotumor sign

症例

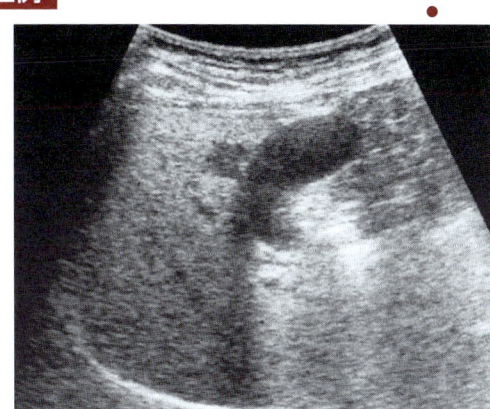

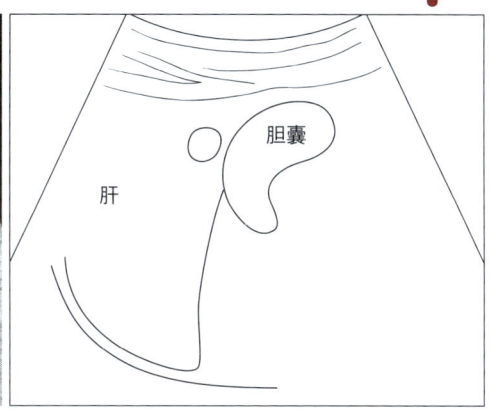

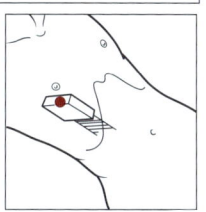

この症例の超音波所見
- 肝の胆嚢床付近に径 13 mm 前後の境界明瞭な低エコー腫瘤あり．腫瘤の辺縁はやや凹凸不整であり，その周囲のエコーレベルは高い．

読影上のポイント
- 不規則脂肪肝における限局性低脂肪域（segmental pseudotumor sign, focal spared area）は，胆嚢周囲（S_4, S_5）に好発する傾向がある（222〜223 頁，不規則脂肪肝の項を参照）．

鑑別を要する疾患と鑑別点
1) 肝細胞癌：病変の辺縁は平滑であり，肝硬変を併存することが多い．
2) 転移性肝癌：肝全体に多発してみられ，好発部位なし．
3) 肝血管腫：脂肪肝に合併した場合，辺縁高エコー帯が描出されにくく，好発部位を除くと，鑑別が困難である．

次に行うべき検査・処置
・脂肪肝において，肝（S_4, S_5）区域以外の他の区域にだけ低エコー病変がみられる場合には，上記の腫瘍などを考慮して造影 CT を施行すべきである．

肝びまん性疾患

7. 肝びまん性疾患の異常エコー像の特徴

1 肝にみられる異常

a. 肝の大きさ

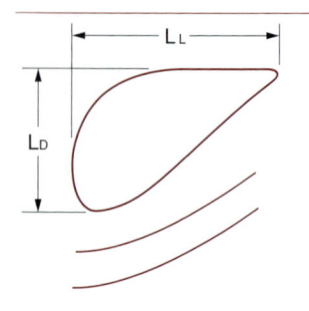

左葉
- 腫大：$L_L \geq 11.0$ cm
  同時に $L_D \geq 7.0$ cm

- 萎縮：$L_L \leq 7.0$ cm
  同時に $L_D \leq 5.0$ cm

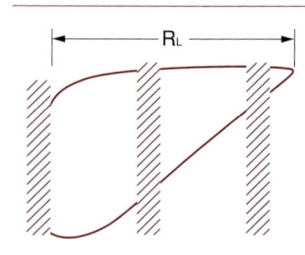

右葉
- 腫大：$R_L \geq 16.0$ cm

- 萎縮：$R_L \leq 9.0$ cm

b. 肝表面

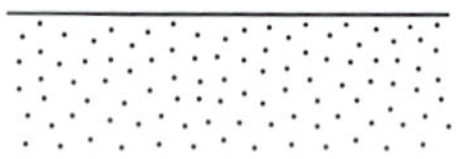

- 正常

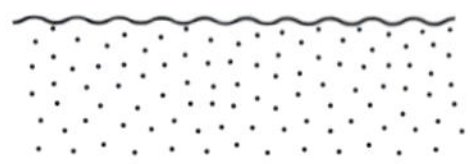

- 不整：軽度の凹凸からなる不整な表面．正常の直線像が乱れているものの凹凸像のようには著明ではない軽度の変化．

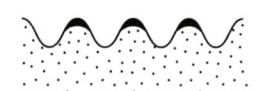

- 凹凸：連続的な明らかな凹凸を呈する表面．時に高低のある不連続線として描出される表面．

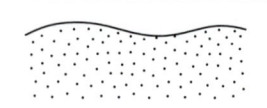

- 波状：上記の不整像や凹凸像の集合からなる粗大な波状の変形をもつ表面．

c．肝縁

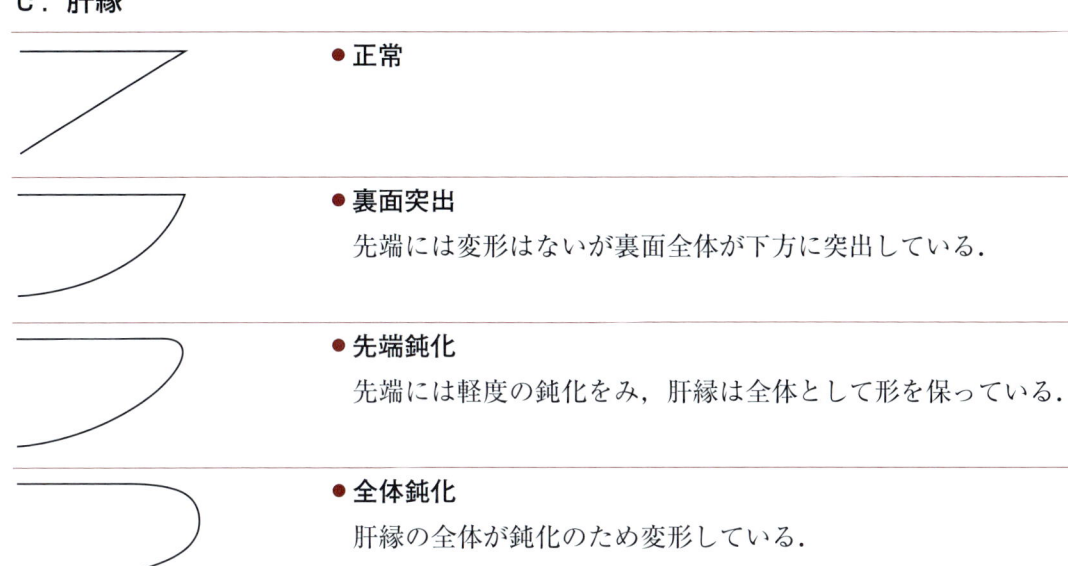

● 正常

● 裏面突出
先端には変形はないが裏面全体が下方に突出している．

● 先端鈍化
先端には軽度の鈍化をみ，肝縁は全体として形を保っている．

● 全体鈍化
肝縁の全体が鈍化のため変形している．

d．肝実質

◆エコーパターン

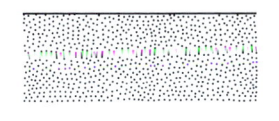

● 正常

● 微小点状均一高エコー（点状高エコー）
高エコースポットが密で均一に分布し，全体として実質エコーレベルが高い bright liver となる．

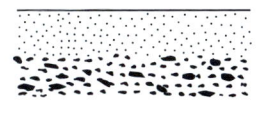

● 粗大点状不規則高エコー（斑状高エコー）
やや粗大な不整形の高エコースポットが不規則に分布．

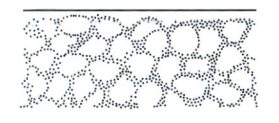

● 網目状高エコー
高エコースポットが網目状に集積し，その網目の大きさは一定していない．

d. 肝実質（つづき）

◆エコー減衰増強

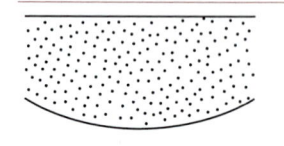

- 正常

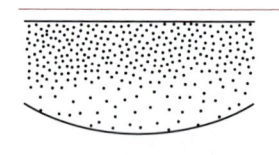

- （＋）
  肝深部横隔膜近傍のエコースポットが減少し，実質構造が不明瞭．

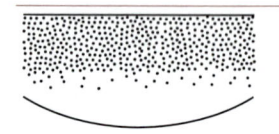

- （＋＋）
  肝深部横隔膜近傍のエコースポットが全く消失し，無エコーとなる．

e. 肝内脈管

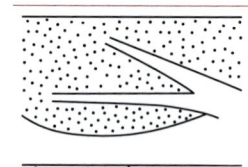

- 正常

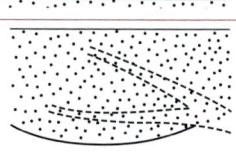

- 不明瞭
  管壁と実質との境界が不明瞭で，管腔内にエコースポットがみられる．

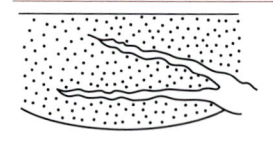

- 狭小・径不同
  狭小化や口径の不同，蛇行を伴うこともある．

2 脾・門脈系にみられる異常

びまん性肝疾患に際しては，その病期や進行に応じて脾腫や門脈圧亢進症による側副血行路の発達がみられる．その詳細は，7章「門脈・脾臓の超音波検査」に解説されている．

a．脾腫

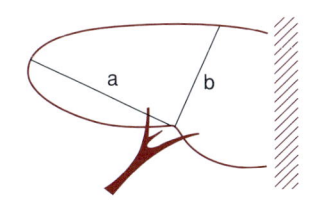

(−)　$a \times b < 20\ cm^2$
(＋)　$a \times b \geq 20\ cm^2$

b．側副血行路

	臍傍静脈	左胃静脈	脾門部近傍シャント
(−)			
(＋)		拡張 > 3.3 mm	

8. 肝びまん性疾患の異常エコー像からみた診断

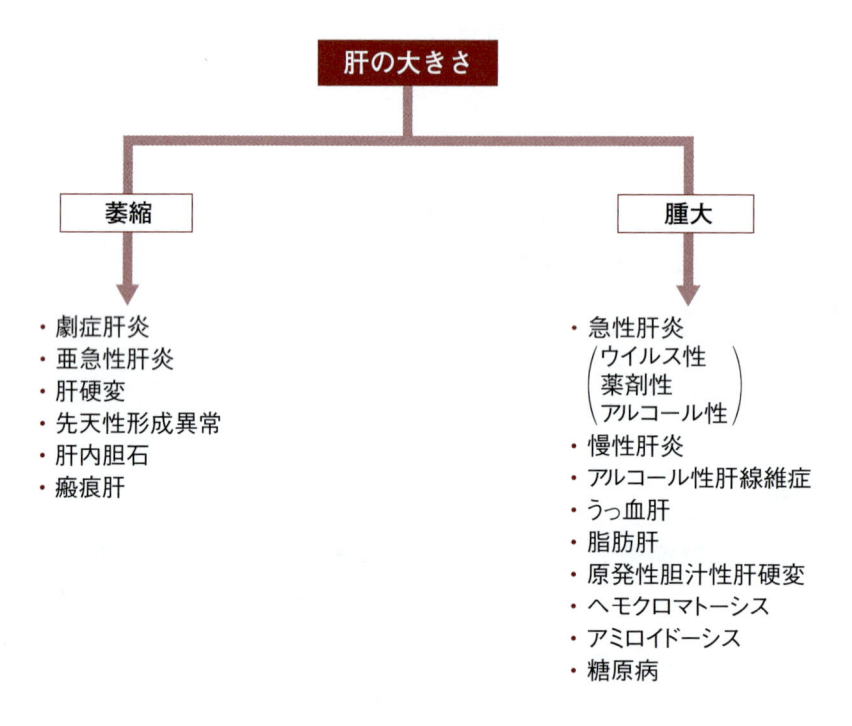

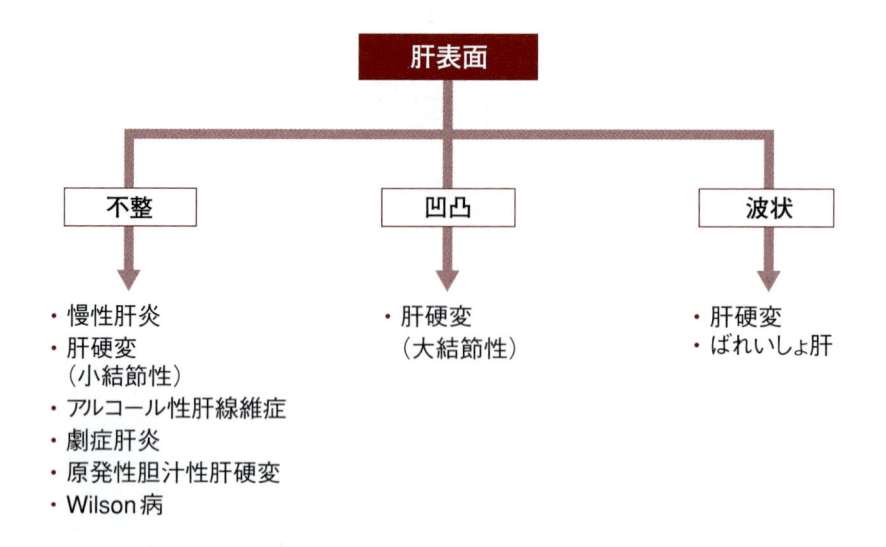

肝の大きさ

- 萎縮
  - 劇症肝炎
  - 亜急性肝炎
  - 肝硬変
  - 先天性形成異常
  - 肝内胆石
  - 瘢痕肝

- 腫大
  - 急性肝炎
    （ウイルス性
    薬剤性
    アルコール性）
  - 慢性肝炎
  - アルコール性肝線維症
  - うっ血肝
  - 脂肪肝
  - 原発性胆汁性肝硬変
  - ヘモクロマトーシス
  - アミロイドーシス
  - 糖原病

肝表面

- 不整
  - 慢性肝炎
  - 肝硬変
    （小結節性）
  - アルコール性肝線維症
  - 劇症肝炎
  - 原発性胆汁性肝硬変
  - Wilson病

- 凹凸
  - 肝硬変
    （大結節性）

- 波状
  - 肝硬変
  - ばれいしょ肝

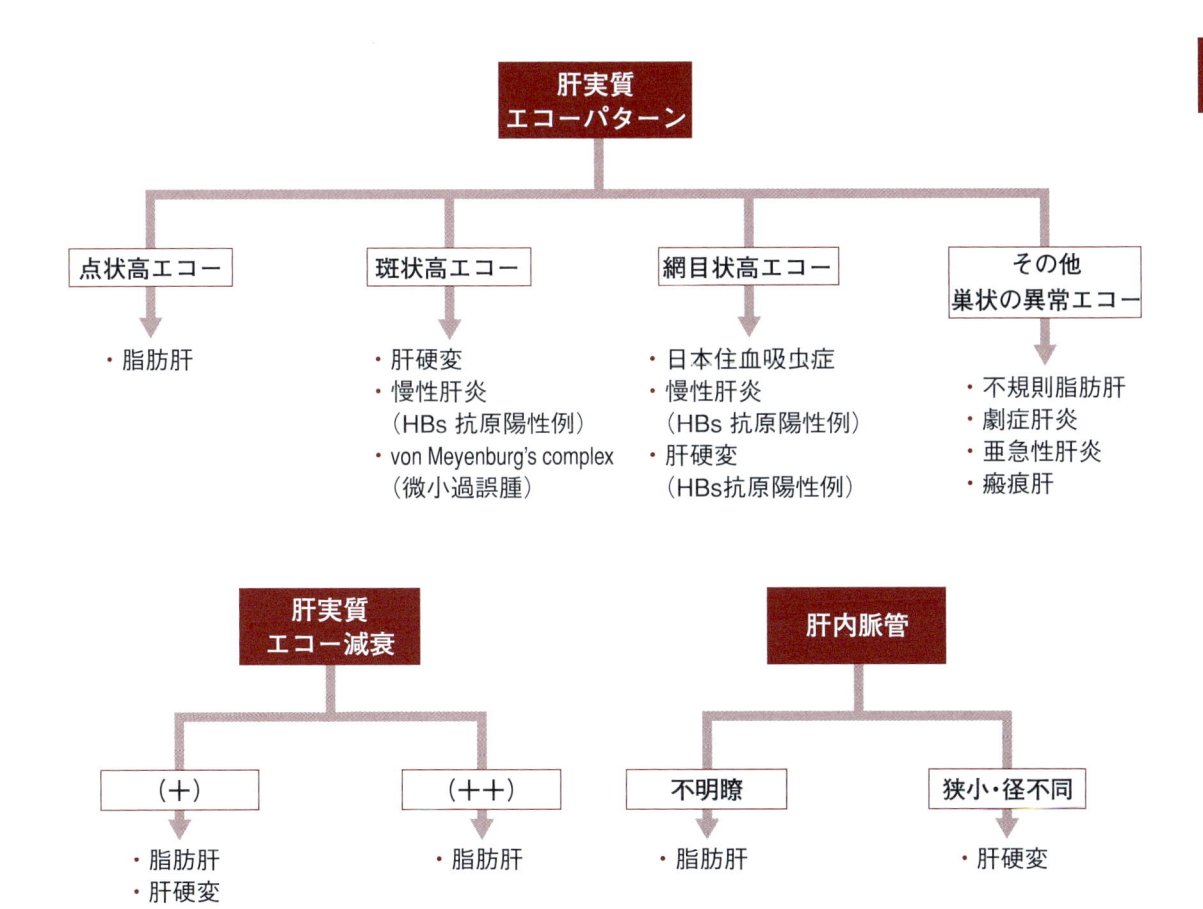

■ 肝びまん性疾患：8．肝びまん性疾患の異常エコー像からみた診断

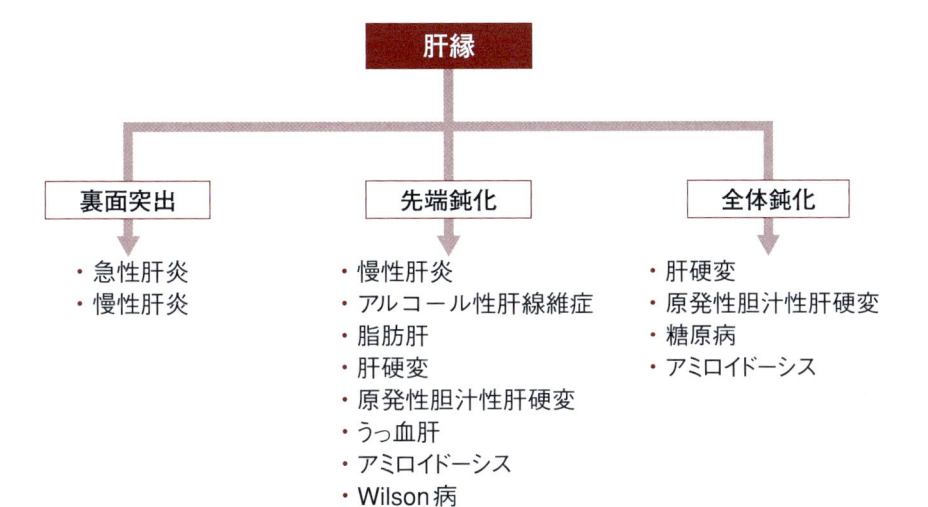

```
                            ┌─────────┐
                            │   肝縁   │
                            └────┬────┘
        ┌────────────────────────┼────────────────────────┐
   ┌─────────┐              ┌─────────┐              ┌─────────┐
   │ 裏面突出 │              │ 先端鈍化 │              │ 全体鈍化 │
   └─────────┘              └─────────┘              └─────────┘
```

裏面突出
- 急性肝炎
- 慢性肝炎

先端鈍化
- 慢性肝炎
- アルコール性肝線維症
- 脂肪肝
- 肝硬変
- 原発性胆汁性肝硬変
- うっ血肝
- アミロイドーシス
- Wilson病
- ヘモクロマトーシス
- 糖原病

全体鈍化
- 肝硬変
- 原発性胆汁性肝硬変
- 糖原病
- アミロイドーシス

```
                    ┌──────────────┐
                    │   肝実質     │
                    │ エコーパターン │
                    └──────┬───────┘
```

点状高エコー
- 脂肪肝

斑状高エコー
- 肝硬変
- 慢性肝炎（HBs抗原陽性例）
- von Meyenburg's complex（微小過誤腫）

網目状高エコー
- 日本住血吸虫症
- 慢性肝炎（HBs抗原陽性例）
- 肝硬変（HBs抗原陽性例）

その他 巣状の異常エコー
- 不規則脂肪肝
- 劇症肝炎
- 亜急性肝炎
- 瘢痕肝

```
     ┌──────────────┐                    ┌──────────┐
     │   肝実質     │                    │ 肝内脈管 │
     │ エコー減衰   │                    └──────────┘
     └──────────────┘
```

肝実質エコー減衰

（＋）
- 脂肪肝
- 肝硬変

（＋＋）
- 脂肪肝

肝内脈管

不明瞭
- 脂肪肝

狭小・径不同
- 肝硬変

9. 肝びまん性疾患の主要疾患の診断

急性肝炎

この疾患の超音波像

下記の所見はいずれも一過性に出現する異常所見であるが，その出現頻度は病期や炎症程度などにより様々である．いずれも黄疸高度例で所見が高率な傾向がみられる．しかし，全く異常所見のみられないことも少なくない．

- 肝腫大
- 軽度脾腫
- 肝縁の裏面突出像
- 胆囊内腔の虚脱や壁の肥厚

ワンポイント アドバイス

- 肝の細胞壊死を伴う急性炎症を総称して急性肝炎と呼び，原因としては肝炎ウイルス，薬剤，アルコールなどが一般的である．

症例

a. 右側胸壁縦走査

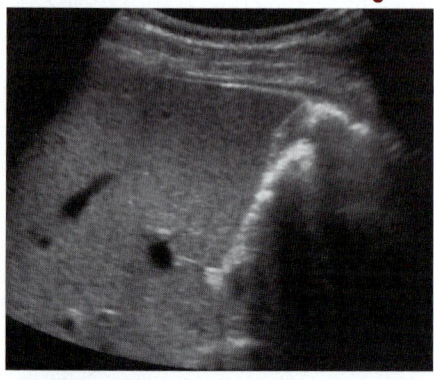

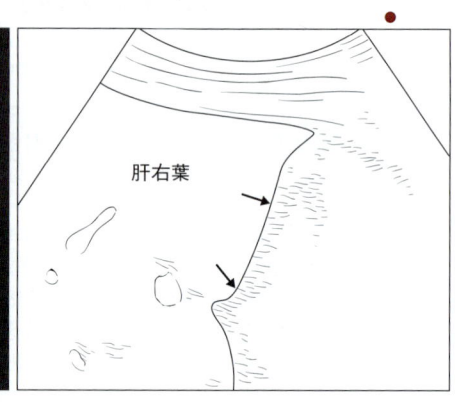

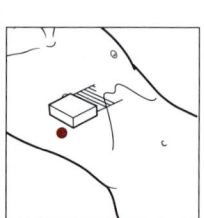

b. 右肋間走査

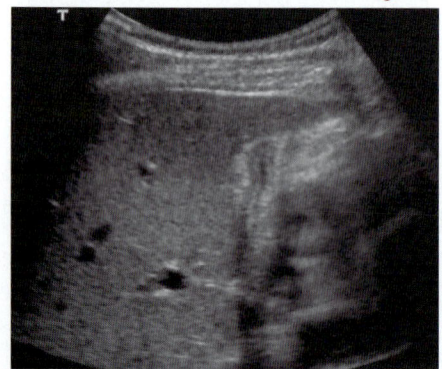

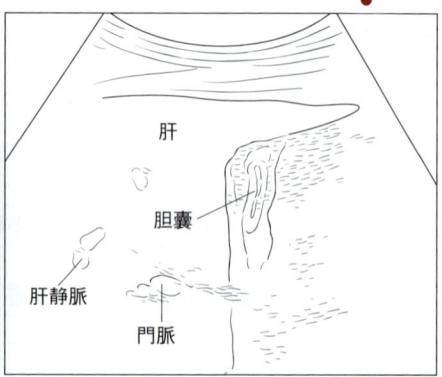

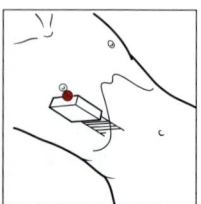

この症例の超音波所見
- 右側胸壁縦走査(図a)により肝右葉において肝縁の裏面突出像を認める．
- 右肋間走査(図b)により胆嚢内腔の虚脱と壁の肥厚像がみられる．

ワンポイント アドバイス
- 肝縁の裏面突出像はしばしば肝腫大と共に観察される．
- 胆嚢壁の肥厚はしばしば内腔の虚脱やスラッジを伴う．
- その他，軽度の脾腫なども含めいずれの所見も一過性であるが，血液生化学検査における成績の推移と共に経過し，元に戻る可逆性変化である．

鑑別を要する疾患と鑑別点
1) 慢性肝炎でも肝縁の裏面突出像が観察されることがあるが，胆嚢の変化が同時にみられることはない．
2) 黄疸と共に胆嚢壁の肥厚像がみられる際には急性胆嚢炎と間違われる可能性があるが，急性胆嚢炎では圧痛を伴うことやしばしば緊満腫大することから鑑別される．

原因による所見の現れ方
- ウイルス性の中でもA型肝炎では肝腫大が高度のものが多くみられ，胆嚢の変化は黄疸高度例で著しい傾向がある．
- 薬剤性では脾腫がやや高率な傾向がみられる．
- アルコール性では脂肪肝の所見を併せもつ．

ピットフォール
- 極期においても異常所見を認めないことがある．

劇症肝炎

この疾患の超音波像
下記の所見が高率に認められる．なお通常の急性肝炎と異なる異常所見であり，急性肝炎の疑いで超音波検査をする際に以下のような所見の有無をチェックすることは極めて大切である．

- 肝萎縮
- 肝表面微細不整像
- 肝実質不規則エコー（地図状エコー）
- 肝内門脈密集像
- 胆嚢虚脱・壁肥厚像
- 腹水

ワンポイント アドバイス
- 急激に起こる肝広汎壊死に基づいて急速に肝不全症状が現れる（発症後6～8週以内）肝炎で，臨床像の上で肝萎縮，進行性の黄疸，なんらかの精神神経症状を伴うものを指す．致命率の極めて高い疾患である．

症例

a. 右肋間走査

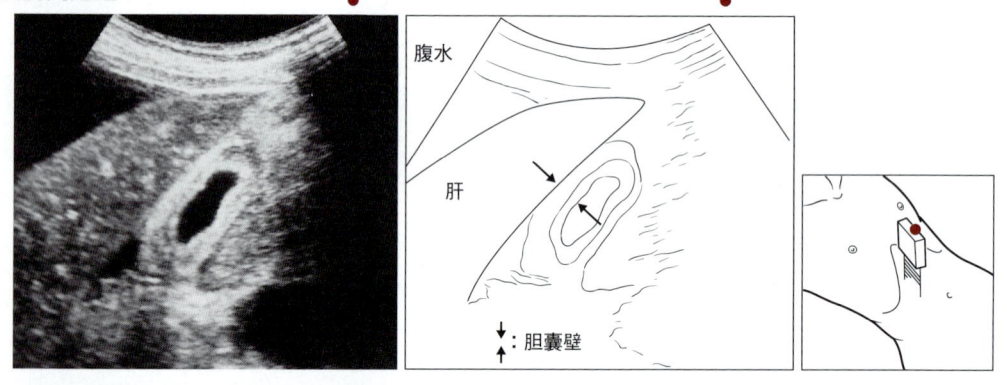

b. 右肋間走査

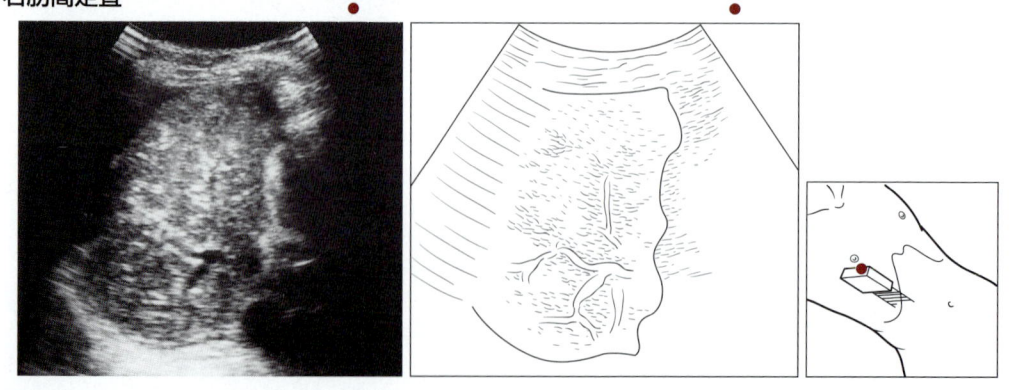

この症例の超音波所見

- 右肋間走査(図a)では肝右葉の萎縮と共に，胆囊壁の肥厚(三層性)と内腔の虚脱を認める．さらに腹水像が描出されている．
- 右肋間走査(図b)では肝右葉内の不規則なエコー(地図状エコー)と共に，門脈枝の密集像が認められる．

超音波所見と意識障害

- これらの所見はしばしば意識障害に先立って出現することがある．
- 意識障害の程度が進むにつれ，これらの所見が高率に認められる傾向がある．また，肝萎縮，肝表面微細不整像，肝内脈管密集像の各所見は生存例に比して死亡例でより高率に認められ，これらの所見が早期に存在しさらに進行する例では予後不良の傾向がみられる．これとは逆に，早期に胆囊虚脱・壁肥厚が改善し，脾腫を認める例では予後良好の傾向がみられる．なお，肝実質不規則エコーは，散在性の広汎壊死と残存肝組織との混在により生ずる．一方，壊死が肝全体にびまん性にみられる例では不規則エコーは出現しない．

鑑別を要する疾患と鑑別点

1) 黄疸と共に胆囊壁の肥厚像がみられる際には，急性胆囊炎と間違われる可能性がある．

慢性肝炎

この疾患の超音波像

進行度により超音波所見も違い，全く異常所見を認めない例から，肝硬変に近い所見を呈する例まで多様である．しかし，現在の装置では**単に肝縁の先端鈍化像を呈する例が多くみられる**ようである．

- 肝左葉腫大傾向
- 肝縁の先端鈍化像
- 肝表面軽度不整像
- 軽度の脾腫

典型的な超音波像

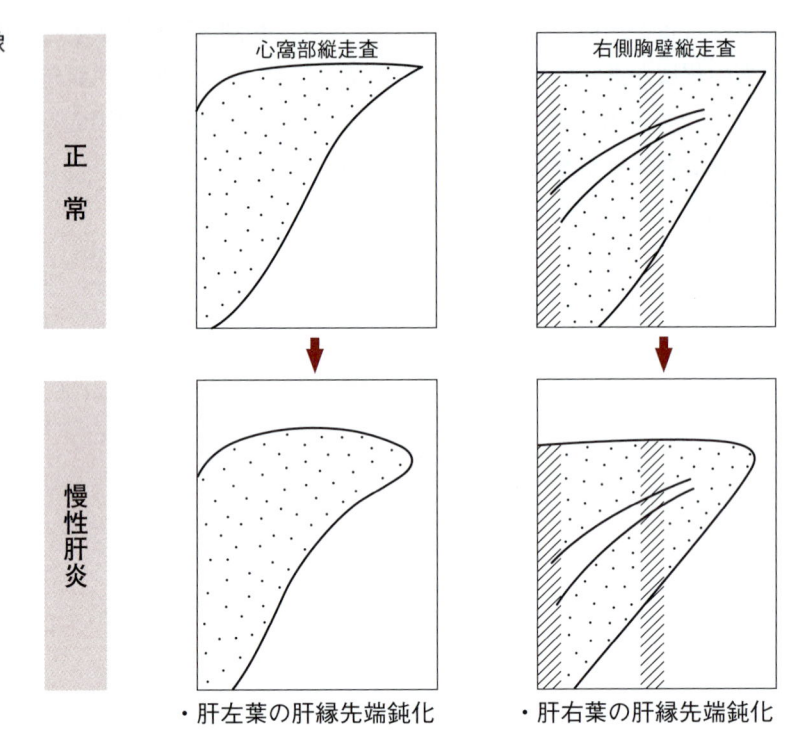

	心窩部縦走査	右側胸壁縦走査
正常		
慢性肝炎	・肝左葉の肝縁先端鈍化	・肝右葉の肝縁先端鈍化

自験例における異常所見の頻度

慢性肝炎 87 例における結果，51 例 (59%) に異常所見を認め，所見別にみると肝表面軽度不整像 21%，肝縁先端鈍化 45%，また脾腫は 28% にみられた．なお，病型別に異常所見陽性率をみると非活動型 50%，活動型 CAH2A 57%，CAH2B 65%．

ワンポイント アドバイス

- 6 か月以上持続する肝の炎症を**慢性肝炎**と呼び，その病因として，主として肝炎ウイルスとの関連 (B 型，C 型) が知られている．臨床的には非活動型と活動型に大別される．

■ 肝びまん性疾患：9．肝びまん性疾患の主要疾患の診断／慢性肝炎

症例

a．心窩部縦走査

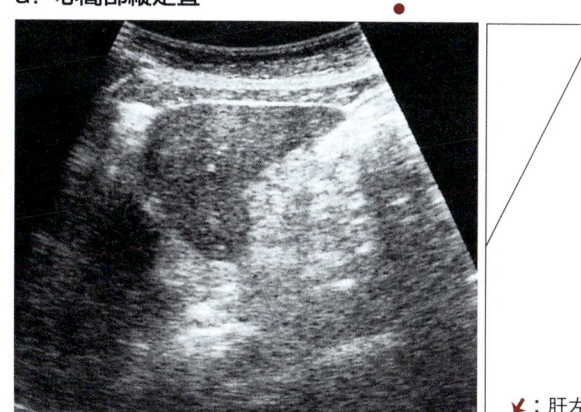

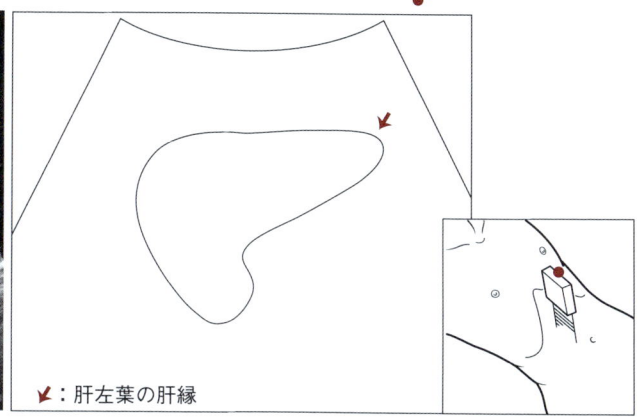

↙：肝左葉の肝縁

b．右側胸壁縦走査

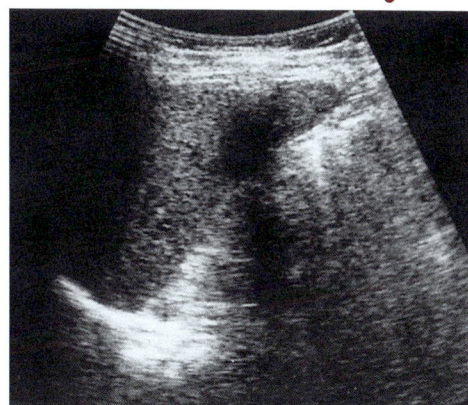

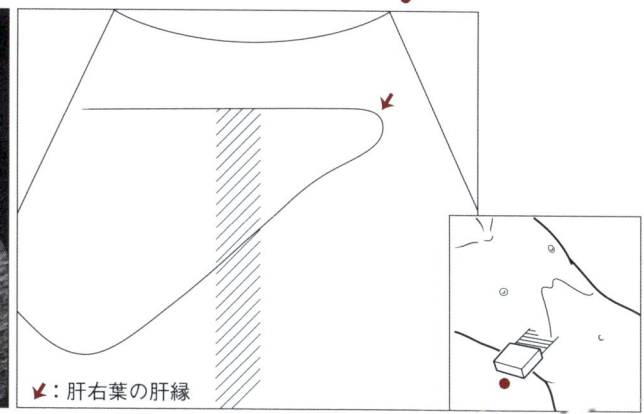

↙：肝右葉の肝縁

この症例の超音波所見

- 心窩部縦走査（図a）により肝左葉の肝縁先端鈍化像がみられるが，肝表面は平滑な正常像を示し，肝実質も均一な正常パターンを示している．
- 右側胸壁縦走査（図b）においては，肝右葉にもその肝縁先端鈍化像がみられる．

鑑別を要する疾患と鑑別点

1) 慢性アルコール性肝障害では，同様の肝縁鈍化像のみがみられるため超音波像だけでは鑑別が困難であり，ウイルスマーカーや飲酒歴を参考にする．
2) 肝縁の鈍化像は肝硬変でもみられるが，肝表面や実質，肝内脈管などの所見により総合的に評価する．
3) 脂肪肝でも肝縁先端鈍化像がみられるが，脂肪肝でみられる肝実質異常所見が（−）なことから鑑別される．

肝硬変

この疾患の超音波像

肝硬変においても進行度により超音波所見の差異がみられる。以下の異常所見が種々の程度に認められる。

- 肝右葉萎縮・左葉腫大傾向
- 門脈側副血行路
- 肝実質斑状高エコー
- 脾腫
- 肝縁全体〜先端鈍化像
- 肝内脈管の狭小・径不同
- 肝表面凹凸・不整・波状像
- その他（胆嚢腫大・壁肥厚，尾状葉腫大，静脈管索の肥厚，腹水など）

典型的な超音波像

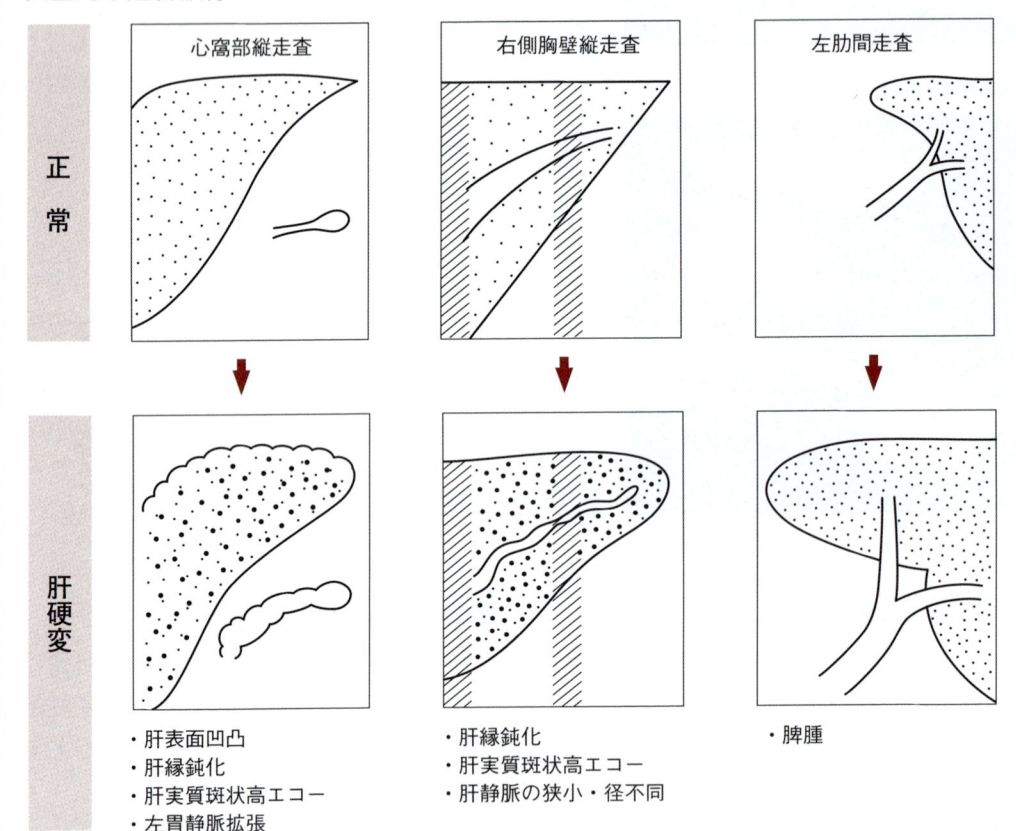

	心窩部縦走査	右側胸壁縦走査	左肋間走査
正常			
肝硬変	・肝表面凹凸 ・肝縁鈍化 ・肝実質斑状高エコー ・左胃静脈拡張	・肝縁鈍化 ・肝実質斑状高エコー ・肝静脈の狭小・径不同	・脾腫

ワンポイント アドバイス

- 肝の広範な線維増生とびまん性の結節と共に，小葉の改築を伴う状態が**肝硬変**と定義される。その病因には肝炎ウイルス，アルコール，胆道閉塞，うっ血など種々の基礎疾患が関与しており，また形態学的特徴から大結節型，小結節型，混合型に分類される。

肝硬変の超音波診断体系

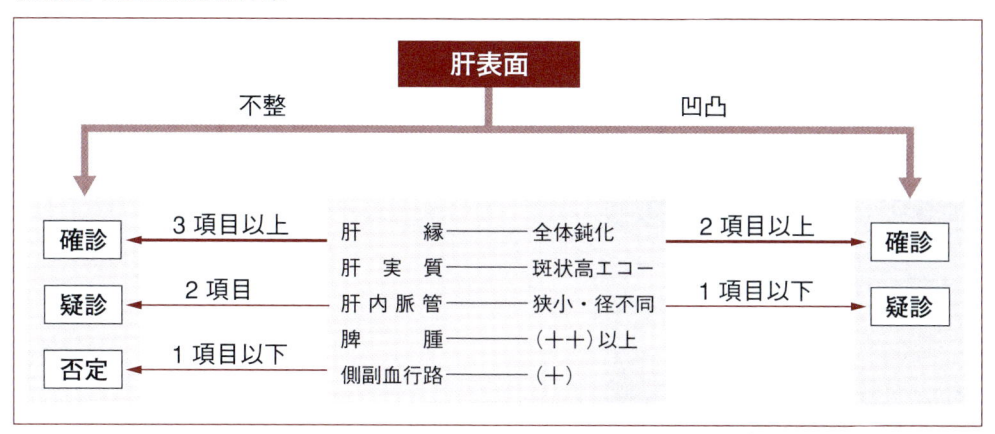

```
                        肝表面
              不整   ┌────┴────┐   凹凸
        ┌─────────┘         └─────────┐
        ↓                                 ↓
  確診 ←─ 3項目以上 ─ 肝　　縁 ─── 全体鈍化 ─ 2項目以上 →  確診
                      肝　実　質 ─── 斑状高エコー
  疑診 ←─ 2項目 ──── 肝内脈管 ─── 狭小・径不同 ─ 1項目以下 →  疑診
                      脾　　腫 ─── (＋＋)以上
  否定 ←─ 1項目以下 ─ 側副血行路 ── (＋)
```

probability は確診 95%，疑診 67%，否定 91%

肝硬変の病理形態と超音波像

a．肝の大きさ
- 典型的なアルコール性肝硬変の初期例では肝の腫大傾向を認める．
- 肝炎後性肝硬変の多く，およびアルコール性肝硬変のある程度進行した例では右葉萎縮が多くの例で認められる．
- 高度進行例では原因を問わず両葉の萎縮が認められる．

b．肝表面
腹腔鏡との対比や剖検肝での検索から，直径3mm以上の結節が表面にびまん性に存在する例では超音波で凹凸像が描出される．また，典型的なアルコール性肝硬変でみられるような直径3mm未満の結節からなる小結節性肝硬変では細かい不整像を呈する．また，結節を反映する凹凸や不整と同時に，結節の集合からなる波状変形もしばしば観察される．

c．肝縁
先端鈍化から全体鈍化までその鈍化の程度は様々であるが，典型的なアルコール性肝硬変の初期例では肝腫大と共に肝縁の全体的鈍化が顕著な傾向としてみられる．また，原発性胆汁性肝硬変の初期肝硬変期でも鈍化の著しい傾向を認める．

d．肝実質と肝内脈管
- 肝炎後性肝硬変ではアルコール性肝硬変に比して，斑状高エコーや脈管の狭小・径不同が高率にみられる．
- これらの異常所見は萎縮が高度の例で著しい．
- HBs抗原陽性例のなかに実質像が極めて不規則な例が散見される．
- 瘢痕肝やばれいしょ肝では，肝輪郭の変形と共に実質に広範な高エコー帯が出現する．
- アルコール性肝硬変ではしばしば脂肪肝の所見を合わせて有する．

e．脾腫と門脈側副血行路
- アルコール性肝硬変では脾腫の頻度が低く程度も弱い傾向がある．
- 原発性胆汁性肝硬変では門脈圧亢進症が早期から高度の傾向があり，側副血行路も著しい．

Ⅰ. 肝硬変(1)

> 症例

a. 心窩部縦走査

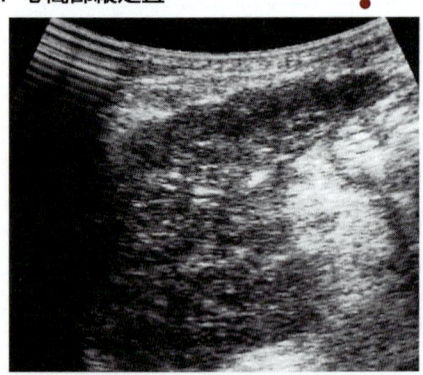

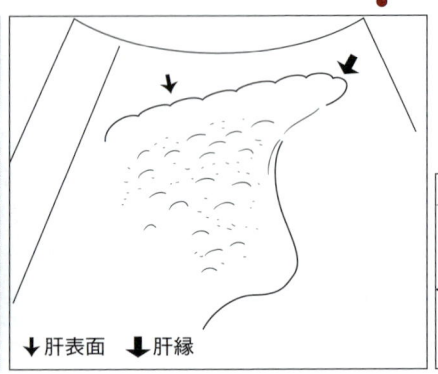

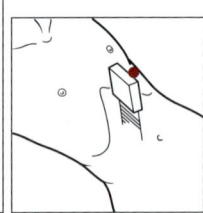

↓肝表面　↓肝縁

b. 右肋間走査

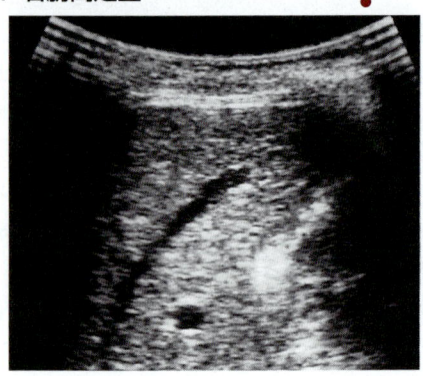

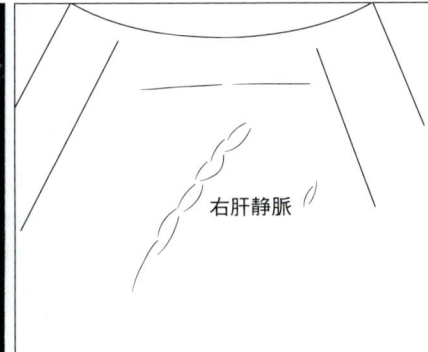

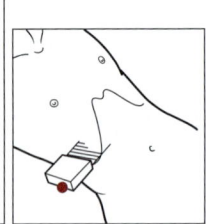

右肝静脈

> この症例の超音波所見

- 心窩部縦走査(図a)により肝左葉表面の凹凸像，肝縁先端鈍化像，肝実質斑状高エコー像が認められる．
- 右肋間走査(図b)で右肝静脈の狭小・径不同像が認められる．

> 読影上のポイント

- 肝表面の凹凸は直径3mm以上の結節がびまん性にあることを示唆している．

> 鑑別を要する疾患と鑑別点

- 実質の変化は時にびまん型の肝細胞癌との鑑別を要するが，その際には門脈腫瘍塞栓の有無が鑑別に役立つ．

> 次に行うべき検査・処置

- 十分な所見が揃えば他の検査をせず診断を確定できる．
- 3か月に1回のチェックにより肝細胞癌の出現に注意を払う．

> 肝硬変でみられる超音波異常所見の頻度

(千葉大学第一内科)

肝表面の凹凸不整：86%，肝縁の全体～先端鈍化：93%，肝実質の斑状高エコー：29%，肝静脈の狭小・径不同：55%，脾腫：76%，門脈側副血行路：88%．

■ 肝びまん性疾患：9．肝びまん性疾患の主要疾患の診断／肝硬変

II．肝硬変(2)

症例

a．心窩部縦走査

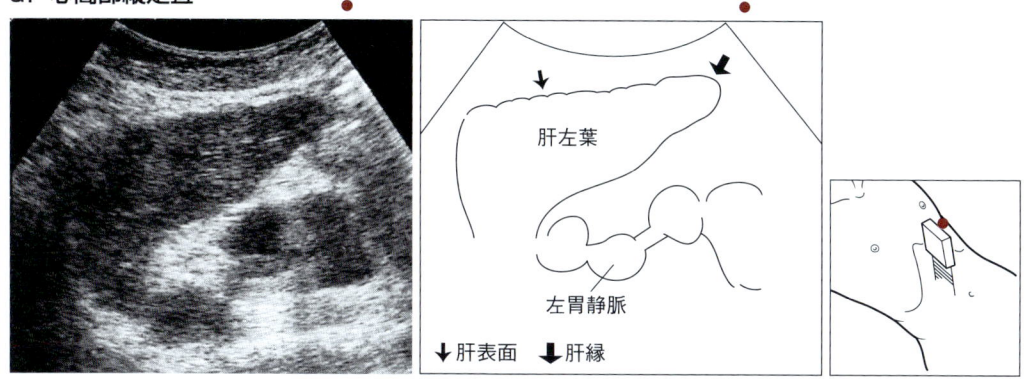

肝左葉／左胃静脈／↓肝表面　⇩肝縁

b．左肋間走査

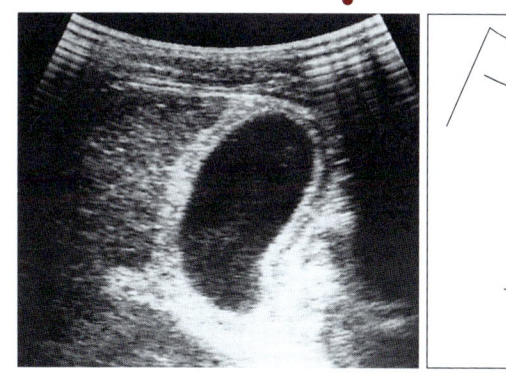

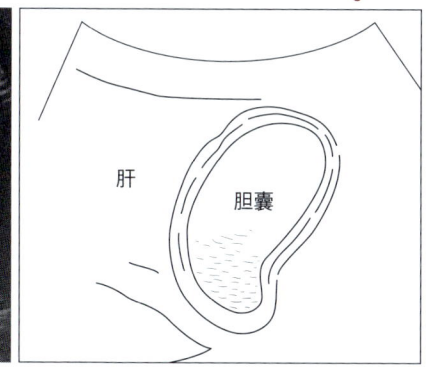

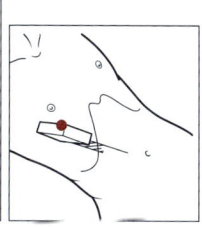

肝／胆嚢

この症例の超音波所見

- 心窩部縦走査(図a)により肝左葉表面の凹凸像，肝縁全体鈍化像を認める．また，肝左葉の後方には高度に拡張蛇行した管状構造として左胃静脈が描出されている．
- 左肋間走査(図b)では胆嚢壁の肥厚と拡張および内腔にスラッジを認める．

鑑別を要する疾患と鑑別点

1) 門脈圧亢進症所見を有することから特発性門脈圧亢進症，肝外門脈閉塞症，Budd-Chiari症候群などを鑑別する(242〜245頁参照)．

ピットフォール

- 著しく太く発達した左胃静脈の際には，必ずしも内視鏡的に食道静脈瘤が高度とは限らず，傍食道静脈などに流出することがある．

脂肪肝

この疾患の超音波像
- 肝実質の点状高エコー像（bright liver といわれる肝エコーレベルの上昇）
- 肝深部のエコーの減衰増強
- 肝内脈管の不明瞭像
- 肝縁の先端鈍化像あるいは肝縁の輪郭不明瞭化

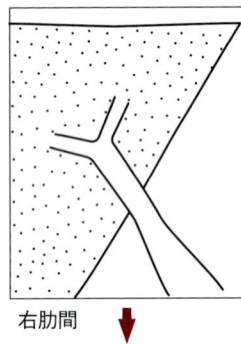

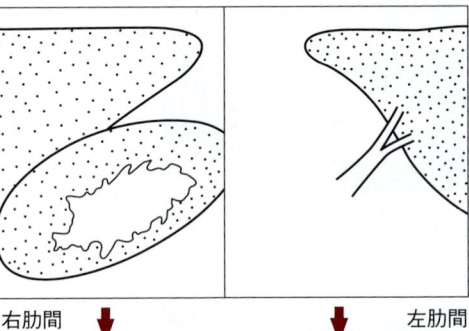

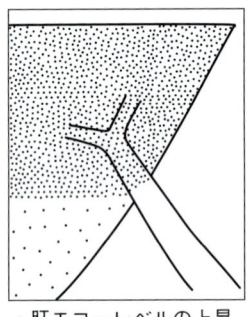

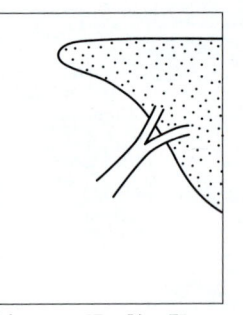

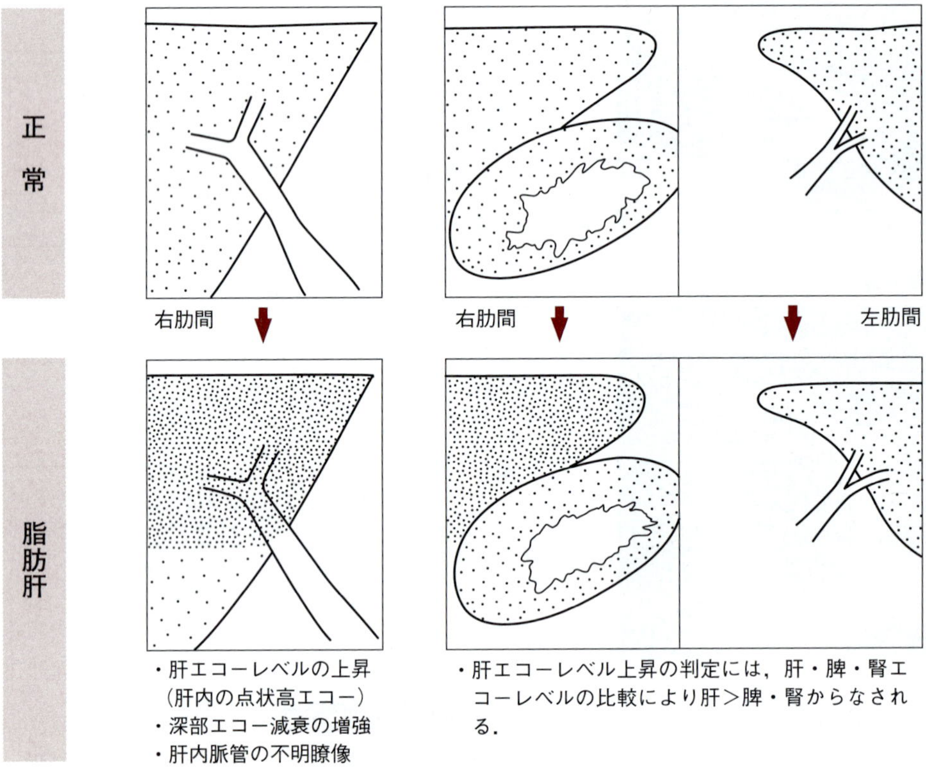

| 正常 | 右肋間 | 右肋間 | 左肋間 |

脂肪肝
- 肝エコーレベルの上昇（肝内の点状高エコー）
- 深部エコー減衰の増強
- 肝内脈管の不明瞭像

- 肝エコーレベル上昇の判定には，肝・脾・腎エコーレベルの比較により肝＞脾・腎からなされる．

ワンポイント アドバイス
- 肝生検組織の光学顕微鏡で，肝小葉内の30％以上あるいは50％以上の肝細胞に明らかな脂肪滴の蓄積性変化をみる状態は**脂肪肝**と定義されることが多い．
- **脂肪肝の原因**(背景)はアルコール過飲，過栄養（肥満），脂質代謝異常，低栄養などが知られる．

診断手順
- 肝のエコーレベルが腎よりも高くない場合（肝・腎コントラストが陰性）は脂肪肝を否定してもよい．肝・腎コントラストが陽性であっても肝・脾・腎コントラストが明らかに陽性（肝＞脾・腎）な場合のみ脂肪肝と診断してよい．

■ 肝びまん性疾患：9．肝びまん性疾患の主要疾患の診断／脂肪肝

症例

a．右肋間走査

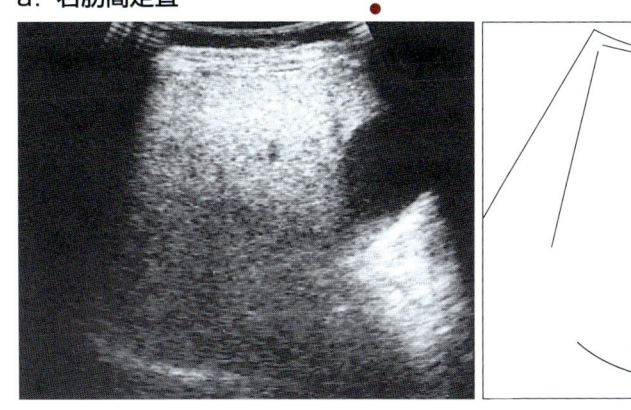

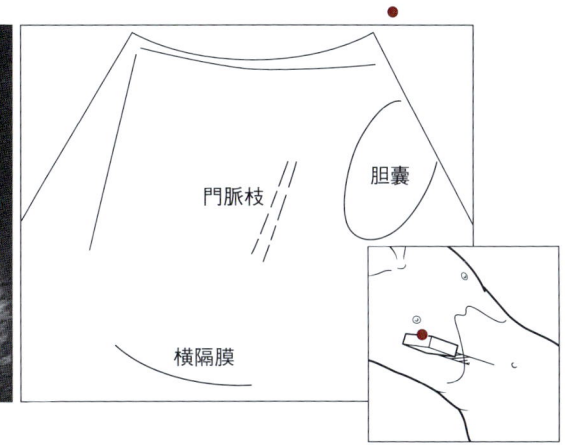

（門脈枝／胆嚢／横隔膜）

b．右肋間走査

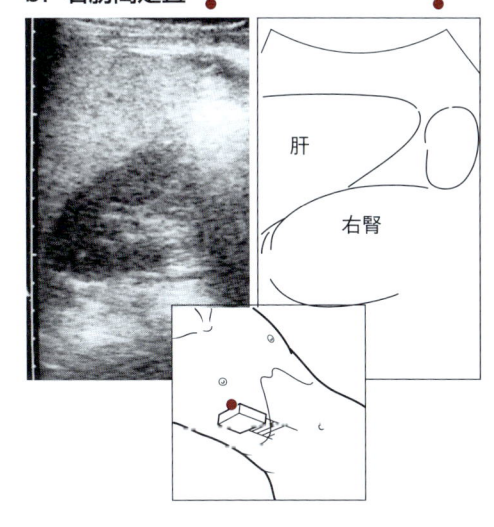

（肝／右腎）

c．左肋間走査

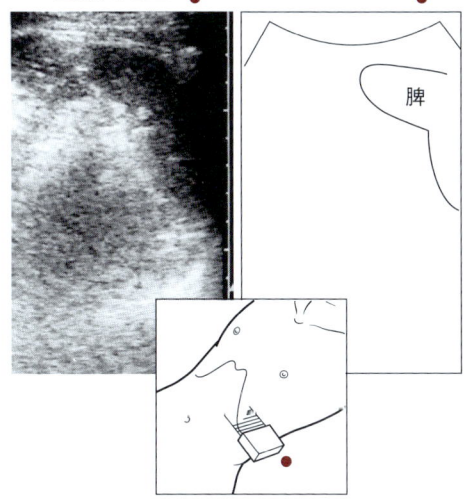

（脾）

この症例の超音波所見

- 右肋間走査（図a）により肝実質の点状高エコー像，つまり肝エコーレベルの上昇による bright liver を呈している．それに伴い深部エコーの減衰は増強し，肝内脈管の不明瞭化像も認められる．
- 左右の肋間走査（図b，c）により肝・脾・腎エコーレベルの比較により肝のエコーレベルは脾と腎に比して著しく高輝度を呈している．

鑑別を要する疾患と鑑別点

1) 血清トランスアミナーゼ値の変動が大きいときや，治療に伴う脂肪肝所見の改善にもかかわらず肝機能所見の改善が得られないときには，慢性肝炎などの合併を考慮するべきである．

脂肪肝における異常所見陽性率

（千葉大学第一内科）

肝・脾・腎コントラスト96％，肝内脈管不明瞭像44％，減衰増強（＋）41％．

不規則脂肪肝 irregular fatty change

この疾患の超音波像
超音波検査やCTの普及により，肝脂肪化は必ずしも肝全体に均等に起こらないことが明らかになり，時に肝限局性病変との鑑別において問題となる．超音波診断上，次に示す3型がみられる．

- 脂肪肝の一部に低脂肪化域（低エコー域）が限局し，腫瘤性病変と類似した所見を呈することから segmental pseudotumor sign と表現されたり，あるいは focal spared region (area) とも呼ばれる．
- 巣状の脂肪化域（高エコー）と低脂肪化域（低エコー）が不規則に混在する（irregular fatty change）．
- 肝内の一部に限局性に脂肪化域（高エコー）をみる（focal fatty change）．

不規則脂肪肝の特徴
1. 多くの例で脂肪化域あるいは低脂肪化域が肝区域性あるいは亜区域性に分布し，その境界部に肝静脈の走行がみられる．
2. 脂肪化域にせよ低脂肪化域にせよその内部に脈管がみられ，偏位や圧排を伴わない．

不規則脂肪肝における低脂肪化域の好発部位
筆者らが経験した脂肪肝398例のうち54例（13.6％）が不規則な脂肪化分布を示し，うち限局性低エコー域を示した41例47病変を肝区域別にみるとS_4が25病変，S_5が16病変と高率であった．その他S_3が3病変，S_1が2病変，S_6が1病変であった．

I．不規則脂肪肝(1) —— irregular fatty change

症例

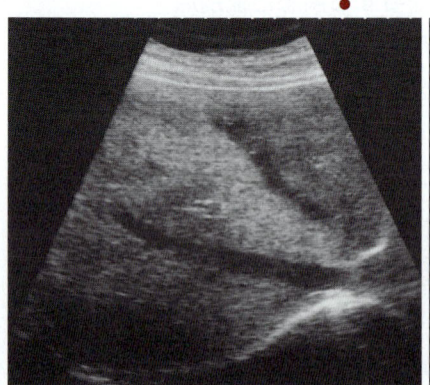

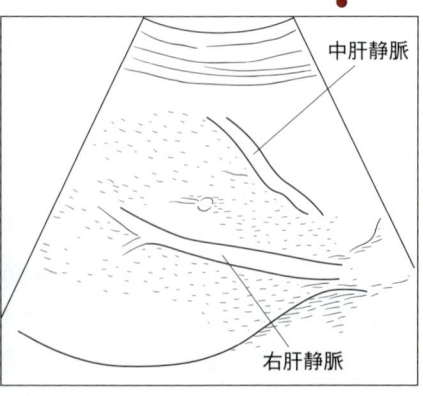

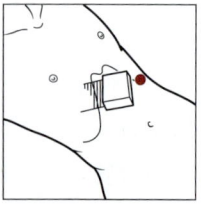

この症例の超音波所見
- 肋弓下走査により肝内に広範で均一な高エコー域がみられる．その内部には右肝静脈や門脈枝が偏位や圧排なく走行している．なお高エコー域の分布は主として右葉前区域であり，中肝静脈がそのほぼ境界部を走行している．

鑑別を要する疾患と鑑別点
1) 瘢痕肝では類似の高エコー所見をみるが，脈管の狭小化をみる．
2) 肝血管腫などの腫瘤性病変では脈管の偏位や圧排を伴う．

II．不規則脂肪肝（2）── segmental pseudotumor sign

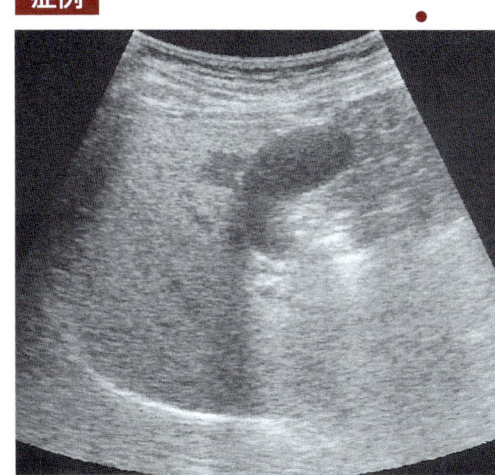

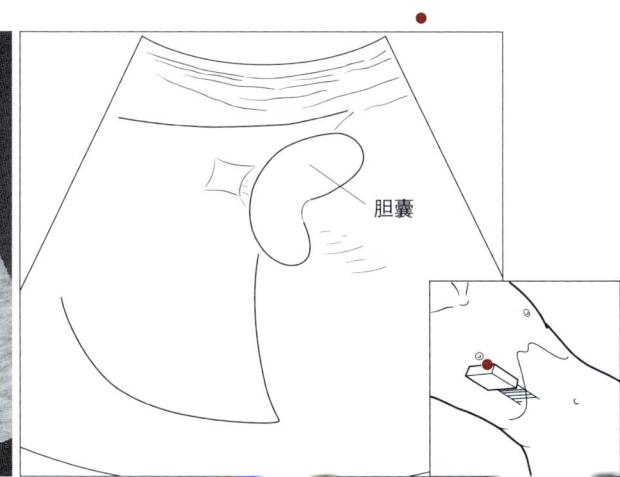

症例

この症例の超音波所見
- 右肋間走査により胆嚢床付近（S_5）に径13mm前後の境界明瞭な低エコー域があり．その他の実質は軽度に高エコーを呈している．

読影上のポイント
- 小さい割に低エコー域の辺縁は凹凸不整であり，中心部付近に小脈管像の断面が観察される．胆嚢床付近（S_4, S_5）は低脂肪域（segmental pseudotumor sign）の好発部位である．

鑑別を要する疾患と鑑別点
1) 周囲の肝実質の脂肪肝所見と，低エコー域内に脈管像の断面が観察されれば診断できる．なお胆嚢床付近が好発部位であることも参考になる．
2) 肝腫瘍との鑑別に迷う例ではCTが確定診断に有用．つまりこの領域が高吸収域を呈することから肝腫瘍と異なる（203頁も参照）．

日本住血吸虫症

この疾患の超音波像
❶ 肝内の網目状高エコー
❷ 進行した例でみられる門脈圧亢進症所見（第7章　238頁参照）

[エコー像からみた分類]
a．大網目状高エコー型：網目の直径が30 mm以上の粗大な網目状の高エコー像からなり，その高エコーは輝度が極めて高く線状で幅は狭い．
b．小網目状高エコー型：網目の直径が30 mm未満の網目状高エコーからなり，その高エコーは大網目状高エコー型ほどは高くなく，点状エコーの集積からできている．
c．混合型：同一症例で肝の部位によって大網目状と小網目状の高エコー部が混在している．

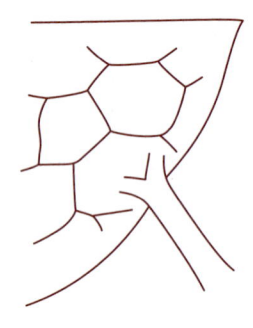

大網目状高エコー　　　　小網目状高エコー

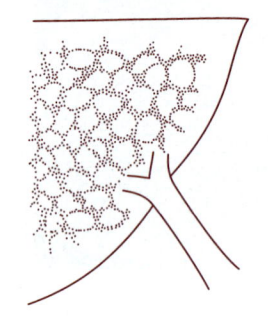

ワンポイント アドバイス

- 慢性の日本住血吸虫症は，組織学的に肝内門脈枝内に日本住血吸虫卵を認め，病理肉眼的には，種々の程度に特異な線維帯（septal fibrosis, pipe-stem fibrosis）がみられる．肝表面は典型的には亀甲状を呈する．高度な例では肝硬変に進むとされている．近年の撲滅対策により，流行地においても新たな急性発症例は激減している．
- 超音波の網目状高エコーは，線維帯の構造にほぼ類似した分布を示すが，併存する虫卵の石灰化が深く関与している．

■ 肝びまん性疾患：9．肝びまん性疾患の主要疾患の診断／日本住血吸虫症

症例

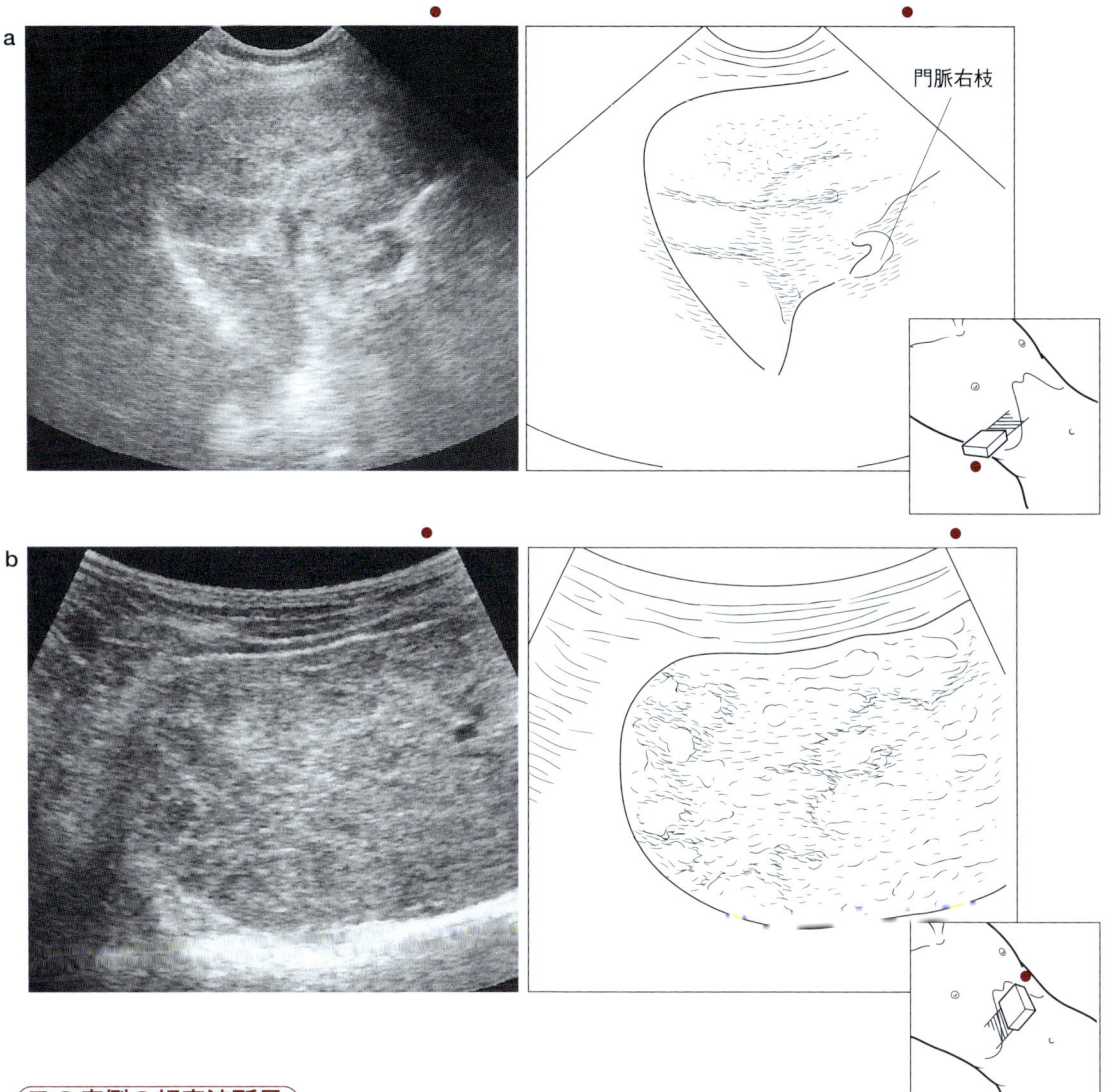

門脈右枝

この症例の超音波所見

図a（症例A）

肝内に高輝度の粗大な網目状エコーを認める．

図b（症例B）

肝内に高輝度の点状エコーの集合からなる網目状エコーを認める．

読影上のポイント

- いずれも肝内の網目状高エコーが特徴であり，日本住血吸虫症に特異的な所見である．

鑑別を要する疾患と鑑別点

1) 肝硬変（とくにHBs抗原陽性例）の中には小網目状高エコー型に類似のパターンを示す例がまれにみられるが，明らかな網目を呈しない点から鑑別可能である．

うっ血肝

この疾患の超音波像
❶ 下大静脈の拡張と共に肝静脈の拡張がみられる．
❷ 健常者では最大吸気時に，肝静脈-下大静脈合流部では両者共にその内腔の虚脱がみられ，呼気とともに拡張がみられる．一方，高度のうっ血肝の例では最大吸気時においても内腔の虚脱がみられない．

症例

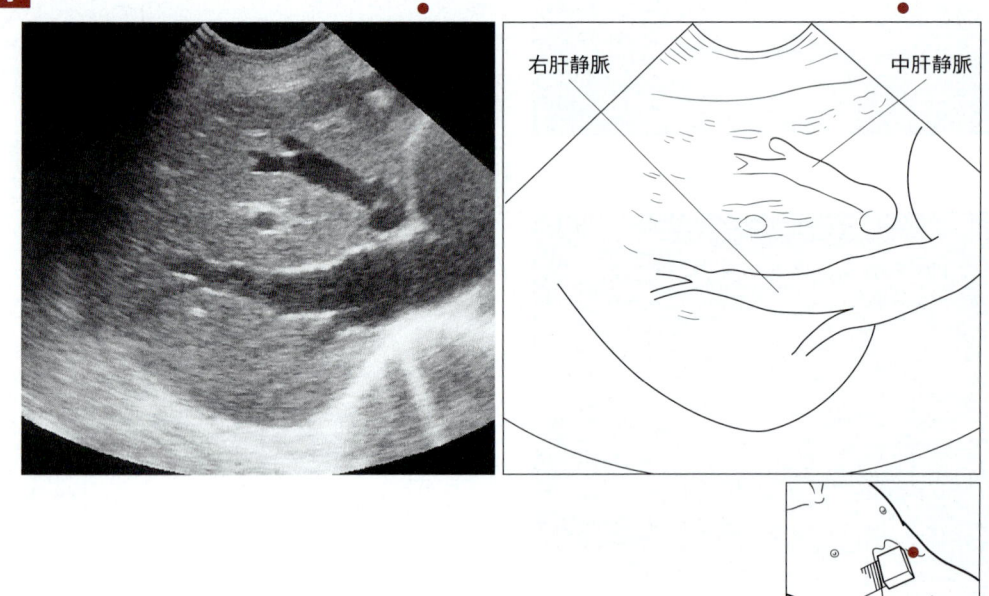

右肝静脈　　中肝静脈

この症例の超音波所見
- 2本の肝静脈はいずれも拡張し，とくに末梢側の径の拡大が著しい．実際の検査においては呼吸に伴う径の変化はほとんどみられなかった．

鑑別を要する疾患と鑑別点
1）肝静脈の拡張をみた際は，Budd-Chiari症候群とくに肝部下大静脈膜様閉塞症の可能性も考慮し，下大静脈を検索する．

微小過誤腫　von Meyenburg's complex

この疾患の超音波像

これは増殖した結合組織で囲まれた不規則な胆管の増殖であり，この過誤腫腔は狭い不規則な叢を形成するが，過誤腫腔が大きくなると囊胞が生じる．

❶ 5 mm 以下の高エコー結節像が多発性かつ大小不同に観察される．
❷ 高エコー部分の一部から散在性にコメット様エコーが観察され，多発性小囊胞の存在を示唆している．
❸ 多発性高エコー結節像の間に，小囊胞像がわずかに観察されることがあり，診断の糸口となる．

症例

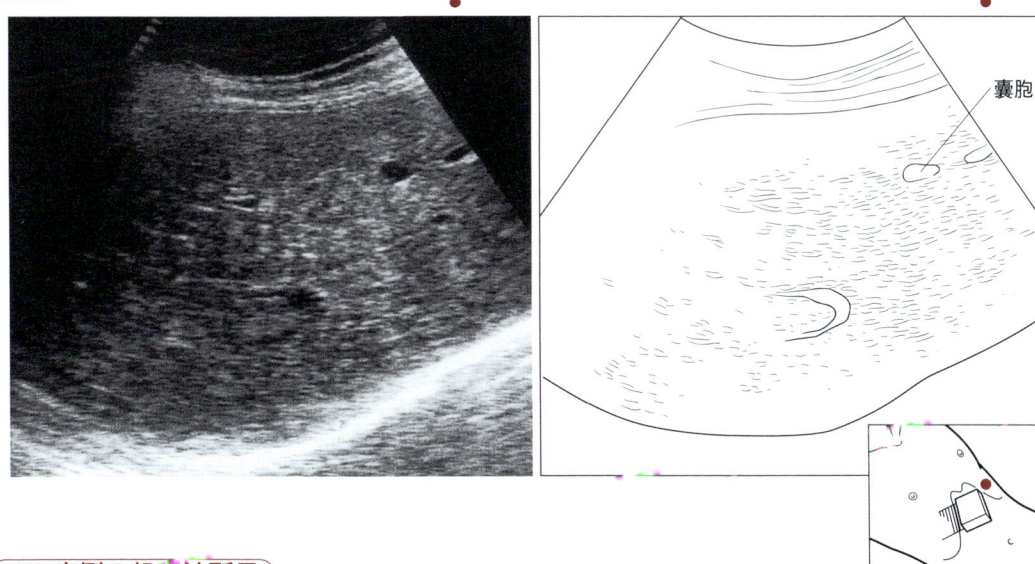

この症例の超音波所見

- 肝内に無数の 5 mm 前後までの高エコー結節が観察される．
- 高エコーは大小不同で，一部にコメット様エコーが観察される．
- 小囊胞の像がこの範囲でも 1 つ描出されている．

鑑別を要する疾患と鑑別点

1) 斑状高エコー，多重エコーと小囊胞の混在がこの疾患を特徴づけるが，囊胞部分に管状の構造が交通するなら先天性肝内胆管拡張症とくに Caroli 病の所見と一致する．

2) 日本住血吸虫症の中でも魚鱗状エコーの型をとるものとはやや類似したエコー像であるが，多重エコーや囊胞の混在が鑑別点となる．

第7章

門脈・脾臓の超音波検査

1. 門脈・脾の解剖

1 肝外門脈の解剖学的特徴

① 脾静脈は脾門部から膵後方を右に向けて走行．
② 上腸間膜静脈は膵鉤部の前を上行して膵後方に位置を変え，脾静脈と合流し門脈幹に移行する．
③ 本幹は下大静脈の前方より右上方に向かって肝門部に達する．
④ 本幹の前方には胆管が並走し，両者の間に肝動脈が入り込む．これらはすべて肝十二指腸靱帯内を走行する．

超音波との関連
① 脾静脈は膵と同様の描出法が適用される．
② 門脈本幹は下大静脈と胆管や肝動脈との間に位置する．

2 脾の解剖学的特徴

① 脾は左第9～第11肋骨の高さで腹膜後腔にあり，横隔膜と左腎の間に存在する．
② 脾の長軸は左第10肋骨の走行に一致することが多い．
③ 上部外側～後面は肺に覆われ，横隔膜に接する．
④ 上部前面の一部は胃底部に覆われる形で接する．
⑤ 上部前面は横行結腸～左結腸曲に接している．

超音波との関連
① 上部外側と後面を肺に覆われるため，肋間からの走査でも一部は肺に遮られて描出されない．
② 前面は胃と結腸に覆われるため，左肋弓下走査では描出されないことが多い．

門脈・脾とその周囲臓器

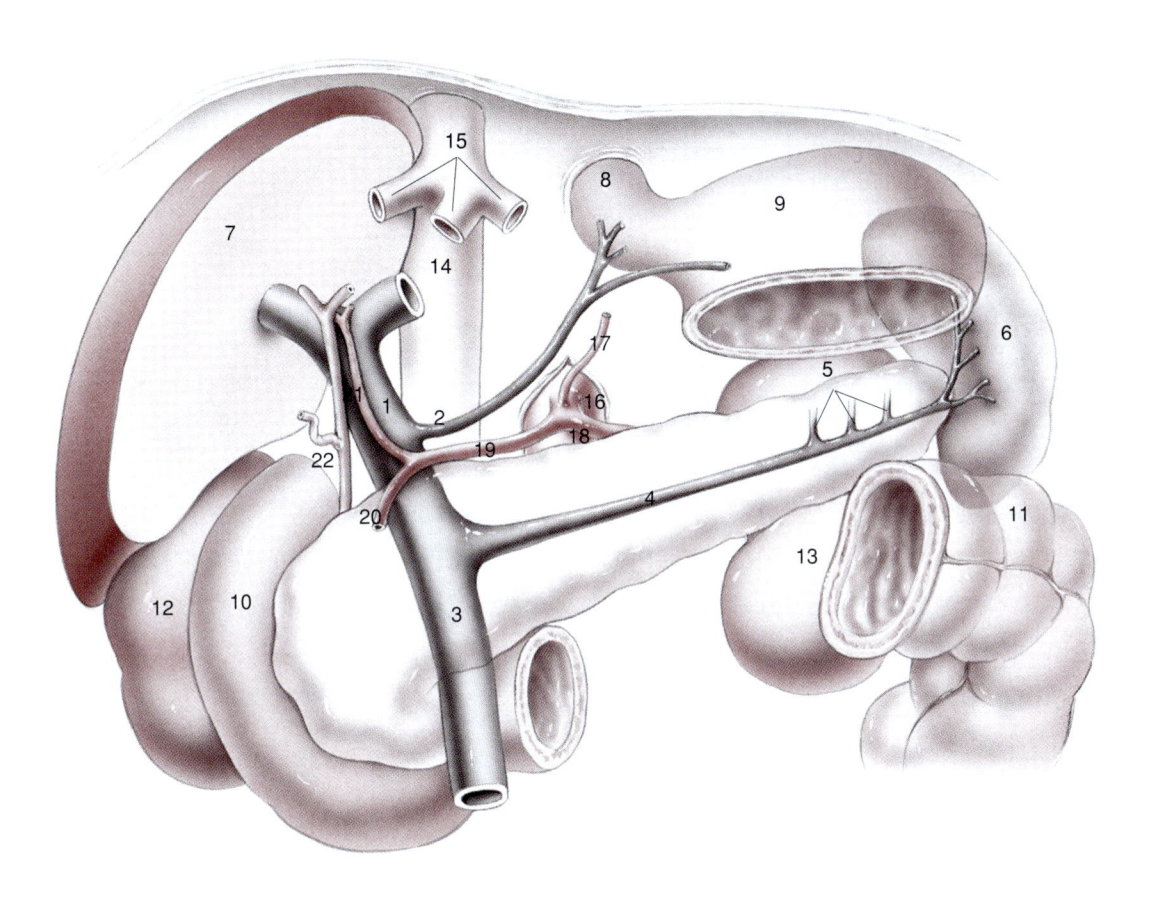

1：門脈	9：胃	17：左胃動脈
2：左胃静脈	10：十二指腸	18：脾動脈
3：上腸間膜静脈	11：左結腸曲	19：総肝動脈
4：脾静脈	12：右腎	20：胃十二指腸動脈
5：短胃静脈群	13：左腎	21：固有肝動脈
6：脾	14：下大静脈	22：総胆管
7：肝	15：肝静脈	
8：腹部食道	16：大動脈	

2. 門脈・脾の基本走査

1 右季肋部斜走査

門脈本幹

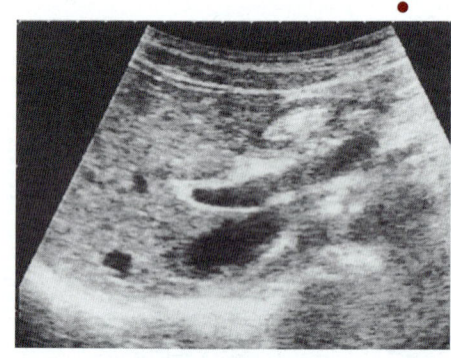

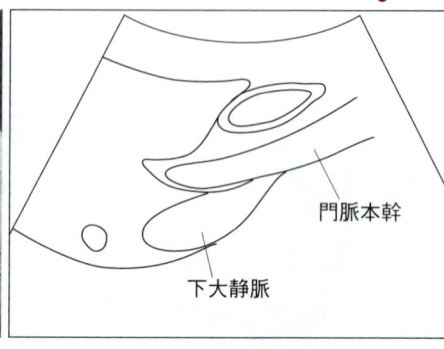

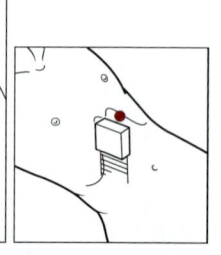

正常像の一般的特徴

1. 背臥位〜左側臥位での走査により肝門部からの本幹が長軸で描出される.

描出のポイント

- 周囲の下大静脈, 胆管, 肝動脈とは位置や走行から区別される.
- 胆管は門脈本幹より前方を走行するため, 拡張胆管とは区別が容易.

2 上腹部縦走査

上腸間膜静脈

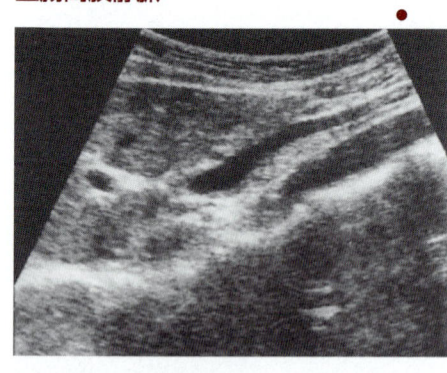

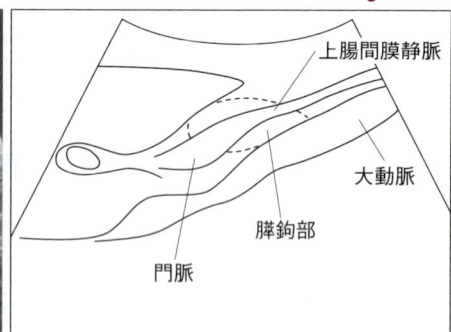

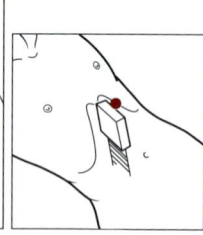

正常像の一般的特徴

1. 上腸間膜静脈から門脈本幹への移行部を囲むように膵が描出される. 特に背側にみられるのは膵鉤部である.

描出のポイント

- 消化管ガスが多い際にはプローブを押しつける走査により描出されやすくなる.

3 心窩部横走査

脾静脈

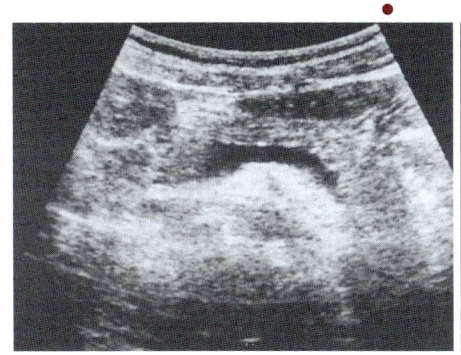

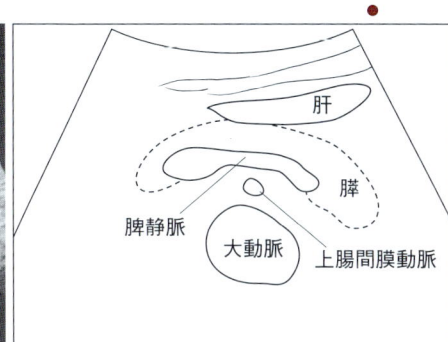

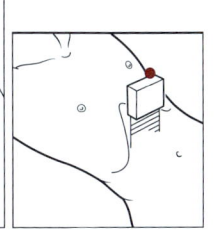

正常像の一般的特徴

1. 膵体部の背側に並んで脾静脈が走行しており、膵尾部方向において次第に径の細まりがみられる.

描出のポイント

- 背臥位で困難な際には半坐位で、肝を音響の窓として利用すると描出しやすい.
- 背側に必ず上腸間膜動脈を認める.

4 左肋間走査

脾と脾門部静脈

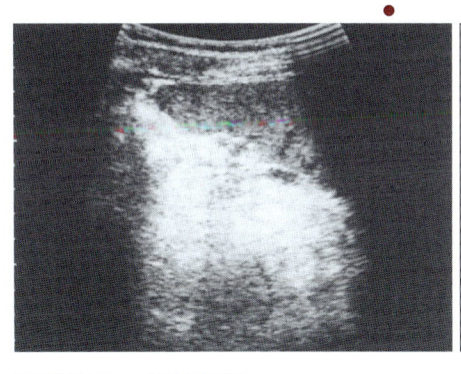

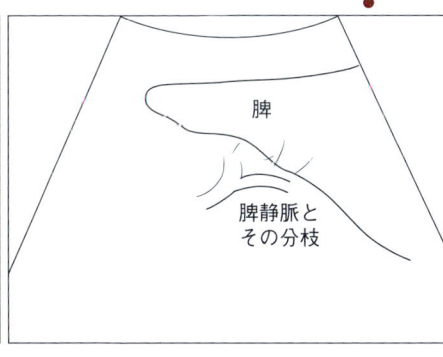

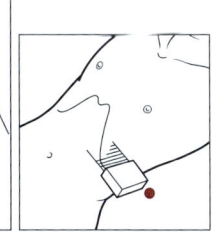

正常像の一般的特徴

1. 脾はその上方の前〜外側の一部が肺の影響で欠損する.
2. 脾門部では、ふつうは1〜3本の脾静脈枝が描出される.
3. 脾門部では動脈が描出されることが少ない.
4. 脾内には血管像がみられることが少ない.
5. 脾門部付近には副脾が描出されることがある.
6. 脾門部に膵尾部がみられることがある.

5 左肋間走査
副脾

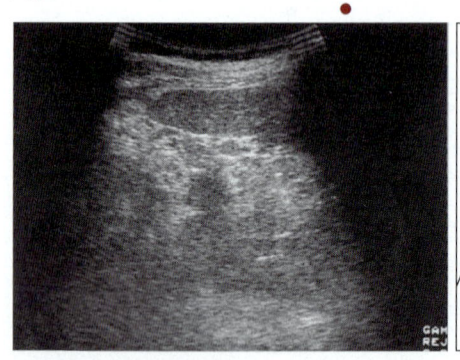

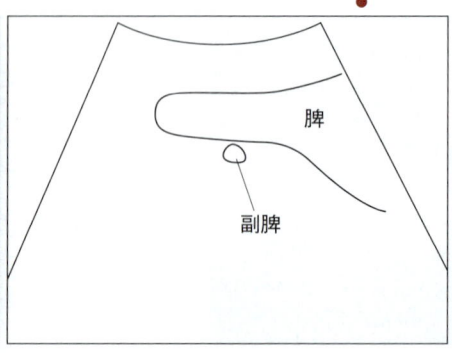

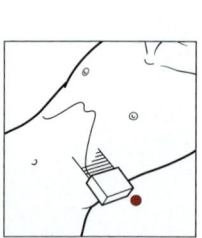

正常像の一般的特徴
1. 脾門部付近に発見される例が大半である．
2. 脾の実質と同じ内部像．
3. 直径 20 mm 以下．
4. 脾腫例ではさらに高率に発見されやすい．

6 心窩部縦〜斜走査
左胃静脈

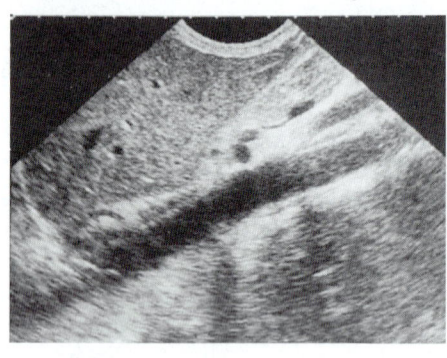

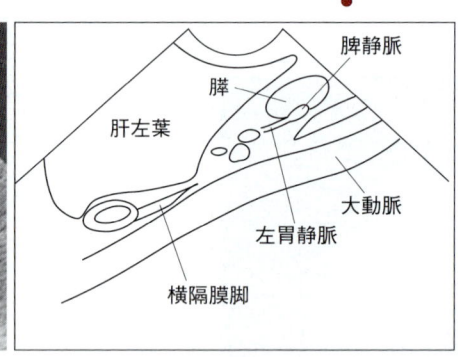

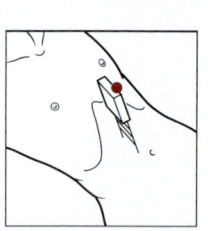

正常像の一般的特徴
1. 脾静脈〜門脈本幹移行部付近から頭側に分岐し，腹部食道に向かって走行する細い血管が左胃静脈（胃冠状静脈）である．
2. 左胃動脈は類似の像を示すが，腹腔動脈から分岐することから識別は困難ではない．

描出のポイント
- 半坐位にして肝を音響の窓として用いると描出良好．
- プローブを押しつけると胃内空気を押しのけて描出が良好となる．

3. 門脈・脾の正常像

1 門脈

　肝外門脈系においては，門脈本幹(PV)・脾静脈(SV)・上腸間膜静脈(SMV)がほとんどの対象で描出される．門脈系はいずれも流線的な走行を示しながら自然な管径の移行をもつ．門脈系各部位での超音波による平均正常径($m \pm SD$)は左枝 7.9($\pm$ 3.2)mm，右枝 9.0($\pm$ 3.1)mm，門脈本幹 11.8($\pm$ 3.5)mm，脾静脈 6.7($\pm$ 2.5)mm，脾門部最大分枝 3.4($\pm$ 2.0)mm である．

　左胃静脈(胃冠状静脈，LGV)は，心窩部縦〜左斜走査により描出される．肝左葉後方で SV〜PV 移行部付近から分岐し，腹部食道に向かって走行する．平均正常径は 1.6 $\pm$ 0.5 mm である．

2 脾

　脾はその上方の一部が肝右葉と同様に肺の影響で欠損するが，前端から脾門部までが描出される．正常の脾は肝と類似した実質エコーを示す．実質内には脾門部周辺を除き血管を認めることは少ない．脾門部では脾静脈枝が描出される．

　部分的にしか描出されない脾の大きさを簡便に計測するには，第 9〜10 肋間走査を行う．脾門部を含む最大断層像で脾の切痕より脾の前縁までの距離と，これと直交する線上の脾の厚みの積をもって脾の大きさ指数としている．健常人では 12.2 $\pm$ 7.6 cm^2 ($m \pm 2SD$)，最大 20 cm^2 でこれを超えることはない．

脾の計測法（千葉大学第一内科）

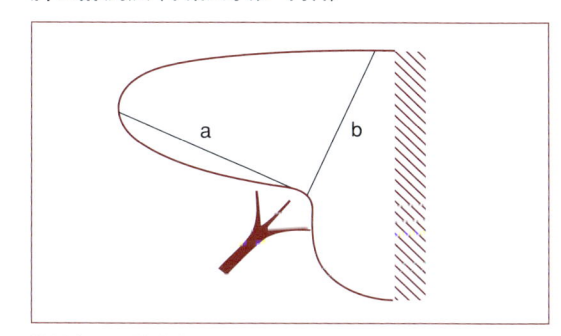

脾門部から脾前縁までの径(a)と，これに直角に交わる線上での径(b)の積で求められる面積（a×b cm^2）を大きさの指数とする．通常の脾門は陥凹をなし，この部を脾門として計測の起点とするが，陥凹がみられない例では脾静脈分枝の合流点の対側を脾門とする．

4. 異常エコー像の特徴

1 門脈

a. 門脈径の異常

(1) 拡張
- 門脈系の全体的あるいは限局的な拡張

部位		拡張基準(mm)
a. 肝内右枝		12.1
b. 肝内左枝		11.1
c. 門脈幹		15.3
d. 脾静脈	① 肝側	9.2
	② 脾側	7.3
	③ 脾門部分枝	5.4

(2) 限局性狭窄
- 門脈系の周囲からの影響による限局性の狭窄

b. 門脈内部の異常

(1) 門脈内腔の充実性エコー
- 塞栓状
- 壁在性

(2) 門脈部位の海綿状構造

c. 門脈系の異常血管像

(1) 門脈系側副血行路
- 臍傍静脈
- 左胃静脈
- 脾門部近傍シャント

2 脾

a. 脾腫

- 筆者らの計測法によれば脾の大きさ指数 $a \times b$ が $20\,cm^2$ 以上が脾腫の基準となる.

b. 脾内部の異常

(1) 囊胞性腫瘤(孤立性,多発性)
- 壁……整
- 壁……不整

(2) 充実性腫瘤(孤立性,多発性)
- 低エコー
- 混合エコー
- 高エコー

(3) 多発性点状高エコー
- 音響陰影(−)
- 音響陰影(＋)

(4) 地図状あるいはくさび状低エコー域

5. 異常エコー像からみた診断

門脈径の異常

拡張
- 門脈圧亢進症
- 脾腫をもたらす種々の疾患（血液疾患など）
- 門脈内悪性腫瘍塞栓

限局性狭窄
- 胆道癌
- 膵癌
- 慢性膵炎
- 門脈周囲リンパ節腫大
  （悪性リンパ腫，各種悪性腫瘍転移，結核種など）

門脈系側副血行路

各種門脈圧亢進症
- 肝硬変
- 特発性門脈圧亢進症
- 肝外門脈閉塞症（cavernomatous transformation）
- Budd-Chiari症候群
- その他

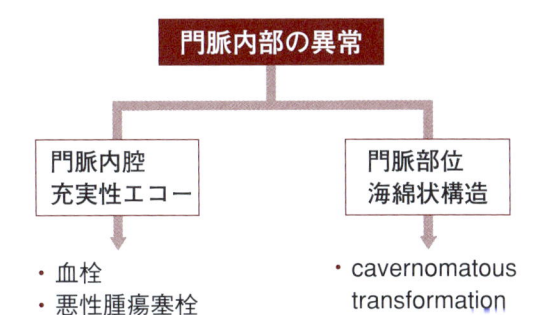

門脈内部の異常

門脈内腔 充実性エコー
- 血栓
- 悪性腫瘍塞栓

門脈部位 海綿状構造
- cavernomatous transformation

脾腫
- 各種びまん性肝疾患
- 各種門脈圧亢進症
- 各種血液疾患
- 各種感染症

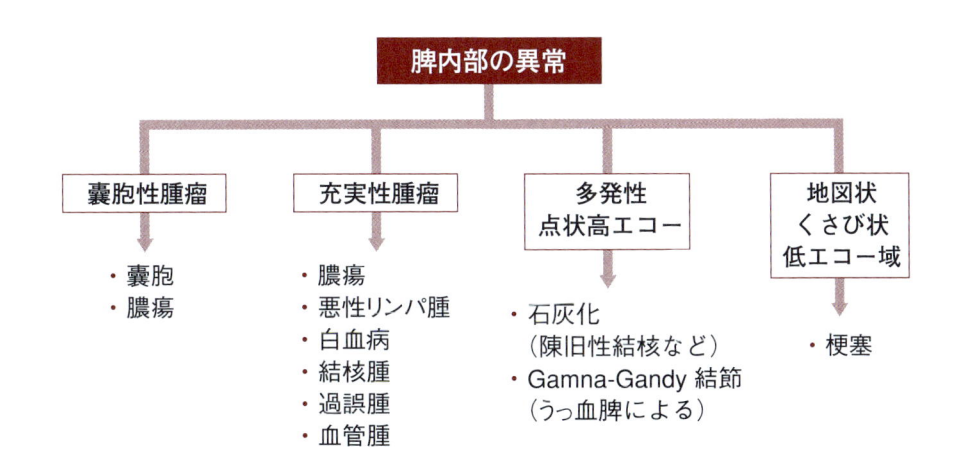

脾内部の異常

嚢胞性腫瘤
- 嚢胞
- 膿瘍

充実性腫瘤
- 膿瘍
- 悪性リンパ腫
- 白血病
- 結核腫
- 過誤腫
- 血管腫

多発性点状高エコー
- 石灰化（陳旧性結核など）
- Gamna-Gandy結節（うっ血脾による）

地図状 くさび状 低エコー域
- 梗塞

6. 門脈圧亢進症

1 異常エコーパターン

門脈圧亢進症の原因には種々(肝硬変, 特発性門脈圧亢進症, 肝外門脈閉塞症, Budd-Chiari 症候群など)あるが, いずれの原因においても共通して認められる超音波所見について述べる.

a. 門脈径の拡張

門脈圧亢進症における門脈各部位の拡張頻度
(門脈圧亢進症60例での検討)

部位		門脈圧亢進症例における拡張頻度
門脈右枝		24%
門脈左枝		26%
門脈幹		16%
脾静脈	肝側	53%
	脾側	79%
	脾門部分枝	63%

b. 側副血行路

門脈圧亢進症に伴う遠肝性側副血行路(門脈−大循環側副血行路)も超音波で描出される. なかでも臍傍静脈, 左胃静脈, 脾門部側副血行路(脾門部近傍シャント)などが高率に描出される. カラードプラ法によれば確定診断が容易に得られる.

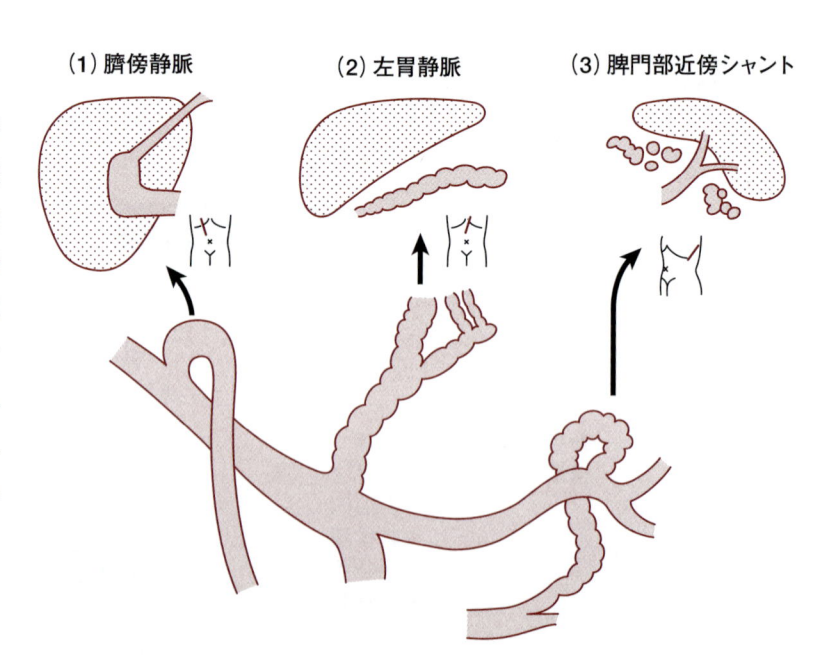

(1) 臍傍静脈　　(2) 左胃静脈　　(3) 脾門部近傍シャント

(1) 臍傍静脈

　肝円索は，門脈左枝の臍静脈部（umbilical part）に連続した高エコー帯として描出される．健常者では原則として，その内部に糸状の細い管状構造を認めることがあってもその全長にわたることはない（図a）．

　門脈圧亢進症に伴い発達した臍傍静脈は，肝円索に沿ってその全長にわたり管状に描出される（図b）．しかし，例外的には門脈左枝の臍静脈部から出て肝円索内を通らずに肝実質内を直接蛇行して腹壁に向かう例もみられる．

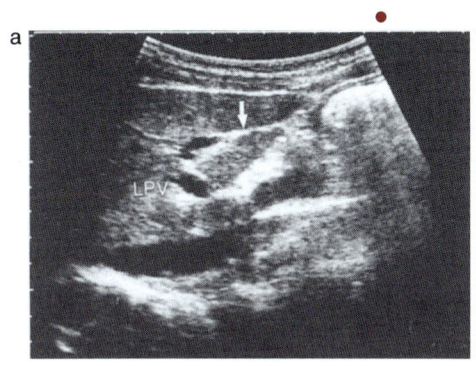

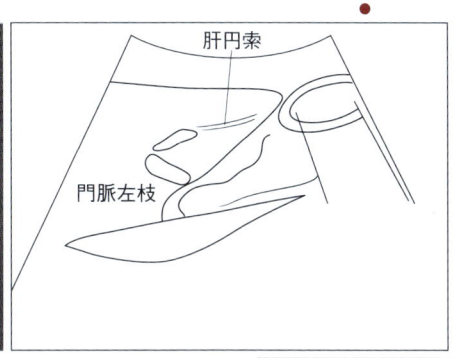

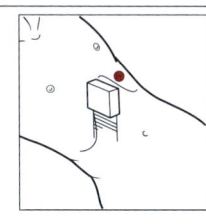

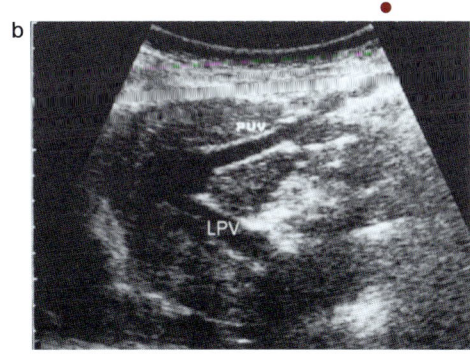

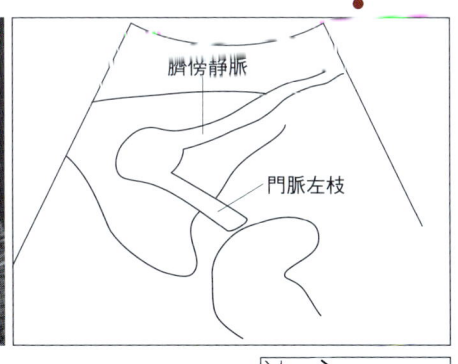

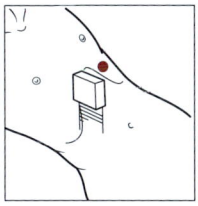

(2) 左胃静脈

健常者では径 3.3 mm 以下の細い管状構造である(図 a)．門脈圧亢進症とくに食道静脈瘤症例の多くで，径 4 mm 以上の拡張像が確認される(図 b)．拡張が 6 mm 以上の高度になると，蛇行が著しくなり，数珠状に観察される例もある(図 c)．

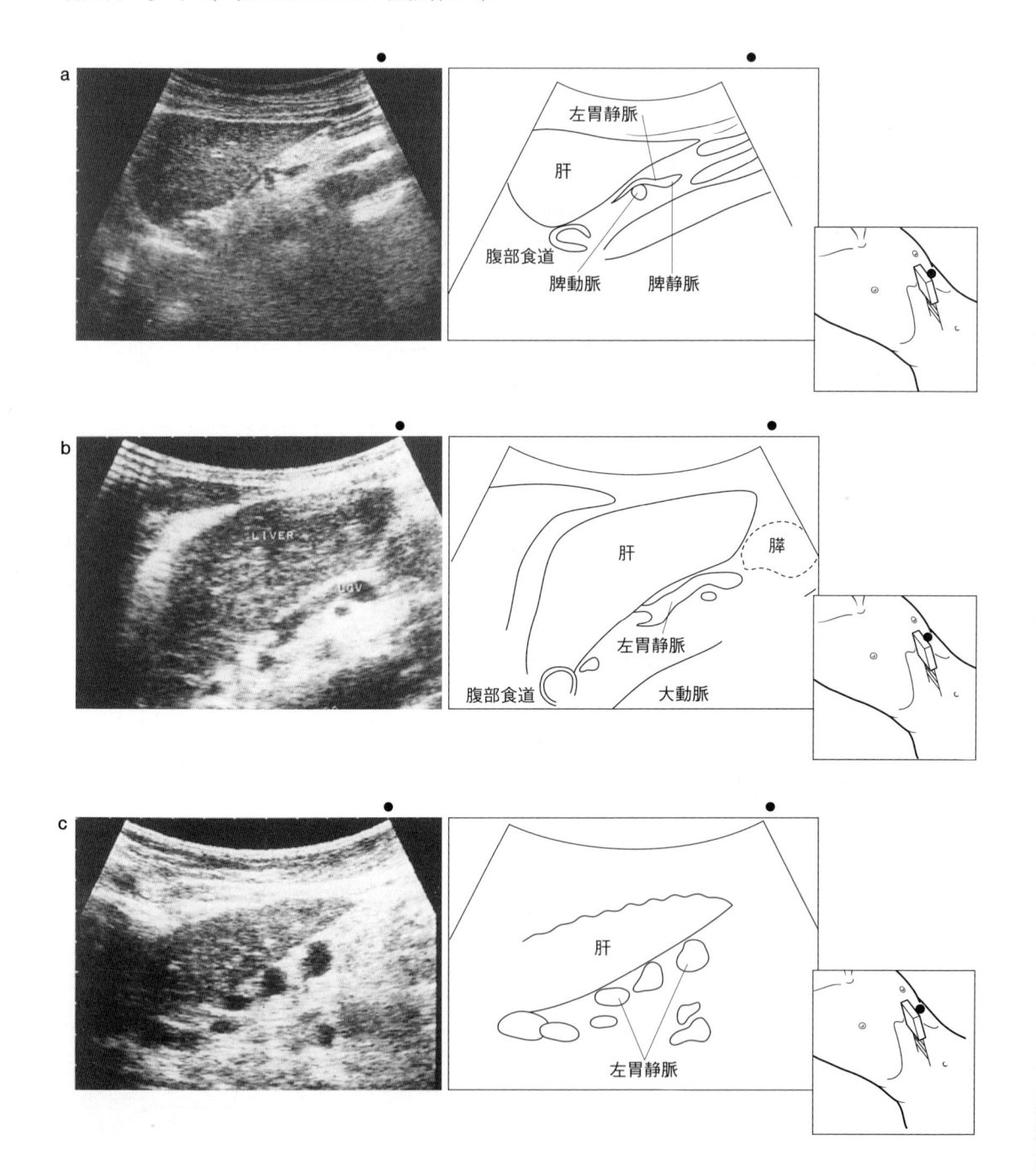

(3) 脾門部近傍シャント

脾門部近傍の脾周囲に拡張蛇行した側副血行路が門脈圧亢進症例でしばしば観察される．これは，門脈X線像との対比から，脾腎シャント（脾静脈-腎静脈短絡路），あるいは胃腎シャント（胃静脈-腎静脈短絡路）であることが確認されている．脾門部近傍シャントの発達した例のなかには巨大な胃静脈瘤や反復性肝性脳症を有する例がみられる点も臨床的に重要である．

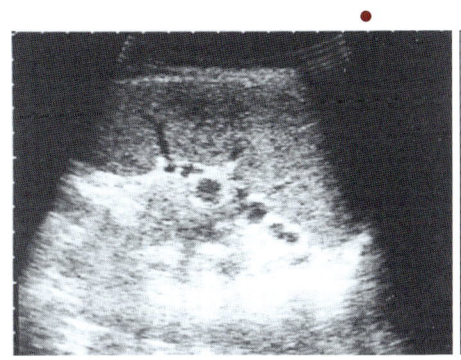

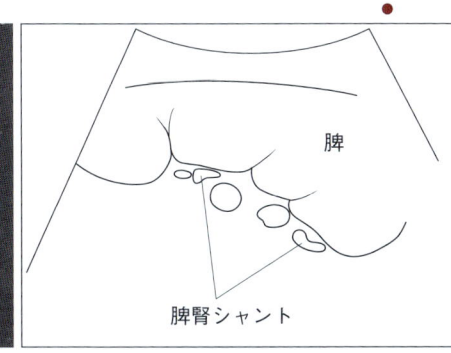

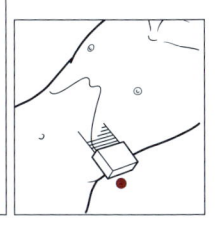

c．脾腫

脾の大きさ指数 $a \times b$ が $20\,cm^2$ 以上を脾腫とすると，門脈圧亢進症例では，90％以上の高率に超音波像で脾腫が認められる．慢性肝障害例に脾腫を認める際には門脈圧亢進症が考慮され，肝硬変の81％，慢性肝炎（活動型）の48％，遷延性肝炎の21％にみられている．しかし，脾腫の程度と門脈圧とは必ずしもよい相関を認めない．

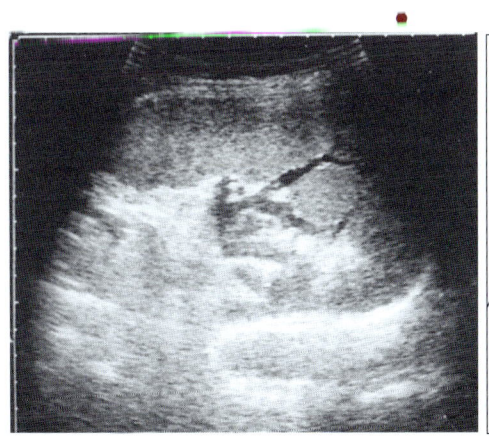

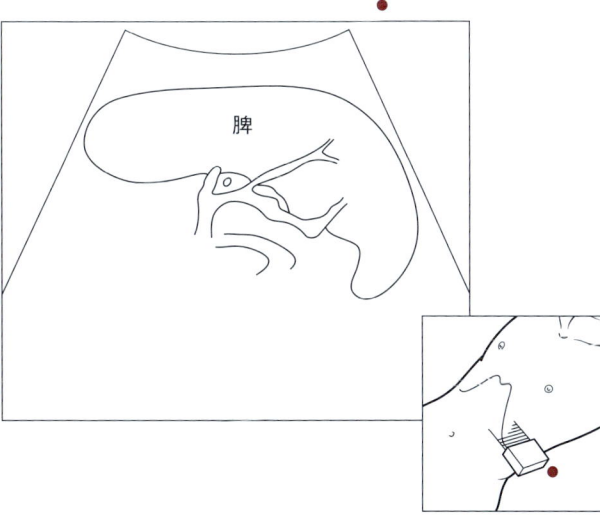

7. 主要疾患の診断

特発性門脈圧亢進症　idiopathic portal hypertension:IPH

この疾患の超音波像
❶ 肝表面は平滑あるいは軽度な不整像，❷ 肝縁は鋭利，❸ 肝内門脈周囲に低エコー帯，❹ 門脈圧亢進症所見（門脈径の拡張，脾腫，側副血行路）．特に脾は著明に腫大していることが多い．

症例

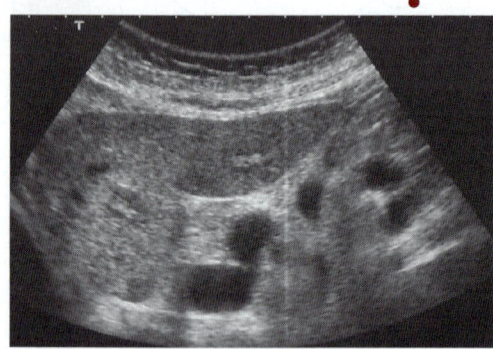

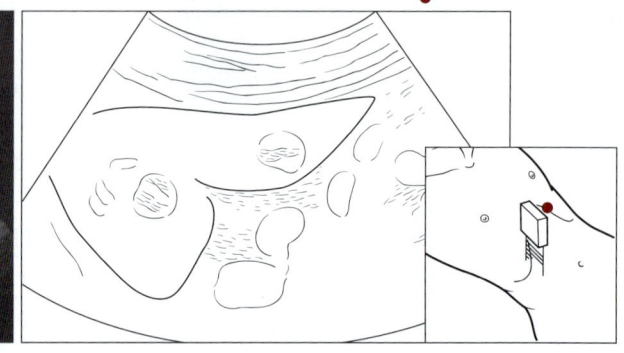

この症例の超音波所見
- 肝表面は平滑，肝縁は鋭利である．
- 肝左葉下面に拡張した左胃静脈がみられる．
- 門脈（P2,3）周囲に低エコー帯がみられる．

鑑別を要する疾患と鑑別点

1）肝硬変：鑑別点を以下の表に示す．

超音波所見	肝硬変	IPH
右葉萎縮	高率	高率
肝表面	不整・凹凸	正常
肝下縁	鈍化	正常
肝内脈管	狭小・径不同	正常
脾静脈径	拡張	高度拡張
脾腫	軽～高度	高度
側副血行路	高率	高度

2）日本住血吸虫：肝実質は高エコーの網目状パターン

ワンポイント アドバイス
- IPH は従来 Banti 病といわれた疾患である．
- 脾腫，貧血，門脈圧亢進症が主な症状．肝硬変，肝外門脈閉塞，肝外肝静脈閉塞がみられず，また寄生虫，血液疾患などの原因の明らかな疾患を除いたものとされている．

ピットフォール
- 中高年女性でみられる非アルコール性肝硬変の小結節肝硬変は肝表面の凹凸が著明でなく，時に IPH との鑑別を要す．
- 進行した IPH では，肝硬変との鑑別が困難なこともある．

次に行うべき検査・処置
・食道胃静脈瘤や血球減少症の有無を調べる．

肝外門脈閉塞症 cavernomatous transformation

この疾患の超音波像

❶ 門脈圧亢進症の一般所見として脾腫や門脈系遠肝性側副血行路（臍傍静脈，左胃静脈，脾門部近傍シャント）が描出される．

❷ 本症に特徴的な超音波像は以下の2型に分類される．

Ⅰ型：肝門部を中心にした肝内外の本来の門脈が確認できず，同部位に不規則な高エコー帯からなる海綿状構造がみられる．

　　a　このうち高エコー帯内に蛇行した管状構造が目立たない例

　　b　高エコー帯内に蛇行した管状構造（血管造影でみられる門脈系の求肝性側副血行路）が著明である．このパターンが最も多い．

Ⅱ型：門脈の一部に閉塞（膜様・塞栓様・しめつけ様）を認め，それより上位肝側の門脈幹はその壁が明瞭に描出され，その周囲には求肝性側副血行路が蛇行した管状構造として描出される．なおこの閉塞原因の多くは門脈周囲の病変（慢性膵炎，膵癌，胃癌，肝癌など）である．

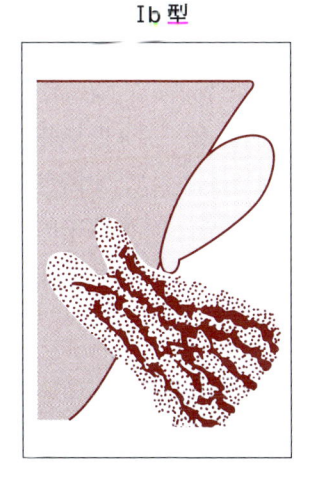

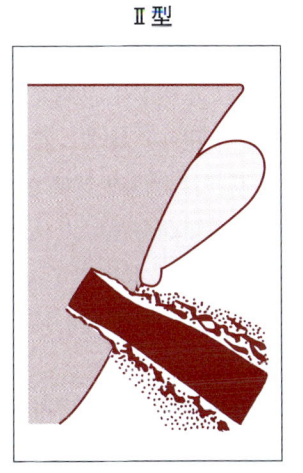

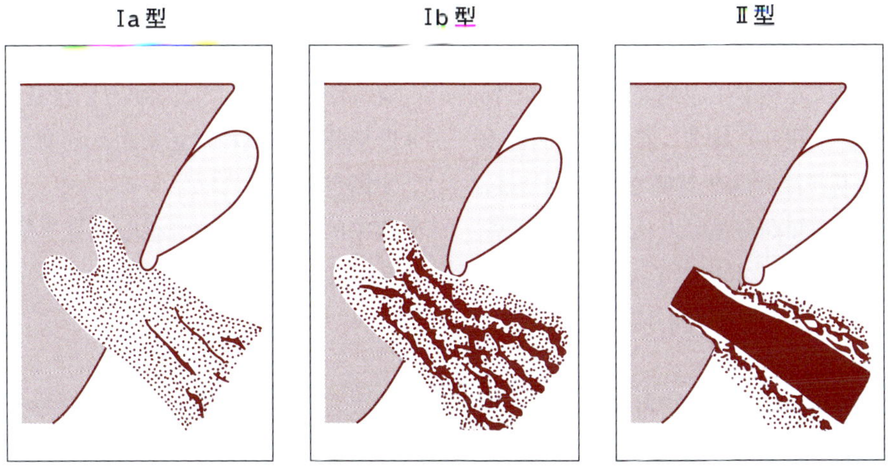

Ⅰa型　　　　　Ⅰb型　　　　　Ⅱ型

症例

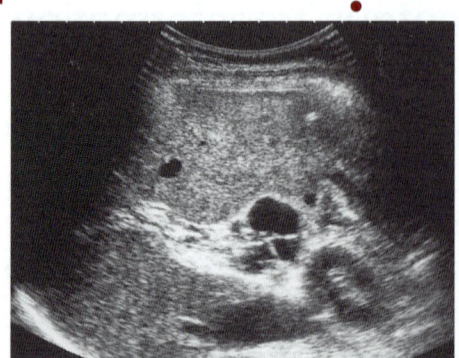

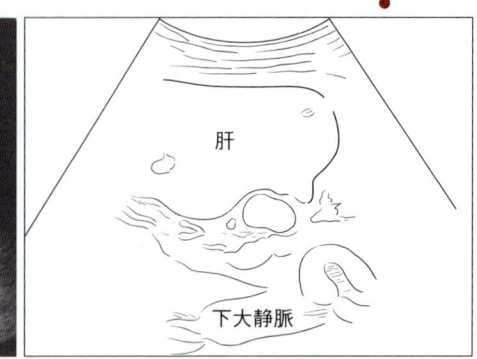

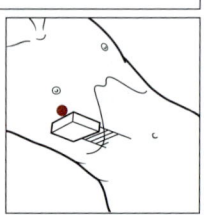

この症例の超音波所見

- 肝右葉ごしに見る肝門部には本来の門脈構造は認めない．
- 肝門部の位置には高エコー帯がみられ，その中に埋もれるように蛇行した小管状構造を認める．
- 肝内外に腫瘤性病変は認めない．

鑑別を要する疾患と鑑別点

1) 他の原因による門脈圧亢進症のうち門脈幹が著明に狭小化した場合．特に肝外門脈系に巨大な遠肝性側副血行路をもつ例では，門脈狭小化の傾向が強いため本来の門脈幹が描出しにくく，本症のIa型を疑わせる．しかし，細くとも門脈幹が描出されることで鑑別される．
2) 肝門部の胆管拡張例の中には本症と紛らわしいものもある．その場合も本来の門脈の状態で判別される．
3) 高エコー帯内の管状構造は，時に拡張蛇行した肝動脈のことがある．超音波ドプラにより鑑別する．

ワンポイント アドバイス

- 本症は小児の門脈圧亢進症の原因として多くみられるが，成人においてもまれではない．超音波検査法の普及により，従来より肝硬変と診断されていた患者の中に本症の混入がみられることがあり，注意を要する．
- 肝機能検査成績は正常か，軽度の異常を示す例が多い．
- 臨床的には門脈圧亢進症所見を呈さない例もある．

Budd-Chiari 症候群

この疾患の超音波像

❶ 以下の 2 型に大別される．

肝部下大静脈膜様閉塞型：高エコー帯による肝部下大静脈の閉塞像が主たる所見である．同部の下大静脈は細まり，その尾側は拡張を呈する．またすべてあるいは一部の肝静脈に拡張がみられる．

肝内肝静脈閉塞型（Chiari 病）：本来の肝静脈が描出されず多数の細い異常血管（spider web）がみられる．

❷ 尾状葉の腫大が高率である．

❸ 門脈圧亢進症の一般的所見（門脈径の拡張，脾腫，側副血行路）がみられる．

症例

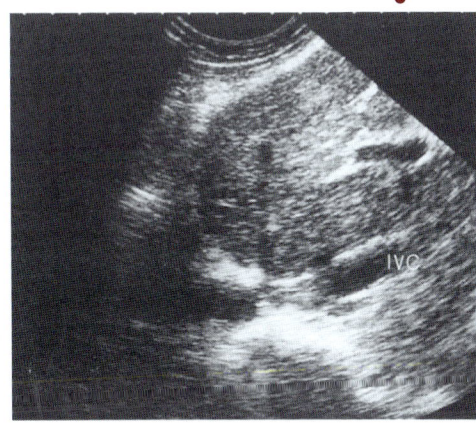

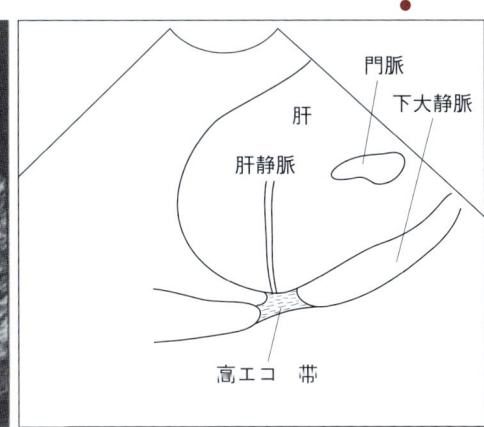

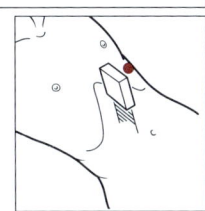

この症例の超音波所見

- 下大静脈の閉塞像あり．閉塞部は高エコー帯（膜様）となっている．

ピットフォール

- 下大静脈あるいは肝静脈の閉塞が肝腫瘍の進展による場合があり注意を要する．

ワンポイント アドバイス

- 肝部下大静脈膜様閉塞例では閉塞部の尾側近傍に下大静脈血栓が淡い実質エコーとしてみられることがある．

門脈血栓症

この疾患の超音波像

❶ 門脈内の実質エコー．肝実質と同程度のエコーレベルのことが多い．
❷ 内腔全体の場合と限局して壁在性にみられる場合がある．壁在性血栓では血液との境界部が線状の高エコーとなることがある．
❸ 新鮮な血栓例では経時的な観察により消長がみられる．

症例

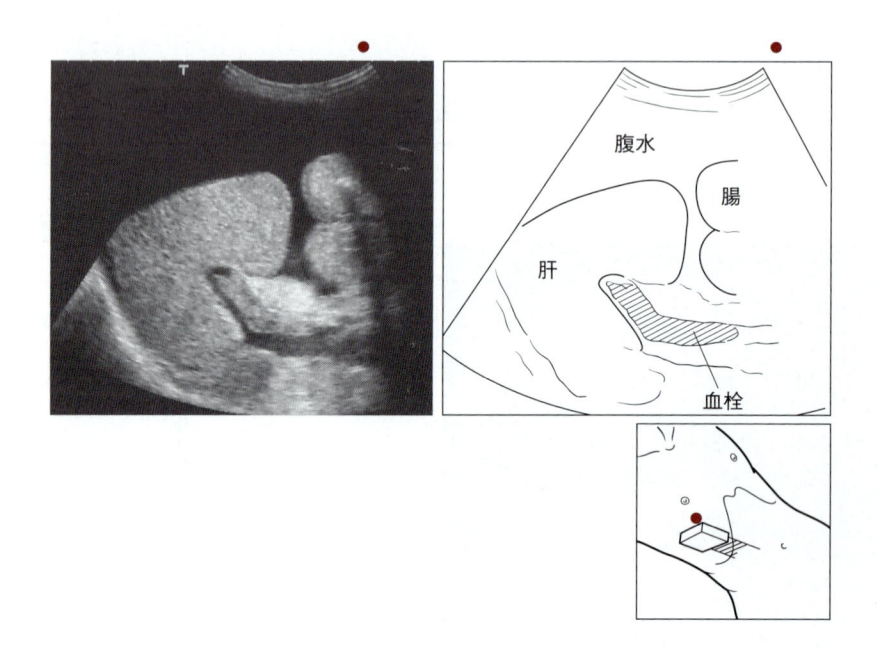

この症例の超音波所見
● 門脈右枝に実質性エコーがみられる．

鑑別を要する疾患と鑑別点
1) 門脈腫瘍栓：新鮮な血栓例との鑑別は困難である．腫瘍栓の場合は門脈径の拡張を伴うことが多い（肝細胞癌の項，180頁参照）．

ワンポイント アドバイス
■ 本症は腹部の手術後や肝硬変，特発性門脈圧亢進症，血栓形成素因のある状態，膵炎，胆嚢胆管炎，腹腔内の感染症の経過中に出現することがある．

脾嚢胞

この疾患の超音波像

1. 脾内にみられる孤立性もしくは多発性の無エコー域.
2. 無エコー域は辺縁整，境界明瞭で後方エコーの増強を認める．
3. 時には壁石灰化を伴うことがある．

症例

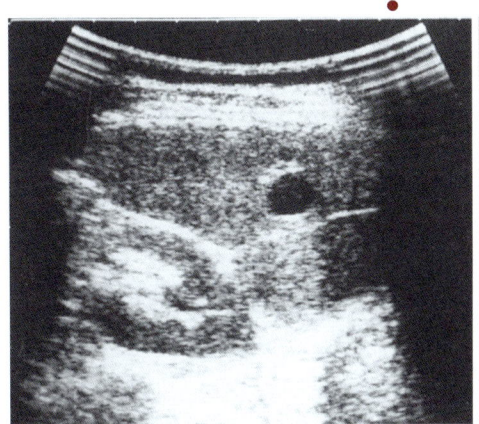

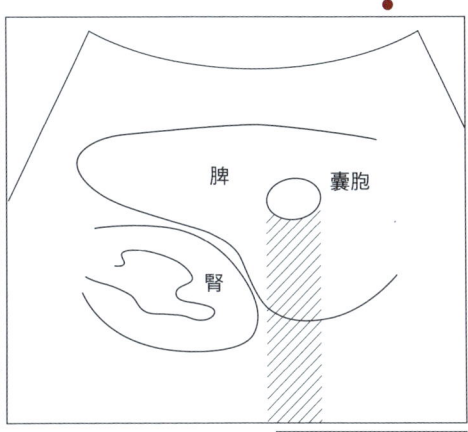

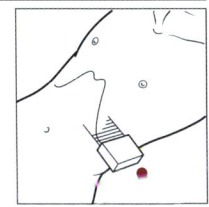

この症例の超音波所見

- 辺縁部，境界明瞭な円形の無エコー域がみられる．
- 無エコー域の後方はエコーが増強している（音響増強）．

鑑別を要する疾患と鑑別点

1) 膵尾部の仮性嚢胞が脾内に出現することがあり，とくに大嚢胞例ではそのことを念頭におく必要がある．

ワンポイント アドバイス

- 単純な脾嚢胞であれば病的意義は少ない．

脾膿瘍

この疾患の超音波像
① 辺縁不整な脾内の囊胞性エコー．
② 内部エコーが種々の程度にみられる．
③ 孤立性，多発性のいずれもみられる．

症例

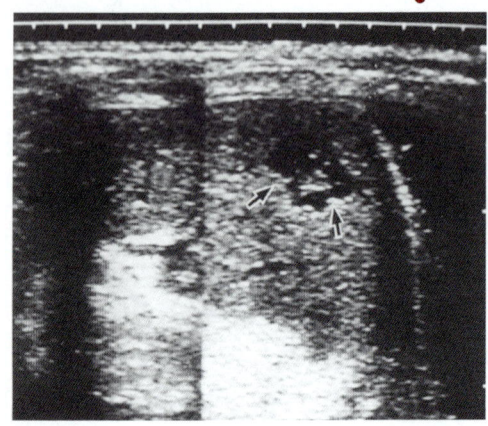

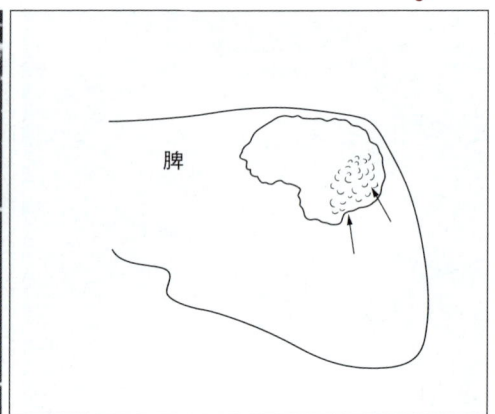

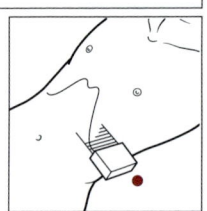

この症例の超音波所見
- 辺縁不整な無エコー域〔一部に内部エコー（↑）〕がみられる．

鑑別を要する疾患と鑑別点
1) **脾腫瘍**：充実性のエコーパターンを呈する．膿瘍例でも内部エコーの程度が強い場合は腫瘍との鑑別が困難である．
2) **脾囊胞**：辺縁整な無エコー域として観察される．

悪性リンパ腫

> **この疾患の超音波像**
> ❶ 円形の小さな低エコー域が発生する．
> ❷ 低エコー域の中心にはわずかにエコーレベルの高い部位があり target sign を呈することが多い．
> ❸ 病変が大きな場合には混合エコーパターンの辺縁不整な腫瘤像として観察される．

症例

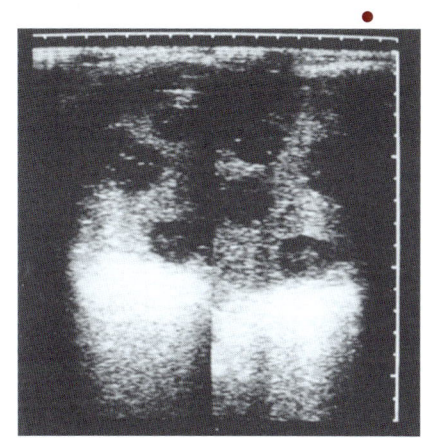

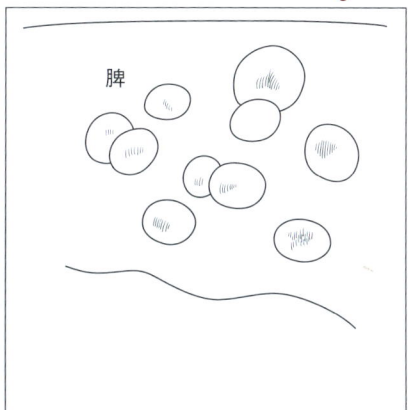

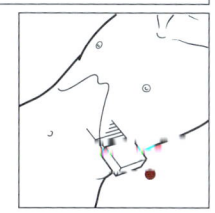

この症例の超音波所見
- 脾の著明な腫大がみられる．
- 円形の低エコー域が多発性にみられ，中心部にはやや高エコーレベルの部位がみられる（target sign）．

鑑別を要する疾患と鑑別点
1) 脾膿瘍：基本は囊胞パターンであるが，鑑別が困難な場合もみられる．
2) 白血病：急性白血病の経過中に肝脾内に小限局性低エコー病変が多発する場合は，白血病細胞の浸潤，カンジダなどによる膿瘍を考える．
3) 結核：粟粒結核による結核腫が同じような像を呈することがある．

ワンポイント アドバイス
- 脾の充実性腫瘍としては悪性リンパ腫が最も多い．
- 孤立性の大きい腫瘤としては，血管腫，過誤腫などがまれにみられる．

Gamna-Gandy 結節

この疾患の超音波像
1. 脾内にびまん性の点状高エコー．
2. 点状高エコーは音響陰影を伴わないことが多い．
3. 多くの例で脾腫を同時に認める．
4. 基礎疾患としての肝硬変や特発性門脈圧亢進症などの所見が認められる．

ワンポイント アドバイス
- Gamna-Gandy 結節は門脈圧亢進症などの脾うっ血に伴う脾内小出血によるヘモジデリン沈着に起因する脾柱部の小結節であり，しばしば石灰化を合併する．病理組織学的にしばしば観察される所見で，筆者らの検討では肝硬変の 12.9％ に認められている．

症例

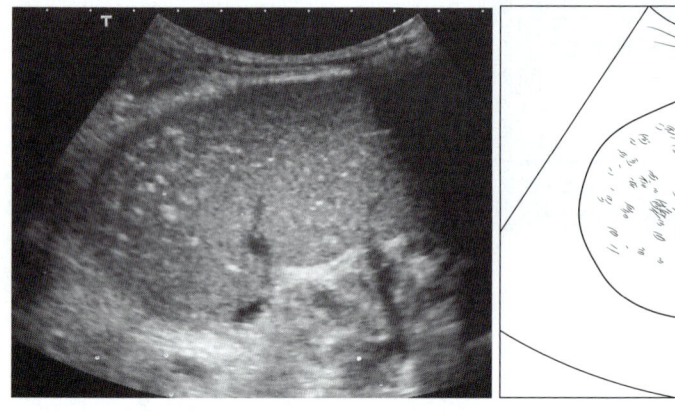

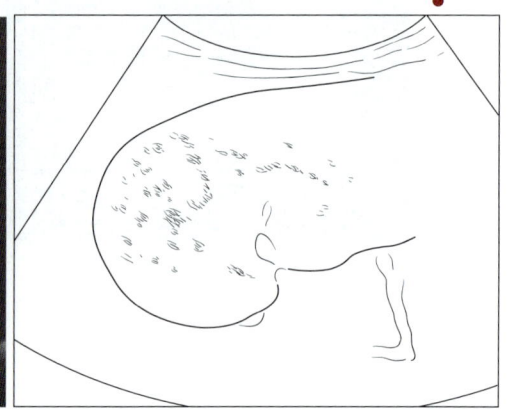

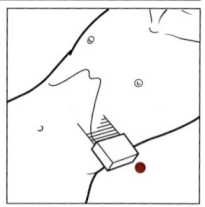

この症例の超音波所見
- 脾内に多発する点状高エコー（音響陰影は乏しい）
- 脾腫

鑑別を要する疾患と鑑別点
1) 陳旧性脾結核による石灰化は類似の像を呈するが，高エコーのスポットはやや大きく，輝度は高く，音響陰影を有し分布も粗である．

脾梗塞

> **この疾患の超音波像**
> ❶ 脾実質の地図状もしくはくさび状の低エコー域．
> ❷ 低エコー域内には点状の高エコーがびまん性にみられる．

症例

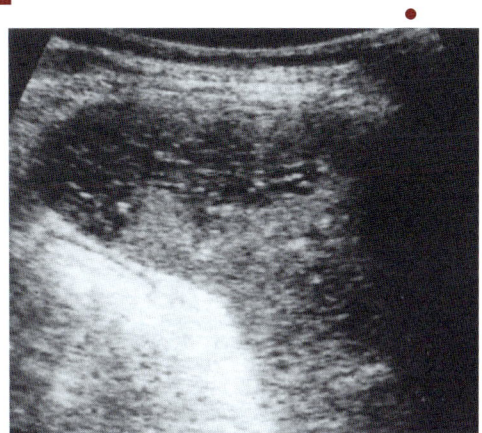

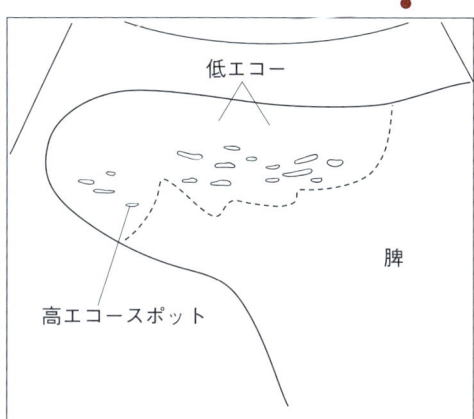

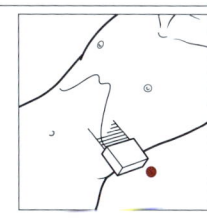

（画像内ラベル：低エコー／高エコースポット／脾）

この症例の超音波所見
- 脾実質に地図状の低エコー域があり，その内部には点状の高エコー域が散在性にみられる．
- 脾腫

鑑別を要する疾患と鑑別点
1) 脾膿瘍は囊胞性パターンであることから鑑別されるが，梗塞に合併することがあるので注意を要する．

ワンポイント アドバイス
- 肝動脈塞栓療法による肝細胞癌の治療の際にも塞栓剤の転移により脾梗塞がみられることがある．ここで示した例もその一例である．

脾腫を来す疾患 （竿代，1981，Matoussek の改変による）

	主な疾患
1）感染症	敗血症，伝染性単核症，亜急性細菌性心内膜炎，チフス性疾患，粟粒結核，梅毒，マラリア，カラアザール（内臓リーシュマニア症），日本住血吸虫症
2）肝疾患	肝硬変，肝癌，急性肝炎，特発性門脈圧亢進症，門脈血栓症
3）うっ血	右心不全，Budd-Chiari 症候群
4）血液疾患	溶血性貧血，鉄欠乏性貧血，悪性貧血，急性白血病，慢性白血病，骨髄線維症，真性多血症，血小板減少性紫斑病
5）その他	SLE，RA，サルコイドーシス，アミロイドーシス，細網内皮症，悪性リンパ腫，Gausher 病，Niemann-Pick 病，脾腫瘍，脾嚢胞

門脈圧亢進症の原因となる諸疾患

a. 血流の増加が門脈圧亢進の原因となる疾患

動門脈短絡（AP シャント）

b. 門脈血流抵抗が門脈圧亢進の原因となる疾患

肝前性
  脾静脈血栓症（左側門脈圧亢進症）
  門脈血栓症
  門脈の海綿状変化（肝外門脈閉塞症）
肝内一前類洞性
  住血吸虫症
  サルコイドーシス
  骨髄増殖性疾患
  先天性肝線維症
  特発性門脈圧亢進症
  原発性胆汁性肝硬変（非硬変期）
  原発性硬化性胆管炎（非硬変期）

肝内一類洞性
  肝硬変（ウイルス性，アルコール性）
  アルコール性肝炎
  結節性再生性過形成（NRH）
  ビタミンA過剰性
肝内一後洞性
  肝静脈血栓症（Budd - Chiari 症候群）
  veno-occlusive disease
肝後性
  下大静脈膜様閉塞（Budd - Chiari 症候群）
  収縮性心外膜炎
  三尖弁閉鎖不全
  重症右心不全

門脈瘤

この疾患の超音波像
❶ 門脈の限局的な囊胞状拡張．

症例

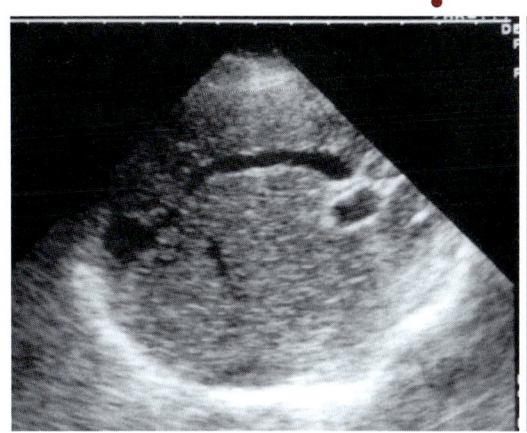

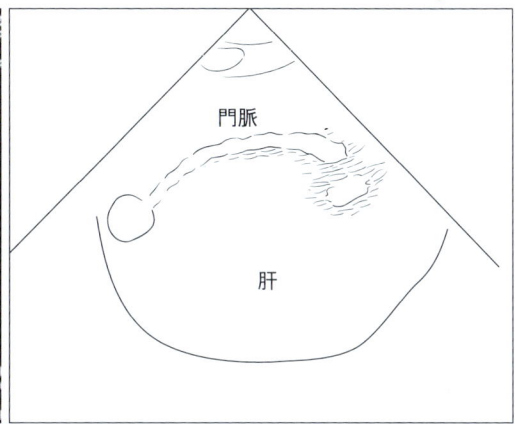

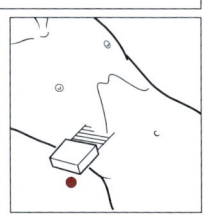

この症例の超音波所見
- 肝表面近くに，15mm 大の囊胞様構造がみられる．後方音響増強はみられない．門脈と連続している．

鑑別を要する疾患と鑑別点
1) 囊胞と異なり，門脈瘤では後方音響増強が少ない．
2) 動脈瘤との鑑別は超音波ドプラによる波形解析により行う．

ワンポイント アドバイス
- 先天的に形成されるものと門脈圧亢進症に伴って二次的に形成されるものがある．
- 肝内の門脈瘤には門脈と肝静脈の吻合を伴うものがある．

門脈-肝静脈シャント

> **この疾患の超音波像**
> 肝内で門脈分枝と肝静脈枝が連続している．

症例

（図中ラベル：門脈，肝静脈，肝）

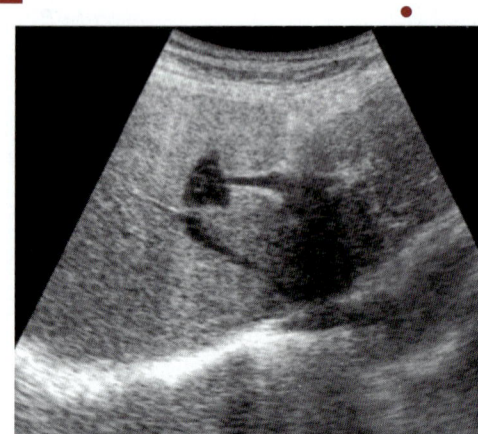

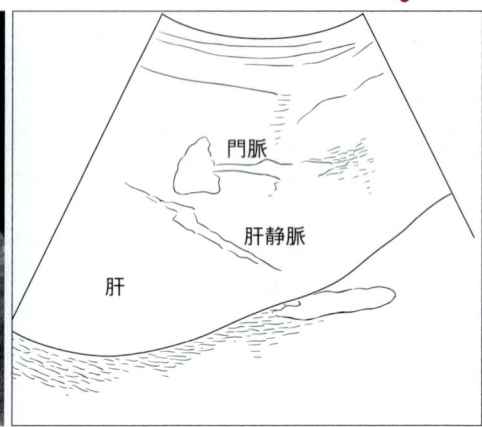

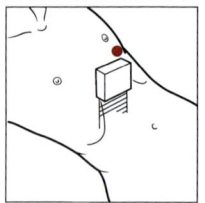

この症例の超音波所見

- 門脈枝（P4）と中肝静脈が連続している．吻合部は囊胞状に拡張している．

鑑別を要する疾患と鑑別点

　門脈左枝からの大循環短絡路としては，臍傍静脈，肝鎌状間膜内の血行路が，門脈右後上枝（P7）から下大静脈への短絡路がある．

ワンポイント アドバイス

- 門脈と肝静脈の吻合部が囊胞状に拡張することがある．
- 肝機能異常や門脈圧亢進症を合併しないことが多い．
- 拡張が高度（10 mm 以上）になると，肝性脳症による意識障害に注意する．

第8章

膵臓の超音波検査

1. 膵の解剖

1 解剖学的特徴

1. 膵の周辺臓器：上方は肝，下方は横行結腸，前方は肝と胃，後方は大血管系と左腎，右方は十二指腸，左方は脾．
2. 前方凸の弧を描き左上りの斜め横走．
3. 膵頭部と体部の境界は門脈・上腸間膜静脈．

前面から見た膵とその周囲臓器

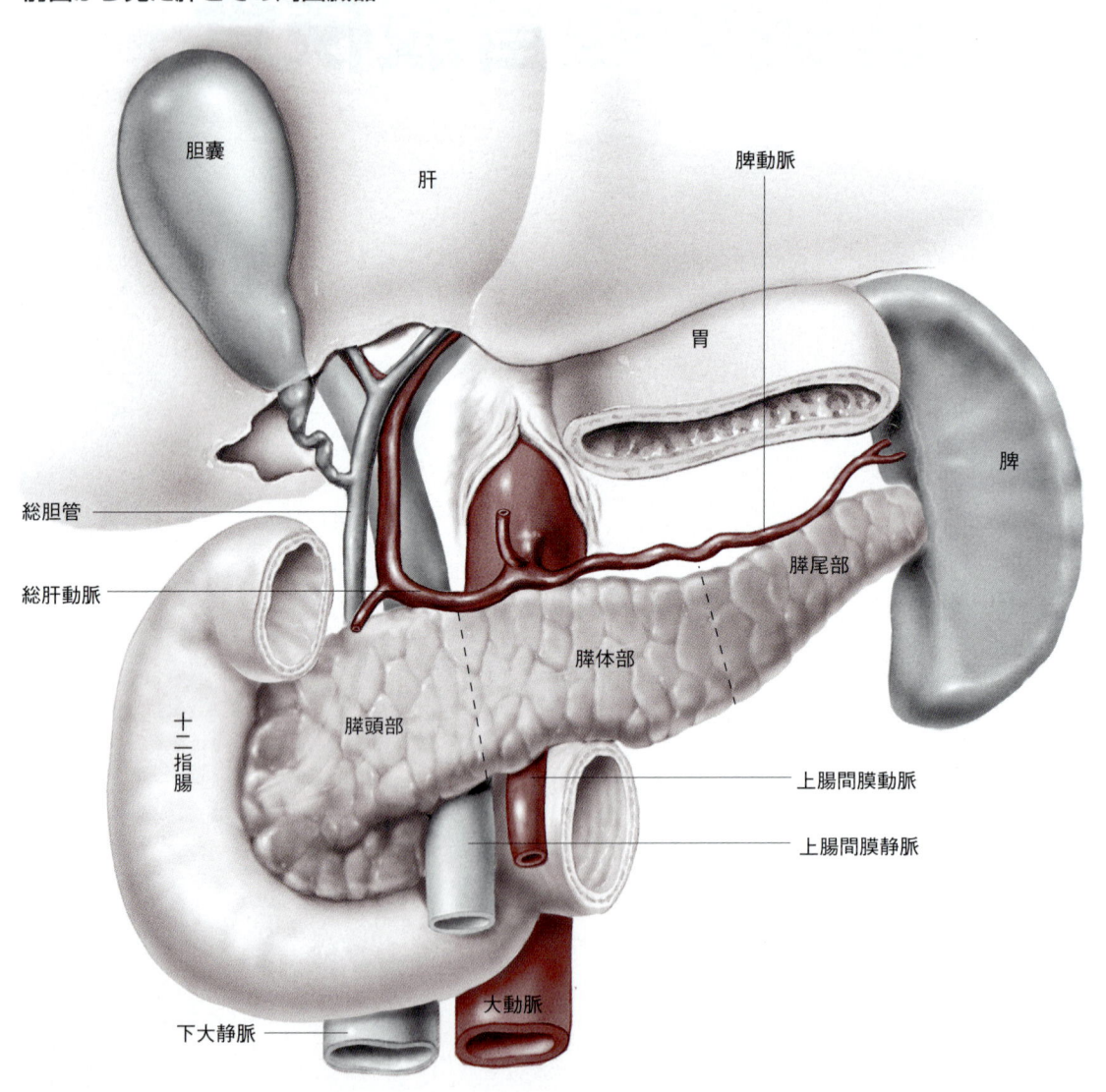

④ 膵体部と尾部の境界構造物はない．
⑤ 脾静脈が背面に接して横走．
⑥ 膵管はほぼ中心を貫き横走．
⑦ 胆管は膵頭部背面を浅く貫き縦走．
⑧ 膵管末端と胆管末端が膵頭部で合流．

背面から見た膵頭部

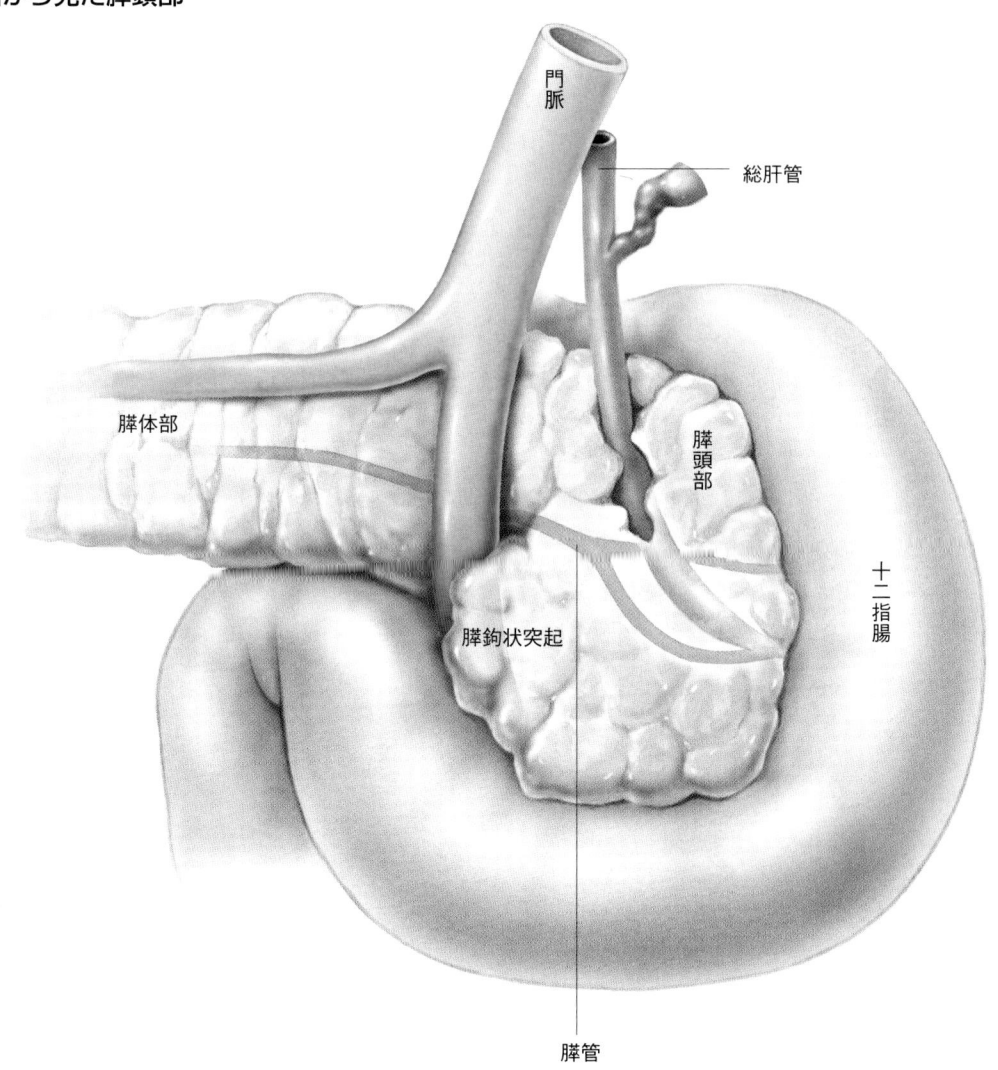

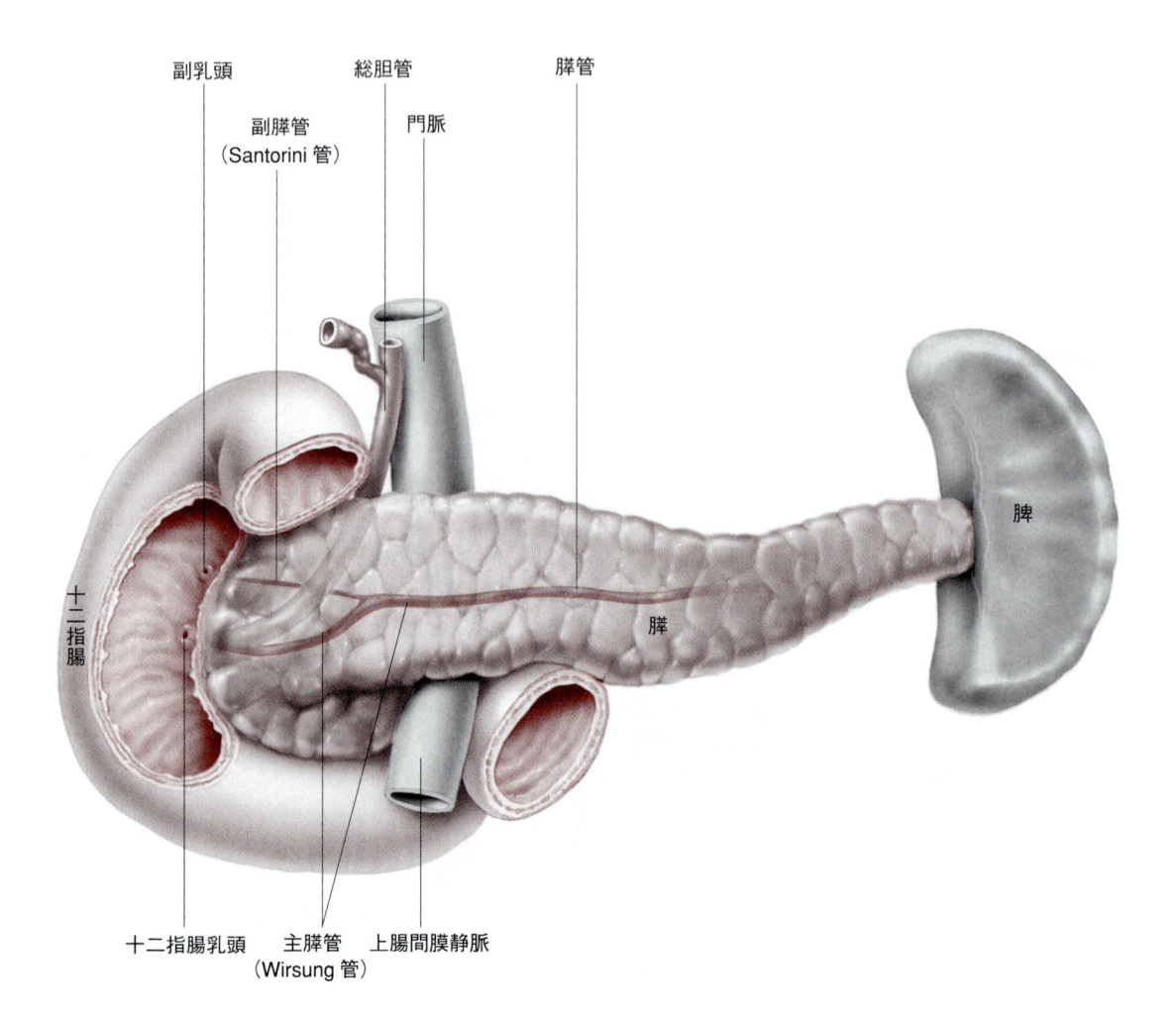

膵管

副乳頭
副膵管
（Santorini 管）
総胆管
門脈
膵管
十二指腸
脾
膵
十二指腸乳頭
主膵管
（Wirsung 管）
上腸間膜静脈

1. 膵の解剖

膵と周囲の血管，胆管

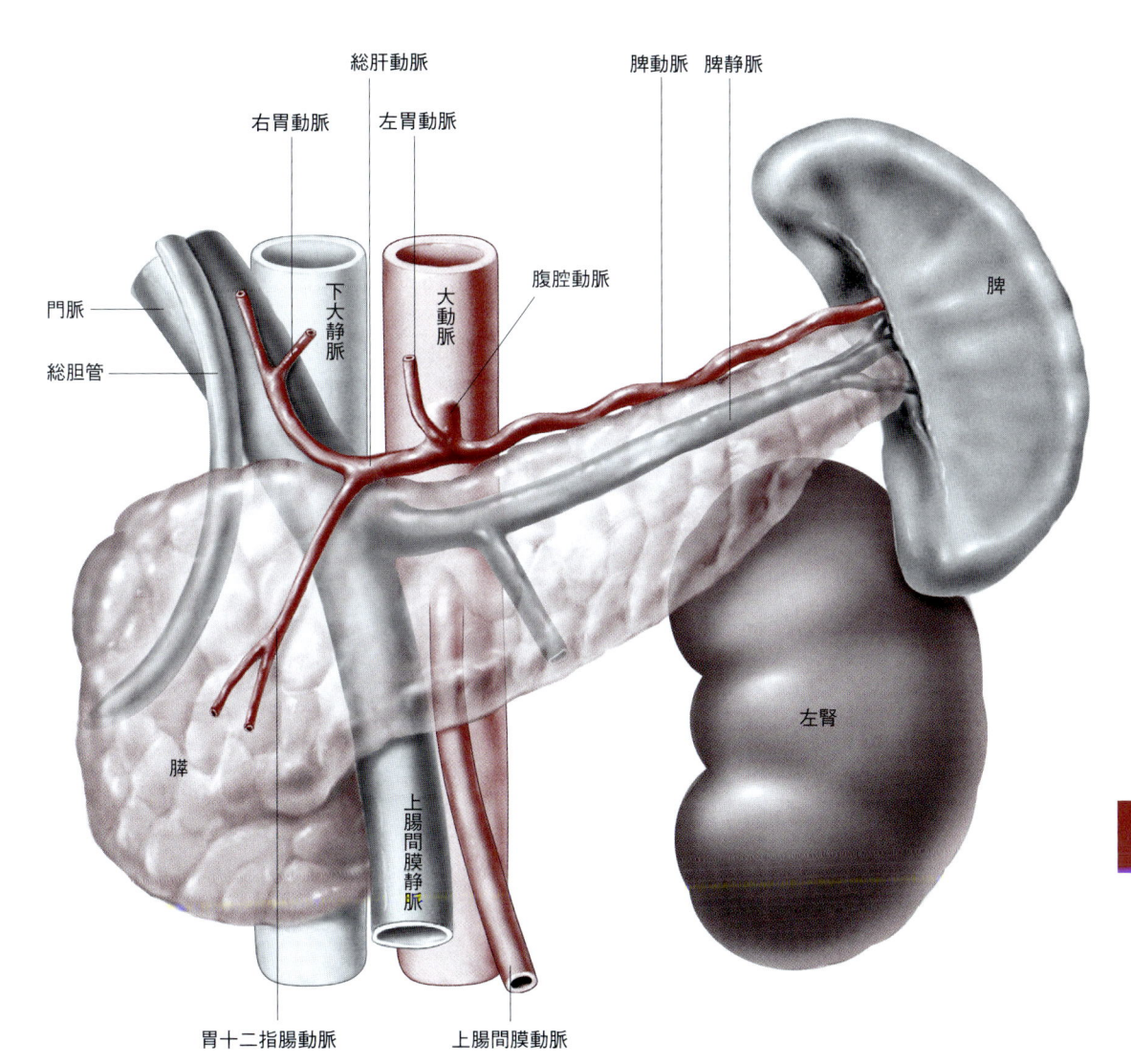

2. 膵の基本走査と正常像

1 正中矢状断走査

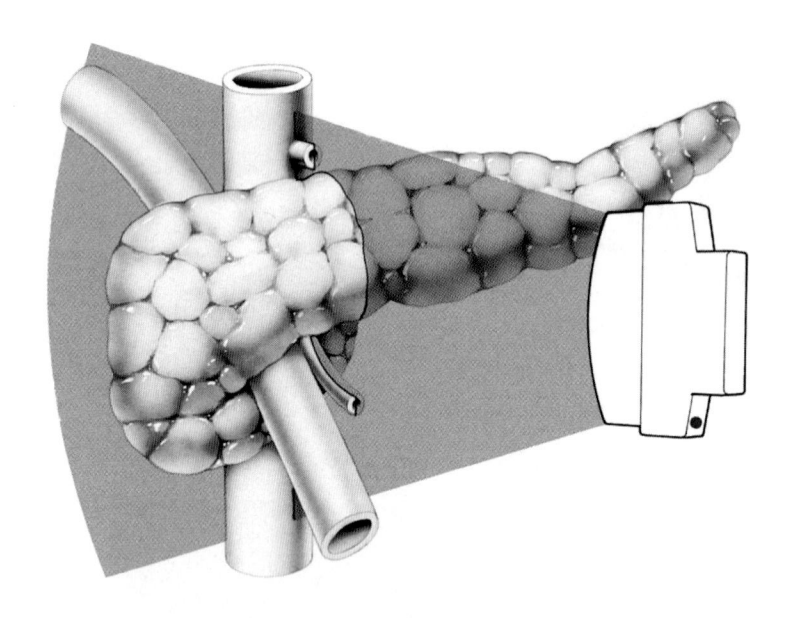

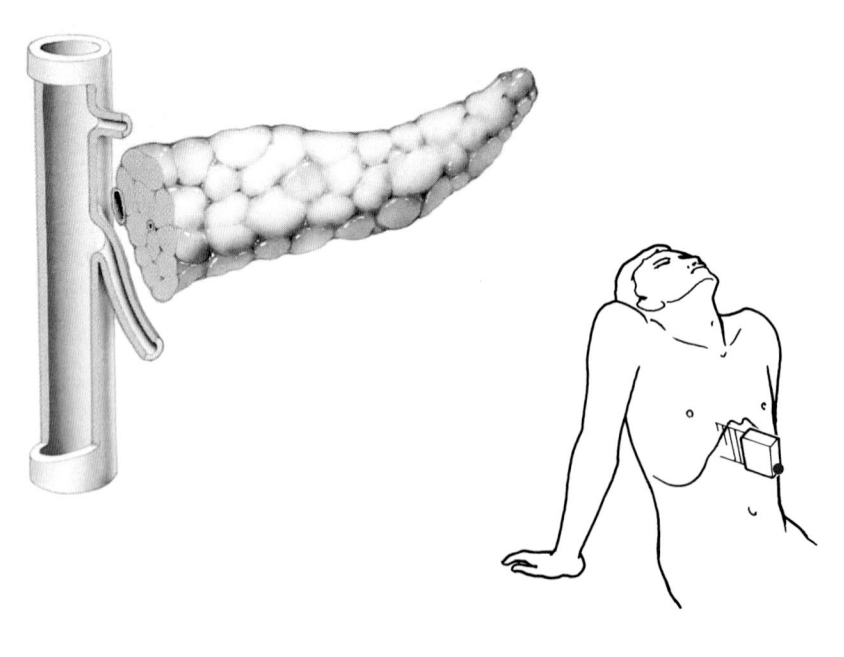

2. 膵の基本走査と正常像

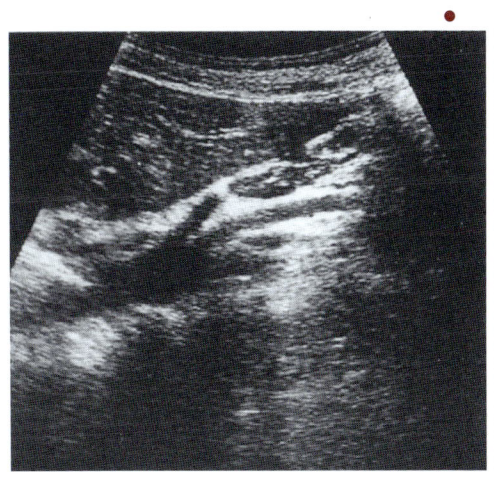

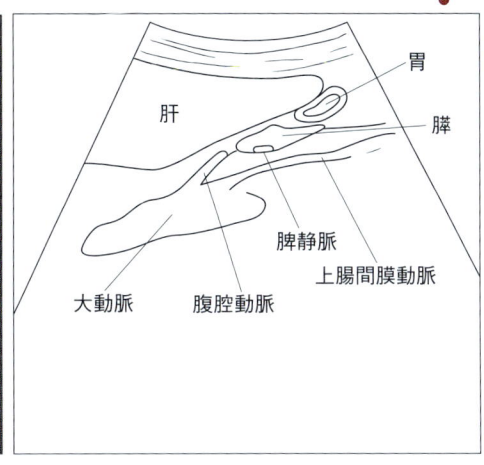

(図: 膵体部の超音波像と模式図。ラベル: 肝、胃、膵、脾静脈、上腸間膜動脈、腹腔動脈、大動脈)

正常像の一般的特徴
1. 中央に長円形をした膵管の断面が見える．
2. 肝左葉・胃・大動脈に囲まれ，腹腔動脈と上腸間膜動脈にはさまれる．
3. 肝実質と比べ iso-〜 hyperechoic（等〜高エコーレベル）．
4. 腹背径（厚み）は 8〜18 mm．

描出のポイント
- 坐位で吸気で描出する．
- 肝下面，胃背側〜頭側，上腸間膜動脈腹側〜頭側が目標部位．

描出上の注意点
▶ 太った人で肝左葉がきわめて小さい場合や吸気で肝が下垂してこない場合は，この断面での描出にこだわらないでよい．
▶ ここで描出される膵体部は呼吸により 20 mm 前後の上下可動性を有する．
▶ 矢状断の場合，被検者の頭側が向かって左，足側が向かって右になるように表示する．すなわち検者側から被検者の右側を眺める形にする．

第8章 膵臓の超音波検査

2 膵頭部縦断走査

探触子を正中矢状断の位置のままでそのまま向かって右に傾ける。

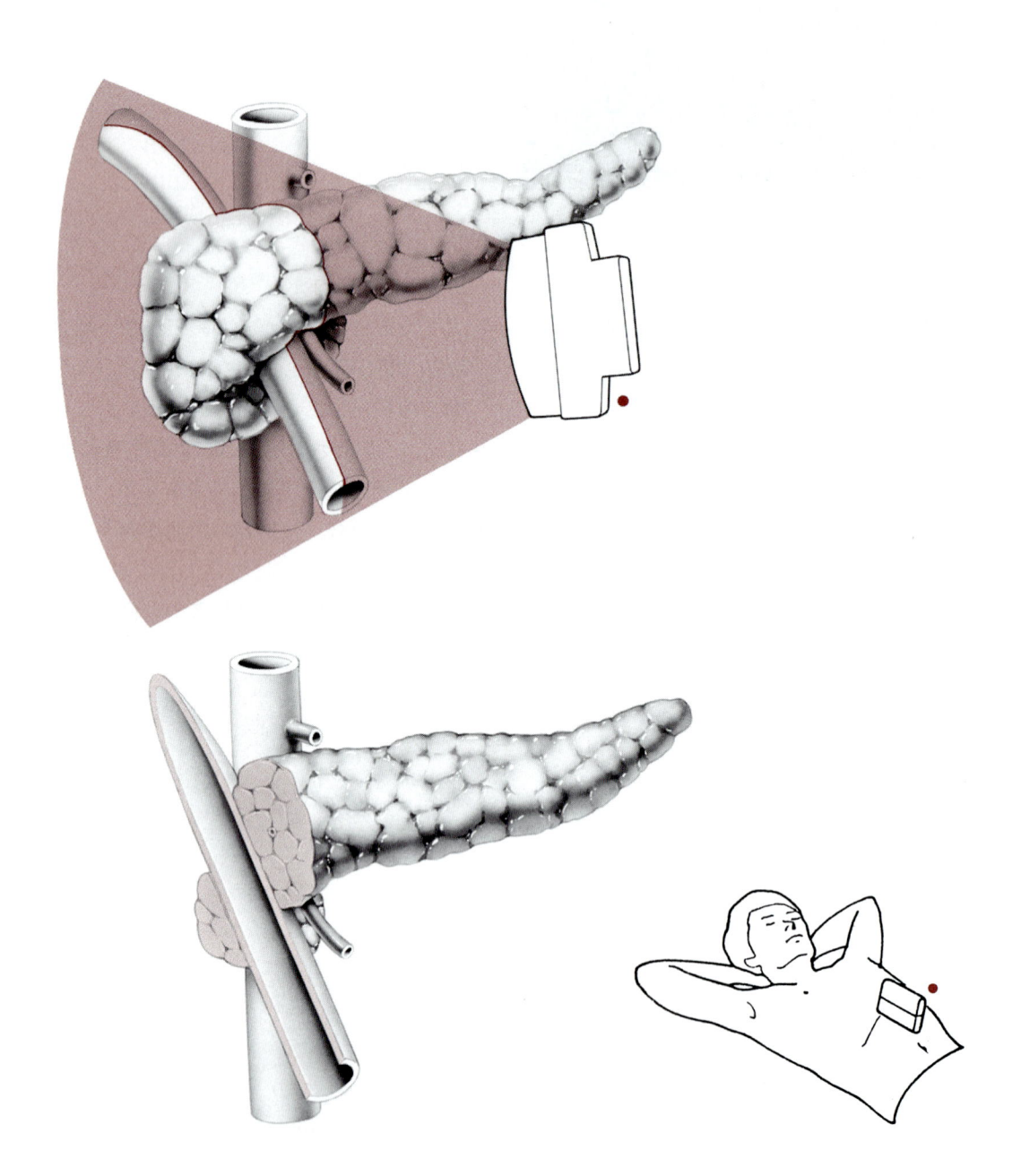

2. 膵の基本走査と正常像

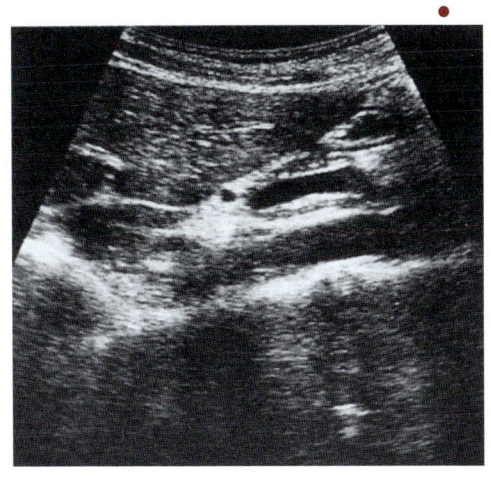

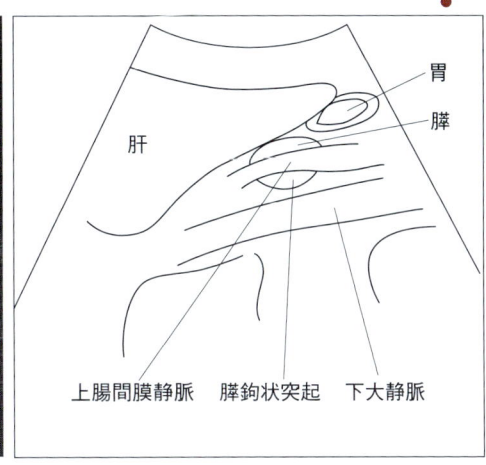

（図：超音波像と模式図。ラベル：肝、胃、膵、上腸間膜静脈、膵鉤状突起、下大静脈）

正常像の一般的特徴
1. 上腸間膜静脈の背側に膵鉤状突起が見える．
2. 膵体部に比べて境界は不鮮明．

描出のポイント
- 探触子を正中から向かって右（被検者の左）に傾ける（tilting）．
- 上腸間膜静脈と膵頭部背側に接する下大静脈の縦断像が目標．

描出上の注意点
▶ 十二指腸下行脚を膵と誤認しないようにする．
▶ 腹背径計測は不正確となりやすいので，大きさより占居性病変（内部の限局性変化）の有無に注目する．

第 8 章　膵臓の超音波検査

3 膵体尾部縦断走査

探触子を正中矢状断の位置のままで，そのまま向かって左に傾ける。

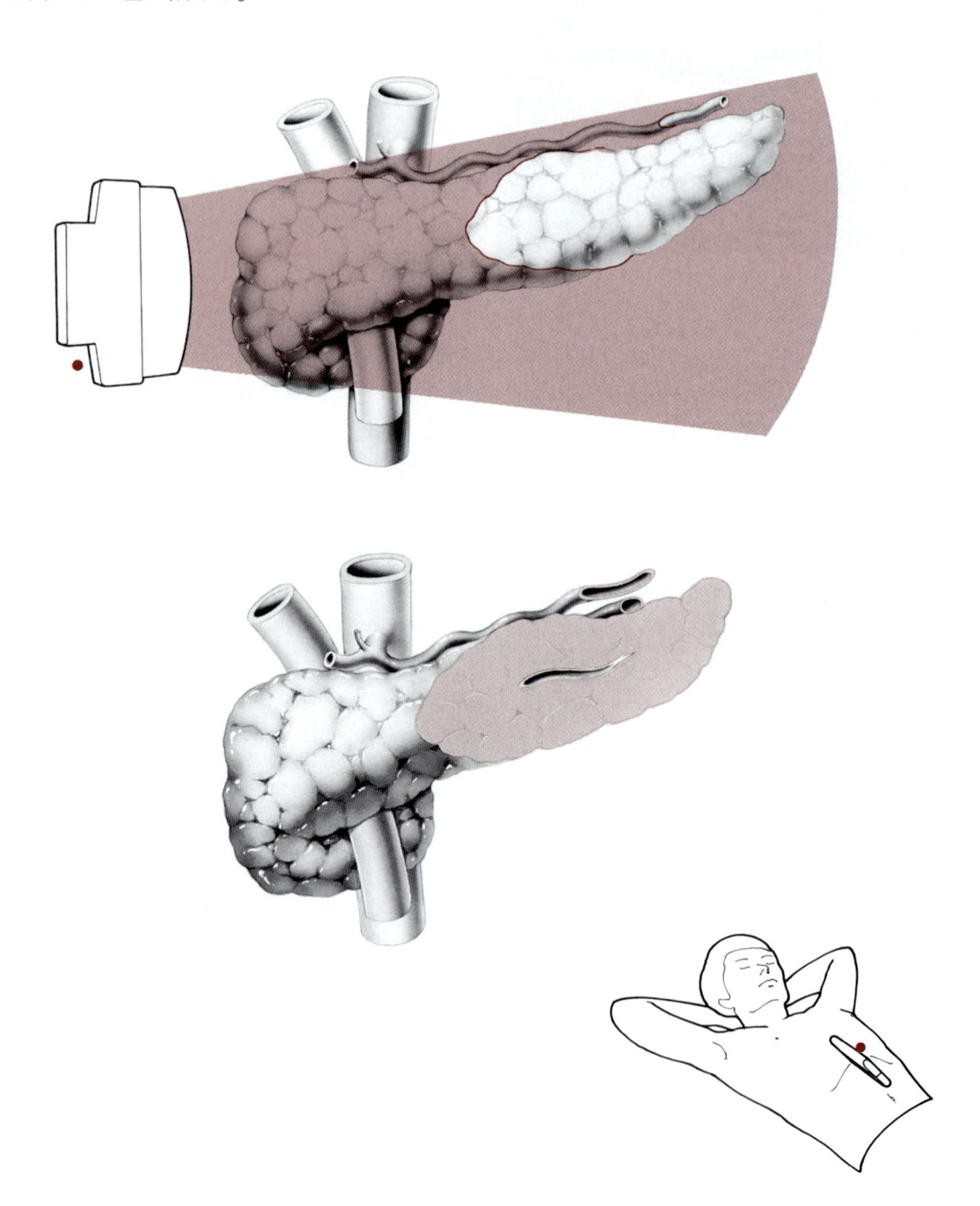

2. 膵の基本走査と正常像

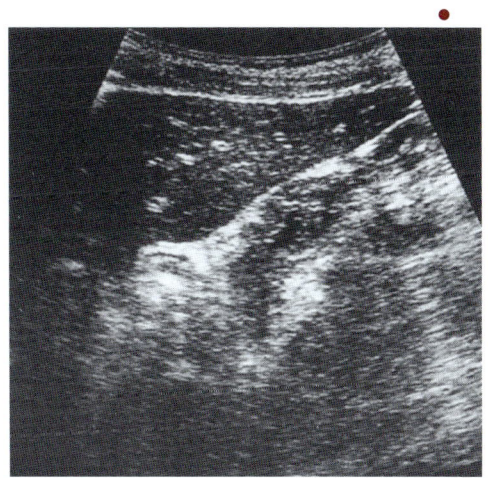

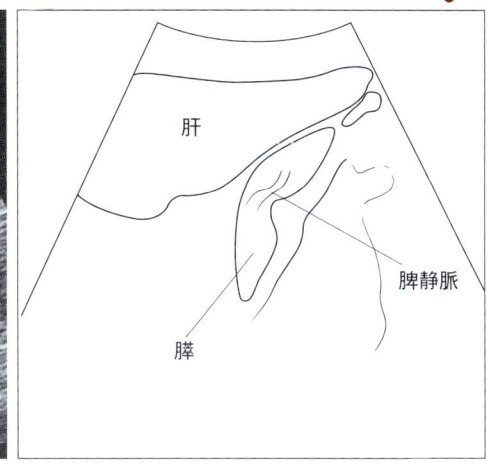

正常像の一般的特徴

1. 超音波ビームの方向が膵長軸と接線方向に近いため境界は極めて不鮮明.
2. 膵実質が微細点状エコー領域として認識される.

描出のポイント

- 探触子を正中から向かって左(被検者の右)に思い切り傾ける(tilting).
- 膵の背面から上縁(被検者頭側)に接して走る脾動脈・脾静脈が長く縦方向に描出され, これが目標. 膵管と見誤らぬ注意が必要.

描出上の注意点

▶ 境界不鮮明のため, 見えているのに認識しにくい.
▶ 限局性変化の有無に注目する.

4　膵長軸走査

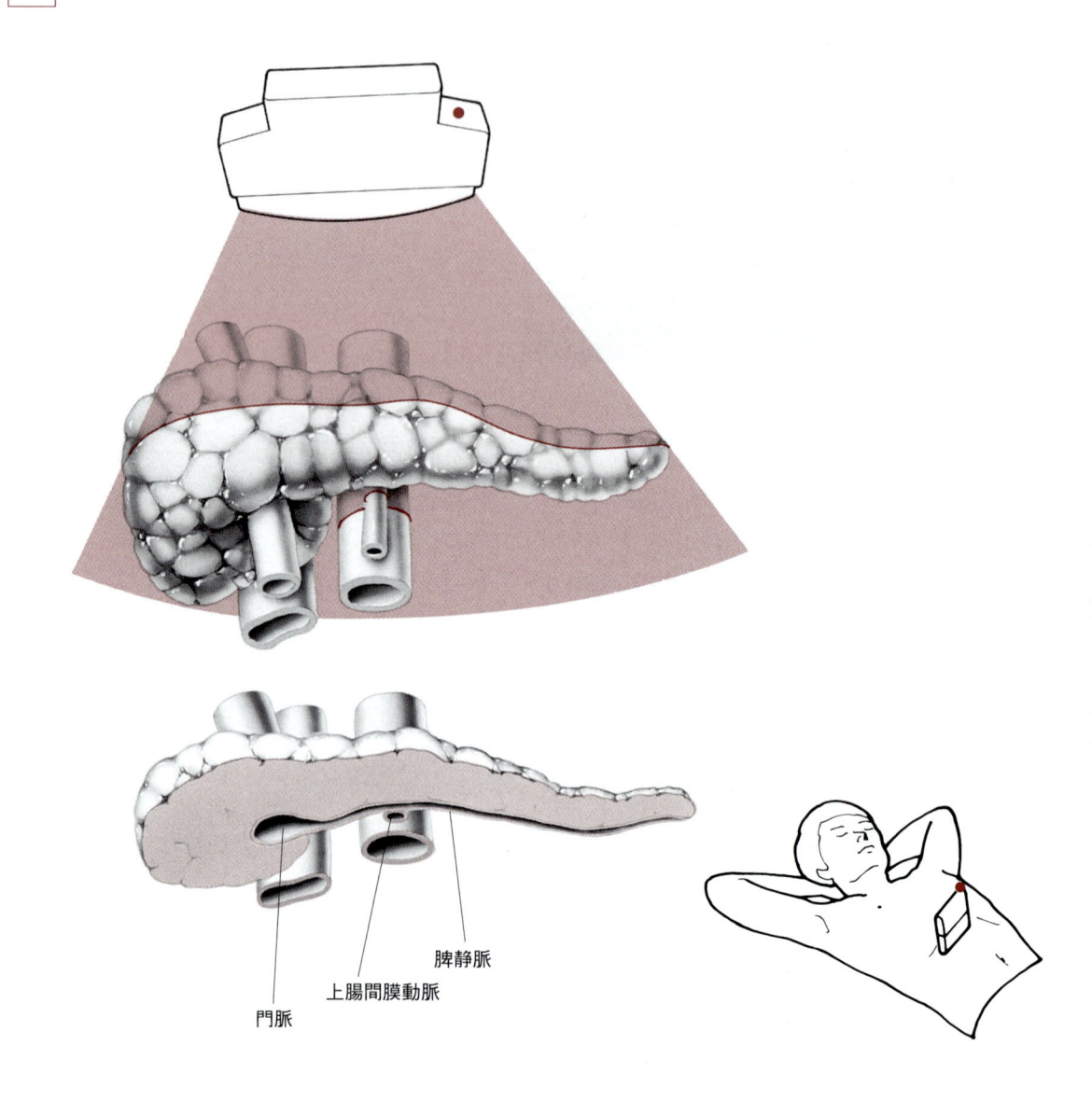

門脈
上腸間膜動脈
脾静脈

正常像の一般的特徴
1. 表面平滑．
2. 膵体部中心部を横走する膵管径は 1～2 mm．
3. 脾静脈が上縁近くの背面を走る．
4. 膵実質は小点状エコーによりほぼ均一．

描出のポイント
- 膵長軸に合わせ向かって右（膵尾部方向）を切り上げた斜め横断（図a）．
- 膵の傾きに合わせ探触子をやや被検者頭側に傾ける（tilting）．
- 脾静脈が目標．

2. 膵の基本走査と正常像

（図a：胆嚢、肝、膵、脾静脈、上腸間膜動脈）

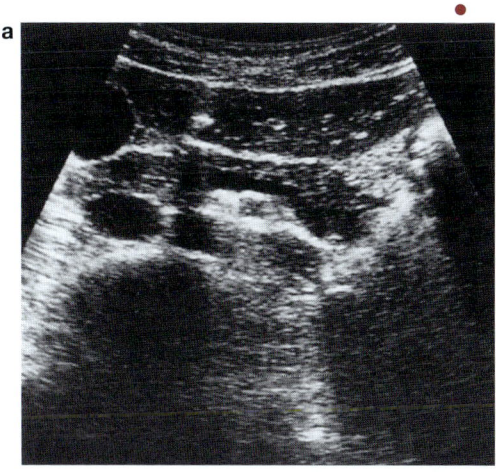

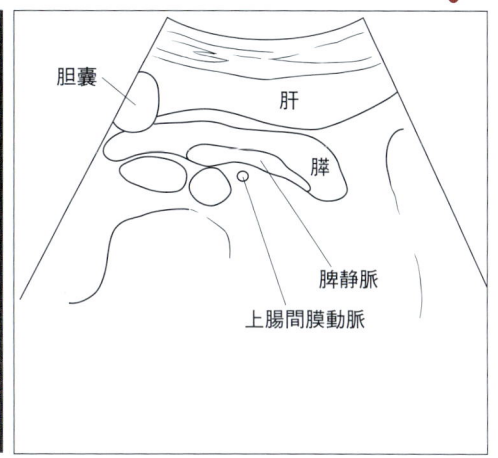

（図b：肝、膵）

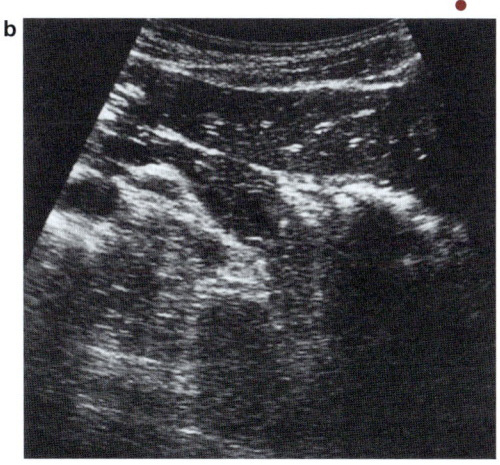

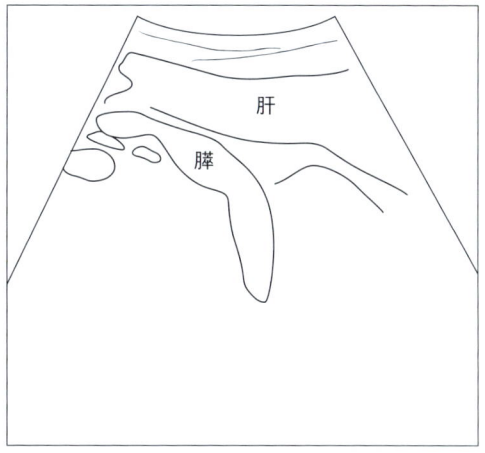

- 向かって右側を強く切り上げ，左肋弓下をのぞきこむようにすると膵尾部の描出がよくなる（図b）．

描出上の注意点
▶ 肋弓の狭いやせた人では探触子が適切な部位に密着できない場合がある．
▶ 坐位の描出不良例で仰臥位がかえって描出しやすい場合がある．
▶ 脾静脈が見える断面は膵上縁近くと考えるべきである．
▶ 膵の中央の断面は膵管像の得られる断面で，多くの場合，同時に脾静脈が描出されないため背側境界がやや不明瞭．
▶ 屈曲して走る脾動脈が膵体部の像と重なり，拡張膵管様に描出されやすい．
▶ 胃後壁筋層を膵管と誤認しやすい．

5 左肋間（経脾）走査

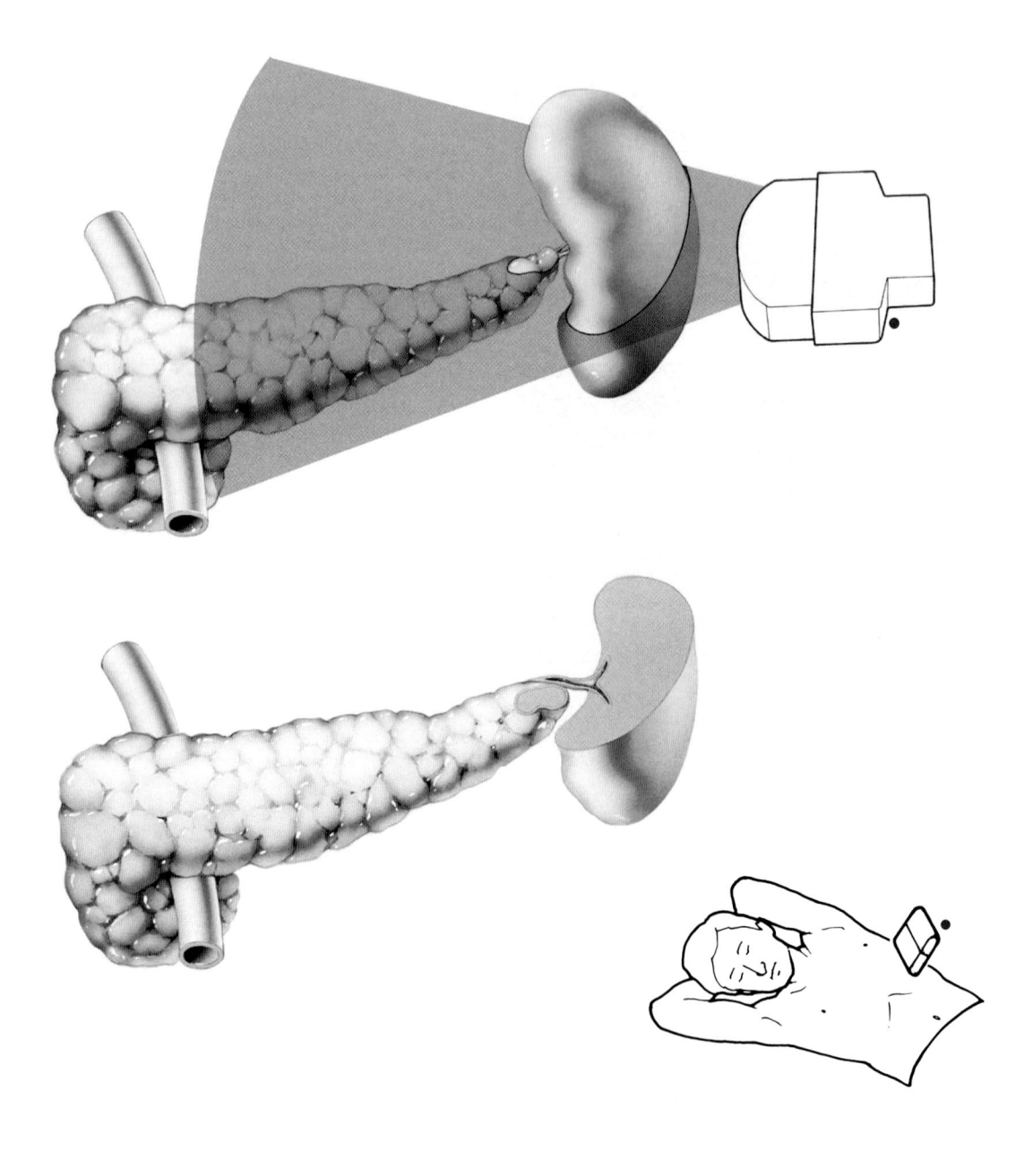

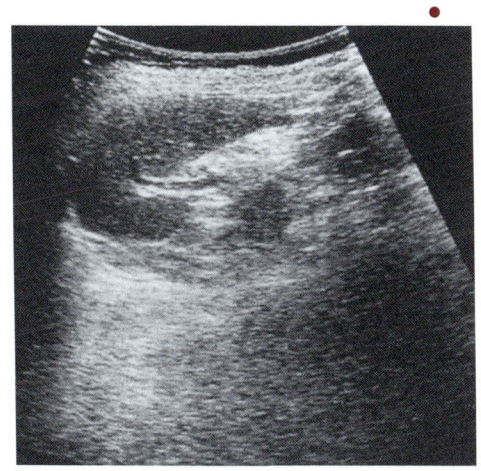

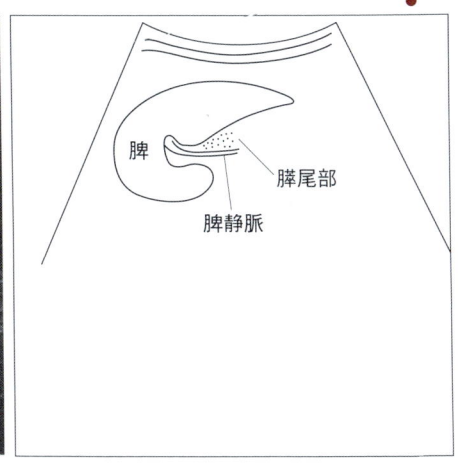

正常像の一般的特徴

1. 脾門部の脾静脈やや手前（浅部）にわずかな領域として膵が見えるか，あるいは認め難いのを正常と考える．

描出のポイント

- 脾描出の走査面で脾門部をとらえてから，探触子をわずかに背側へ傾けて前方を描出すると膵尾部が出現する断面となる．

描出上の注意点

- ▶ 膵尾部に腫大か占居性病変がないと，像としてとらえにくい．
- ▶ 胃液が貯留した胃体上部を膵尾部と誤認しやすい．

3. 異常エコー像の特徴

a. 腫大

(1) びまん性腫大
- 厚み（腹背径）の増大に意味がある．幅（上下径）の増大は異常と結びつかない．
- 頭部 21 mm，体部 18 mm，尾部 21 mm が厚さの正常上限．
- 急性膵炎，慢性膵炎，膵全体癌など

(2) 限局性腫大
- エコーレベルの異常を伴うものは占居性病変を考える．
- 尾側膵管拡張の有無に注意する．

正常

- 膵良性腫瘍，膵癌，膵囊胞，腫瘤形成性膵炎など

b. 凹凸
- 表面の波うち様の凹凸
- 慢性膵炎など

c. エコーレベルの異常

(1) びまん性異常（エコーレベル上昇）
- 均一なびまん性上昇と不均一な上昇
- 膵脂肪沈着，慢性膵炎など

(2) びまん性異常（エコーレベル低下）
- 内部構造（膵管など）の鮮明例と不鮮明例．
- 後方エコー減弱の有無にも注意する．
- 急性膵炎，慢性膵炎，膵全体癌など

(3) 限局性異常（エコーレベル上昇）
- 限局性腫大に一致するか否か，尾側膵管拡張を伴うか否かに注意する．

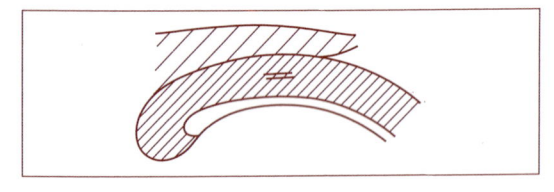

異常エコー像

a. びまん性腫大　　b. 限局性腫大　　凹凸

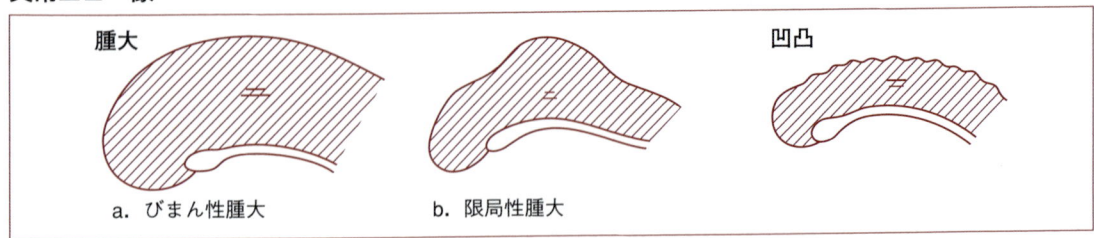

エコーレベルの異常

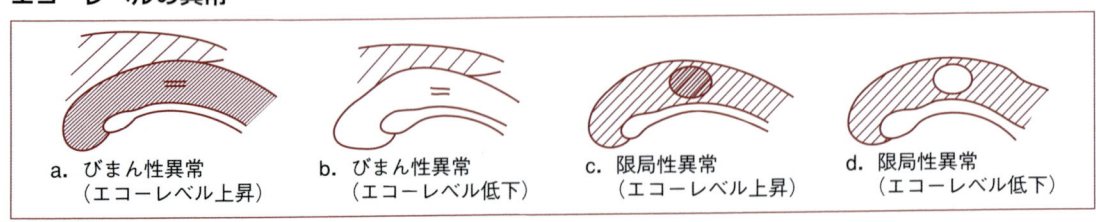

a. びまん性異常（エコーレベル上昇）　　b. びまん性異常（エコーレベル低下）　　c. 限局性異常（エコーレベル上昇）　　d. 限局性異常（エコーレベル低下）

3. 異常エコー像の特徴

- 石灰化，漿液性嚢胞腺腫，膵癌など

(4) 限局性異常（エコーレベル低下）
- 限局性腫大，尾側膵管拡張を伴うか否かに注意する．
- 境界の明瞭，不明瞭に注意する．
- 膵嚢胞，膵良性腫瘍，膵癌など

d．内部ムラ

- 斑状ムラ，粗大点状エコー，結石様エコー
- 慢性膵炎，膵石など

e．膵管拡張

- 拡張の目安は 3 mm 以上．
  （膵管壁の内のりで 2 mm 以上）
- 拡張形態に注意する（平滑拡張，不整拡張，数珠状拡張）．慢性膵炎では平滑と不整，膵癌では平滑と数珠状の拡張例が多い．
- 拡張膵管の下流（膵頭側）に途絶部があるか否か，腫瘤所見があるか否かに注意する．
- 胆管拡張を伴うか否かにも注意する．
- 腫瘤を認めた場合，膵管の貫通像（穿通徴候 penetrating duct sign と呼ばれる）が得られれば腫瘤形成性膵炎の可能性が高い．
- 慢性膵炎，膵癌，十二指腸乳頭部癌，胆道下部閉塞など

f．その他の注目すべき所見

- **胆道拡張**：膵頭部癌など
- **血管の偏位，狭窄**：膵癌など
  （下大静脈，門脈，上腸間膜静脈，脾静脈，上腸間膜動脈など）
- **リンパ節腫大**：膵癌など
- **脾腫**：膵体尾部癌，高度慢性膵炎など
- **滲出液貯留**：急性膵炎など
- **消化管ガスの異常集積**：急性膵炎など

内部ムラ

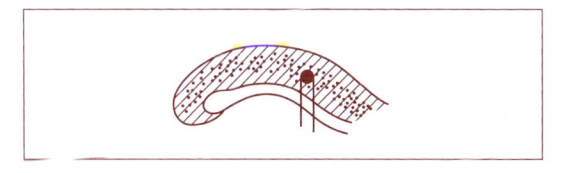

膵管計測

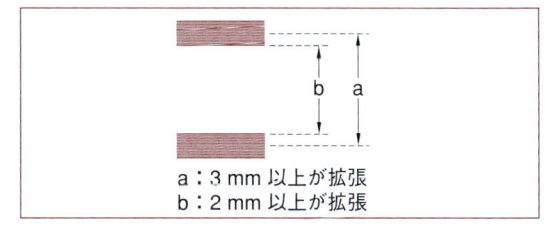

a：3 mm 以上が拡張
b：2 mm 以上が拡張

膵管拡張

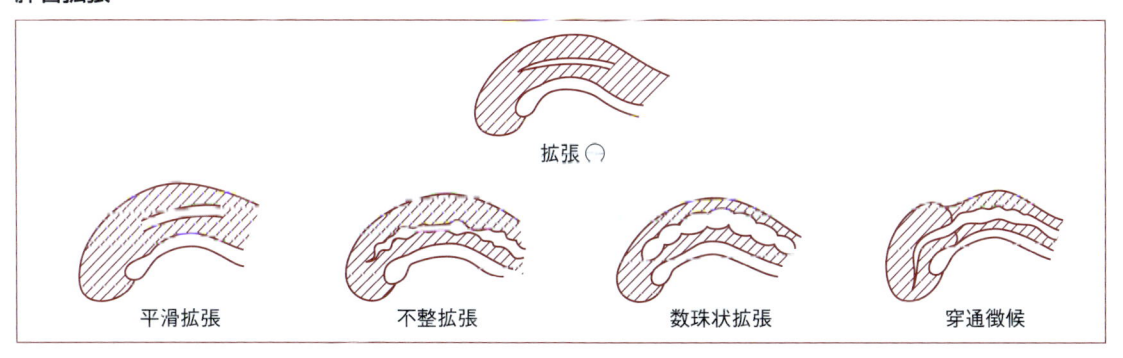

拡張

平滑拡張　不整拡張　数珠状拡張　穿通徴候

- ▶ **確実な描出のためには手順を踏むべし：正中矢状断面→膵長軸断面**
  膵は予想外に高い位置にあり，正中で剣状突起と臍のほぼ上中 1/3 にある．
- ▶ **描出不十分例では工夫が必要**：坐位でダメなら仰臥位，半側臥位．探触子による適度な圧迫でガスの排除．飲水＋鎮痙剤注射
  膵頭部には右半側臥位，膵尾部には左半側臥位が効果的．時には左背部から経左腎走査で膵尾部を，胆管下方の追及で膵頭部を描出してみるのも効果的．
- ▶ **膵臓は見えて当然と考えるべし**
  後腹膜臓器とはいいながら膵体部は浅くにある．
  "見れども見えず"にくれぐれも注意が必要．

> **正常膵の目安**
>
> 厚さ：頭部 21 mm 以下，体部 18 mm 以下，尾部 21 mm 以下
> エコーレベル：肝左葉と比べ iso-〜 hyperechoic（10 dB 以内）
> 内部：小点状均一エコー像
> 膵管：体部でわずかに見える（直径 1 〜 2 mm）．
> 限局性変化：形状，エコーレベルに限局性変化なし．
> 周辺：胆管・門脈・上腸間膜静脈・上腸間膜動脈・脾静脈に，偏位・拡張・狭窄なし，
> 　　　脾腫なし．

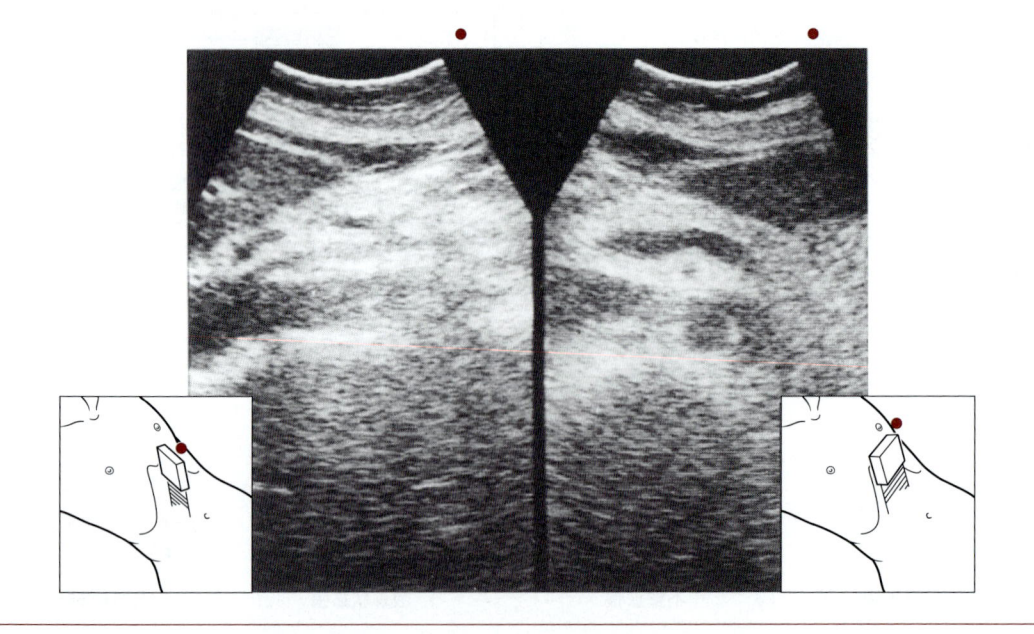

4. 異常エコー像からみた診断

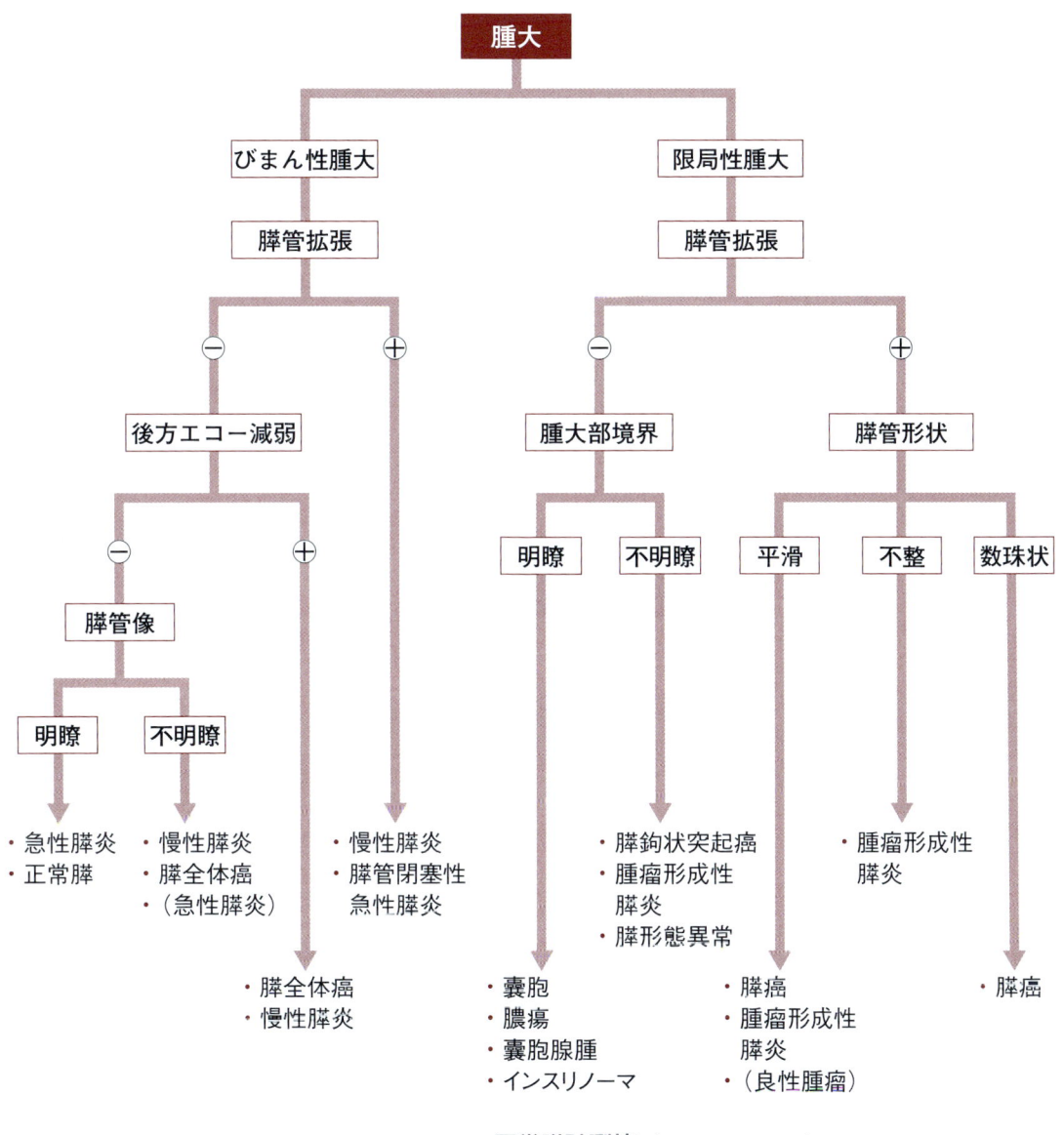

```
                            腫大
                    ┌────────┴────────┐
                びまん性腫大         限局性腫大
                    │                 │
                 膵管拡張           膵管拡張
              ┌────┴────┐       ┌────┴────┐
              ─          ＋      ─          ＋
              │          │      │          │
          後方エコー減弱  │   腫大部境界   膵管形状
           ┌──┴──┐      │   ┌──┴──┐   ┌───┼───┐
           ─      ＋     │   明瞭  不明瞭  平滑 不整 数珠状
           │      │      │    │    │     │   │   │
         膵管像   │      │    │    │     │   │   │
         ┌─┴─┐   │      │    │    │     │   │   │
        明瞭 不明瞭│     │    │    │     │   │   │
         │    │   │      │    │    │     │   │   │
```

- 明瞭:
  - ・急性膵炎
  - ・正常膵

- 不明瞭:
  - ・慢性膵炎
  - ・膵全体癌
  - ・(急性膵炎)

- (＋ 後方エコー減弱):
  - ・慢性膵炎
  - ・膵管閉塞性急性膵炎

- (＋ びまん性膵管拡張):
  - ・膵全体癌
  - ・慢性膵炎

- 明瞭(腫大部境界):
  - ・膵鉤状突起癌
  - ・腫瘤形成性膵炎
  - ・膵形態異常

- 不明瞭(腫大部境界):
  - ・囊胞
  - ・膿瘍
  - ・囊胞腺腫
  - ・インスリノーマ

- 平滑:
  - ・腫瘤形成性膵炎

- 不整:
  - ・膵癌
  - ・腫瘤形成性膵炎
  - ・(良性腫瘤)

- 数珠状:
  - ・膵癌

正常膵計測値 (n=45, p<0.05)

	頭部	体部	尾部
厚	14±7 mm	13±5 mm	14±7 mm
幅	—	34±11 mm	—

(東京女子医科大学附属消化器病センター)

第 8 章　膵臓の超音波検査

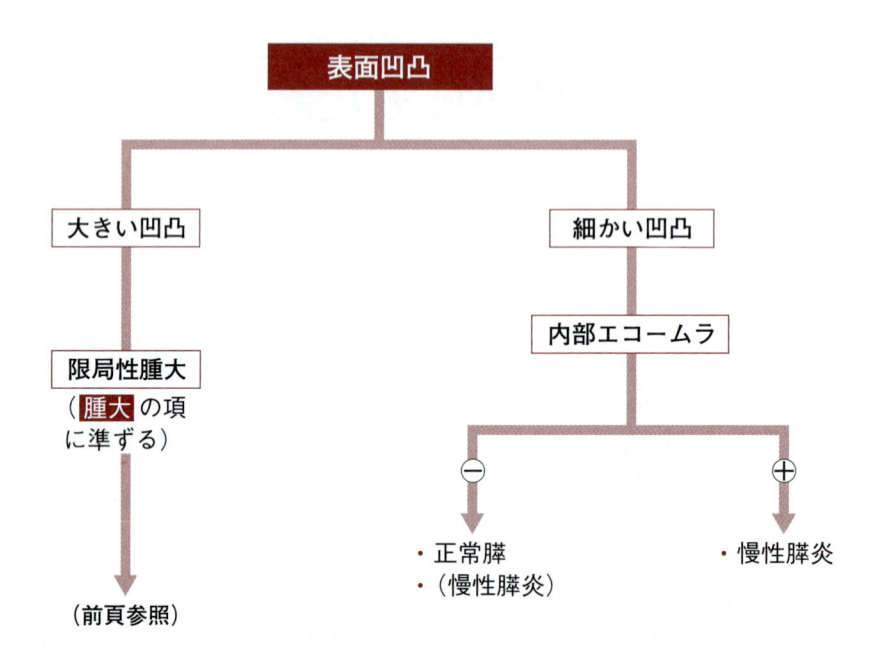

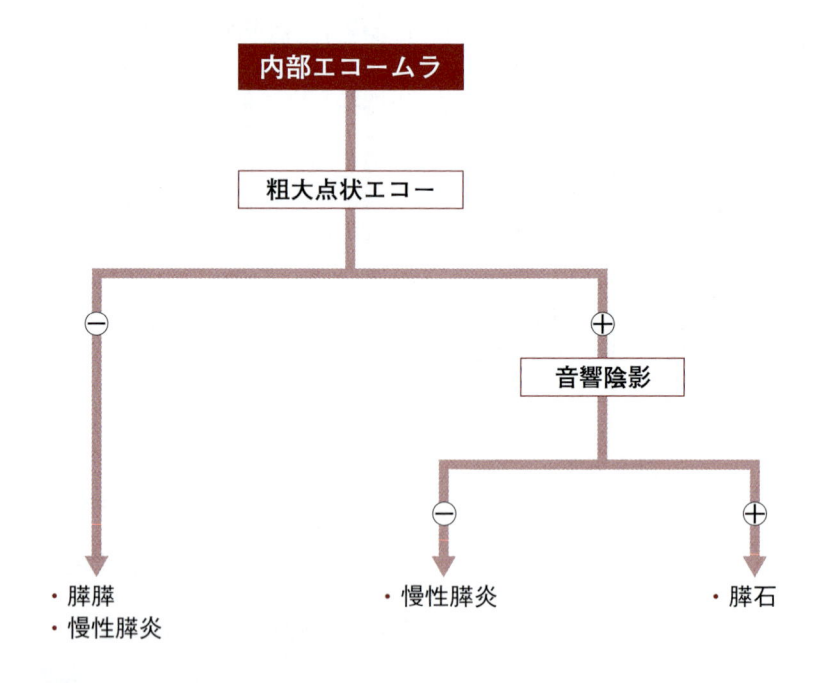

```
           ┌──── 表面凹凸 ────┐
           │                  │
        大きい凹凸         細かい凹凸
           │                  │
       限局性腫大         内部エコームラ
       (腫大の項           ┌────┴────┐
       に準ずる)          ⊖          ⊕
           │              │          │
       (前頁参照)      ・正常膵    ・慢性膵炎
                      ・(慢性膵炎)
```

```
            内部エコームラ
                 │
            粗大点状エコー
           ┌─────┴─────┐
           ⊖           ⊕
           │          音響陰影
           │         ┌──┴──┐
           │         ⊖     ⊕
        ・膵膵       │     │
        ・慢性膵炎  ・慢性膵炎  ・膵石
```

＊膵石の存在は慢性膵炎を意味する

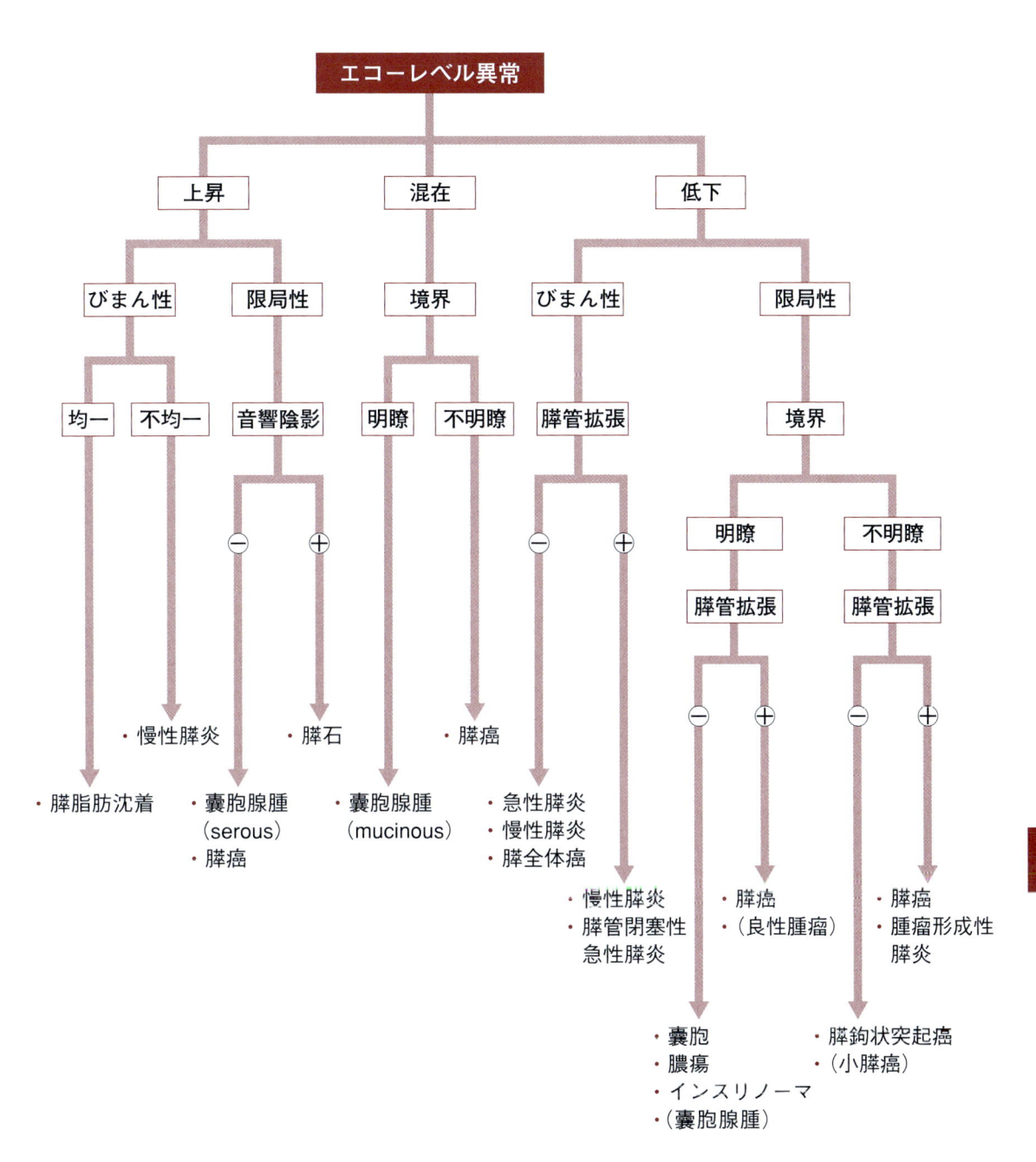

4. 異常エコー像からみた診断

```
                            エコーレベル異常
         ┌──────────────────────┼──────────────────────┐
        上昇                    混在                    低下
     ┌───┴───┐                   │              ┌───────┴───────┐
   びまん性  限局性              境界          びまん性         限局性
   ┌──┴──┐    │              ┌──┴──┐            │               │
  均一 不均一 音響陰影       明瞭 不明瞭      膵管拡張          境界
         │    ┌─┴─┐           │    │         ┌──┴──┐       ┌────┴────┐
         │    −   +           │    │         −     +       明瞭    不明瞭
         │    │   │           │    │         │     │        │        │
         ↓    ↓   ↓           ↓    ↓         ↓     ↓     膵管拡張  膵管拡張
    ・慢性膵炎 ・膵石                ・膵癌               ┌─┴─┐    ┌─┴─┐
                                                        −   +    −   +
```

- ・膵脂肪沈着
- ・嚢胞腺腫 (serous)
  ・膵癌
- ・嚢胞腺腫 (mucinous)
- ・急性膵炎
  ・慢性膵炎
  ・膵全体癌
- ・慢性膵炎
  ・膵管閉塞性急性膵炎
- ・嚢胞
  ・膿瘍
  ・インスリノーマ
  ・(嚢胞腺腫)
- ・膵癌
  ・(良性腫瘍)
- ・膵鉤状突起癌
  ・(小膵癌)
- ・膵癌
  ・腫瘤形成性膵炎

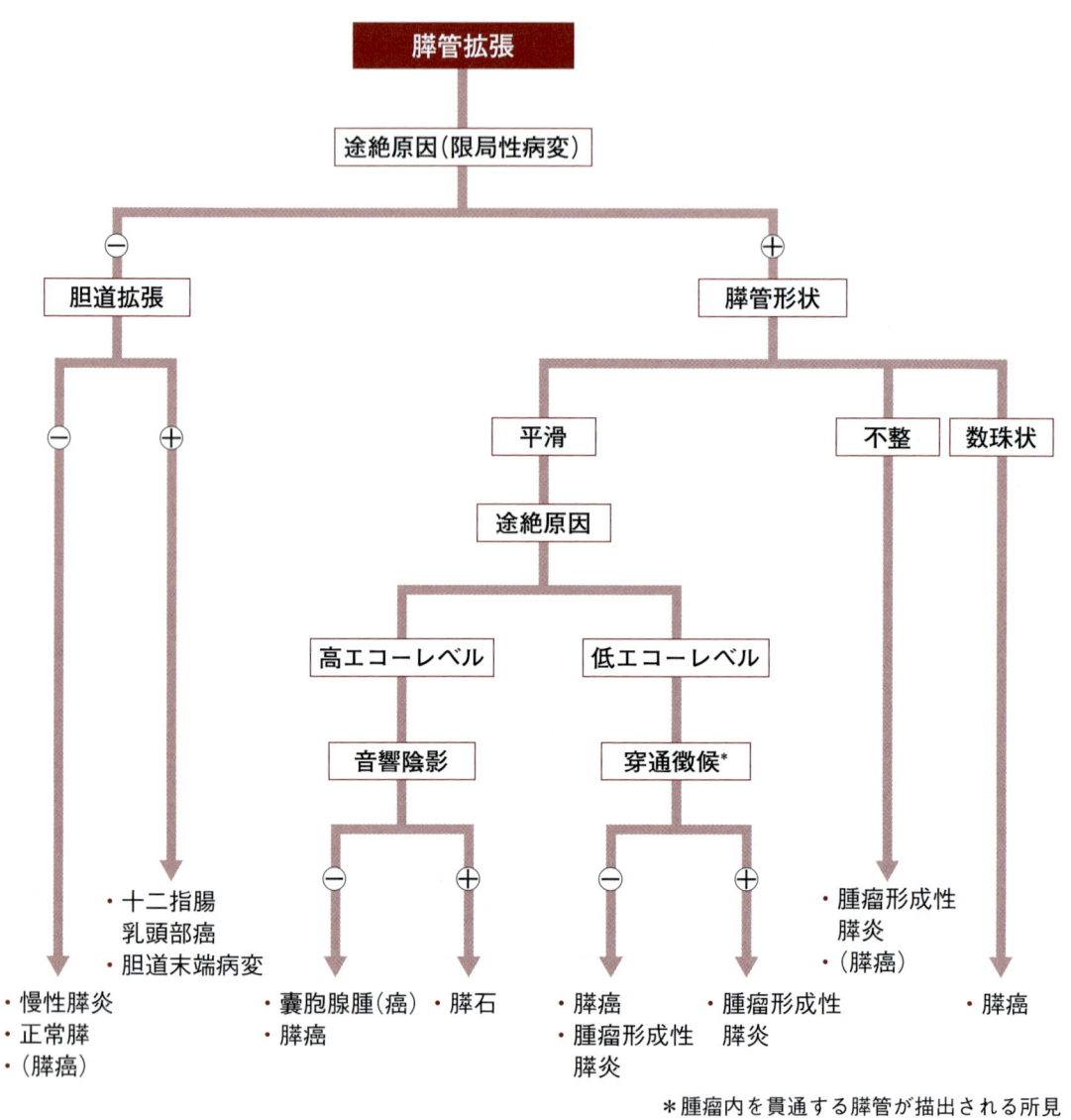

第8章　膵臓の超音波検査

```
                        膵管拡張
                           │
                    途絶原因（限局性病変）
                    ┌──────┴──────┐
                    −              ＋
                    │              │
                  胆道拡張         膵管形状
                  ┌─┴─┐      ┌─────┼─────┐
                  −   ＋     平滑    不整   数珠状
                  │   │      │
                  │   │    途絶原因
                  │   │   ┌──┴──┐
                  │   │ 高エコーレベル  低エコーレベル
                  │   │   │          │
                  │   │ 音響陰影    穿通徴候＊
                  │   │ ┌─┴─┐     ┌─┴─┐
                  │   │ −   ＋    −   ＋
                  │   │ │   │    │   │
```

- 十二指腸
  乳頭部癌
- 胆道末端病変

- 慢性膵炎
- 正常膵
- （膵癌）

- 嚢胞腺腫（癌）
- 膵癌

- 膵石

- 膵癌
- 腫瘤形成性膵炎

- 腫瘤形成性膵炎

- 腫瘤形成性膵炎
- （膵癌）

- 膵癌

＊腫瘤内を貫通する膵管が描出される所見
（penetrating duct sign）

慢性膵炎・膵癌における膵管超音波所見

	慢性膵炎	膵頭部癌	膵体尾部癌	膵全体癌
非拡張 （または不明）	17%（3/18）	14%（8/56）	61%（14/23）	89%（8/9）
拡張	83%（15/18）	86%（48/56）	39%（9/23）	11%（1/9）
┌ 平滑	39%	36%	22%	0%
│ 不整	39%	9%	4%	11%
└ 数珠状	5%	41%	13%	0%

（東京女子医科大学附属消化器病センター）

5. 主要疾患の診断

急性膵炎

> **この疾患の超音波像**

❶ 全体の腫大
❷ 内部エコーレベルの低下
❸ 膵管非拡張

> **鑑別を要する疾患**

1) 慢性膵炎

> **ピットフォール**

- 消化管ガスが多く，膵の描出が難しい場合がある．
- 比較的軽い急性膵炎で超音波所見上なんら異常を示さないことも少なくない．

> **ワンポイント アドバイス**

- 膵管閉塞による二次的な急性膵炎(upstream pancreatitis)では膵管拡張を伴う．
- 高度膵炎では膵近傍〜腎周囲に滲出液貯留を認める．
- 探触子による膵に一致した圧痛所見の有無が判定に有用である．

I．急性膵炎（典型例）

症例

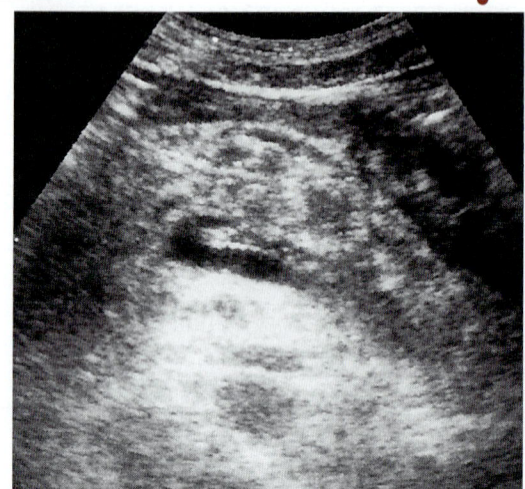

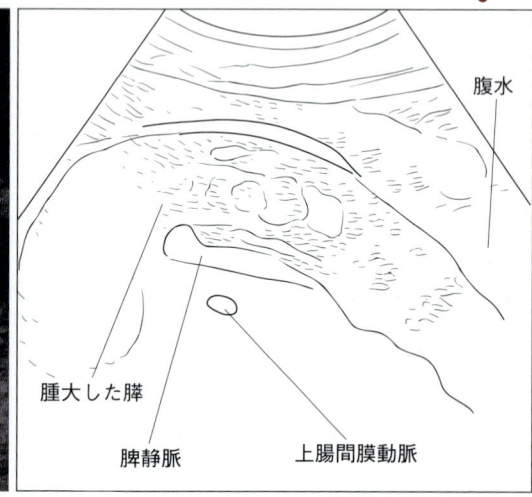

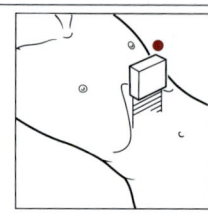

（超音波画像）

シェーマラベル：腹水／腫大した膵／脾静脈／上腸間膜動脈

この症例の超音波所見
- びまん性の膵腫大
- 低エコー部と高エコー部が混在
- 多彩な内部エコー
- 膵周囲に腹水の存在

読影のポイント
- 腫大した膵の内部エコーが多彩
- 膵管拡張を認めない
- 膵周囲にみられる腹水の存在

ワンポイント アドバイス
- 膵周囲の消化管ガスなどの影響で，膵の描出が困難な場合がある．
- 高度な膵炎では膵近傍から腎周囲に腹水の貯留を認める．
- 軽症例では正常の所見しか呈さないことがある．
- ほとんどすべての急性腹症が本症との鑑別対象となる．臨床症状，血液生化学，超音波以外の画像所見を総合的に判断する．

次に行うべき検査・処置

急性膵炎は重症膵炎に移行すると予後がきわめて不良であるので，血液生化学やＣＴなどで重症度を的確に評価し，集中治療のタイミングを失わない．
・CT
・MRI および MRCP
・総胆管結石が原因の場合は EST を施行．

慢性膵炎

この疾患の超音波像

❶ 腫大
❷ 萎縮
❸ 表面の凹凸
❹ エコーレベルの上昇
❺ エコーレベルの低下
❻ 内部のエコーのムラ
❼ 内部の粗大点状エコー，結石エコー
❽ 膵管の拡張
❾ 膵管に連続する嚢胞

鑑別を要する疾患

1）膵癌
2）嚢胞性膵疾患
3）急性膵炎

ピットフォール

- 典型例でもそれぞれ相反する所見（腫大と萎縮，エコーレベル上昇と低下）を示す場合がある．
- 腫瘤形成性慢性膵炎は限局性腫大，限局性エコーレベル低下，膵管途絶所見を呈し，膵癌との鑑別が極めて困難である．
- 嚢胞がある場合，膵管との連続性を確認できることは少ないため，これを慢性膵炎によるものと断定しにくい．
- 膵石が散在すると膵自体の全体像が一見とらえにくくなる．

ワンポイント アドバイス

- 膵石（高輝度エコーに音響陰影を伴う）と，拡張膵管に連続する嚢胞の存在は慢性膵炎を意味する所見である．
- 拡張膵管の形状で，不整拡張は慢性膵炎を強く示唆する．
- 膵の厚み計測に際し（特に膵管拡張が高度の場合），膵管部分を考慮しないと膵実質の菲薄化を見落とす可能性がある．
- 膵管穿通徴候（PDサイン）は腫瘤形成性膵炎を示唆するが，出現頻度は高くはない．

Ⅰ．慢性膵炎（典型例）

症例

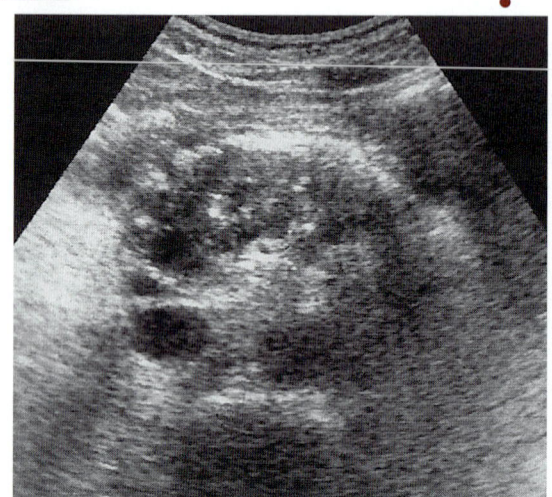

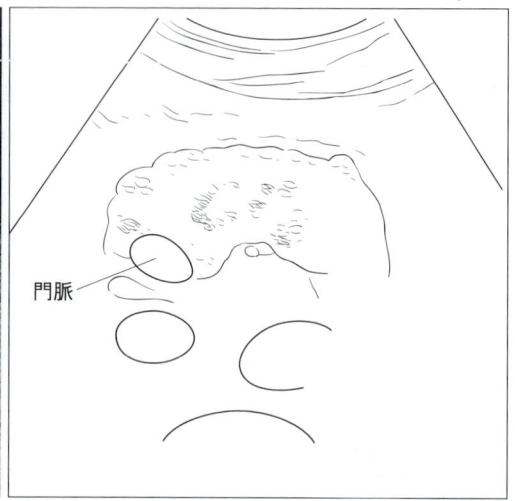

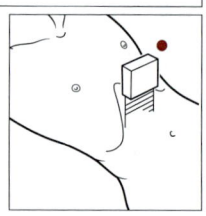

門脈

この症例の超音波所見
- 膵全体の腫大．
- 内部エコーレベルの低下とムラ．
- 表面の凹凸．
- 内部の粗大点状エコー．

読影のポイント
- 膵全体が腫大し，表面は凹凸がみられる．
- ムラのある内部エコーの中に結石または石灰化が疑われる粗大点状エコーがみられる．

鑑別を要する疾患と鑑別点
1) 膵全体癌：エコーレベルはさらに低下する．また周囲組織への浸潤像や，所属リンパ節転移によるリンパ節の腫大も認められることが多いが，これらの所見が不明瞭な場合，超音波検査での鑑別が困難なことがある．

次に行うべき検査・処置
- ERP：膵管の性状をみる．これにて確診が得られない場合，膵液細胞診を施行する．
- CTまたはMRI（MRCPも含む）を行う．画像診断の検査結果に乖離がなければフォローアップ検査として，超音波，CTを3カ月以内に施行する．
- 検査結果に乖離がみられたら癌も疑い1カ月以内にERP・膵液細胞診やUS，CTなどを行い厳重にフォローする．

Ⅱ．慢性膵炎（膵石）

症例

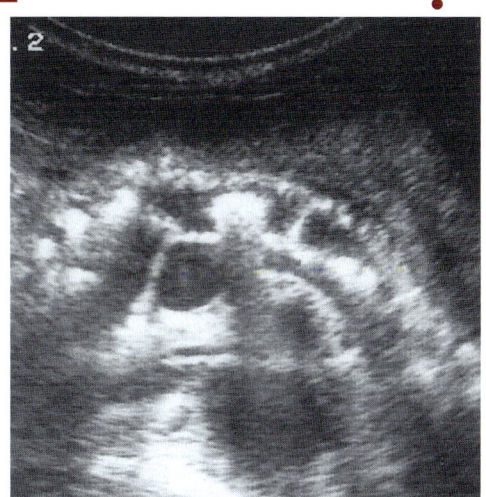

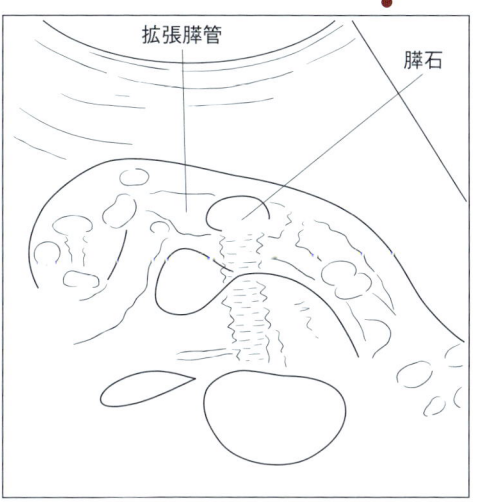

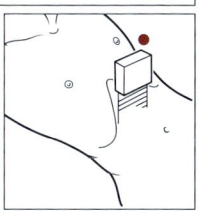

拡張膵管
膵石

この症例の超音波所見
- 膵管拡張像．
- 膵実質は菲薄化．
- 膵管内に大小不同の高エコー像がみられ，一部には音響陰影やコメット様エコーを伴っている．

読影のポイント
- 拡張膵管内に高輝度の結石エコーが多数みられる．

鑑別を要する疾患と鑑別点
1) 膵癌：膵管拡張がない場合，膵癌と鑑別を要することがあるが，膵癌では高エコーレベルの部分がみられることはあっても音響陰影は伴わない．

次に行うべき検査・処置
・慢性膵炎（典型例）と同じ．

第 8 章 膵臓の超音波検査

Ⅲ. 腫瘤形成性膵炎

症例

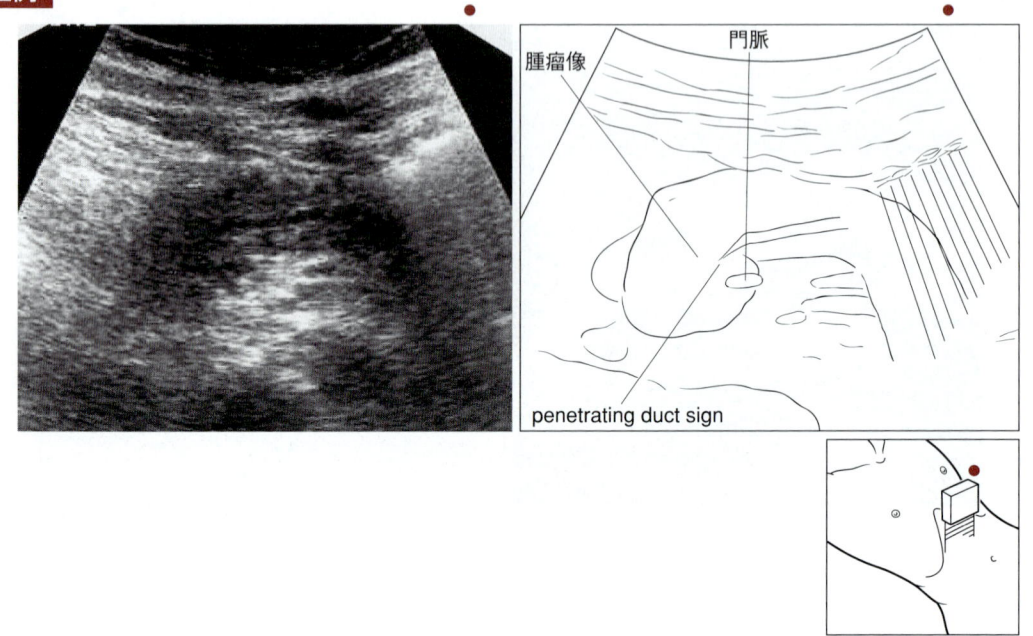

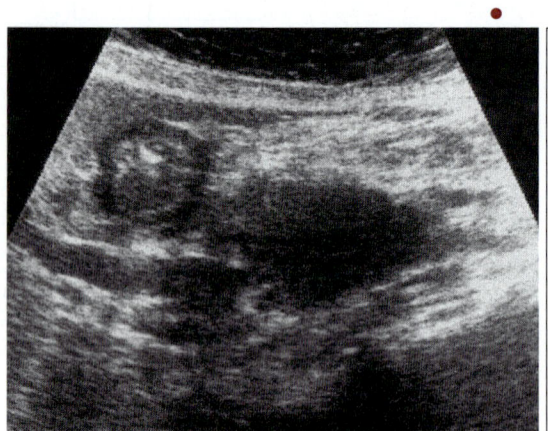

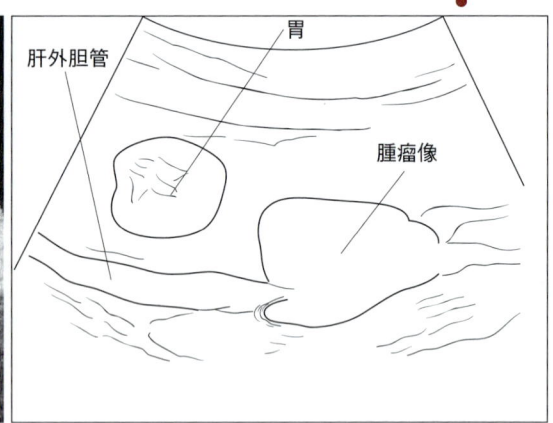

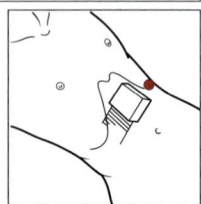

5. 主要疾患の診断／慢性膵炎

この症例の超音波所見
- 膵の軽度腫大と頭部の腫瘤像．
- 腫瘤尾側における主膵管の拡張像．
- 腫瘤内部まで追える狭小化した主膵管像．

読影のポイント
- 腫瘤の境界は不明瞭．
- 腫瘤は比較的均一な低エコー所見．
- 膵管が腫瘤内を貫通する膵管穿通徴候所見（penetrating duct sign）．

鑑別を要する疾患と鑑別点
1) **膵癌**：膵管の穿通徴候がみられることはまれである．また腫瘤はより低エコーで周囲膵実質との境界もこれより明瞭なことが多い．

次に行うべき検査・処置
- MRCPやERP，CTやMRI検査を行うが，確診は得られにくい．なお，ERCP施行時には膵液細胞診も行う．
- 確診が得られなければ細径針による超音波ガイド下生検や超音波内視鏡下生検を考慮する．なお，血管造影は確診は得られにくいが，参考にはなる．
- 症状を伴えば手術を考慮する．無症状の場合でも膵癌が否定できなければ1カ月以内に超音波，CT検査を行い，ERP下での膵液細胞診を繰り返し，厳重にフォローする．

自己免疫性膵炎

この疾患の超音波像
❶ 全体の著しい腫大(sausage-like appearance)
❷ 全体にわたる膵管の狭細像
❷ 上流胆管の拡張と下部胆管の狭窄
❷ 胆管壁の低エコー実質様肥厚

鑑別を要する疾患
1) 膵全体癌
2) 下部胆管癌
3) 慢性膵炎

ピットフォール
- 原因や発生機序は不明である．
- 確定診断には組織学的特徴や自己抗体の証明が必要である．
- 臨床症状は黄疸を除けば乏しいか欠くと考えておいたほうがよい．
- 非アルコール性腫瘤形成性膵炎の一部は本症と考えられる．
- 本症における胆管狭窄と原発性硬化性胆管炎との異同が問題とされている．

ワンポイント アドバイス
- まずその存在を知っておくことが大切である．
- 中高年男性に多い．
- 糖尿病や自己免疫疾患(Sjögren症候群，原発性硬化性胆管炎，自己免疫性肝炎，後腹膜線維症，潰瘍性大腸炎など)を合併しやすいといわれる．
- 慢性膵炎にみられる膵石や仮性囊胞の形成は少ない．
- ステロイドによる治療が著効を示す．
- 予後は良好で，時に自然緩解もある．

Ⅰ. 自己免疫性膵炎（びまん性）

症例

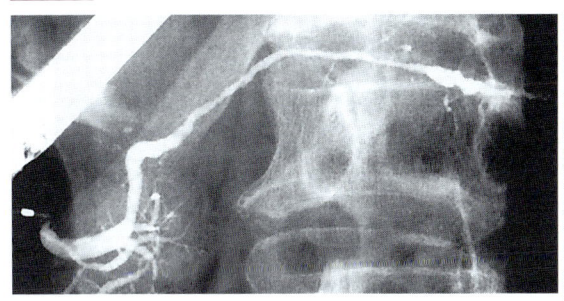

この症例の超音波所見
- 頭部から尾部に至る全体的な膵腫大．
- 腫大した膵臓のエコーレベルは，ほぼ均一な低エコーを示す．

読影のポイント
- ソーセージ様のびまん性腫大．
- 頭部から尾部に至るまで，ほぼ均一な低エコー．
- 周囲組織への浸潤像はみられない．
- 時に胆管壁の肥厚像とこれによる胆管拡張像がみられることがあり，診断の一助となる．

鑑別を要する疾患と鑑別点
本症を疑うことが診断上，重要である．
1) 膵全体癌：不均一な内部エコーを示し，辺縁も凹凸がみられ，周囲組織への浸潤像や，所属リンパ節転移によるリンパ節の腫大も認められることが多いが，これらの所見が不明瞭な場合には鑑別は困難．
2) 急性膵炎：腹痛や炎症反応など臨床症状を示し，低エコーや高エコーが混在し不均一なエコー像を示す．また膵周囲のfluid collectionや麻痺性イレウス像を認めることもある．

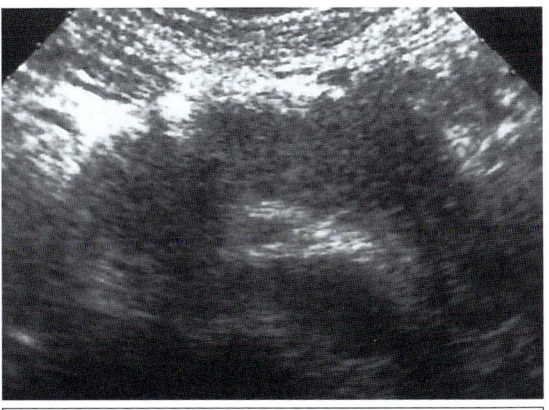

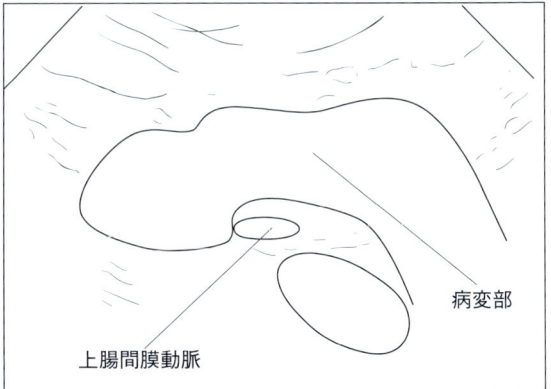

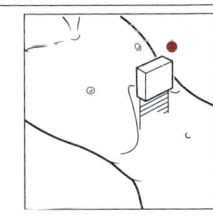

次に行うべき検査・処置
血液生化学検査（γ-グロブリンや自己抗体検査）に臨床症状を加味すれば診断は可能．
- MRCP，ERP：膵管の性状（膵管びまん性狭細）をみる．
- 造影CT，造影MRI：血行動態を観察するのも膵癌との鑑別を行ううえで有用．
- 診断がつき次第，ステロイド療法を行う．

膵嚢胞

この疾患の超音波像
① 境界鮮明な球形の無エコー域
② 後方エコーの増強
③ 尾側膵管に拡張なし
④ 周囲実質は正常像

鑑別を要する疾患
1）粘液性嚢胞腺腫
2）膵仮性嚢胞
3）内分泌腫瘍

ピットフォール
- 大きい嚢胞では膵実質との連続性の確認が難しいため，小さい嚢胞よりかえって由来臓器（膵）を同定しにくい．
- 真性嚢胞と，ある時期の仮性嚢胞，貯留嚢胞の一部とは画像上区別がつかない．

ワンポイント アドバイス
- 嚢胞は小さいものほど臓器の同定も疾患の判別も容易である．

嚢胞性膵疾患

嚢胞状の所見を呈した病変として発見される膵疾患については（とくに嚢胞性腫瘍において）定義や分類において若干の混乱がみられ，必ずしも統一した見解が定まったとはいえない．最近の一般的な理解に基づいた分類と特徴について表に示す．

分類		特徴	良悪性	治療法
嚢胞	先天性嚢胞	上皮細胞の被膜に囲まれる	良性	放置
	貯留嚢胞	閉塞した膵管の尾側に起こる	良性	観察
嚢胞性腫瘍	漿液性嚢胞腫瘍	球形〜分葉，薄い被膜，多房蜂巣状，膵管と交通（−），中年女性の膵体尾部に多い	良性	観察
	粘液性嚢胞腫瘍	大きい球形，厚い被膜，多〜単房，独立した cyst in cyst，膵管に変化乏しい，卵巣様間質，悪性 potential，中年女性の膵体尾部に多い	良〜悪性	手術
	膵管内乳頭粘液性腫瘍	膵管上皮系腫瘍，球形〜ぶどうの房状，膵管拡張，膵管と交通（＋），主膵管型（少），分枝型（多），混合型の3型に分類	良〜悪性	手術 or 観察
その他		慢性膵炎や膵の鈍的外傷などによる仮性嚢胞，腫瘍の二次的変化による嚢胞変性などもある		

I．膵嚢胞（典型例）

症例

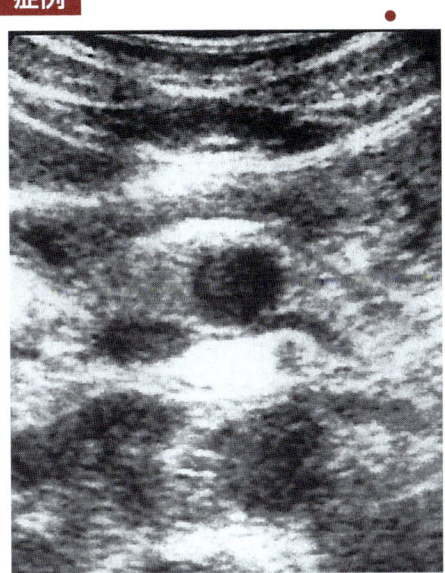

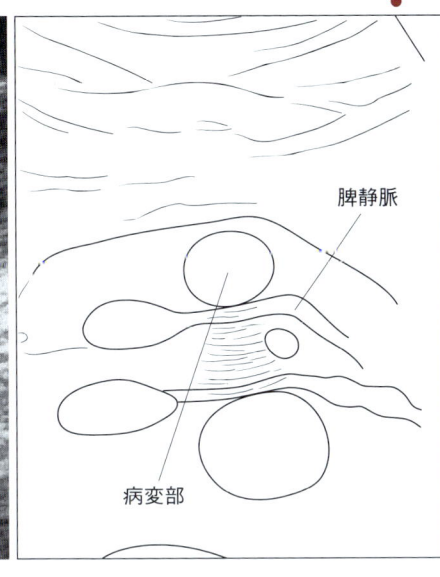

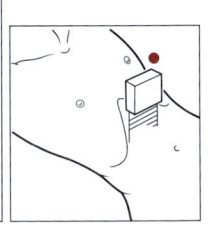

この症例の超音波所見
- 膵頸部（頭体部移行部）の無エコー域．
- 形状はわずかに歪んだ類円形．
- 主膵管の拡張はなし．

読影上のポイント
- 無エコー域の境界は明瞭かつ平滑である．
- 膵実質の内部に存在する．
- 典型例では後方エコーの増強を伴う．

鑑別を要する疾患と鑑別点
1) 膵内分泌腫瘍：境界明瞭な点は似ているが，嚢胞ほど抜けは強くなく，カラードプラにて豊富な血流信号が得られる．
2) 嚢胞腺腫：嚢胞内の壁や内部に隔壁や充実部分がみられる多房性の嚢胞像として描出される．
3) リンパ節腫大，小膵癌：いずれも内部の抜けは嚢胞に比べ弱く内部エコーが存在する．また境界も嚢胞ほど鮮明ではない．
4) 仮性膵嚢胞：膵実質に慢性膵炎の所見がみられる．嚢胞自体の所見からは鑑別困難であるが，形状が類円形でなく内部には微細エコーがみられたりすることもある．
5) 膵外嚢胞性病変（例えば胃，十二指腸重複症など）：膵内か膵外かを多方向からの走査で確認する．

次に行うべき検査・処置
- 多くの場合，超音波検査のみで診断可能なことが多く，超音波内視鏡検査を行えばさらに確実．
- 造影CT，MRCP：嚢胞の確認ができないときに行う．
- ERPは主膵管との関係をみる必要があるときに施行する．
- 疾患を特定できなければ超音波ガイド下穿刺により内容の吸引，検索を行うが，実際に行わなければならないことは少ない．

囊胞性膵腫瘍

この疾患の超音波像
❶ 囊胞像（球形，多房蜂巣状，ぶどうの房状，多房，単房）
❷ 被膜（薄い，厚い）
❸ 膵管の拡張（あるものとないもの）

鑑別を要する疾患
1) 囊胞（先天性，貯留性）
2) 仮性囊胞（慢性膵炎）
3) 膵癌
4) 膵内分泌腫瘍

ピットフォール
- 膵管の変化や膵管との交通があるものとないものがあり，画像上混乱をきたしやすい．
- 膵頭部にあっても胆管の変化が乏しい．
- 良性から悪性までが含まれ治療方針を立てにくい．
- 定義や分類が必ずしも定まっておらず，若干混乱がみられる．

ワンポイント アドバイス
- 病型により臨床的特徴に違いがある．
- 病巣の形態と膵管との交通の有無が病型判定のポイントとなる．
- 漿液性囊胞腫瘍は中年女性の膵体尾部に多い．
- 粘液性囊胞腫瘍は中年女性の膵体尾部に多い．
- 膵管内乳頭粘液性腫瘍は中高年男性の膵頭部に多い．

Ⅰ. 膵漿液性囊胞腫瘍

症例

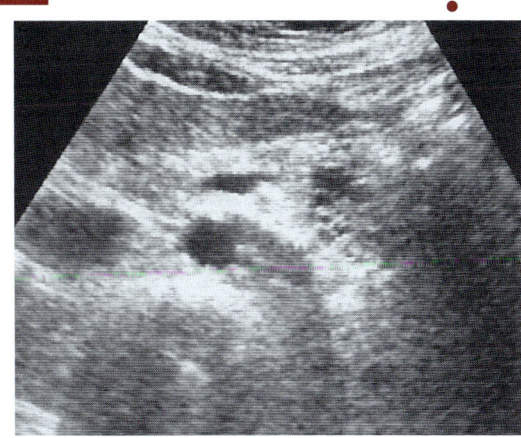

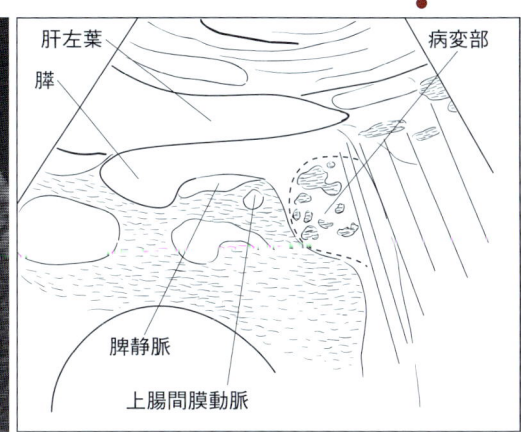

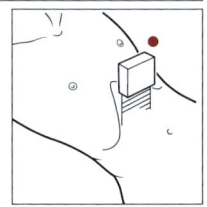

（肝左葉／膵／病変部／脾静脈／上腸間膜動脈）

この症例の超音波所見
- 膵体部の分葉状〜球形の低エコー腫瘤
- 腫瘤内の蜂巣状の小囊胞像
- 後方エコーの増強

読影上のポイント
- 多房性囊胞像
- 小囊胞の集合した蜂巣状部分の描出
- 膵管拡張なし

ピットフォール
基本的には小囊胞が主体の腫瘍であるが，大囊胞の部分を伴うこともある．また囊胞構造が描出できず低エコーまたは高エコーの充実性腫瘤像として描出されることもある．

鑑別を要する疾患と鑑別点
1) 膵管内乳頭粘液性腫瘍（分枝型）：膵管拡張の有無ならびに膵管との連続性を参考にして診断する．
2) 粘液性囊胞腫瘍：女性の膵体尾部に発生し，厚い被膜・隔壁を有している．
3) 膵内分泌腫瘍：血流豊富な充実性腫瘍であるが，漿液性囊胞腫瘍の充実型とは鑑別が困難なことがある．

次に行うべき検査・処置
画像検査で確定診断できれば経過観察可能な腫瘍である．画像では本症に特徴的な小囊胞の集合した蜂巣状構造の描出に努める．
・EUS
・MRI および MRCP
・CT
・ERCP

Ⅱ. 膵粘液性囊胞腫瘍

症例

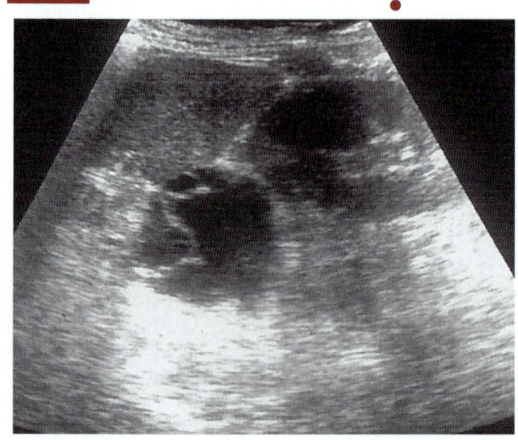

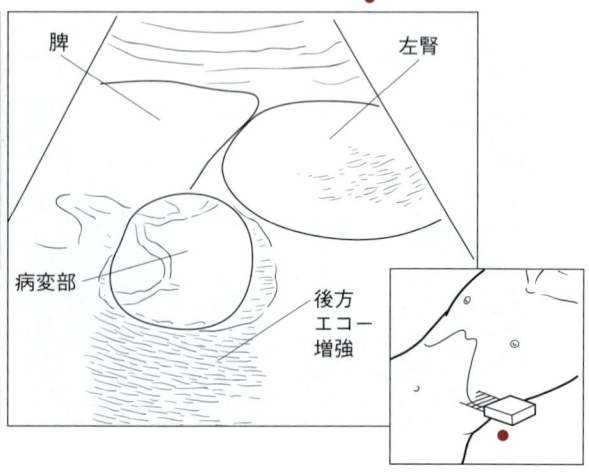

この症例の超音波所見
- 膵尾部にみられる球形の囊胞性腫瘤
- 多房性
- 後方エコーの増強

読影上のポイント
- 膵体尾部囊胞性病変
- 球形の多房性囊胞(cyst in cyst pattern)
- 厚い被膜,隔壁
- 膵管拡張は認めない

鑑別を要する疾患と鑑別点

女性の膵体尾部に好発する腫瘍で,膵頭部例や男性例はほとんどない.

1) 漿液性囊胞腫瘍:小囊胞が蜂巣状に集合した部分を認め,隔壁も薄い.膵体尾部に発生した大囊胞型漿液性囊胞腫瘍の場合は粘液性囊胞腫瘍と鑑別困難なことがある.
2) 膵管内腫瘍由来の浸潤癌:形状が球形よりも楕円形のことが多く,主膵管拡張を伴うことが多い.また主膵管と囊胞部分との連続性を有する.
3) solid-pseudopapillary tumor:若い女性に好発し,球形の厚い線維性被膜に被われる腫瘍で,充実部分と出血壊死部分(囊胞様)が混在し粘液性囊胞腫瘍との鑑別が困難なことがある.被膜の卵殻状石灰化が特徴的.
4) epidermoid cyst(膵内副脾由来):まれな腫瘍であり膵尾部に発生する.隔壁がやや薄い点や特徴的なコレステリンによる囊胞内の内部エコーを描出できなければ粘液性囊胞腫瘍との鑑別は困難である.
5) 膵囊胞:壁の肥厚像,隆起,隔壁構造を認めない.

次に行うべき検査・処置

確定診断のためには腫瘍と膵管の関係,乳頭所見,囊胞の性状を判断するために以下の検査が有用である.
- MRIおよびMRCP
- EUS ・ERCP ・CT

malignant potentialを有する腫瘍であるので,本症と診断したら外科的に切除する.

III. 膵管内乳頭粘液性腫瘍（分枝型）

症例

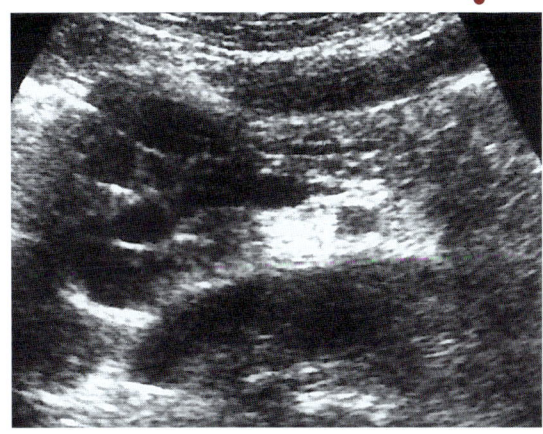

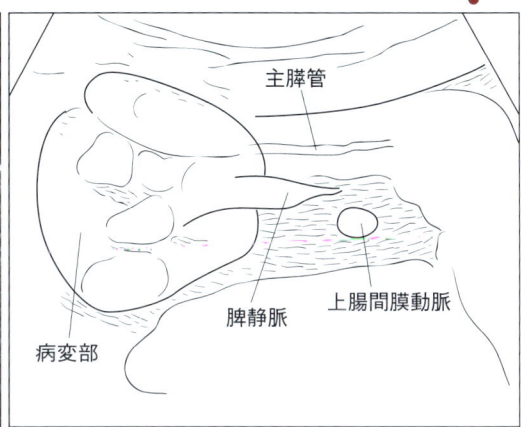

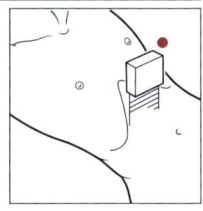

（図：超音波画像およびシェーマ　主膵管／病変部／脾静脈／上腸間膜動脈）

この症例の超音波所見
- 膵頭部低エコー腫瘤像
- 多房性嚢胞像
- 主膵管の拡張

読影上のポイント
- 分葉状の嚢胞状腫瘤像
- 膵管拡張
- 嚢胞像内に壁在結節や隆起像が描出されることがある．

鑑別を要する疾患と鑑別点
1) 膵漿液性嚢胞腫瘍：蜂巣状構造の描出．膵管拡張はないか，あっても嚢胞像の尾側に限られる．
2) 粘液性嚢胞腫瘍：女性の膵体尾部に好発する球形の腫瘍で厚い被膜に被われる．
3) 慢性膵炎：膵管の拡張がみられる場合は鑑別に苦慮することもあるが，膵実質や膵管内に膵石を伴うことが多い．

次に行うべき検査・処置
　膵管と嚢胞状部分との交通の確認，乳頭状隆起の有無をみることが重要である．内視鏡による特徴的な開大した乳頭の確認，膵液細胞診による異型度評価，膵管造影による膵管像の評価が大切である．腺腫・腺癌以上が示唆される症例は手術対象となる．

- EUS
- MRI および MRCP
- ERCP
- CT
- IDUS

　malignant potential を有する腫瘍であるので，経過観察する場合も悪性化の可能性を念頭において定期的な観察を必要とする．

Ⅳ. 膵管内乳頭粘液性腫瘍（主膵管型）

症例

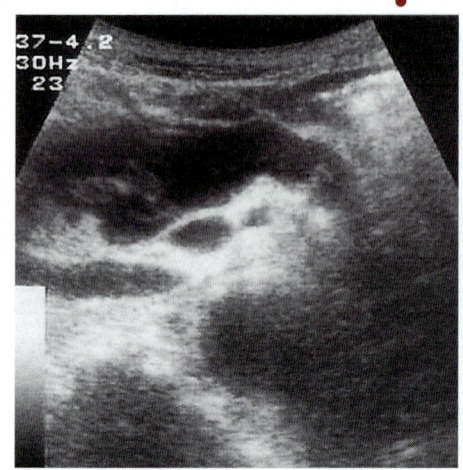

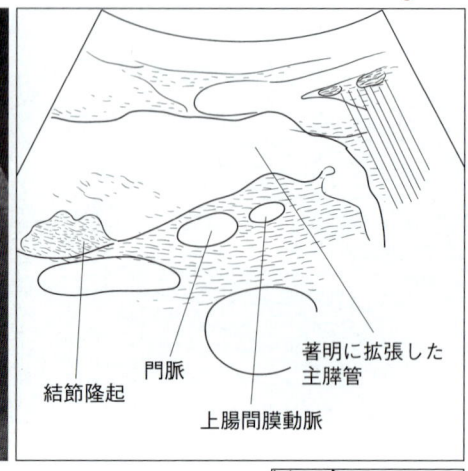

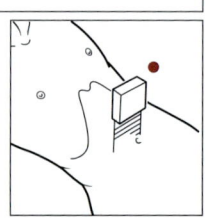

（図中ラベル：結節隆起、門脈、上腸間膜動脈、著明に拡張した主膵管）

この症例の超音波所見
- 著明に拡張した主膵管
- 主膵管内の結節状あるいは乳頭状隆起

読影上のポイント
- 主膵管の高度の拡張
- 膵管内腫瘤像の描出

鑑別を要する疾患と鑑別点
1) 慢性膵炎：膵管が拡張するとともに，膵実質や膵管内に膵石を認めることが多い．膵管内に腫瘤像は認めない．
2) 膵頭部癌，下部胆管癌：拡張膵管の乳頭側あるいは胆管末端から膵内へ広がる充実性腫瘤を認める．拡張膵管には腫瘤像は認めない．
3) 乳頭部癌：膵管の拡張は乳頭部近くまで描出されるが，拡張膵管内には腫瘤像は認めない．多くは胆管拡張も伴う．

次に行うべき検査・処置

　主膵管型の膵管内乳頭粘液性腫瘍は腺癌の可能性が高いので，原則的には診断された時点で手術対象となる．
- MRI および MRCP
- EUS
- ERCP
- CT
- IDUS

膵内分泌腫瘍

> この疾患の超音波像

❶ 腫瘍が小さいときには，境界明瞭な球形の均一な低エコー像．大きくなってくると出血や変性を伴うようになるため，内部エコーは多彩となり不規則となる．
❷ 尾側膵管の拡張は少ない．
❸ 周囲膵実質は正常像．
❹ ドプラ検査では豊富な血流信号が得られる．

> ピット・フォール

- 抜けが強く均一な場合には囊胞と誤りやすい．

> ワンポイント アドバイス

- ホルモン産生性腫瘍では血中または尿中のホルモン値が参考になる．
- 臨床所見も診断の一助となる．例えばインスリノーマでは，Whippleの3徴を有するものでは診断は容易である．

Whipple の 3 徴
(1) 空腹時または運動時の意識障害などの中枢神経症状
(2) 空腹時血糖値が 50 mg/dl 以下
(3) ブドウ糖投与による症状の改善

Ⅰ．膵内分泌腫瘍（典型例）

症例

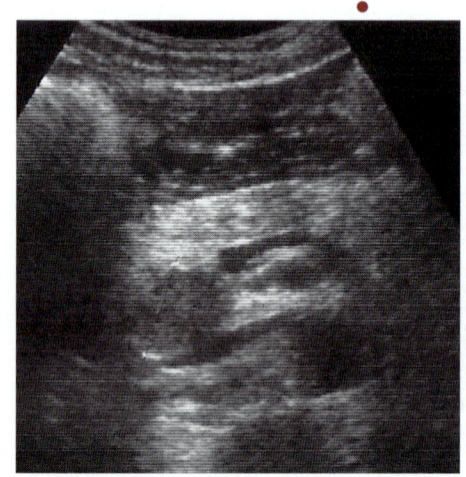

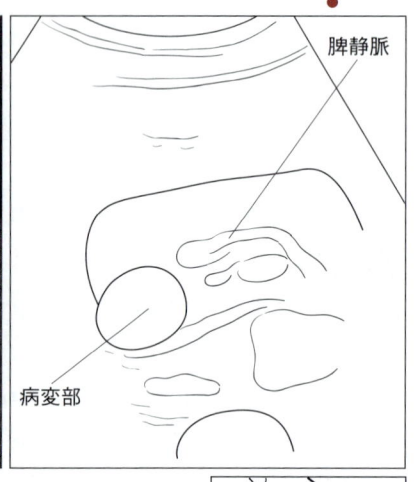

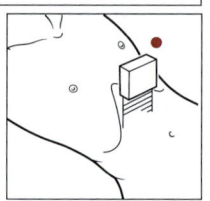

この症例の超音波所見
- 膵頭部にみられる球形の低エコー腫瘤．
- 膵の腫大や膵管の拡張はなし．

読影上のポイント
- 境界は明瞭で，形状にやや不整がみられる．
- 非腫瘍部の膵には特別の変化（慢性膵炎，膵管拡張）はみられない．

鑑別を要する疾患と鑑別点
1) 膵癌：病巣境界部が不明瞭，抜けもこれほど鮮明ではない．多くの場合，主膵管拡張や胆管拡張像を伴っている．また，ドプラ検査上，血流エコーは乏しい．
2) 囊胞：内部の抜けはより鮮明で無エコーを示し，ドプラ検査でも血流エコーは得られない．
3) 漿液性囊胞腫瘍（充実型）：頻度は少ないが漿液性囊胞腫瘍の一部には囊胞が小さいため肉眼的には充実性腫瘍のように見えるタイプがある．超音波像は内分泌腫瘍に類似した所見を示し，カラードプラ検査でも豊富な血流信号が得られるため，本症を膵内分泌腫瘍と誤診する可能性がある．
4) 膵近傍リンパ節腫大

次に行うべき検査・処置
- CT, MRCP：血流豊富な充実性腫瘍の存在を確認する．また多発病変の有無も調べる．
- ホルモン検索：ホルモン産生性か否かを検査し，臨床症状の有無を調べる．
- malignant potential を有する腫瘍であることより，切除・核出術などを考慮する．

膵癌

この疾患の超音波像
❶ 限局性の腫大
❷ 限局性の低エコー域
❸ 尾側膵管の拡張
❹ 周辺血管の偏位,狭窄

鑑別を要する疾患
1) 膵良性腫瘍
2) 腫瘤形成性膵炎
3) 膵嚢胞性疾患
4) 膵近傍リンパ節腫大

ピットフォール
- 尾側膵に随伴性慢性膵炎が存在すると,腫瘍境界部は不明瞭で腫瘍の大きさの評価は難しくなる.
- 膵癌と腫瘤形成性膵炎との鑑別は一般に極めて難しい.
- 膵全体癌は腫大凹凸が著しくないと慢性膵炎と鑑別しにくい.
- 膵頭部に癌が存在しても,必ず胆道拡張をきたすわけではない.
- 低エコーレベルのものが多いが,まれに高レベル部分の混在する例がある.

ワンポイント アドバイス
- 脾動脈の一部が膵実質と重なって見えるので,管状構造物は膵頭側に追求する習慣をつけるのがよい.
- 拡張膵管像が見えたら,まず膵癌の存在を念頭において膵管を下流(膵頭側)に追求する(特に数珠状拡張例).
- 尾側に貯留嚢胞を生ずることがある.
- 粘液産生性膵癌では膵管内に血栓類似の充実性エコーを認める.

Ⅰ．膵頭部癌

症例

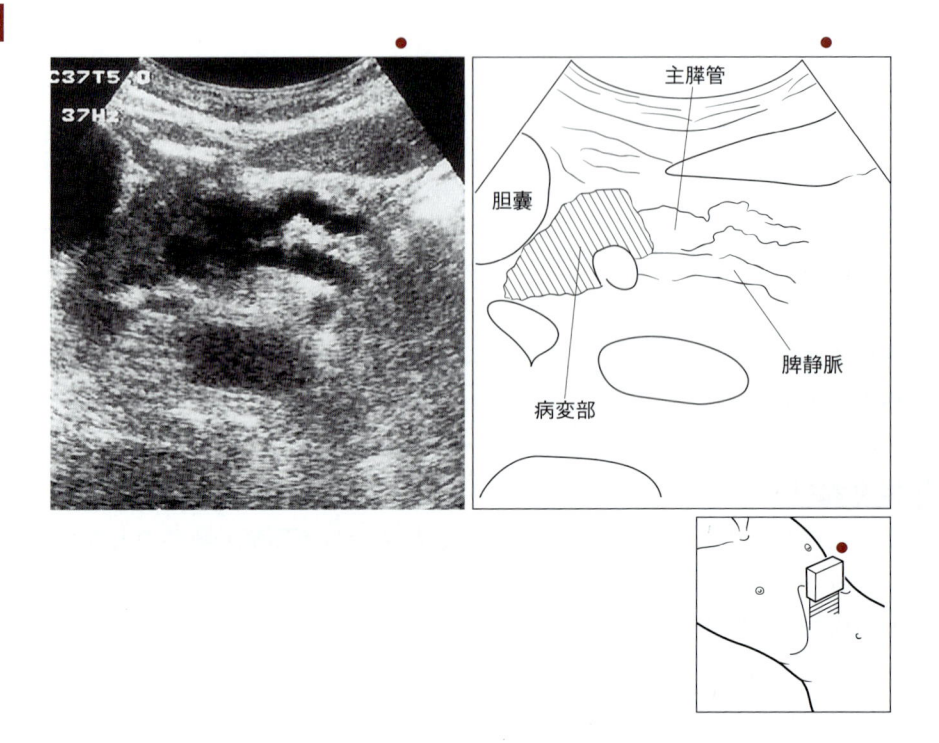

この症例の超音波所見
- 膵頭部の限局性腫瘤．
- 尾側膵管の数珠状拡張．

読影上のポイント
- 腫瘤のエコーレベルは尾側膵実質に比べて低エコーで，ややムラを有する．
- 腫瘤は凹凸不整がみられ，いびつである．
- 膵管は腫瘤により完全に閉塞し，尾側膵管が拡張（数珠状）している．
- 門脈流入部での脾静脈の狭窄所見．

鑑別を要する疾患と鑑別点
- 典型的な膵癌所見であり，診断に迷う点は少ない．

1) 腫瘤形成性膵炎：表面のゴツゴツした感じに乏しい．非腫瘤との境界がより不明瞭である．膵管の拡張は膵癌では数珠状拡張を示すことが多いが，本症では膵管の形状は平滑ないし不整拡張が多い．また膵管穿通徴候（penetrating duct sign）を示すことがある．

2) 膵頭部後面リンパ節（No.13 リンパ節）腫大：膵頭部実質が確認できる．上腸間膜静脈の圧迫は腹側からではなく，主として右側ないしは背側から生じる．

3) 膵内分泌腫瘍：小病変では境界が明瞭な低エコー腫瘤としてみられることが多い．ただし腫瘍が大きくなると不整形を呈し，内部エコーも不均一となる．カラードプラ

検査では豊富な血流像が得られる．

4) **転移性膵癌**：転移巣は多発することが多い．膵辺縁部に存在し，大きくても膵管拡張がみられない場合にはこれを疑う．

次に行うべき検査・処置

- ERCP：膵管の性状（閉塞，狭窄）を検索し，膵液細胞診を行う．
- MRCP：膵管の性状，とくに閉塞部より尾側の膵管評価に有用．
- CT：腫瘍の質的診断や周囲脈管への浸潤の程度あるいはリンパ行性転移の評価などに有効．
- 超音波内視鏡：周囲血管への浸潤の程度をみる．
- 経皮経肝胆道造影（PTC）・経皮経肝胆道ドレナージ（PTBD）：胆管拡張がある場合，胆管浸潤の程度を見る目的で胆道造影を行う．黄疸例では同時に胆道ドレナージを施行し，減黄を図る．
- 血管造影：切除の可能性を判定するために必要に応じて施行する．

Ⅱ．膵尾部癌

> 症例

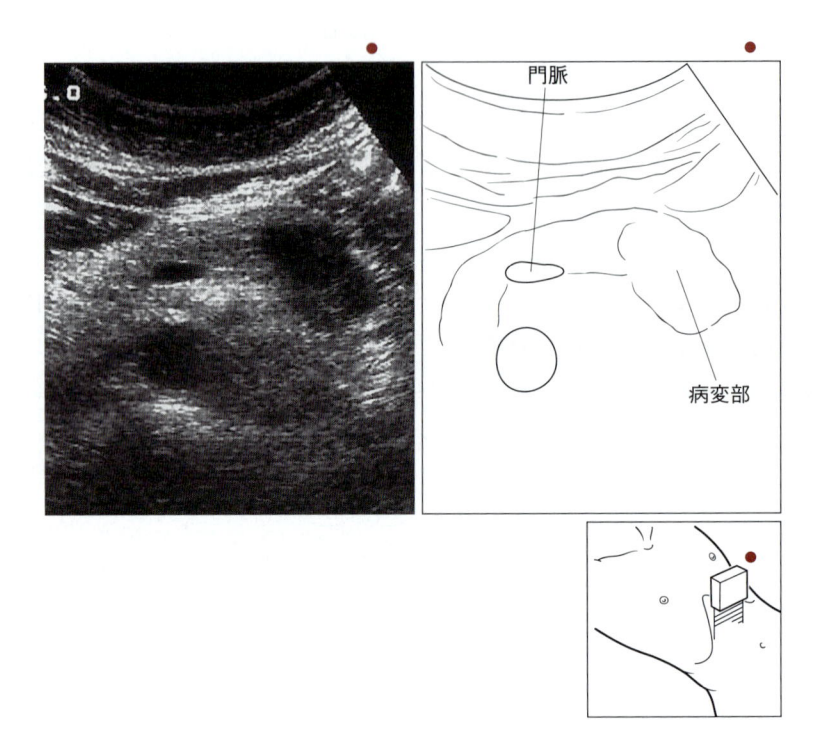

（図：超音波画像、シェーマ「門脈」「病変部」、走査断面図）

> この症例の超音波所見

- 膵尾部に認められる低エコー腫瘤像．
- 腫瘤の深部における脾静脈の不明瞭化．

> 読影上のポイント

- 膵尾部の低エコー域は凹凸不整を示し，内部エコーもやや不均一．
- 脾静脈は腫瘍に巻き込まれ描出できない．

> 鑑別を要する疾患と鑑別点

1) 囊胞，膿瘍：抜けがより鮮明で，境界は平滑で後方エコーが増強する．
2) 腫瘤形成性膵炎：腫瘍の境界がやや不鮮明な場合が多いが，超音波検査だけでは鑑別は困難．
3) 膵内分泌腫瘍：膵管や血管の強い圧迫狭窄は示さない．表面に露出していても凹凸不整はない．

> 次に行うべき検査・処置

- ERP，MRCP：第一選択であるのは膵頭部癌と同様である．また膵液の細胞診が診断上，有用である．
- CT，MRI：小さな腫瘍では主膵管の変化も軽いことがあり，腫瘍の描出率も低いのでCTやMRIを用いたほうが腫瘍を描出するには有利な場合もある．
- 血管造影の必要性も膵頭部癌と同様．
- 癌の疑いが強ければ直ちに手術に踏み切るべきである．

III. 膵全体癌

症例

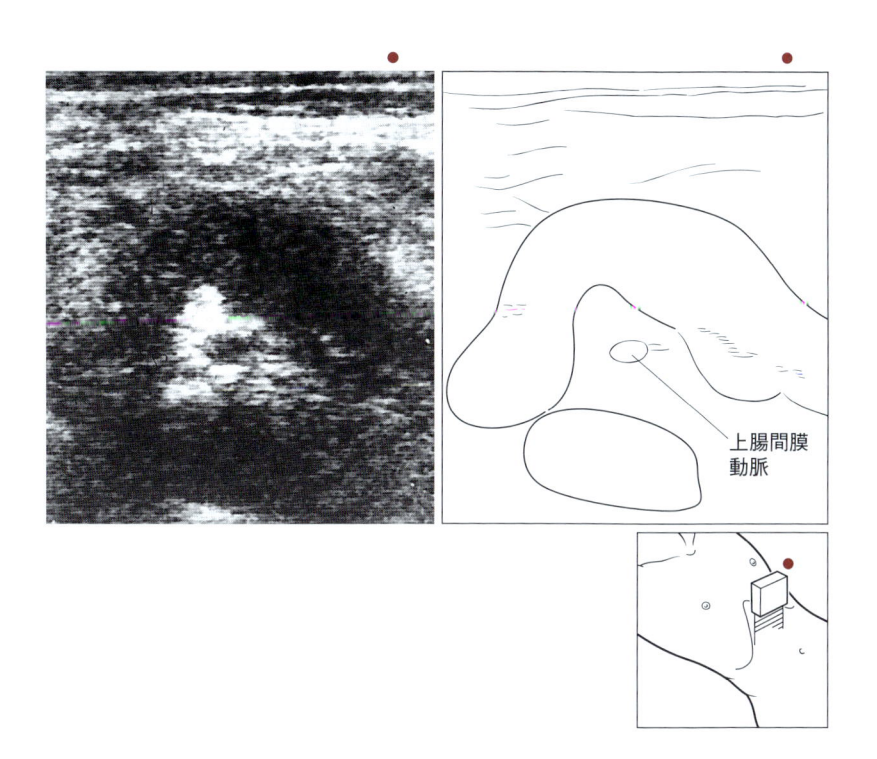

（図：超音波画像およびシェーマ　上腸間膜動脈）

この症例の超音波所見
- 膵全体の低エコーを示す腫大像．
- 脾静脈の不明瞭化．

読影上のポイント
- 膵臓は腫大し，低エコーでやや不均一を呈している．腫大はとくに体部から尾部にかけて著明であり，膵管や門脈，脾静脈は同定できない．

鑑別を要する疾患と鑑別点
1) 自己免疫性膵炎のびまん型：膵癌に似たエコー像を示すことより，診断に迷うことがある．エコーレベルは低エコーを示すが膵癌より高い．時に腫瘤内を走る主膵管を同定できることもある．

次に行うべき検査・処置
- ERP，MRCP：膵管の性状を調べる．膵液の細胞診も診断上，重要である．
- CT，MRI：腫瘤の血行動態を調べるとともに，周囲臓器や脈管への浸潤さらにはリンパ節転移の有無などについて検索する．

IV．小膵頭部癌

症例

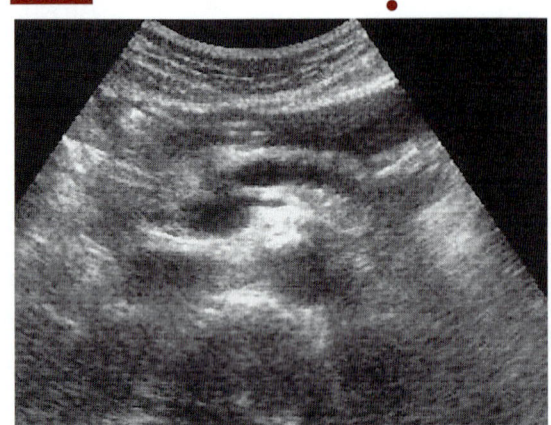

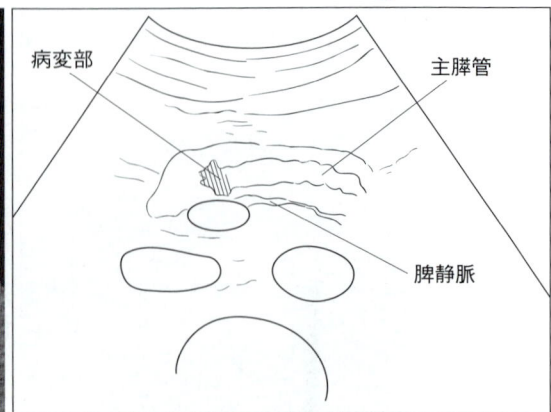

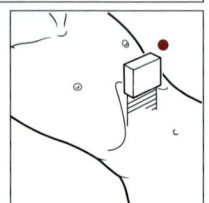

病変部　主膵管
脾静脈

この症例の超音波所見
- 膵頭部の限局性低エコー域．
- 尾側膵管の数珠状拡張．

読影上のポイント
- 限局性低エコー域は凹凸が強く不整形を呈している．
- 拡張膵管は数珠状を呈しており，腫瘤辺縁で完全に途絶されている．

鑑別を要する疾患と鑑別点
- 典型的な膵癌の所見であり，診断をするうえで問題となる点は少ない．
1) 内分泌腫瘍：小腫瘍の場合，形は球形で強い低エコーを示すことが多い．また，膵管拡張や閉塞は通常みられない．
2) 腫瘤形成性膵炎：腫瘤と非腫瘤部との境界は不明瞭である．主膵管には膵管穿通徴候（penetrating duct sign）が認められることがある．主膵管周囲に線維化が限局性に生じる（periductal fibrosis）慢性膵炎との識別は困難である．

次に行うべき検査・処置
- ERP：膵管造影を直ちに行い，同時に膵液の細胞診なども施行し，確診を得る．MRCPも膵管の評価に有用．
- CT，MRI：腫瘍の質的診断や周囲浸潤の判定に有用．
- 超音波内視鏡：周囲血管や胆管への浸潤の程度をみる．

第9章

腎臓・膀胱・後腹膜の超音波検査
（副腎・動脈瘤を含む）

1. 腎・膀胱・後腹膜の解剖

1 解剖学的特徴

1. 腎，副腎ともに後腹膜臓器であり，側腹部あるいは背面からの走査が適している．
2. 右腎および右副腎は肝を音響窓として観察することが有用である．
3. 右副腎は肝と右腎上極の間で，下大静脈の右下方を検索する．
4. 左副腎は脾と左腎上極の間で，大動脈の左，脾静脈の下方を検索する．

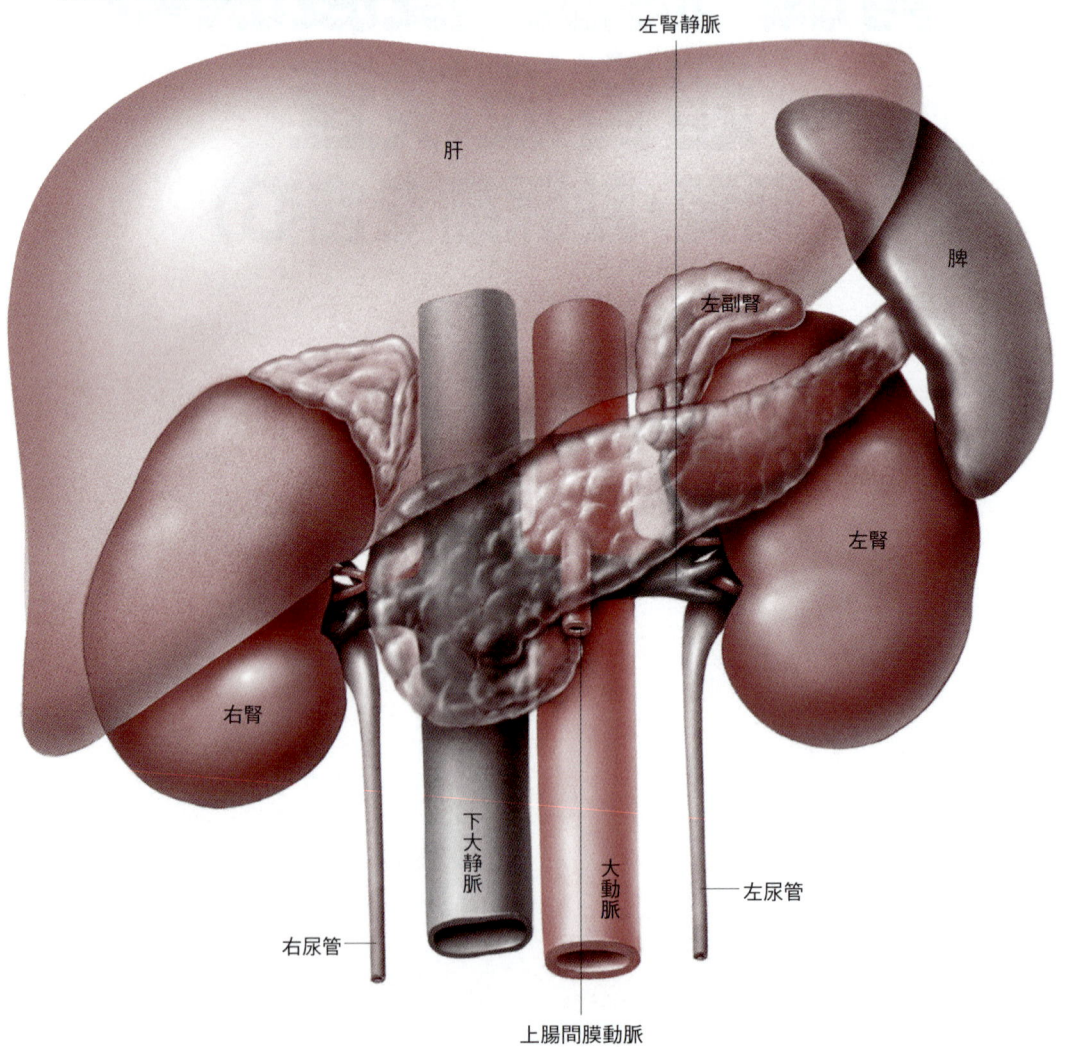

前面から見た腎とその周囲臓器

1. 腎・膀胱・後腹膜の解剖

腎縦断面

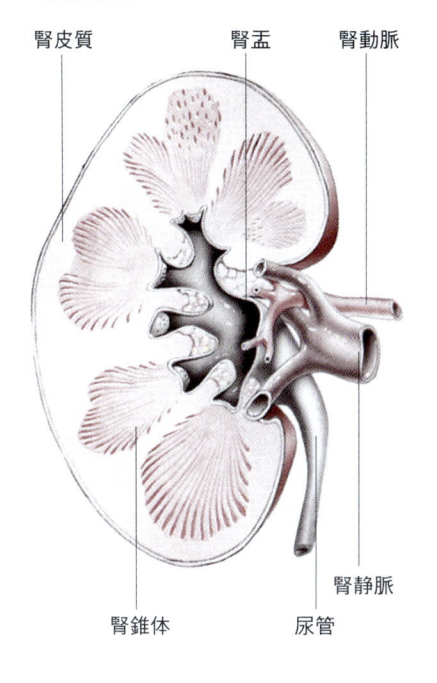

- 腎皮質
- 腎盂
- 腎動脈
- 腎静脈
- 尿管
- 腎錐体

第12胸椎高横断面

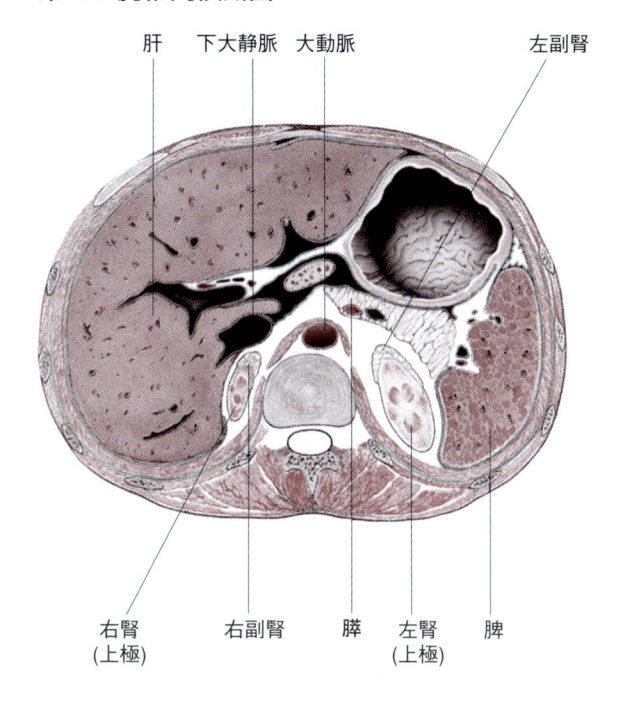

- 肝
- 下大静脈
- 大動脈
- 左副腎
- 右腎（上極）
- 右副腎
- 膵
- 左腎（上極）
- 脾

腎横断面

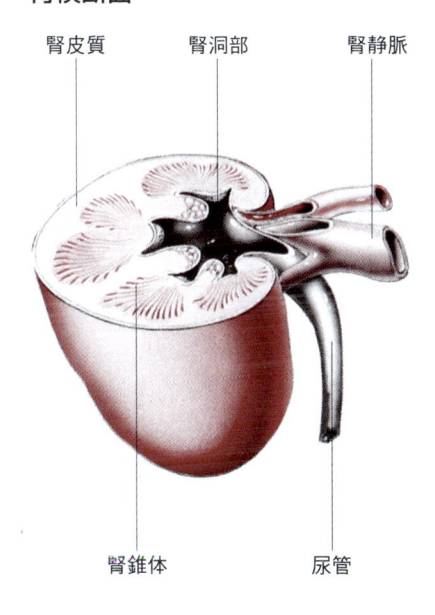

- 腎皮質
- 腎洞部
- 腎静脈
- 腎錐体
- 尿管

第2腰椎高横断面

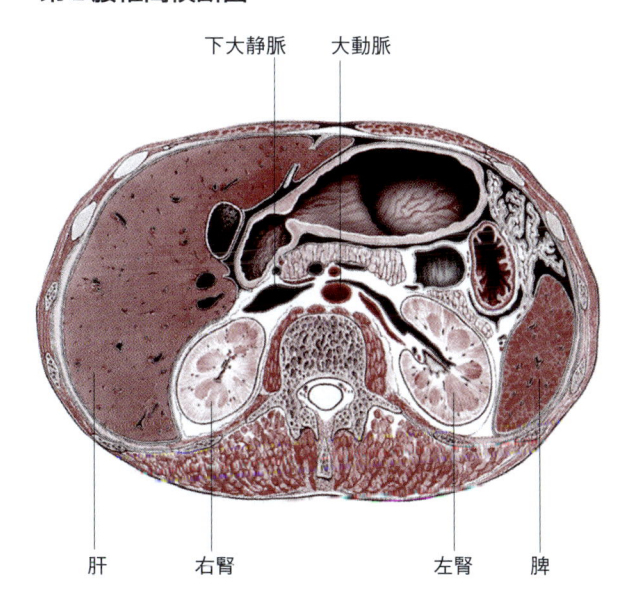

- 下大静脈
- 大動脈
- 肝
- 右腎
- 左腎
- 脾

第 9 章　腎臓・膀胱・後腹膜の超音波検査

膀胱とその周囲臓器断面図（男性）

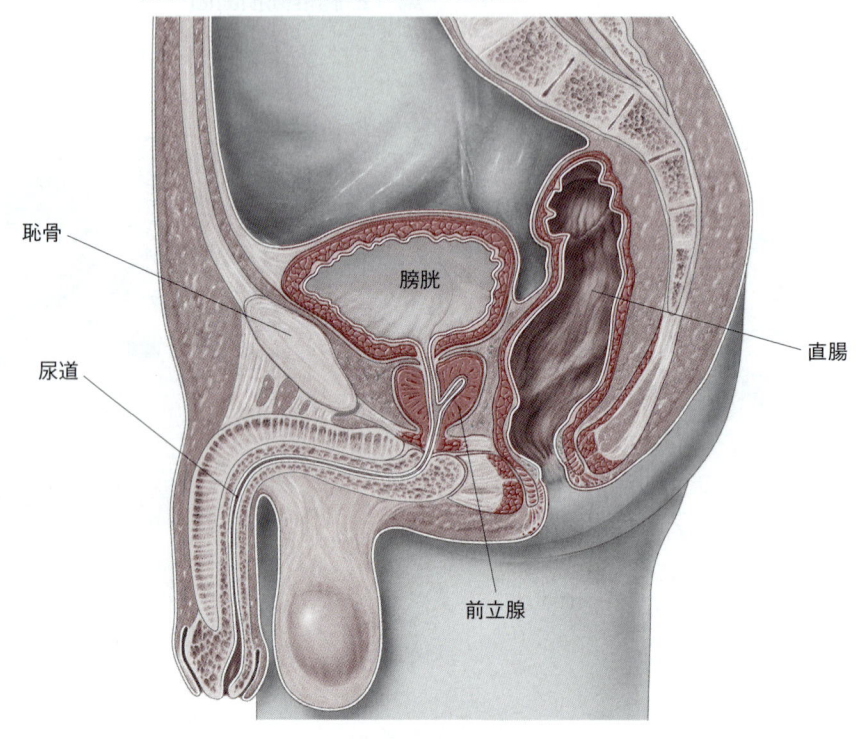

- 恥骨
- 尿道
- 膀胱
- 直腸
- 前立腺

膀胱とその周囲臓器断面図（女性）

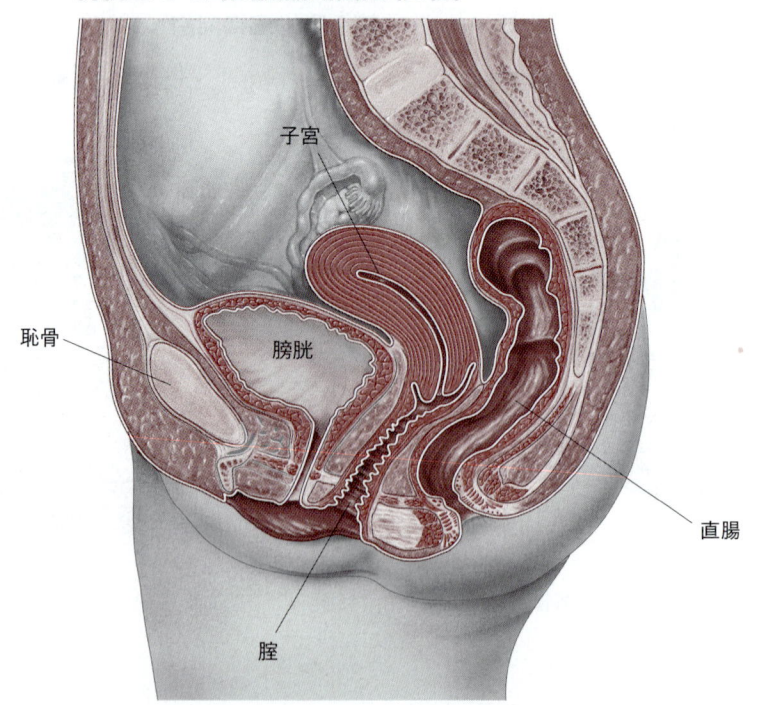

- 子宮
- 恥骨
- 膀胱
- 直腸
- 腟

2. 腎の基本走査と正常像

1 右肋間走査

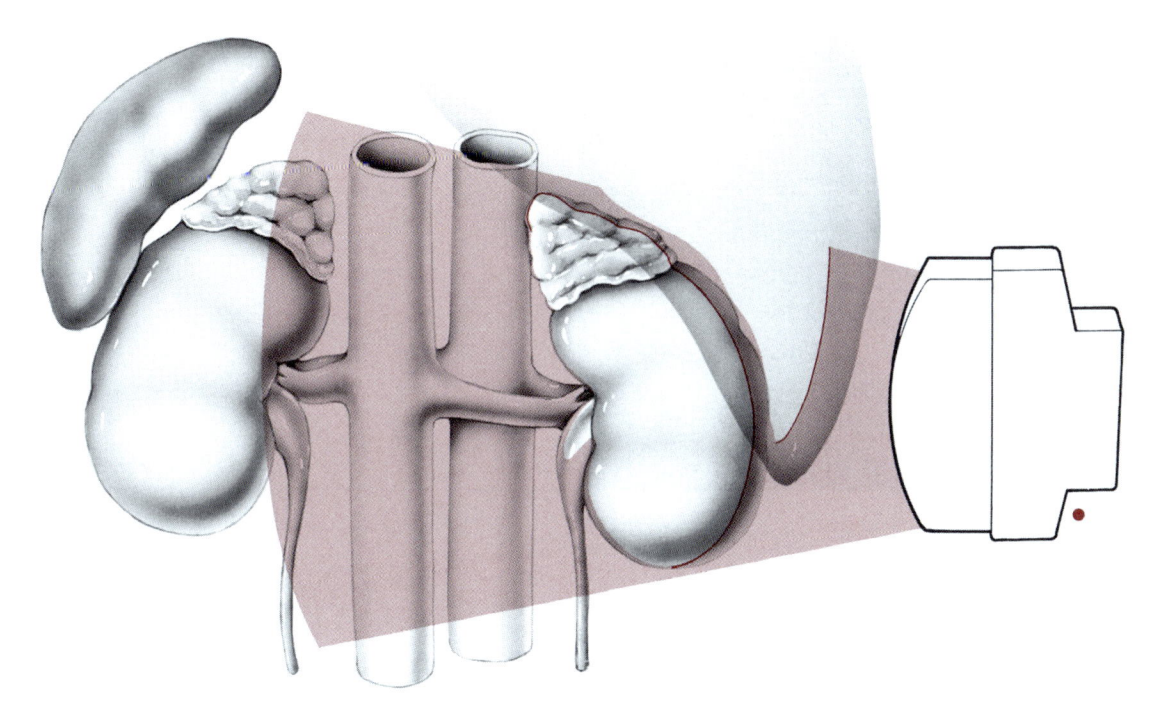

背面からの解剖図

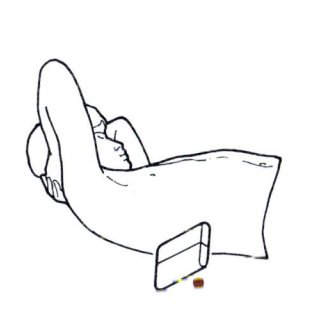

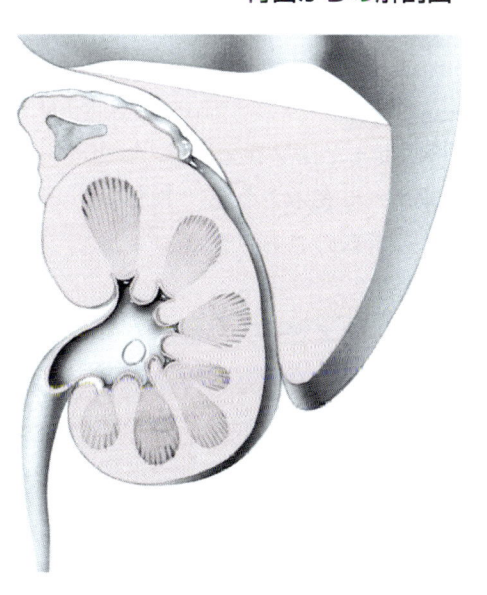

右肋間走査

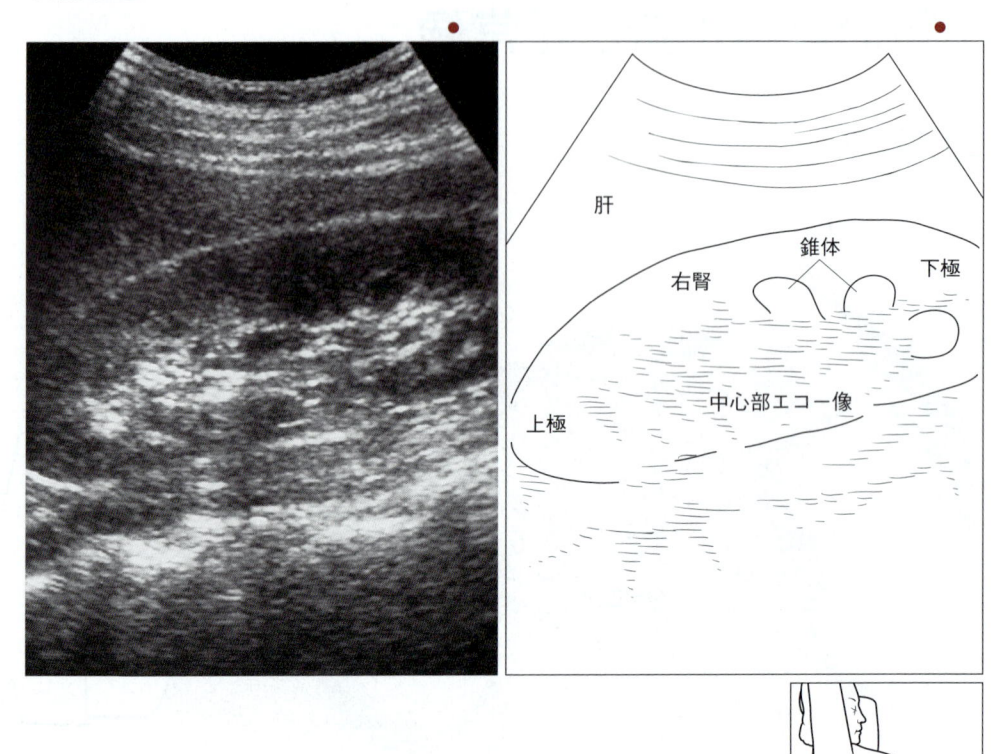

（図：肝，右腎，錐体，下極，上極，中心部エコー像）

腎の正常像の一般的特徴

1. 腎の形は長楕円形またはソラマメ形．
2. 腎実質は低エコーに表示される．錐体は円形あるいは三角形のさらに低エコー域として表示される．
3. 中心部エコー像は腎盂腎杯，動静脈などを反射源とし，高エコー域として表示される．正常といえどもその形態は画一的なものではない．
4. 腎実質のエコーレベルは肝より低い．

描出のポイント

- なるべく肝を音響窓として描出する．
- 通常は息を軽く吐かせて描出する．
- 通常の視野幅では腎長軸断面が一画面に入らないので，適宜探触子の移動，あるいは腎の呼吸性移動を利用し，全体を観察する．
- 必要に応じ第12肋骨下の背部からも走査する．

2. 腎の基本走査と正常像

2 右肋弓下走査

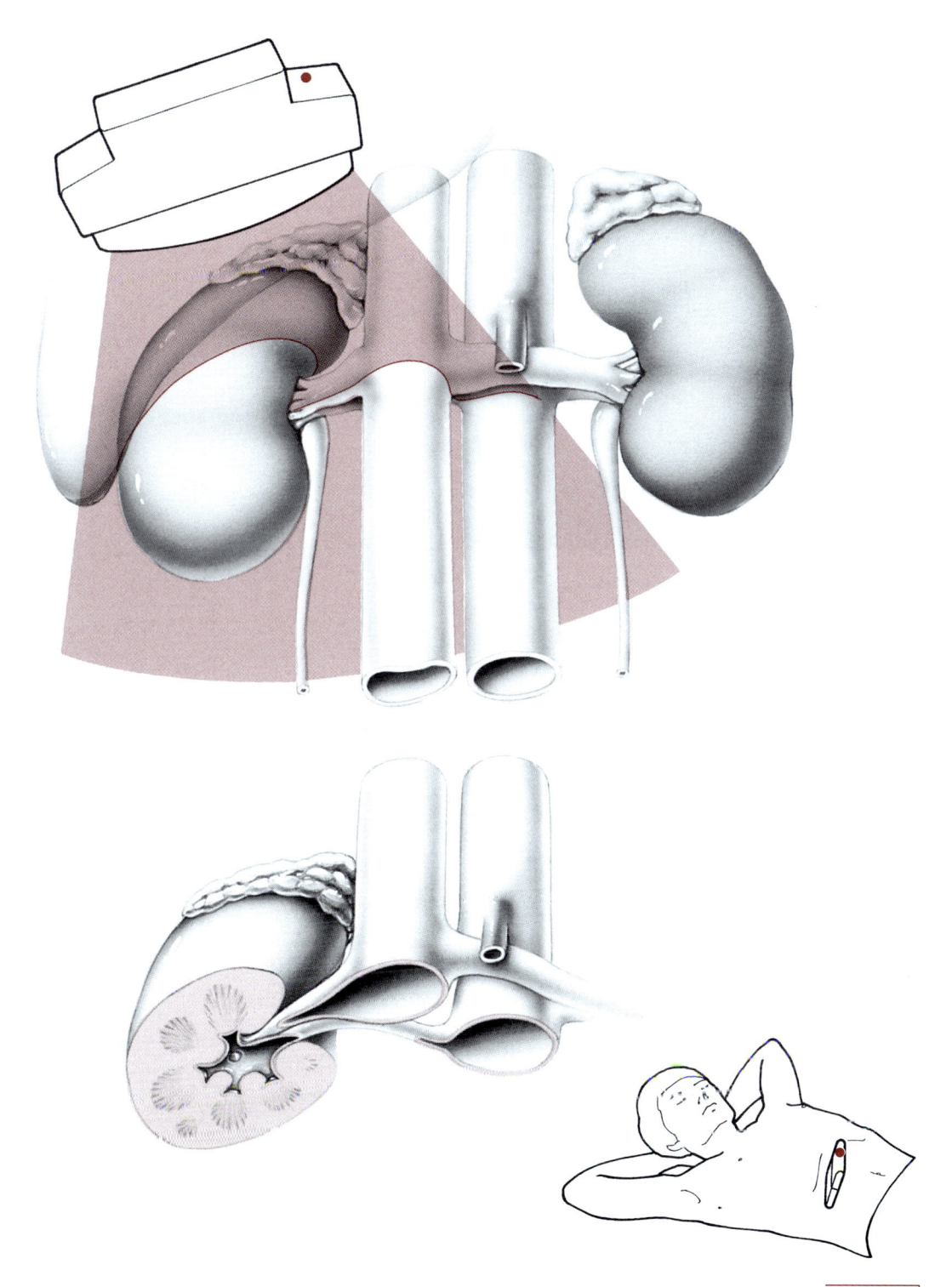

右肋弓下走査

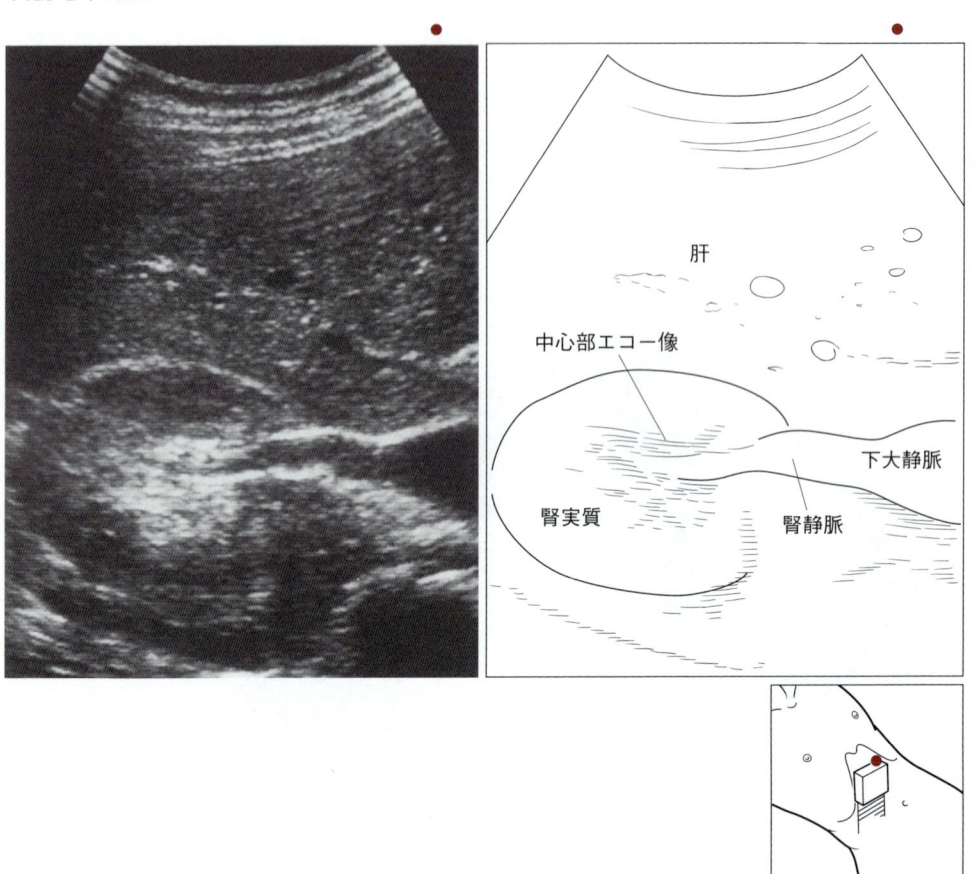

（図ラベル：肝、中心部エコー像、下大静脈、腎実質、腎静脈）

腎の正常像の一般的特徴
① 腎の形は馬蹄形
② 腎実質のエコー内に腎静脈が描出される．

描出のポイント
- 大きく息を吸わせて肝を音響窓として描出する．
- 右腎下垂が高度の人では側腹部から描出するとよい．

描出上の注意点
▶腎下極は腸内ガスのため描出しにくいことがある．その場合には，肋間あるいは背面からの走査に切り換える．

3 左肋間走査

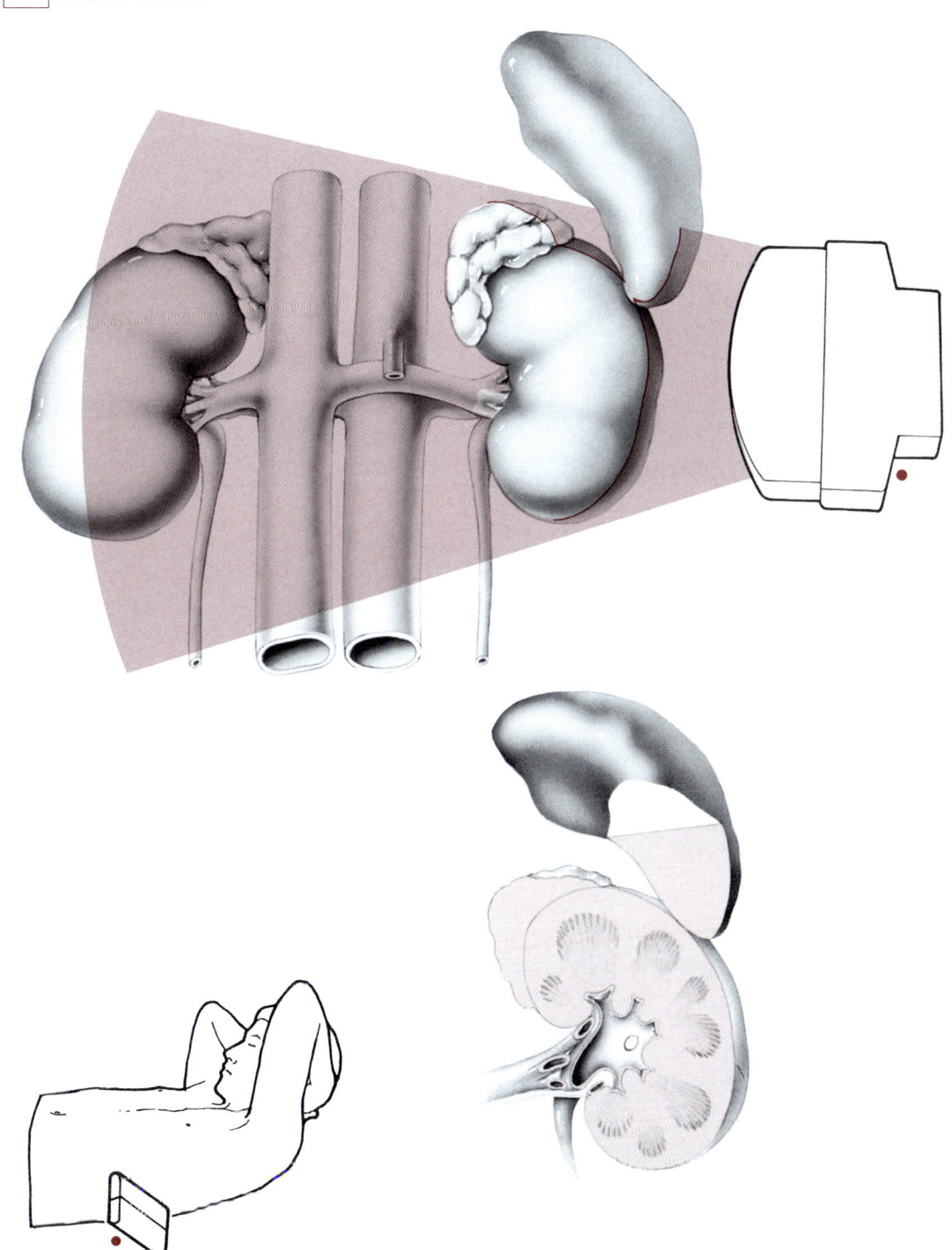

左肋間走査

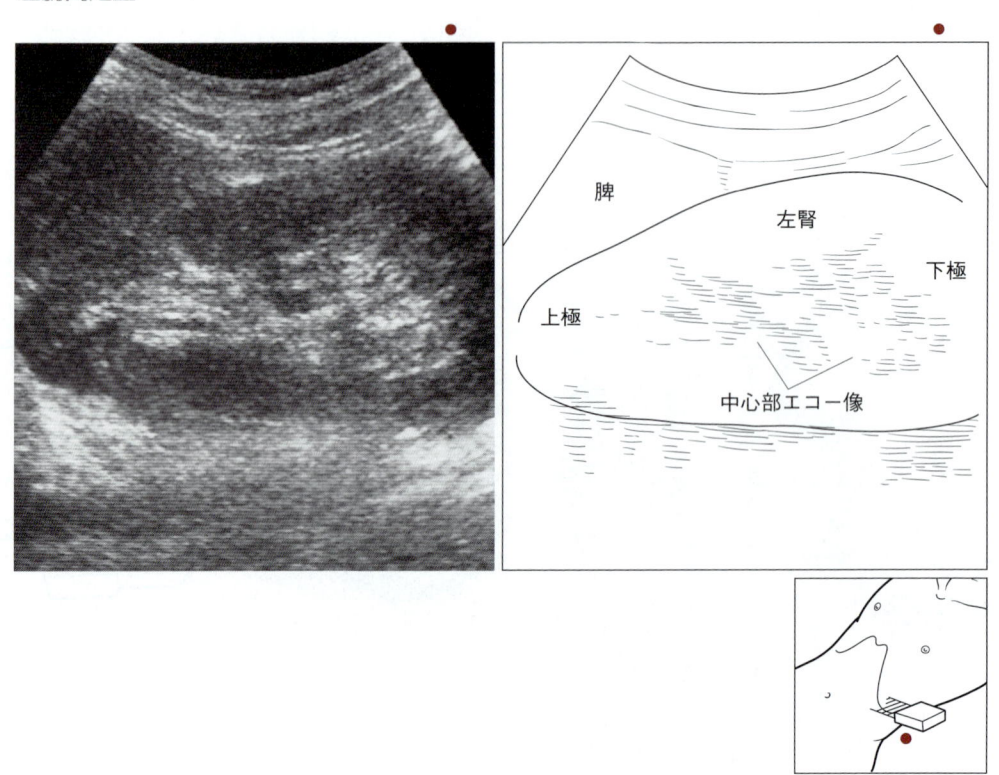

（図：左腎の超音波像、脾、左腎、上極、下極、中心部エコー像）

腎の正常像の一般的特徴
1. 腎のエコーレベルは脾とほぼ同等である．
2. その他は右肋間走査と同じ．

描出のポイント
- 腎上極は脾を音響窓として描出する．
- 腎下極は腸内ガスの影響を受けやすいので背面からの走査を併用する．

描出上の注意点
▶ 腎の超音波診断においては，real time の表示性を生かした動的観察が重要であり，直径 20〜30 mm の小さい腫瘤像描出には必須の手段である．腎癌の早期発見に特に有効な方法がない現状において，超音波による腎スクリーニングは極めて重要な役割を担っている．

3. 腎の異常エコー像の特徴

a. 大きさの異常

- 成人の正常腎の大きさは，超音波画像による計測で長径 102 ± 5 mm，短径 51 ± 5 mm，厚径 44 ± 7 mm といわれている．
- 腫大：腎盂腎炎，急性腎炎などの初期，腎癌，水腎症，代償性肥大など
- 縮小：慢性腎炎，発育不全腎など

b. 腎周辺の異常

- 辺縁の突出：腎癌，腎囊胞，胎生分葉など
- 辺縁の陥凹：部分的腎梗塞の陳旧期，脾切痕など
- 辺縁の断裂：腎外傷

c. 腎実質内腫瘤性病変

- 腫瘤像の内部エコーの状態，すなわちエコーレベルの程度およびその均一性，境界あるいは壁の整，不整などに注意して観察する(次頁，限局性腫瘤性病変のフローチャート参照)．

d. 中心部エコー像の異常

- 中心部エコー像内の低エコー域：腎盂腫瘍，腎洞内脂肪増殖，腎癌など
- 中心部エコー像内の無エコー域：水腎症，傍腎盂囊胞，腎静脈など
- 中心部エコー像分断：腎癌，腎盂腫瘍，重複腎盂など
- 中心部エコー像消失：腎盂腫瘍，囊胞腎など

e. 腎実質エコーレベルの異常

- びまん性の腎実質エコーレベルの上昇(腎実質エコーレベルが肝と同等あるいはそれ以上—肝腎コントラストの逆転—になっている場合)：慢性腎炎，腎アミロイドーシスなど

f. 結石様エコー像

表面が高輝度に表示され，後方に音響陰影を伴う：腎結石，漆喰腎，腎癌内の石灰化など

4. 腎の異常エコー像からみた診断

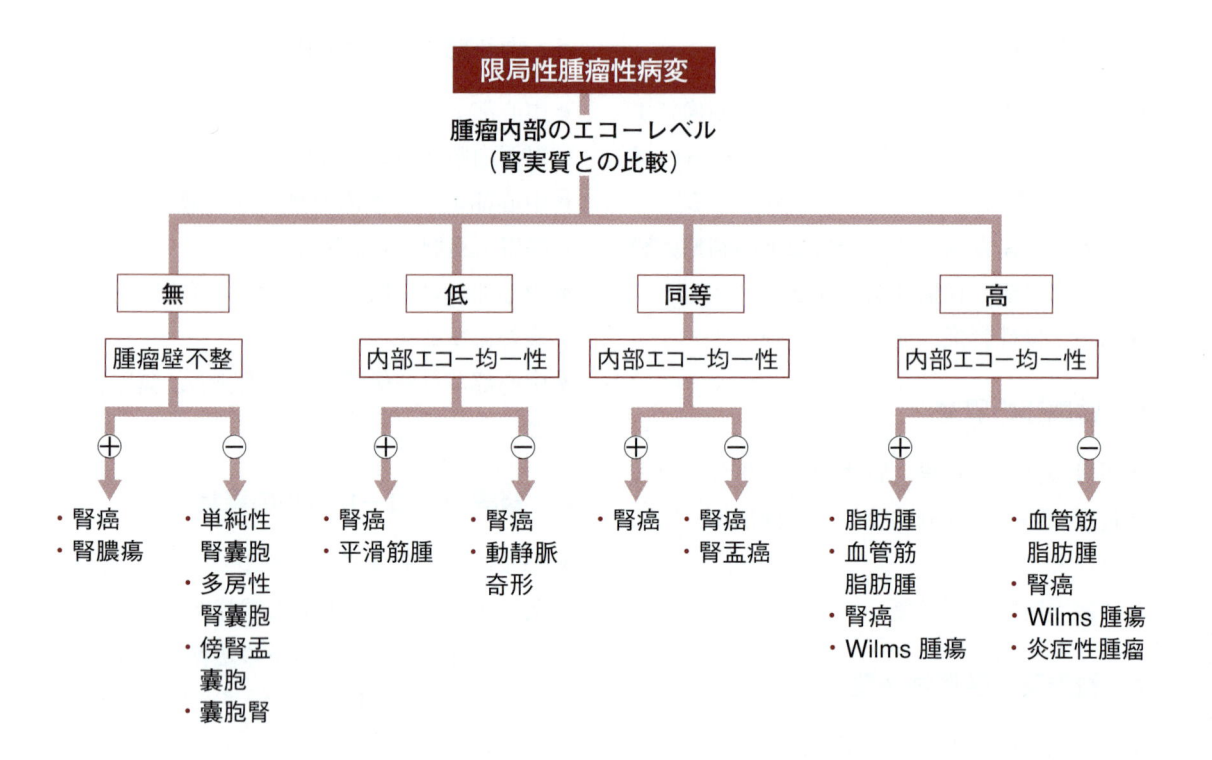

```
                    ┌─────────────────┐
                    │  限局性腫瘤性病変  │
                    └─────────────────┘
                    腫瘤内部のエコーレベル
                     （腎実質との比較）
      ┌──────────┬──────────┼──────────┬──────────┐
     [無]        [低]       [同等]       [高]
   腫瘤壁不整   内部エコー均一性  内部エコー均一性  内部エコー均一性
    ⊕    ⊖    ⊕    ⊖    ⊕    ⊖    ⊕    ⊖
```

無 ⊕	無 ⊖	低 ⊕	低 ⊖	同等 ⊕	同等 ⊖	高 ⊕	高 ⊖
・腎癌 ・腎膿瘍	・単純性腎嚢胞 ・多房性腎嚢胞 ・傍腎盂嚢胞 ・嚢胞腎	・腎癌 ・平滑筋腫	・腎癌 ・動静脈奇形	・腎癌	・腎癌 ・腎盂癌	・脂肪腫 ・血管筋脂肪腫 ・腎癌 ・Wilms 腫瘍	・血管筋脂肪腫 ・腎癌 ・Wilms 腫瘍 ・炎症性腫瘤

注 上図のごとく，限局性腫瘤性病変の超音波所見だけで腎癌を否定することはきわめて困難である．

5. 腎の主要疾患の診断

5-1 囊胞性腎疾患

単純性腎囊胞

この疾患の超音波像

❶ 内部は無エコーで均一である．❷ 壁は明瞭で，整かつ平滑．❸ 輪郭はほぼ円形を呈する．❹ 後方エコーの増強を認める．

症例

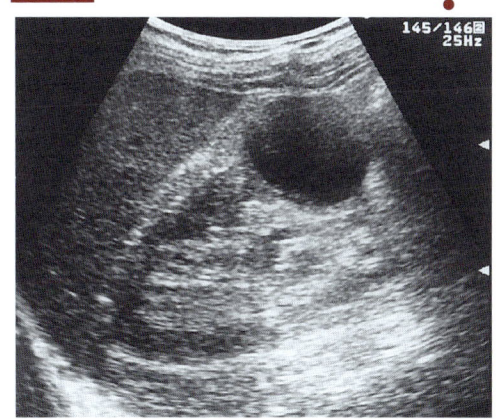

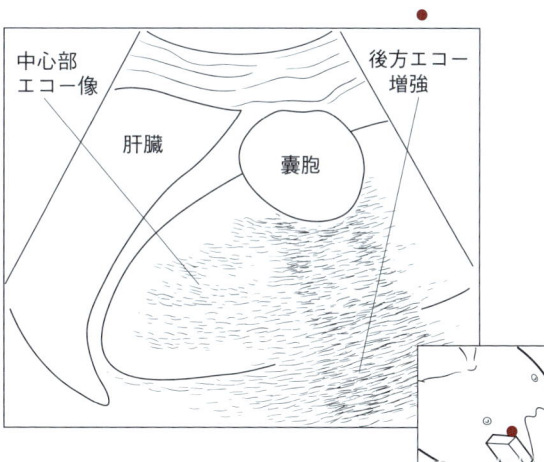

（図中ラベル：中心部エコー像，肝臓，後方エコー増強，囊胞）

この症例の超音波所見

- 腎実質内に，腎外へ軽度突出するほぼ円形の無エコーな腫瘤像を認める．
- 後方エコーの増強を認める．

鑑別を要する疾患

1) 腎癌：何らかの内部エコーを認める．変性・壊死したもの，囊胞壁より生じたものでは壁の不整を認める．
2) 腎膿瘍：何らかの内部エコーを認め，壁の肥厚・不整を伴うことがある．速やかな経過でエコー像が変化する．

読影上のポイント

- サイドローブや多重反射により，内部エコーを認めたり，壁が不整な像を呈することがあるので多方面からの確認が大切である．
- 右腎上極のものでは肝囊胞と紛らわしい場合があるので腎との連続性を確認する．
- 腎錐体と紛らわしい場合があるので多方面から確認する．

次に行うべき検査・処置

・確診がつかない場合には，CT，MRI，あるいは超音波映像下に穿刺し，貯留液の性状，生化学検査，細胞診，造影を行う．

傍腎盂嚢胞

この疾患の超音波像
❶ 中心部エコー像内に無エコーの部分を認め，いわゆる中心部エコー像の解離を呈する．
❷ 必ずしも円形ではなく，走査方向によって種々の形を示す．
❸ 多発性のものもある．
❹ 後方エコーの増強を認める．

症例

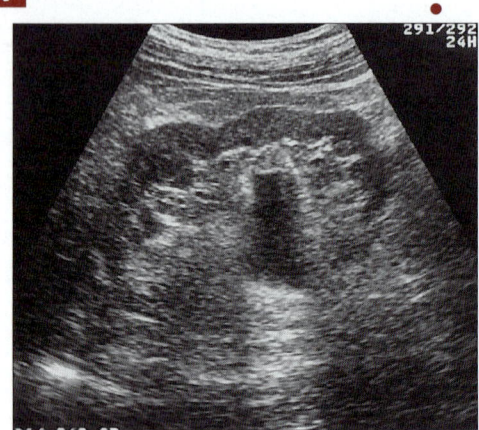

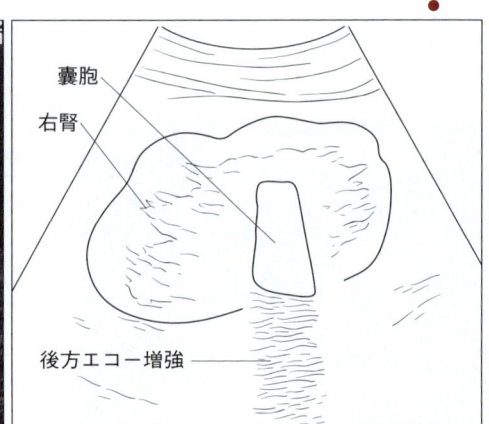

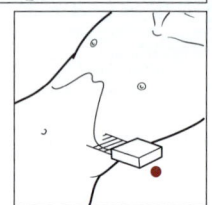

嚢胞
右腎
後方エコー増強

この症例の超音波所見
- 中心部エコー像内に一見水腎症を思わせる無エコー域を認める．
- 後方エコーの増強を認める．

鑑別を要する疾患と鑑別点
1) 水腎症：水尿管に連続する所見を認めることが多い．軽度のものでは両者の区別は困難である．
2) 腎盂腫瘍：内部エコーを認める．

読影上のポイント
- 中心部エコー像の解離を認める場合，本症も念頭に置くが，嚢胞の断面が円形でない場合は超音波検査だけでの確定診断は困難と考えてよい（次に行うべき検査・処置参照）．

ピットフォール
- 静脈が類似した像を呈する場合がある．多方向から走査を加えて確認する必要がある．

次に行うべき検査・処置
・排泄性腎盂造影を行い，水腎症の有無を確認する．
・X線CTを行い，腎洞部脂肪増殖を鑑別する．

多房性腎囊胞

> **この疾患の超音波像**
> ❶ 全体的に内部は無エコーで均一であるが，中に隔壁を有する．
> ❷ 隔壁は薄く平滑で不整を認めない．
> ❸ 後方エコーの増強を認める．

症例

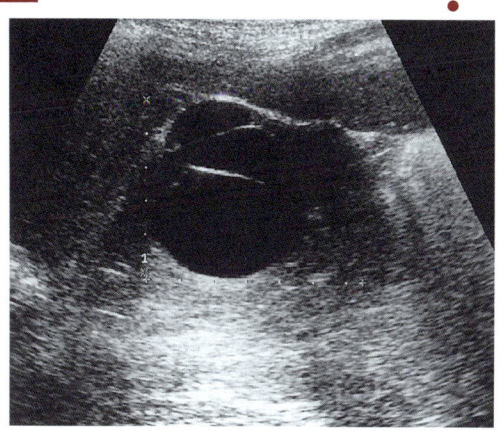

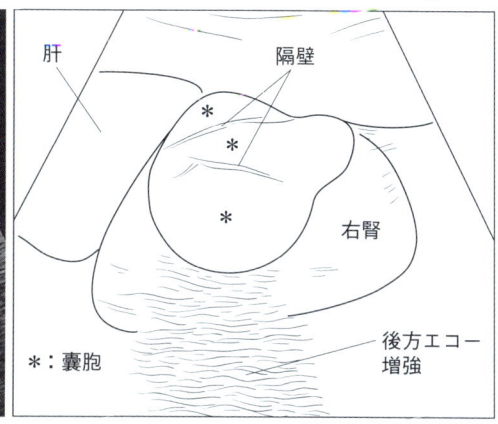

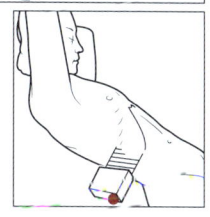

この症例の超音波所見
- 腎中極に円形の無エコー領域があり，内部には薄い隔壁を認める．
- 後方エコーの増強を認める．

鑑別を要する疾患と鑑別点
1) 腎癌：隔壁の肥厚・不整を認める．多房性囊胞の像を呈する腎癌がしばしば存在するため，要注意である．

読影上のポイント
- 数個の囊胞が1か所に集簇してみられ，かつおのおのの囊胞壁は平滑で不整を認めず，内部は無エコーで隔壁の肥厚も認めないことが重要である．1つでもこれに反する所見があれば，速やかに次のような検査を行うべきである．

次に行うべき検査・処置
- X線CTを行い，囊胞以外の成分の有無を確認する．
- 穿刺して内容液の性状，生化学検査，細胞診を行うとともに造影して壁の不整の有無などを調べる．

囊胞腎

> **この疾患の超音波像**
> ① 大小さまざまな囊胞性病変を両側の腎全体に認める．
> ② 腎全体が腫大する．
> ③ 腎実質は菲薄化し中心部エコー像も消失する．
> ④ 腎としての形態を認めないことがしばしばである．
> ⑤ 後方エコーの増強を認める．

症例

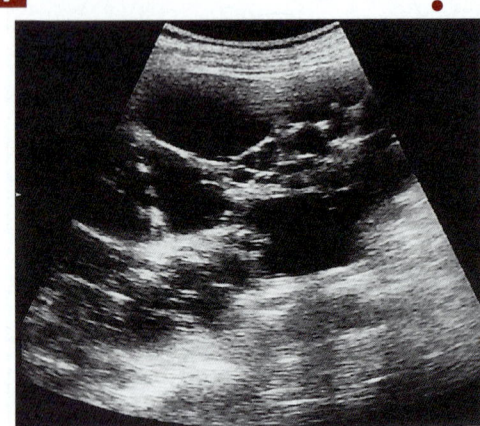

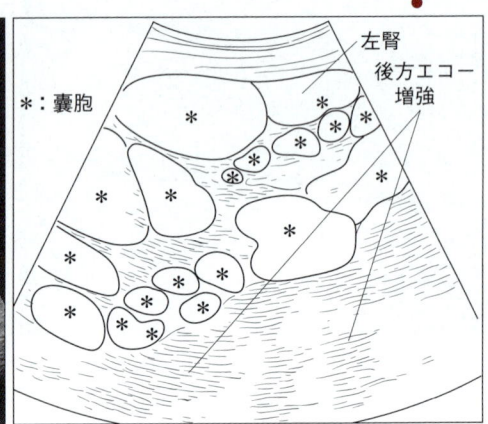

＊：囊胞
左腎
後方エコー増強

この症例の超音波所見
- 腎全体に類円形の無エコー部分を多数認める．腎は腫大し，腎実質は菲薄化し，中心部エコー像もほとんど消失している．
- 後方エコーの増強を認める．

ピットフォール
- 高度の囊胞腎では，エコー上，腎としての形態を全く失い腎を発見できないことがある．

読影上のポイント
- ［この疾患の超音波像］参照．

次に行うべき検査・処置
・排泄性腎盂造影を行い，腎の腫大，腎盂像の特徴的な変化を確認する．

ワンポイント アドバイス
- 肝・胆・膵などにも囊胞を合併する場合があり，諸臓器についても検査を要する．X線CTが有用．
- 優性遺伝性疾患といわれるため，親・同胞・子についてもエコーにて同疾患の有無を確認する必要がある．

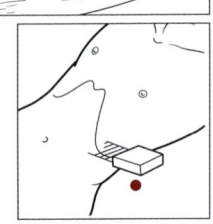

5-2　充実性腫瘤性腎疾患

腎癌

この疾患の超音波像

❶ 腎実質内の腫瘤像として認め，内部エコーは正常と区別が困難なこともあるが，全体的にはやや高エコーで不均一なことが多い．
❷ 腎輪郭の変形（辺縁の突出は腫瘍の外側への発育）．
❸ 中心部エコー像の圧排，消失，分離（腫瘍の腎盂方向への発育）．
❹ 内部で出血，壊死を起こすと低エコー，石灰化で高エコー．多房性腎癌では囊胞所見および隔壁を示すが，不整や肥厚を伴う．

鑑別を要する疾患と鑑別点

1) 腎盂腫瘍：中心部エコー像内の腫瘤で水腎症を示すことが多い．
2) 腎血管筋脂肪腫：多くは境界明瞭な高エコーの腫瘤．
3) 腎囊胞性疾患：境界明瞭な無エコーの腫瘤で，隔壁に肥厚や不整がない．
4) 腎奇形：重複腎盂では中心部エコー像の分離，回転異常や馬蹄腎では腎輪郭の不整を示す．

ピットフォール

● 腎偽腫瘍：腎充実性腫瘍を疑わせる所見があるが，実際は正常組織であり明らかな奇形でもないものをいう．胎生分葉，Bertin柱の肥厚，単峰らくだ様隆起（脾切痕による変形といわれ，陥凹部に隣接する部分が腫瘤状に見える）などが代表的で，正常腎実質と連続して同じエコーレベルである．

次に行うべき検査・処置

・CTが第一選択であり，単純と造影を行い比較するとよい．排泄性腎盂造影は腎盂腫瘍との鑑別にはよいが，腎癌の診断には不適当である．
・必要な場合にはMRI，腎動脈造影などを行う．一般には生検は行わない．

ワンポイント アドバイス

■ 早期の発見には，プローブを動かして多方向から腎全体を観察するとともに被検者には深呼吸してもらい腎の呼吸性移動も利用する．腎の下極にできた腫瘍は腸内ガスで見落としやすいので気をつける．

Ⅰ. 腎癌（典型例）

症例

（超音波画像および模式図：肝、右腎、腎癌）

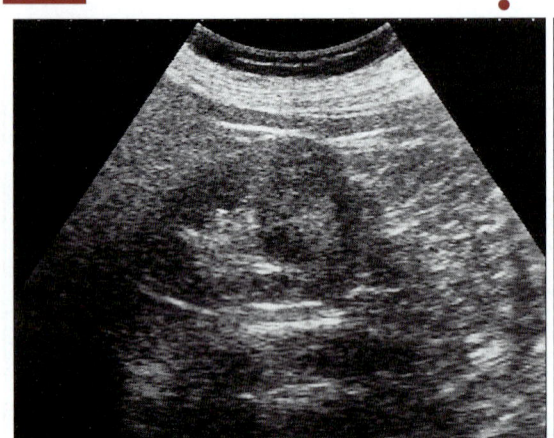

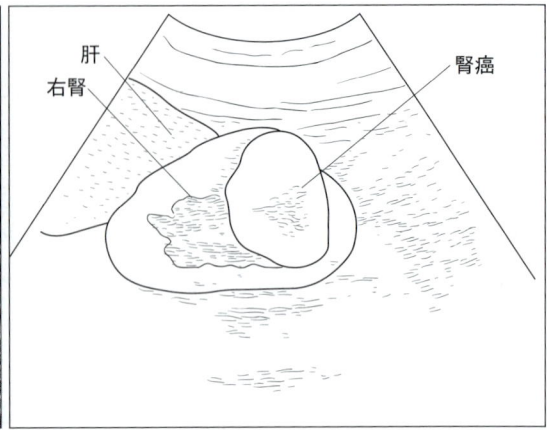

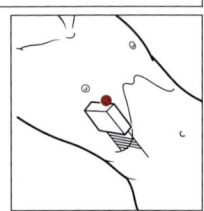

この症例の超音波所見

- 腎の中央から尾側にかけてみられる楕円型の充実性腫瘤像．
- 腎の輪郭の不整．
- 腫瘤の内部エコーは一部に高エコーの場所もあるが，周囲に正常組織と同等なエコー部もある．
- 腫瘤の輪郭はやや高エコーで周囲組織と区別できる．
- 中心部エコー像は圧排され下半分は欠損している．

鑑別を要する疾患と鑑別点

1) **腎盂腫瘍**：中心部エコー像内の腫瘤像として認められる．しかし，腫瘤が腎実質内に浸潤して大きくなると超音波画像のみでは鑑別は困難である．
2) **腎血管筋脂肪腫**：多くは境界明瞭な高エコーな腫瘤であるが，脂肪成分が少ないと区別が困難である．
3) **Wilms腫瘍**：多くは小児である．腎癌との鑑別診断としての超音波像上の特徴はない．

次に行うべき検査

- CT（単純および造影）
- MRI
- 腎動脈造影

II. 早期腎癌

症例

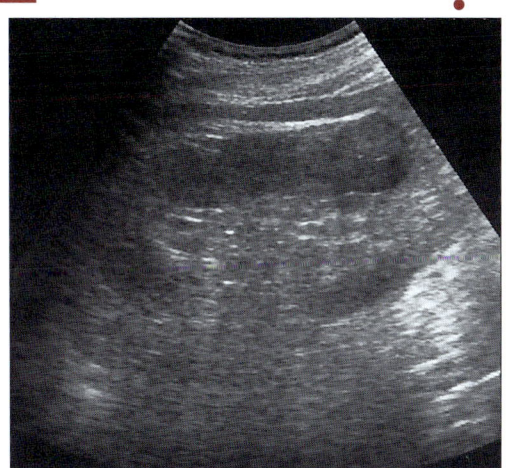

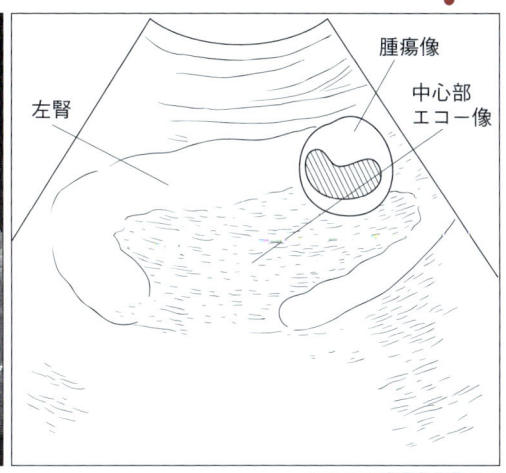

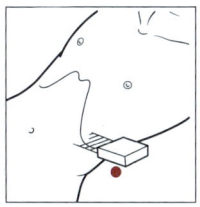

（図：超音波像および模式図。腫瘍像、左腎、中心部エコー像）

この症例の超音波所見
- 腎輪郭を軽度に突出させる充実性腫瘤像がある．
- 腫瘤内部は高エコーで，一部に無エコーの部分（囊胞形成）がみられる．
- 中心部エコー像はわずかに圧排されている．

鑑別を要する疾患と鑑別点
1) 腎偽腫瘍：操作方向を変えることにより腫瘍所見ではなくなる．腫瘍の内部エコーの周囲との相違や輪郭の有無を確認．
2) 重複腎盂：中心部エコー像を二分する腫瘤部は正常組織と連続した内部エコー所見である．

次に行うべき検査
- CT〔単純および造影．造影後に腹部 X 線（KUB）を臥位と立位で撮ると尿路の異常を診断できる〕
- 腎動脈造影

Ⅲ. 下大静脈腫瘍血栓を有する巨大な腎癌

症例

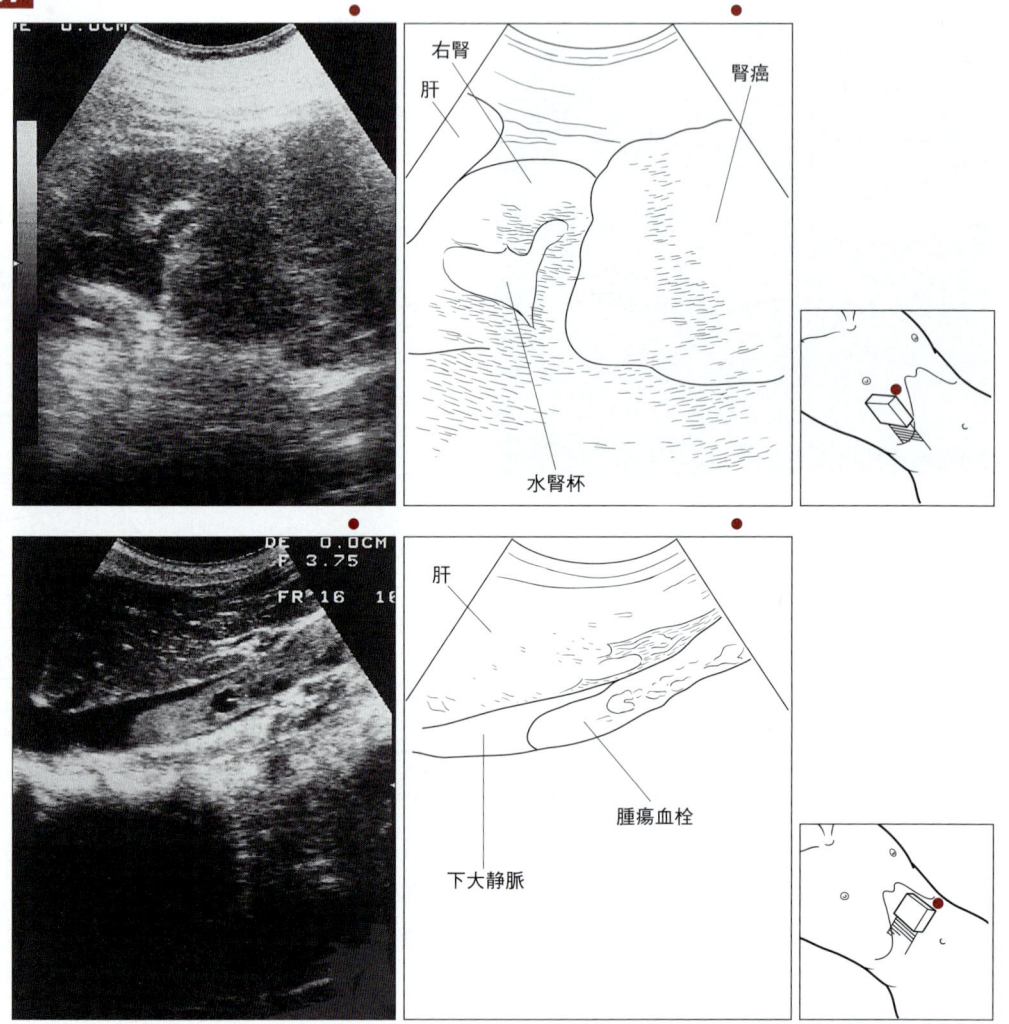

（画像ラベル：右腎、肝、腎癌、水腎杯、肝、腫瘍血栓、下大静脈）

この症例の超音波所見
- 腎の下半分以上を占める充実性腫瘤像.
- 内部エコーは全体では高エコー部もあるが不均一で輪郭は不鮮明.
- 腫瘍の腎盂の圧排による水腎杯.
- 下大静脈の腫瘍血栓.

鑑別を要する疾患と鑑別点
1）**腎盂腫瘍**：腎盂腫瘍が腎実質に浸潤すると超音波での鑑別は困難である.

次に行うべき検査
- CT（単純および造影）
- MRI
- 動脈造影（周囲臓器への浸潤をみるため，腎以外に腹腔動脈なども行う）
- 下大静脈造影

Ⅳ. 多房性囊胞状腎癌

症例

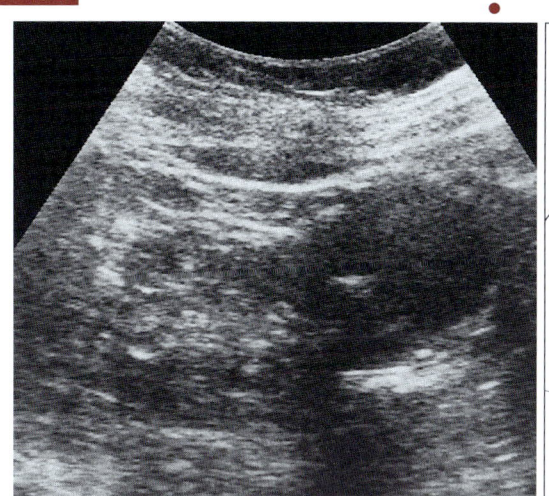

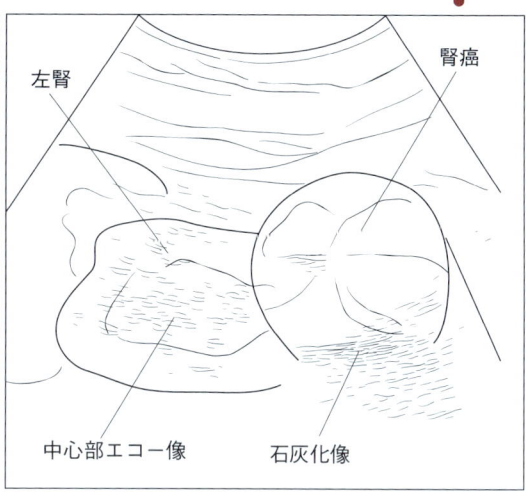

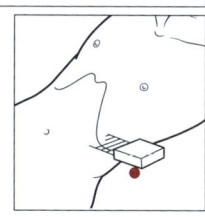

（左：超音波画像、右：シェーマ　左腎／腎癌／中心部エコー像／石灰化像）

この症例の超音波所見

- 腎下極に突出した腫瘤像がみられる．
- 内部エコーは無エコーの部分がほとんどで隔壁様に見えるところもある．
- 腫瘤の輪郭は明瞭ではない．
- 腫瘤の境界の一部に石灰化が認められる．

鑑別を要する疾患と鑑別点

1) **腎囊胞**：境界明瞭で辺縁の不整がない．傍腎盂囊胞では変形がみられるが，一般的には無エコーの正円形．
2) **多房性腎囊胞**：腫瘤の被膜および隔壁に肥厚や不整を認めない．
3) **囊胞腎**：両側に大小多数の囊胞が腎全体にみられる．

読影上のポイント

- 多房性腎囊胞と囊胞性腎癌を鑑別することは困難なこともあるが，被膜や隔壁に不整や肥厚がある場合は腎癌を疑ってさらなる精査を行う．

次に行うべき検査

- CT（単純および造影）
- MRI
- 腎動脈造影

腎血管筋脂肪腫

この疾患の超音波像
❶ 腎実質内にみられる充実性腫瘤像.
❷ 腫瘤の内部エコー像は非常に高く,輪郭も鮮明であることが多い.そのため,ほとんどは超音波所見のみで診断できる.
❸ 大きくなると出血して低エコーの部分がみられる.また,筋組織成分の多い場合は腎癌と区別が困難なことが多い.

症例

（左腎／腫瘤／中心部エコー像）

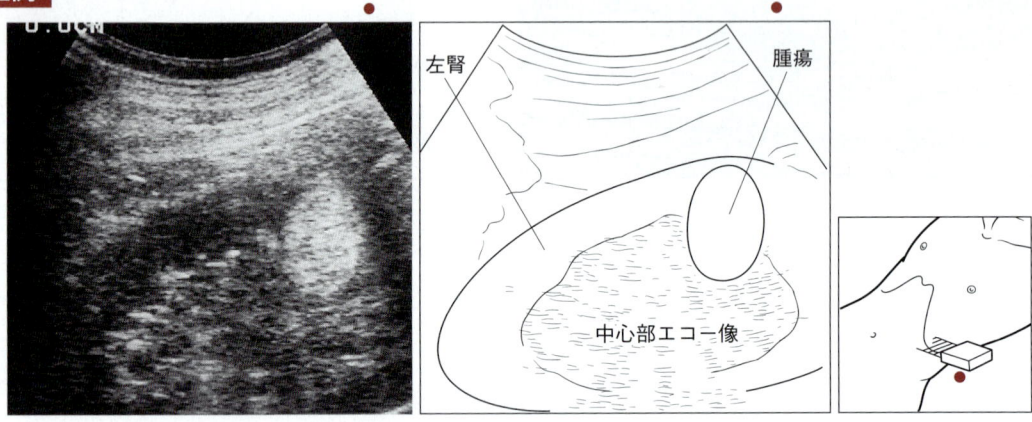

この症例の超音波所見
- 腎実質から中心部エコー像に及ぶ直径 30 mm の腫瘤.
- 内部エコーは高エコーでほぼ均一.
- 腎輪郭には不整はない.

鑑別を要する疾患と鑑別点
1) 腎癌：腎癌が全体に脂肪腫レベルの高エコーになることはないが,腎血管筋脂肪腫の成分で筋組織の比率が高いときなどはあまり高エコーにならず腎癌と区別できないこともある.
2) 他の脂肪腫：脂肪腫や脂肪肉腫はきわめてまれであるが,超音波のみでの区別は不可能.

次に行うべき検査
・CT（脂肪腫部分は CT 値で判断できる）
・腎動脈造影（腎癌との鑑別はできない）
・穿刺細胞診（一般には行わない）

腎盂腫瘍（1）（腎盂内に多発している場合）

この疾患の超音波像

❶ 中心部エコー像内に同部と比べ低エコーの充実性腫瘤像として認める．
❷ 水腎症を伴うことが多い．

症例

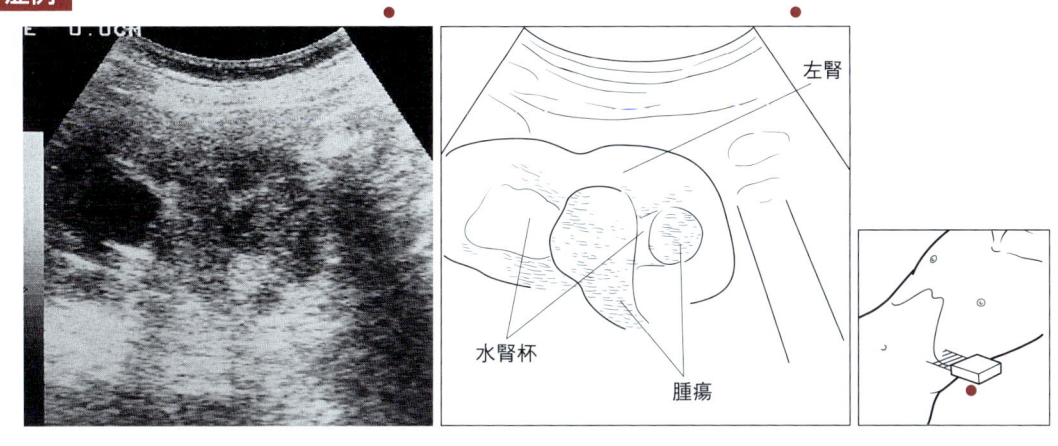

（図中ラベル：左腎，水腎杯，腫瘍）

この症例の超音波所見

- 中心部エコー像内とそれに続く尿管に及ぶまで中心部エコー像よりやや低エコーの充実性腫瘤，腎実質との境界は明瞭ではない．
- 頭側の無エコー部分は水腎杯である．

鑑別を要する疾患と鑑別点

1) 腎癌：中心部エコー像は周囲から圧排され，水腎症を伴うことは少ない．
2) 腎奇形：重複腎盂や回転異常では超音波所見で鑑別困難なこともあり，その場合は排泄性尿路造影や腎動脈造影を要する．
3) 腎盂内血塊：腎出血などによるが血塊の溶解により時間とともにエコー像が変化する．ただし，腎盂腫瘍による出血も少なくない．

読影上のポイント

- 中心部エコー像内の充実性腫瘤で内部エコーは中心部エコー像よりやや低エコーである．
- 中心部エコー像の分離あるいは欠損として見えることもある．
- 水腎症を伴うことが多い．
- 腎実質と腫瘤の境界は腎癌ほど明瞭ではない．
- 腎盂方向に突出した腎癌との鑑別は困難なことが多い．

次に行うべき検査

・排泄性尿路造影を行うが，腎盂腎杯が造影されなければ逆行性腎盂造影を行う．
・尿細胞診

腎盂腫瘍（2）

この疾患の超音波像

① 中心部エコー像内のやや低エコー（腎実質とほぼ同じ）の腫瘤として示されるが，輪郭は明瞭でない場合も多い．
② 浸潤すると腎実質内の腫瘤として示される．
③ 腫瘍の圧排，尿管腫瘍の合併あるいは血尿による水腎症がみられることがある．

症例

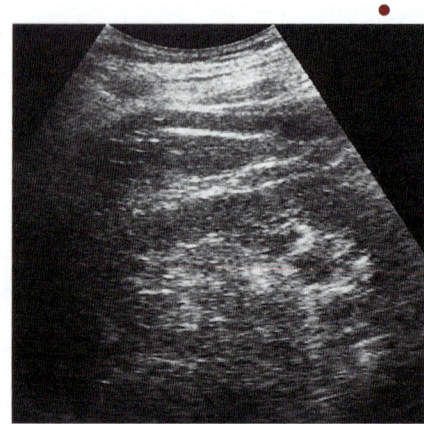

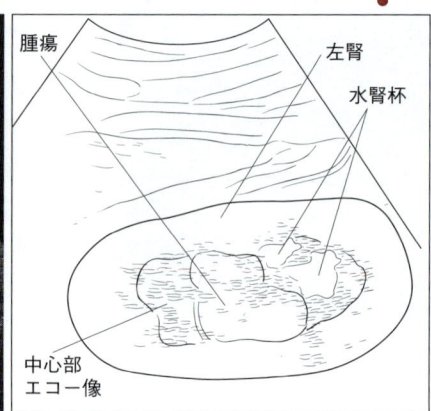

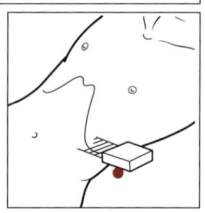

この症例の超音波所見

- 中心部エコー像内のやや低エコーの領域．
- 腫瘍の輪郭は不明瞭．
- 水腎杯所見．

鑑別を要する疾患と鑑別点

1) 腎盂方向へ発育した腎癌：超音波所見のみでは困難なことも多い．
2) 腎洞脂肪腫：低エコーの範囲は中心部エコー像全体にみられ，腎実質の菲薄化を伴う．

次に行うべき検査

・前症例参照

Wilms 腫瘍

この疾患の超音波像
❶ 腎実質にみられる高エコーの充実性腫瘤像.
❷ 一般に,発見されるときには巨大になっていることが多く,出血壊死により一部が嚢胞状に見える.

症例

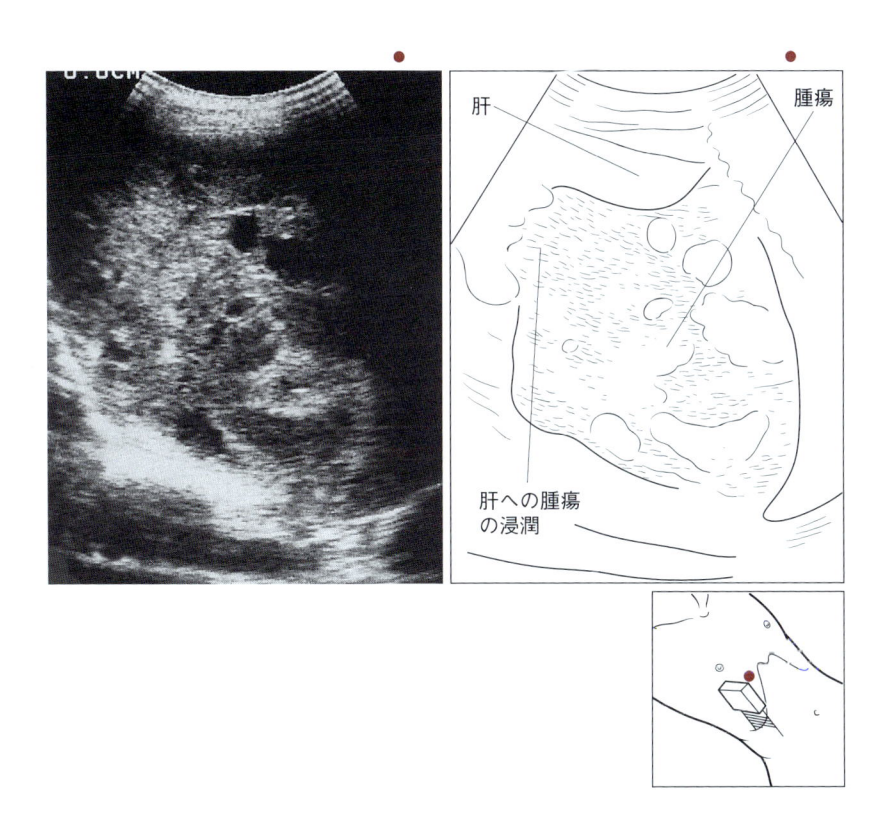

肝　　　腫瘍

肝への腫瘍の浸潤

この症例の超音波所見
- 腎全体を占める巨大な充実性腫瘤.
- 内部は全体としては高エコーであるが,一部に嚢胞状の所見がある.
- 肝臓に直接浸潤している.

鑑別を要する疾患と鑑別点
1) 腎癌:巨大になると両者は鑑別困難である.
2) 神経芽細胞腫:圧迫された正常腎の証明.

次に行うべき検査
・CT(単純と造影)
・MRI

ワンポイント アドバイス
- 患者の約80％は2歳以下の乳幼児疾患で,思春期以降の発病はまれである.

5-3 非腫瘍性腎疾患

腎結核 renal tuberculosis

この疾患の超音波像
1. 乾酪性空洞が囊胞性病変として描出される．
2. 炎症性変化が強いものでは，腎輪郭（腎の表面）は不明瞭となる．
3. 空洞内容が濃縮してセメント状物質となった漆喰腎では，腎実質の描出は困難である．

症例1 多発性結核性膿腎症

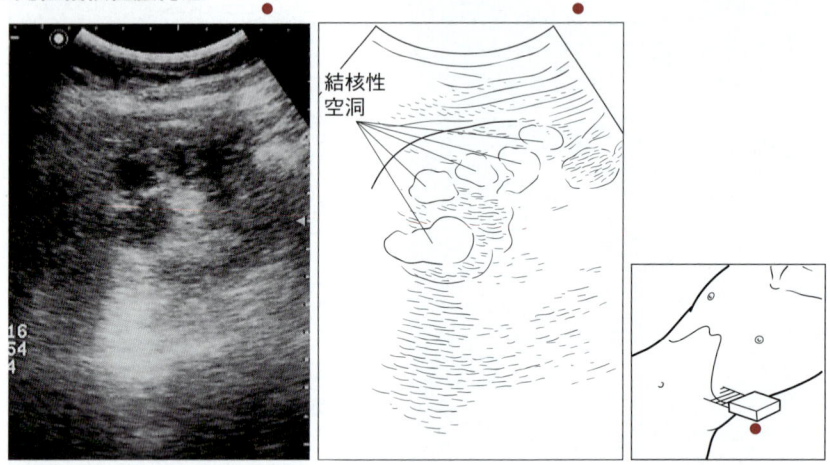

症例2 孤立性結核性囊胞

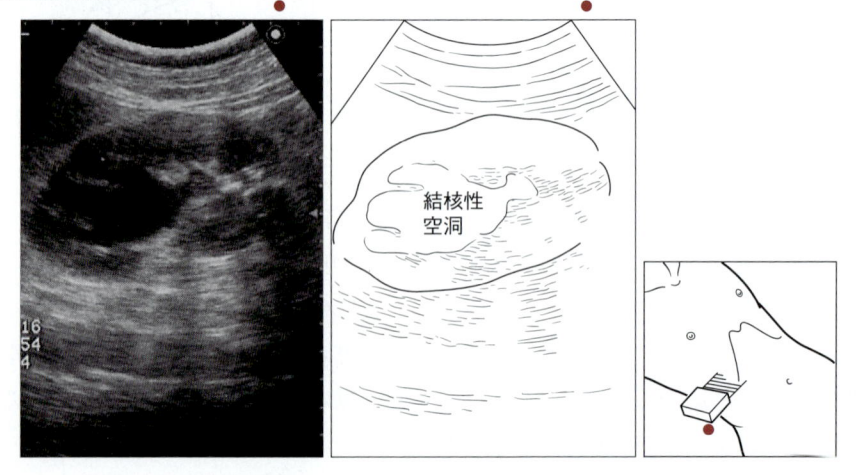

この症例の超音波所見

症例1：多発性結核性膿腎症
- 多発性の囊胞性病変とそれぞれの囊胞後方エコー像の増強がみられる．
- 腎輪郭は不明瞭で tuberculous pyelonephritis の状態．

症例2：孤立性結核性囊胞
- 腎上極に孤立した大きな結核性囊胞が認められる．

鑑別すべき疾患

1) 腎膿瘍，腎囊胞，囊胞腎：結核性囊胞では囊胞壁が不整である．

次に行うべき検査・処置

- DIP：腎盂腎杯像に特徴的な変形や破壊像が認められる．
- 造影CT：囊胞性病変と腎盂・腎杯・腎実質との関係が明らかとなる．

ピットフォール

- 超音波像より腎結核を診断することはできない．尿中の結核菌検出が不可欠．
- 超音波検査は結核性膿瘍の存在や腎の荒廃の程度を知るのに役立つ．
- また，保存的化学療法の治療経過観察に有用である．

腎梗塞　renal infarction

> **この疾患の超音波像**
> ❶ 腎梗塞の超音波所見は，梗塞の部位や観察の時期により変化する．
> ❷ 発症直後は所見に乏しいが，梗塞部位の腎実質像は浮腫状に厚く腫大し，エコーレベルは低い．
> ❸ カラードプラ法で血流映像を認めないので，診断の根拠となる．
> ❹ 部分的な梗塞では，時間の経過とともに梗塞部位の腎表面は瘢痕化により陥凹する．

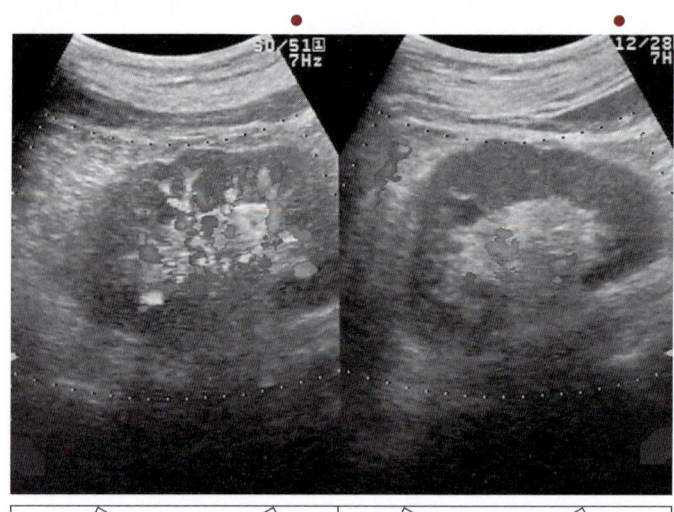

症例

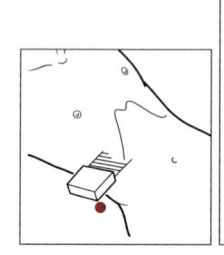

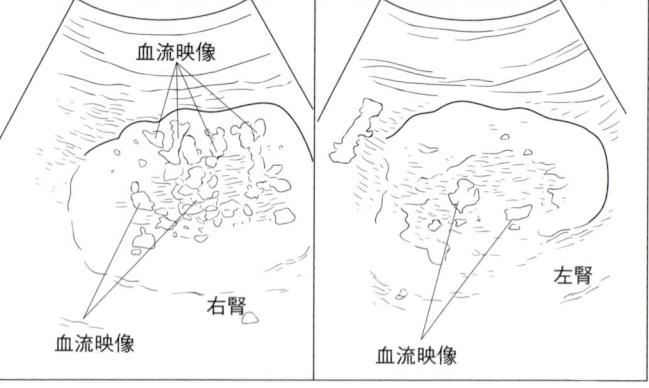

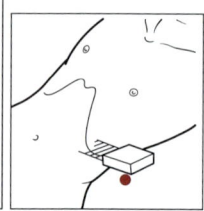

この症例の超音波所見

- 発症直後の左腎動脈本幹の塞栓による左腎梗塞.
- 健側の右腎に比し,左腎の腎実質はやや厚く,エコーレベルはやや低い.
- 左腎実質への血流映像は全く描出されない.
- 健側では腎動脈本幹より末梢(小葉間動脈)まで,血流信号が得られる.

鑑別すべき疾患

1) 急性腹症を呈する疾患.泌尿器科的には尿路結石症.

次に行うべき検査・処置

- 造影CT:梗塞枝の支配領域の状態が造影により観察できる.
- 血管造影:閉塞した血管の部位が具体的にわかる.

ワンポイント アドバイス

- 心房細動に起因する血栓の播種などが原因となる.他臓器での併発に注意.

腎石灰沈着症 nephrocalcinosis : renal tubular acidosis

> **この疾患の超音波像**
> ❶ 腎錐体部より乳頭周辺に，尿細管や集合管への石灰沈着が輝度の高い顆粒状の集積として描出される．
> ❷ 両腎にみられる．

症例

右腎

多発性石灰化像

左腎

拡張した腎盂腎杯

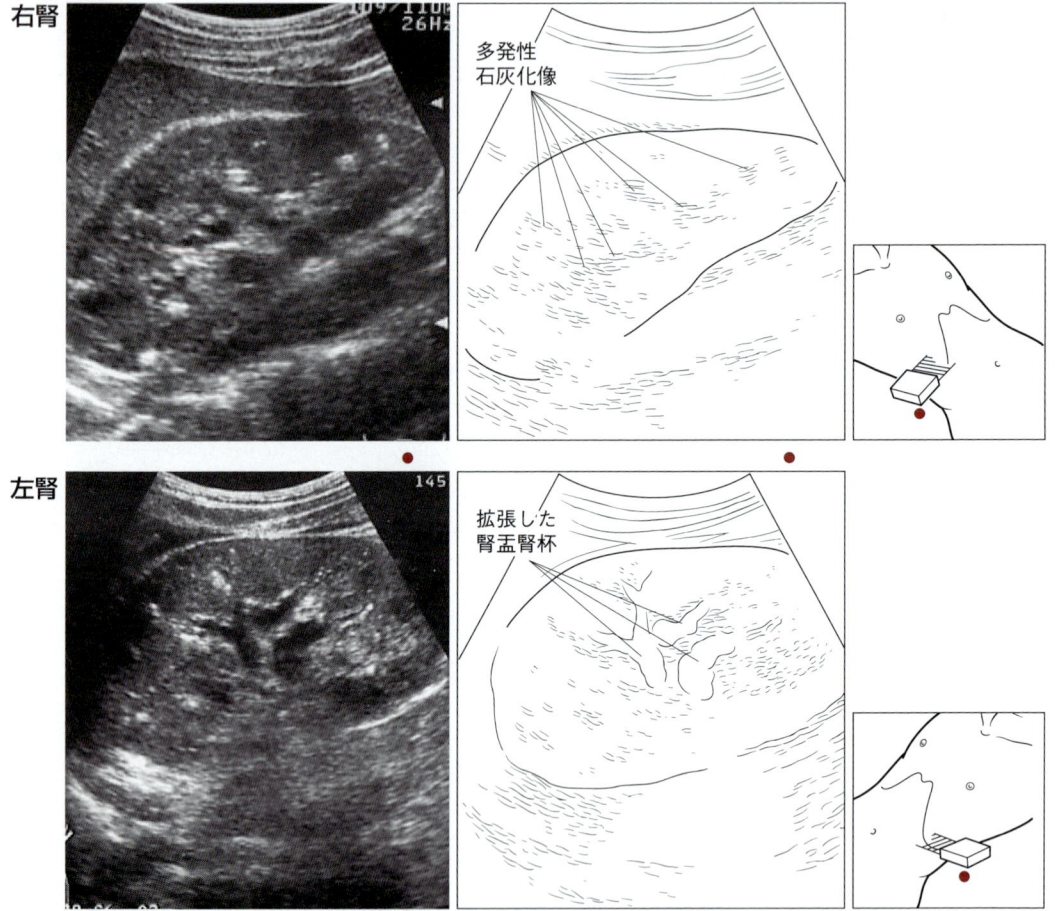

この症例の超音波所見
- 両腎の腎乳頭部周辺に，輝度の高い顆粒状の強い反射が集積してみられる．
- 特に左腎では，腎乳頭の石灰沈着の部位と軽度拡張した腎杯との関係が特徴的である．

次に行うべき検査・処置
・DIP：石灰沈着部位と腎盂腎杯との関係が明らかになる．
・単純CT：DIPの所見がより具体的に認められる．

萎縮腎(矮小腎)

この疾患の超音波像

1. 腎炎症候群
① 急性期では腎の形状は長軸方向に比し短軸方向が延長し，通常の楕円形より丸みを帯びた形を呈する．
② 糸球体腎炎では，皮質の輝度が上昇するため髄質(錐体)がより明確に描出され，皮髄コントラストが明瞭となるが，ネフローゼ症候群ではそれほどはっきりしない．
③ 慢性化すると腎は萎縮するが，画像には上記の特徴が残存してみられる．

2. 水腎症
① 逆流性腎症(膀胱尿管逆流現象)：排尿時および排尿直後には腎盂の拡張像がみられる．排尿安静時には腎盂の拡張像は消失するが，残存していることも多い．
② 水腎症(尿管通過障害)：尿管狭窄などの通過障害が長期にわたると，腎は二次的に萎縮し，腎実質は菲薄となる．

3. 奇形
① 形成不全腎：腎は矮小で，時に異所性に存在する．腎の内部構造は不明瞭であることが多い．
② 異所性腎：腎は正常の位置にはなく，骨盤内など異所性に位置する．腎の形態は正常のものから矮小で形成不全を呈するものまで多彩である．

症例1 腎炎症候群(急性期)

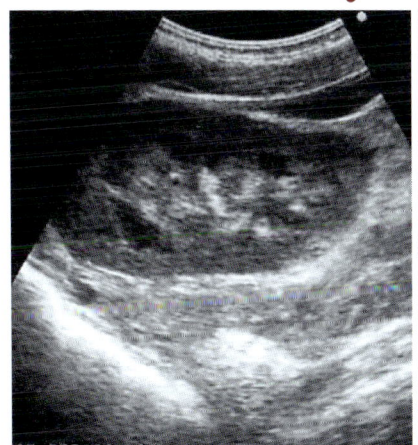

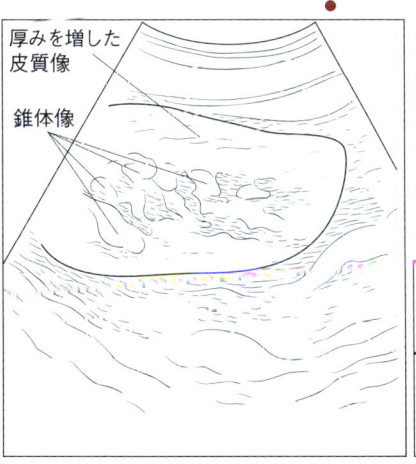

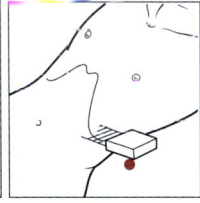

厚みを増した皮質像
錐体像

第 9 章　腎臓・膀胱・後腹膜の超音波検査

症例 2　腎炎(慢性期)

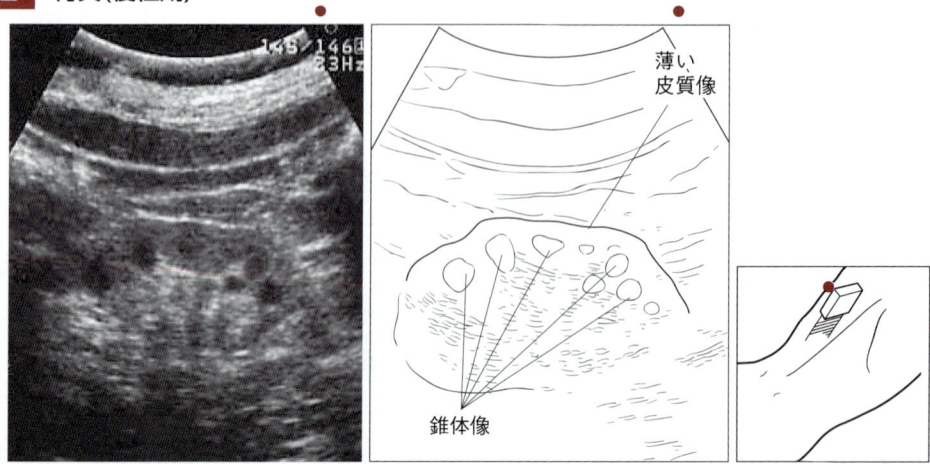

薄い皮質像
錐体像

症例 3　逆流性腎症

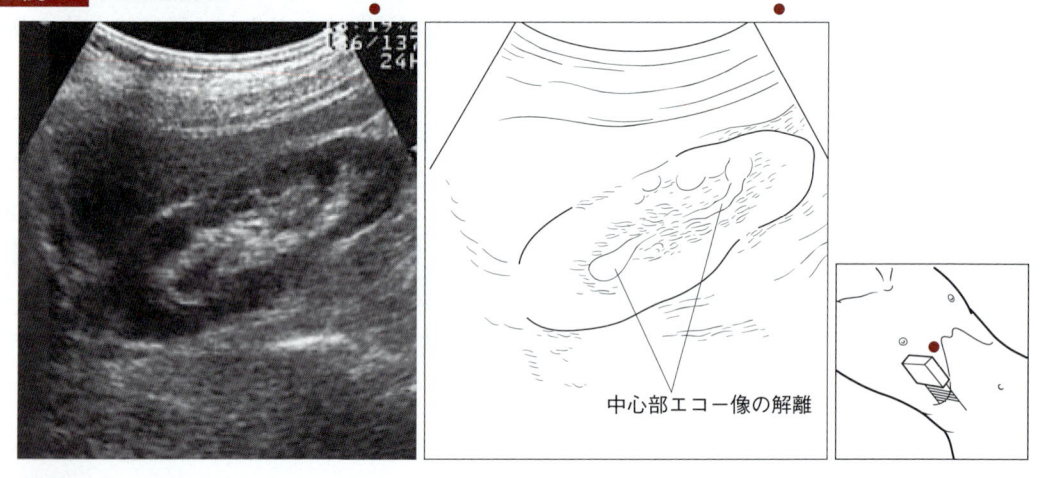

中心部エコー像の解離

症例 4　水腎症

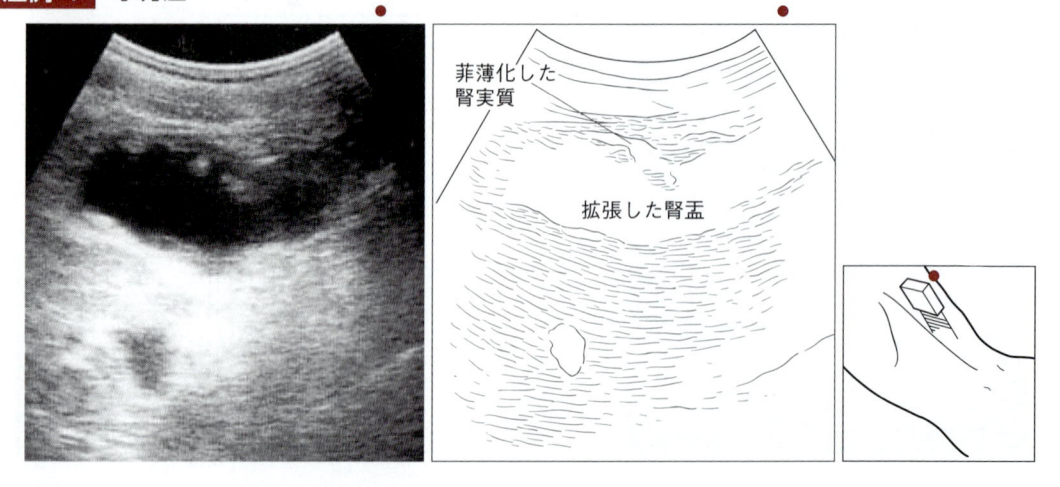

菲薄化した腎実質
拡張した腎盂

5. 腎の主要疾患の診断：非腫瘤性腎疾患／萎縮腎(矮小腎)

症例 5 形成不全腎

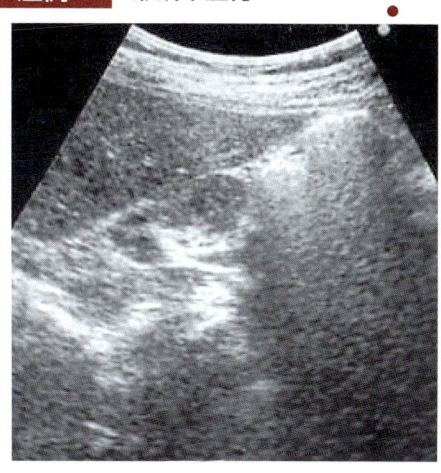

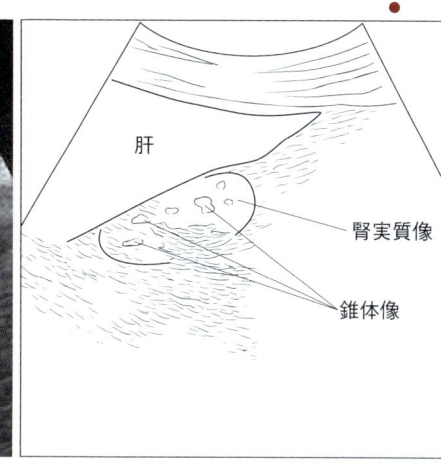

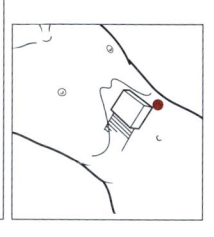

肝
腎実質像
錐体像

症例 6 異所性腎(骨盤腎)

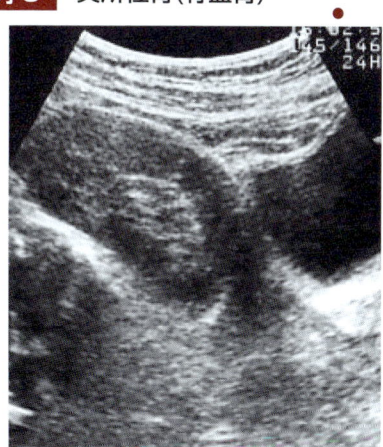

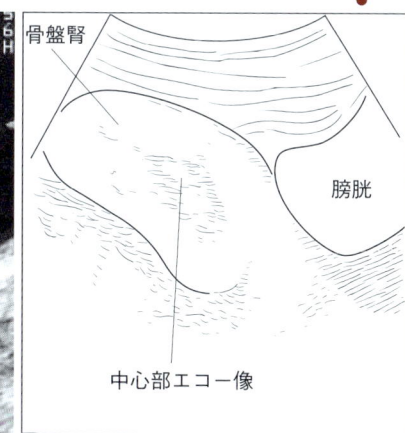

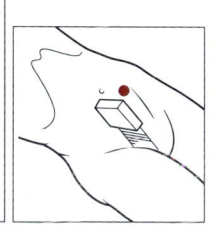

骨盤腎
膀胱
中心部エコー像

この症例の超音波所見

症例 1：腎炎症候群(急性期)
- 糸球体腎炎の形状は丸みを帯び、髄質像(腎錐体像)が明瞭に描出されている．

症例 2：腎炎(慢性期)
- 腎は萎縮．皮質は厚みがなく，髄質像(腎錐体像)が明瞭に描出されている．

症例 3：逆流性腎症
- 腎は萎縮しているが腎実質像を認める．腎盂像のわずかな解離により，中心部エコー像は二分されている．排尿時の腎盂拡張像が推測される．

症例 4：水腎症
- 腎は萎縮し，著明に拡張した腎盂像が描出されている．腎実質像はほとんど認められない(水腎症分類 Grade S)．

症例 5：形成不全腎
- 腎は矮小で痕跡的であり，肝臓を音響窓として辛うじて描出されている．わずかに腎実質に錐体像を認めるが，中心部エコー像

などの構造がはっきりしない．

症例6：異所性腎（骨盤腎）
- 骨盤内に認められる．膀胱の後方に位置するので体表近くに描出される．長径は80 mmと小さいが，腎の形態はほぼ正常である．

鑑別すべき疾患

1) 慢性腎炎，ネフローゼ，アミロイドーシス，腎硬化症，慢性腎盂腎炎など腎実質性疾患による萎縮腎では，腎盂の拡張像はない．逆流性腎症や尿路通過障害による萎縮腎では，腎盂の拡張像がみられる．

次に行うべき検査・処置

- 腎レノグラフィなどによる分腎機能検査．

ピットフォール

- びまん性の腎実質性疾患では，超音波画像からの質的診断は難しく，臨床的データを踏まえた総合的な診断が必要である．
- 形成不全腎では，腎は通常の位置にあるとは限らない．骨盤周辺の低位に位置することが多い．

腎結石 renal stone

> **この疾患の超音波像**
> ❶ 結石からの強い反射を呈するエコー像とその後方の音響陰影（acoustic shadow）が，超音波診断の根拠となる．
> ❷ X線陰性結石でも同様の所見が描出される．

症例1 腎結石

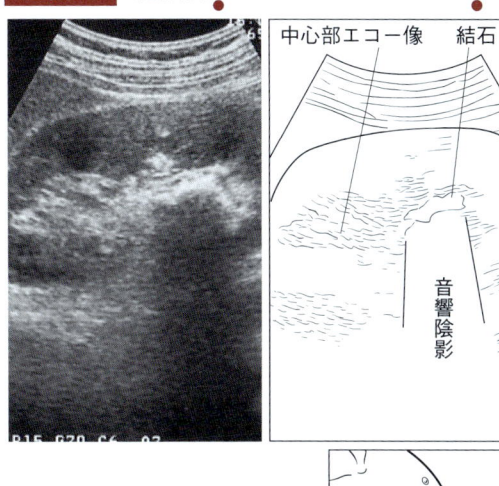

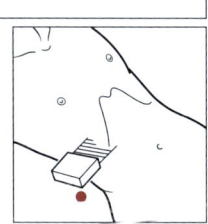

（中心部エコー像／結石／音響陰影）

症例2 腎盂結石

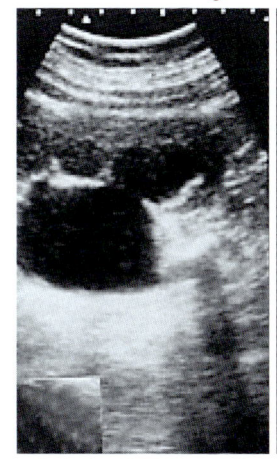

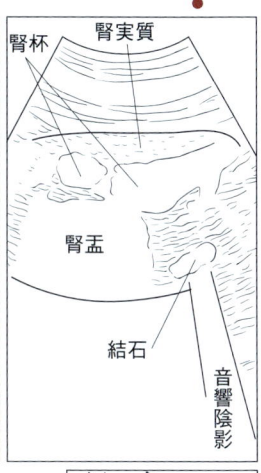

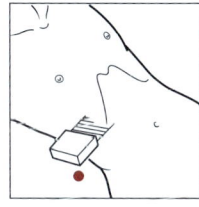

（腎杯／腎実質／腎盂／結石／音響陰影）

この症例の超音波所見

症例1：腎結石
- 中心部エコー像内に，反射の強い結石エコー像とその後方の音響陰影．腎盂の拡張はない．

症例2：腎盂結石
- 腎盂尿管移行部に嵌頓した結石のため，腎盂腎杯は著明に拡張．

次に行うべき検査

・KUB（腎尿管膀胱部単純撮影）：単純撮影で結石陰影を確認する．
・DIP（排泄性腎盂造影）：腎盂腎杯の拡張などの結石に起因する変化が認められる．
・単純CT：X線陰性結石では，DIP像や超音波所見とともにCTが診断の決め手となる．

ピットフォール
- 結石エコー像は，結石の表面からの音波の反射により構成されるもので，結石の全体像を描出するものではない．

尿管結石 ureteral stone

この疾患の超音波像

❶ 拡張した尿管像内に音響陰影を伴う高輝度の結石エコー像が描出される．

症例 1 上部尿管の結石

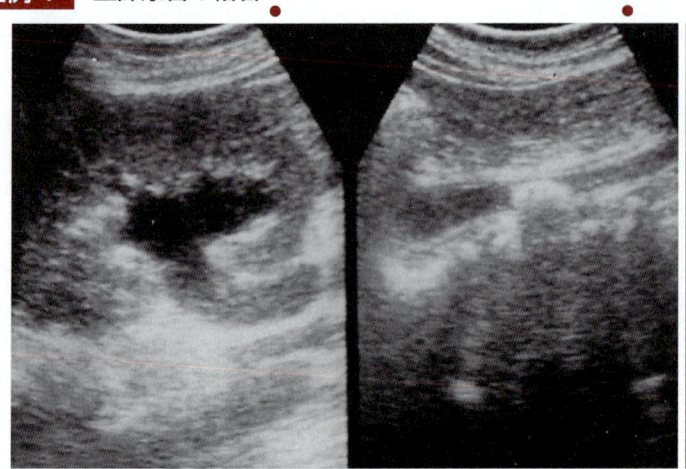

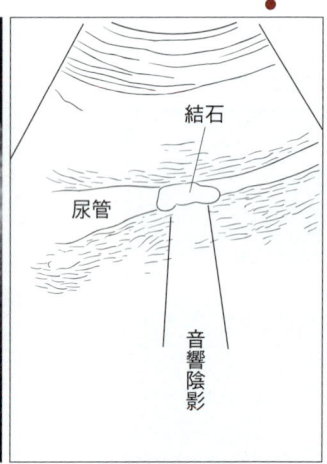

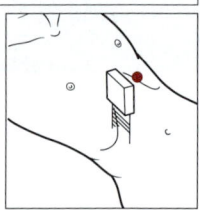

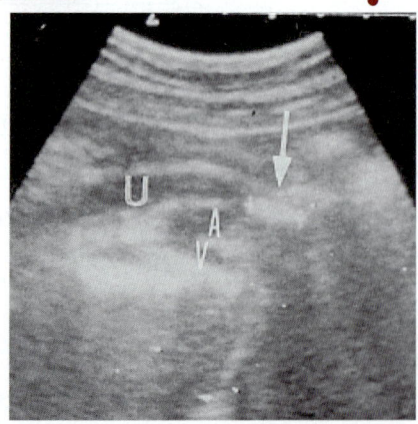

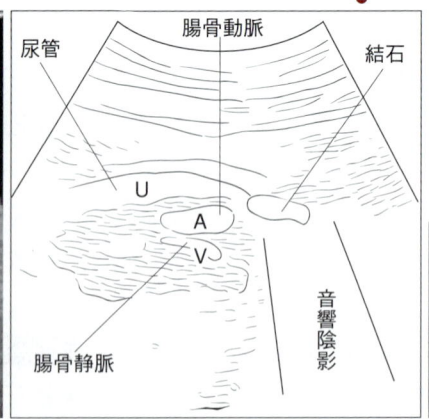

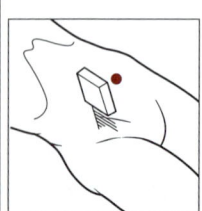

症例 2 中部尿管の結石

5. 腎の主要疾患の診断：非腫瘤性腎疾患／尿管結石

症例3 尿管下端の尿管結石

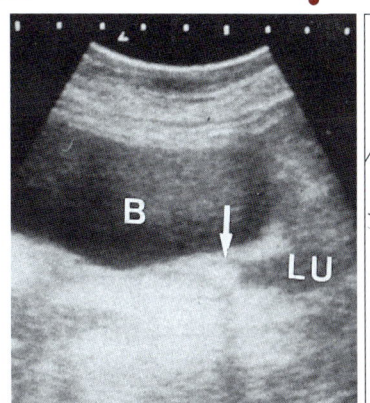

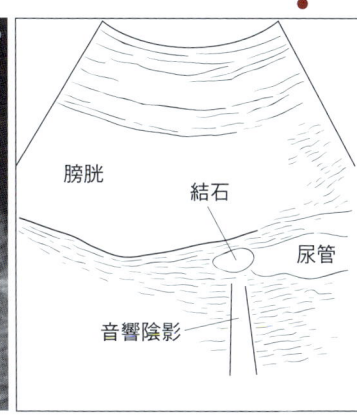

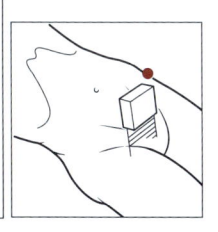

（画像：膀胱（B）と結石、音響陰影、LU の所見／膀胱、結石、尿管、音響陰影を示すシェーマ／体表プローブ位置）

この症例の超音波所見

症例1：上部尿管の結石
- 拡張した腎盂および尿管の下端に結石エコー像がみられる．拡張した腎盂より尿管を下方に向って追跡する．

症例2：中部尿管の結石（尿管と腸骨動脈との交叉部）
- 腸骨動静脈の描出が助けとなる．

症例3：尿管下端の尿管結石
- 尿で充満した膀胱を音響窓として利用する．

鑑別すべき疾患

1) 急性腹症を呈する胆石，虫垂炎，卵巣捻転，膵炎など

次に行うべき検査

・腎結石に準ずる．

ピットフォール

- 超音波による尿管結石の描出は腸管ガスや骨盤骨が描出の妨げになり，難易度が高い．
- 尿管の拡張像を追跡して結石を探査する．
- 尿管と伴走する血管との鑑別にはカラードプラ法の併用が有用．
- 中部尿管は骨盤骨と重なるため描出が難しいが，腸骨動静脈の存在が手がかりとなる．
- 尿管下端の結石は充満した膀胱を音響窓として利用する．

腎洞内腫瘤 renal sinus tumor

この疾患の超音波像
① 腎洞内を充填する腫瘤により，中心部エコー像は一様に圧排される．
② 腫瘤像と腎実質像の間には，圧排された中心部エコー像が介在する．時に腎盂の拡張像を伴うことがある．
③ 腫瘤エコー像は，充実性でほぼ均一，エコーの強さは中心部エコー像より低輝度を示す．

症例1 腎洞内脂肪腫症

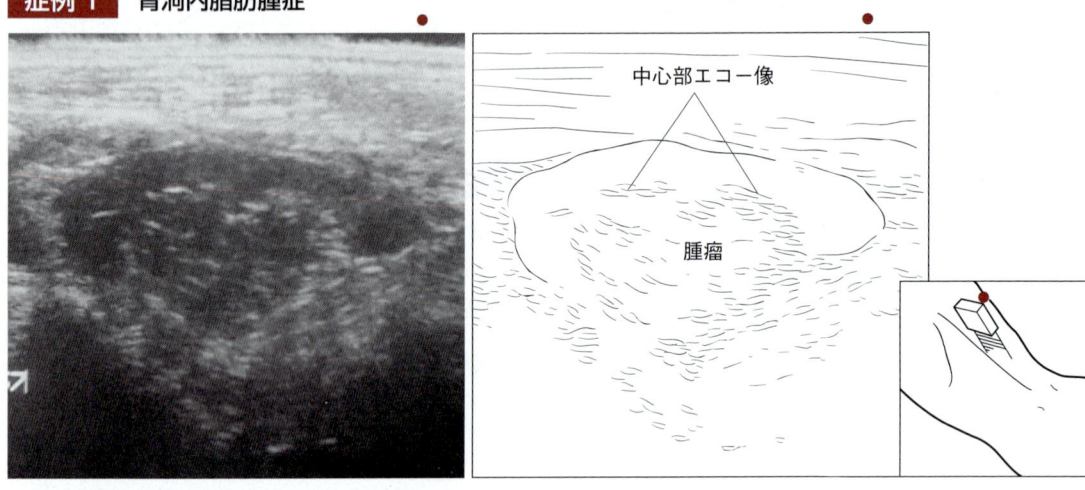

症例2 後腹膜線維症

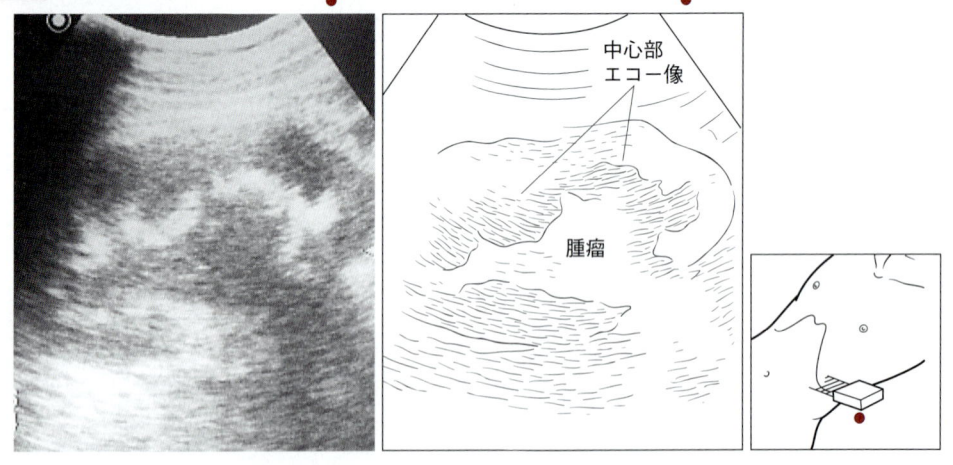

この症例の超音波所見

症例1：腎洞内脂肪腫症（renal sinus lipomatosis）
- 腎茎部より中心部エコー像および実質エコー像を強く圧排する充実性腫瘤像が認められる．
- 腫瘤内部のエコー像はほぼ均一で，エコーの強さは中心部エコー像より低輝度，実質エコー像より高い．

症例2：後腹膜線維症（retroperitoneal fibrosis）
- 腫瘤形成性の後腹膜線維症で，中心部エコー像を強く圧排する均一な充実性腫瘤像を認める．
- 中心部エコー像は強く圧排され扁平で高輝度を示す．
- 腫瘤像のエコーの強さは低輝度で腎実質と同程度である．

鑑別すべき疾患

1) **腎盂腫瘍，腎腫瘍**：腎の全体像を描出し，腫瘤エコー像，中心部エコー像，腎実質エコー像との位置関係を明確にすれば，だいたいの見当はつく．
2) 腎盂腫瘍は中心部エコー像と，腎腫瘍は腎実質エコー像と連続性を有している．
3) 確定診断は，超音波穿刺術による選択的腎生検によることが多い．

次に行うべき検査・処置

- 造影CT：腫瘤と腎実質および腎盂との関係が確かめられる．吸収値が，症例1では脂肪を示す．症例2ではlow densityを示す．

ワンポイント アドバイス

- まれな疾患で，脂肪腫では脂肪の存在を示す画像が得られる．後腹膜線維症は組織の炎症性変化で瘢痕性肉芽腫と考えられ，脂肪組織と線維組織の中間像を呈するといわれる．

水腎症 hydronephrosis

この疾患の超音波像

❶ 正常腎での腎盂は拡張していないので，腎動静脈などの血管系や脂肪などの結合組織などの腎洞内の構造物とともに一体となって描出され，中心部エコー像（central echo complex）として表示される．
❷ 水腎症での腎盂は尿の停滞により拡張しているので，中心部エコー像を分けるようにして，描出されるようになる．
❸ 水腎症の程度は，超音波像によるEllenbogenのGrade分類が有用である．

症例1 Grade 0：腎盂の拡張なし

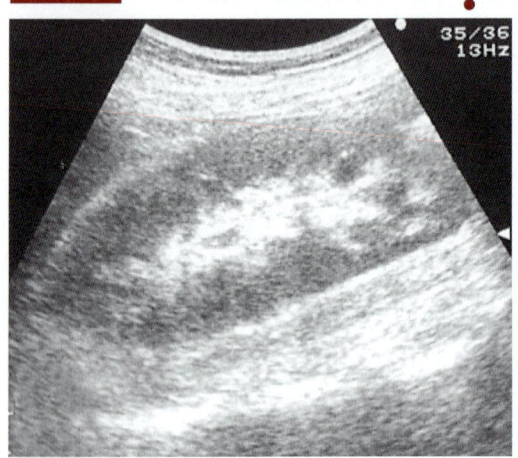

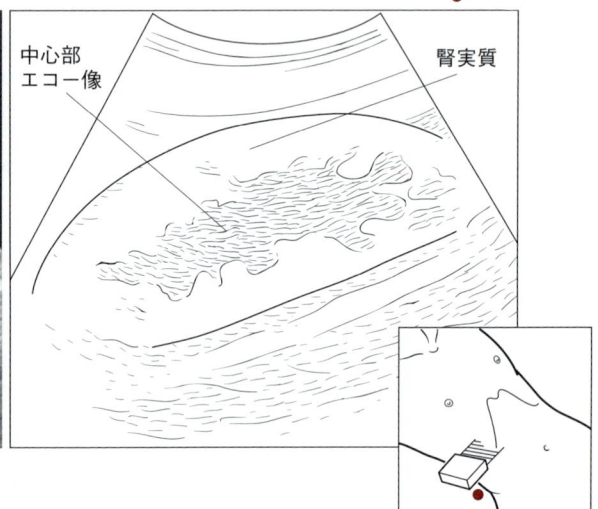

症例2 Grade 1：軽度水腎症

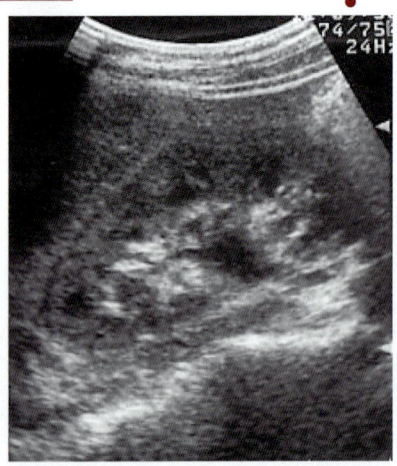

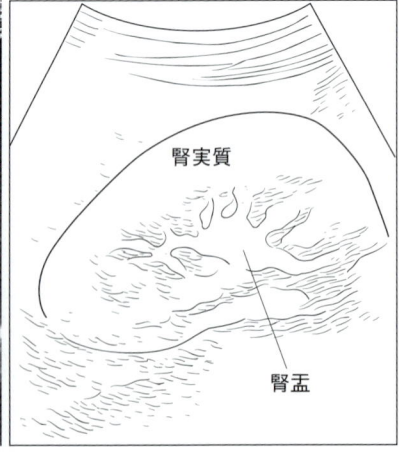

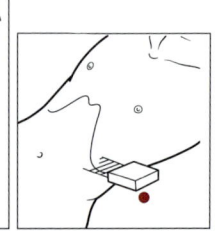

5. 腎の主要疾患の診断：非腫瘍性腎疾患／水腎症

症例3 Grade 2：中等度水腎症

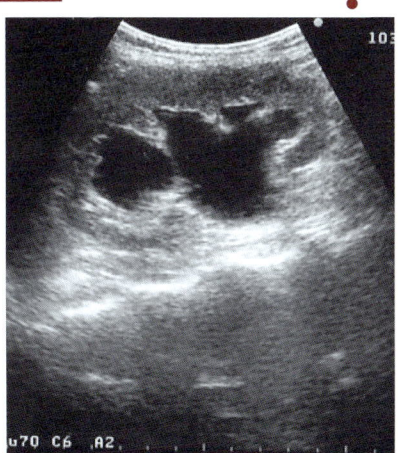

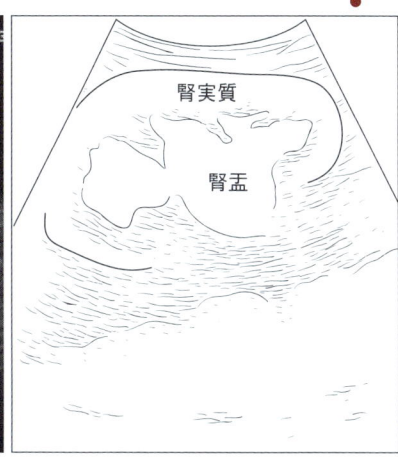

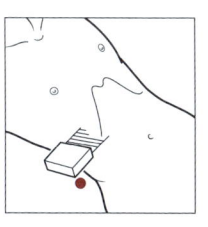

症例4 Grade 3：高度水腎症

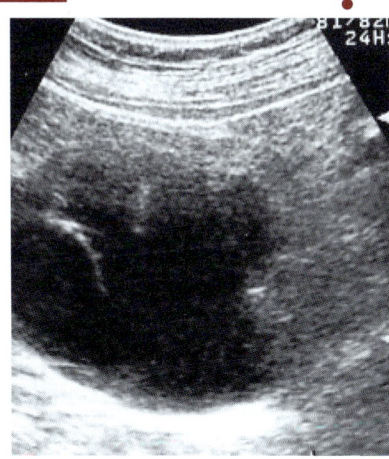

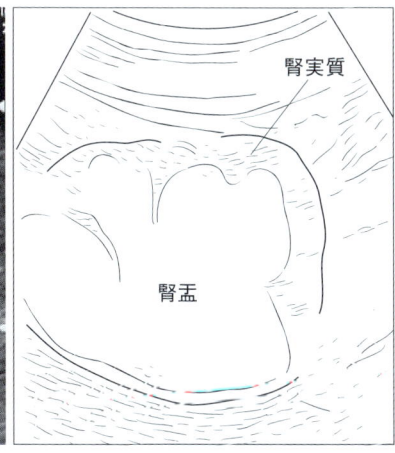

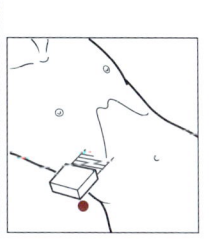

この症例の超音波所見

症例1（Grade 0：腎盂の拡張なし）
- 腎盂は中心部エコー像内に埋没されており描出されない．

症例2（Grade 1：軽度水腎症）
- 中心部エコー像内にごく軽度に拡張した腎盂が現れている．中心部エコー像の解離として表現される．

症例3（Grade 2：中等度水腎症）
- 中等度に拡張した腎盂が認められる．

症例4（Grade 3：高度水腎症）
- 高度に拡張した腎盂により，腎実質は非薄となり，腎全体は囊腫状に腫大している．

鑑別すべき疾患

腎嚢胞，嚢胞腎

次に行うべき検査

・DIP，造影CT，MRIなどにより，水腎の程度や原因（閉塞部位）の検索を行う．

ピットフォール

- 水腎症は尿の停滞により惹起された腎盂の二次的な拡張であり，原因疾患の検索が急務となる．

◆参考文献：Ellenbogen PH, et al：Am J Roentgenl 130：731, 1978

6. 膀胱の基本走査と正常像

1 下腹部横断面像（男性）

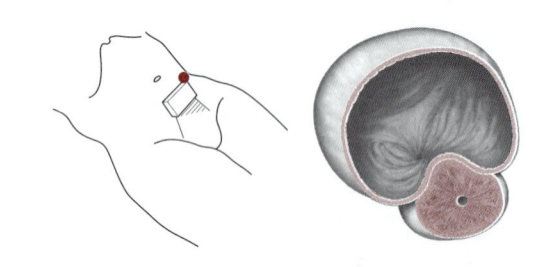

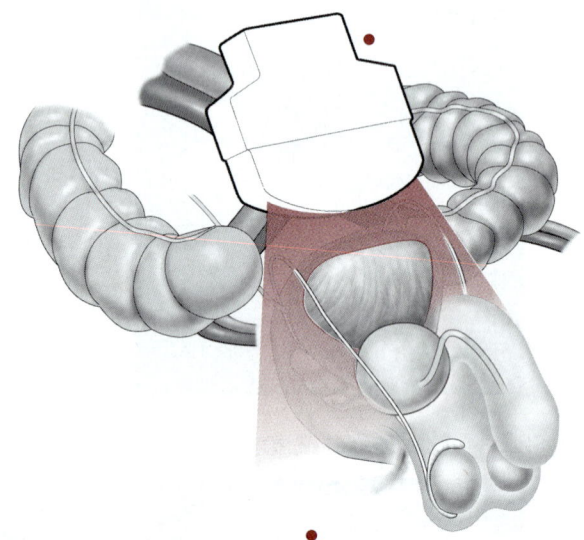

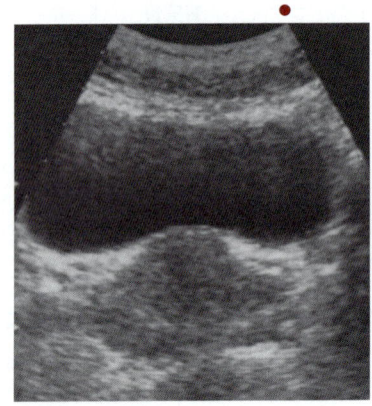

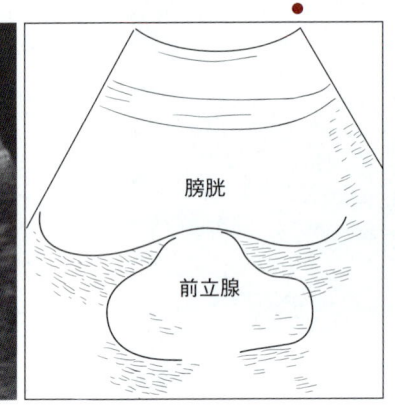

膀胱の正常像の一般的特徴
- 膀胱は骨盤内の囊状の構造物で，内腔は無エコー，壁は高エコーである．
- 内腔と粘膜の境界は明瞭である．膀胱壁と周囲臓器との境界は不明瞭である．
- 形態は貯留尿量により大きく変化する．
- 呼吸による影響はほとんどない．
- 隣接臓器（男性では前立腺・精囊，女性では子宮・卵巣）も描出される．
- 壁内・粘膜下の尿管・尿管口の観察も可能なことが多い．

描出のポイント
- 恥骨上縁の1～2横指頭側から，横断・矢状断方向を中心に走査する．
- 探触子が体壁に密着するように強く押し付けて走査する．
- 膀胱頸部は恥骨の裏面を頭側斜めから覗き込むように走査する．

描出上の注意点
▶ 正確な観察のためには適度の尿貯留（150～250 ml）が必要である．
▶ 特に尿が少ないと腸管が下降して見づらくなる．

2 下腹部矢状断面像（男性）

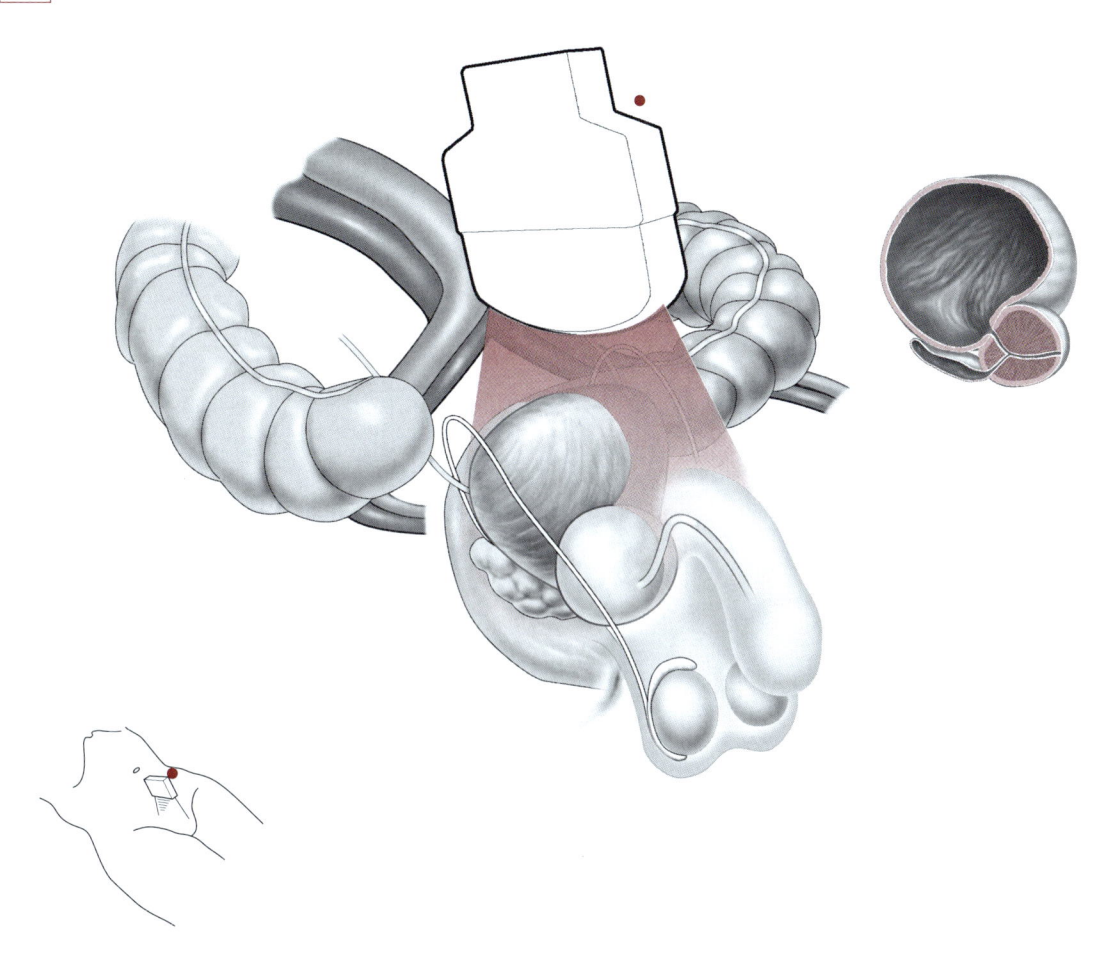

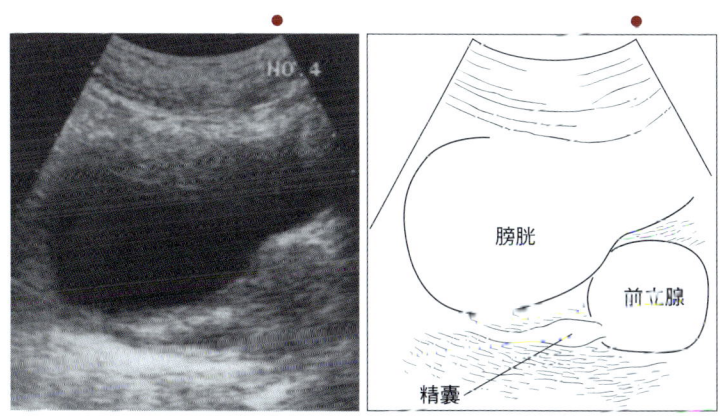

膀胱
前立腺
精嚢

第9章 腎臓・膀胱・後腹膜の超音波検査

3 下腹部横断面像（女性）

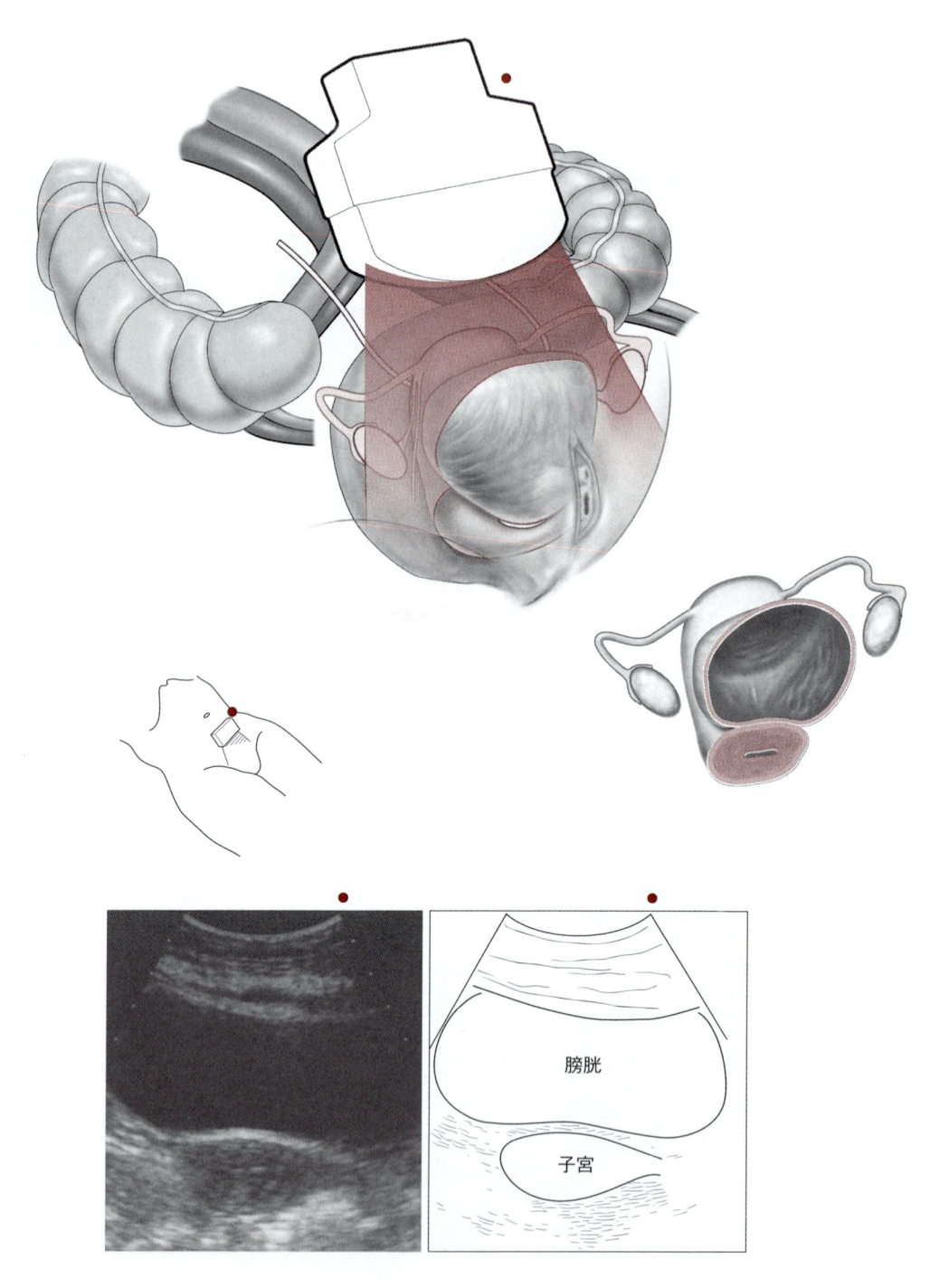

膀胱

子宮

6. 膀胱の基本走査と正常像

4 下腹部矢状断面像（女性）

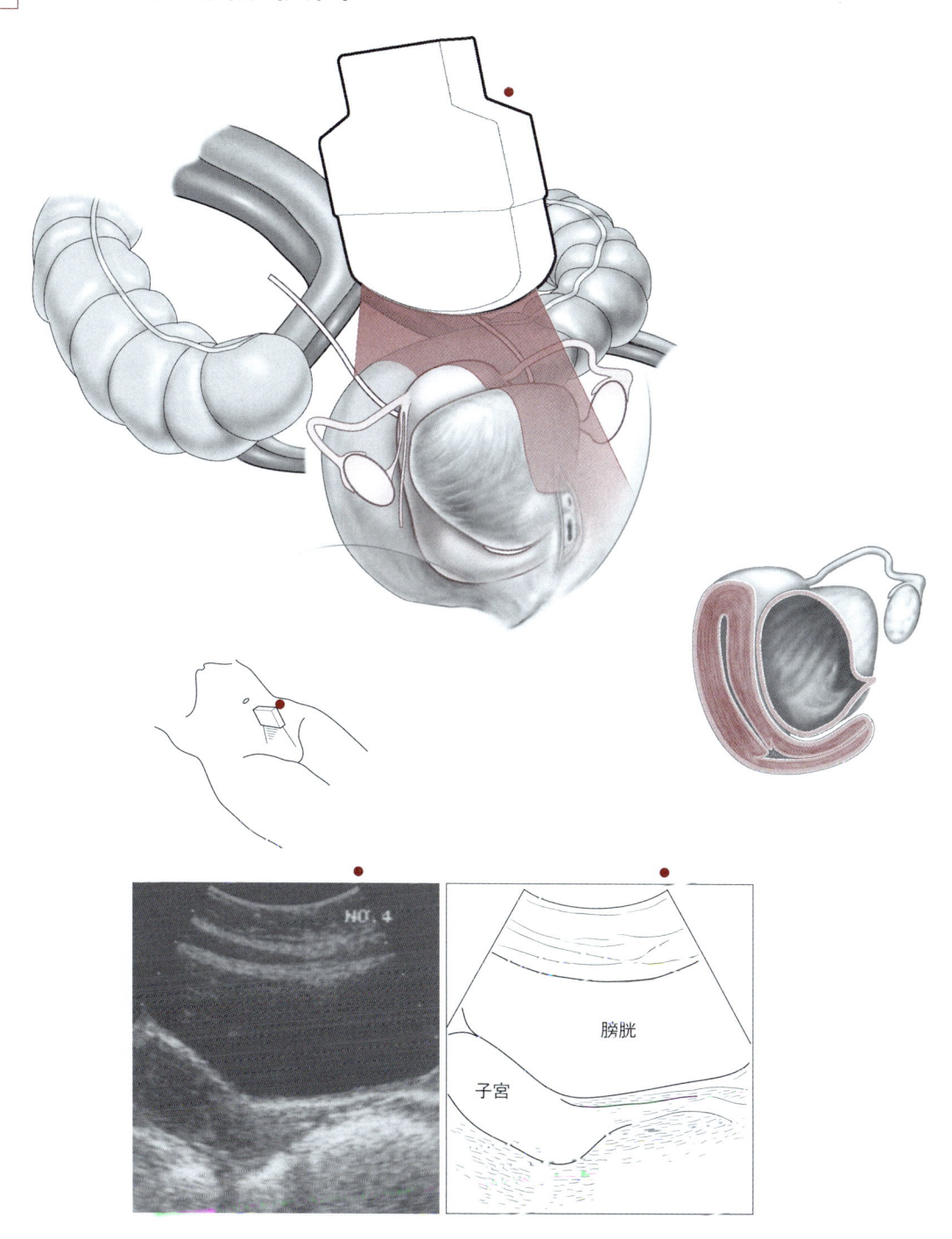

膀胱
子宮

7. 膀胱の異常エコー像の特徴

a. 大きさの異常

- 大きすぎる（一画面に膀胱壁が全部描出されない）：尿閉ないし尿閉に近い状態.
- 排尿後に走査した場合に無エコー部分が描出される：残尿の存在.
- なお，（横径×上下径×前後径）／2 により，貯留尿量（残尿量）の推定が可能である.

b. 壁の異常

- 走査に際して適度の貯留尿量であることが必須であり，壁全面の描出に努めること.
- 内腔への突出・隆起：膀胱粘膜～壁の変形（肉柱形成）ないし隆起性病変（膀胱腫瘍）でみられる．前立腺肥大症や子宮筋腫などの隣接臓器の腫大による隆起もよくみられるが，隆起の立ち上がりが緩やかであることが多い.
- 膀胱外への変形：膀胱憩室で認められる．時に，子宮の圧迫により，後壁が相対的に外部へ突出しているように見えることがある.

c. 内腔の異常エコー

- b と同様に，適度な尿貯留が必要．特に尿量が少ないと偽陰性になりやすい.
- 表面が高エコーで音響陰影（acoustic shadow）を伴えば結石と判断してよい．ただし，結石が小さいとそのいずれも弱いことが多い．なお，膀胱結石は体位変換により移動するが，尿管下端の結石は移動しない.
- 泥状物（デブリエコー）はしばしば膀胱腫瘍に類似した像を呈するが，体位変換により移動し，変形する.

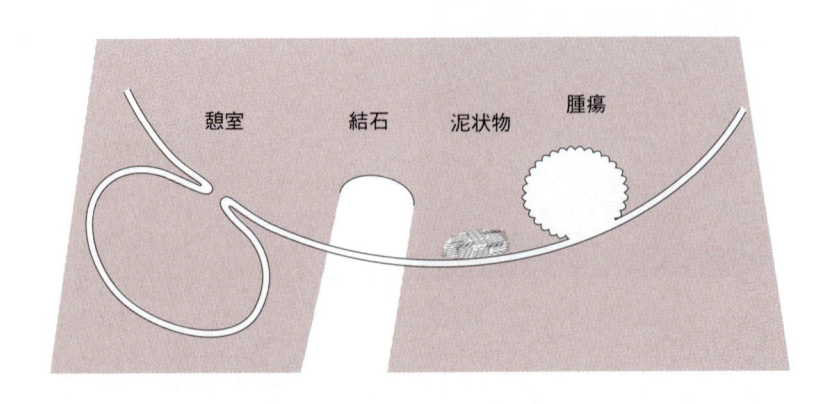

8. 膀胱の異常エコー像からみた診断

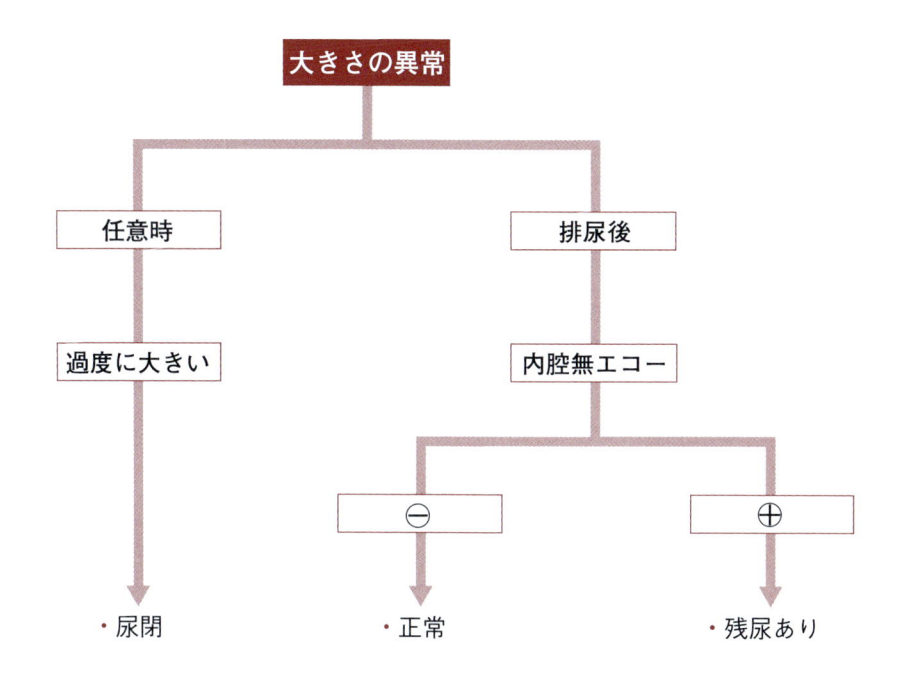

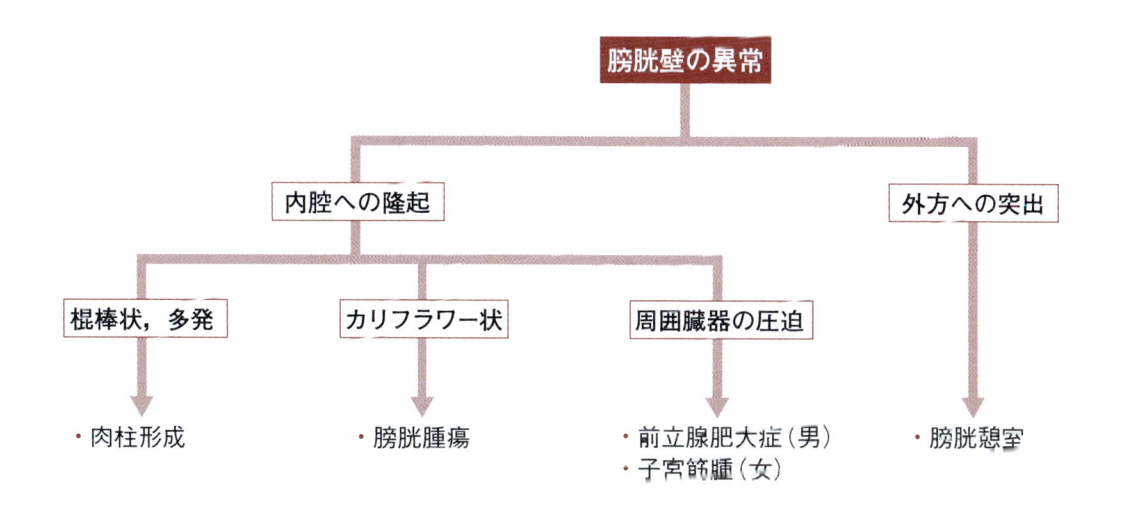

```
                        大きさの異常
                    ┌────────┴────────┐
                  任意時              排尿後
                    │                  │
                過度に大きい        内腔無エコー
                    │              ┌───┴───┐
                    │              ⊖       ⊕
                    ↓              ↓       ↓
                  ・尿閉         ・正常   ・残尿あり
```

```
                            膀胱壁の異常
                    ┌──────────────┴──────────────┐
                内腔への隆起                    外方への突出
        ┌───────────┼───────────┐                  │
     棍棒状,多発  カリフラワー状  周囲臓器の圧迫        │
        ↓          ↓              ↓                ↓
     ・肉柱形成   ・膀胱腫瘍    ・前立腺肥大症(男)   ・膀胱憩室
                              ・子宮筋腫(女)
```

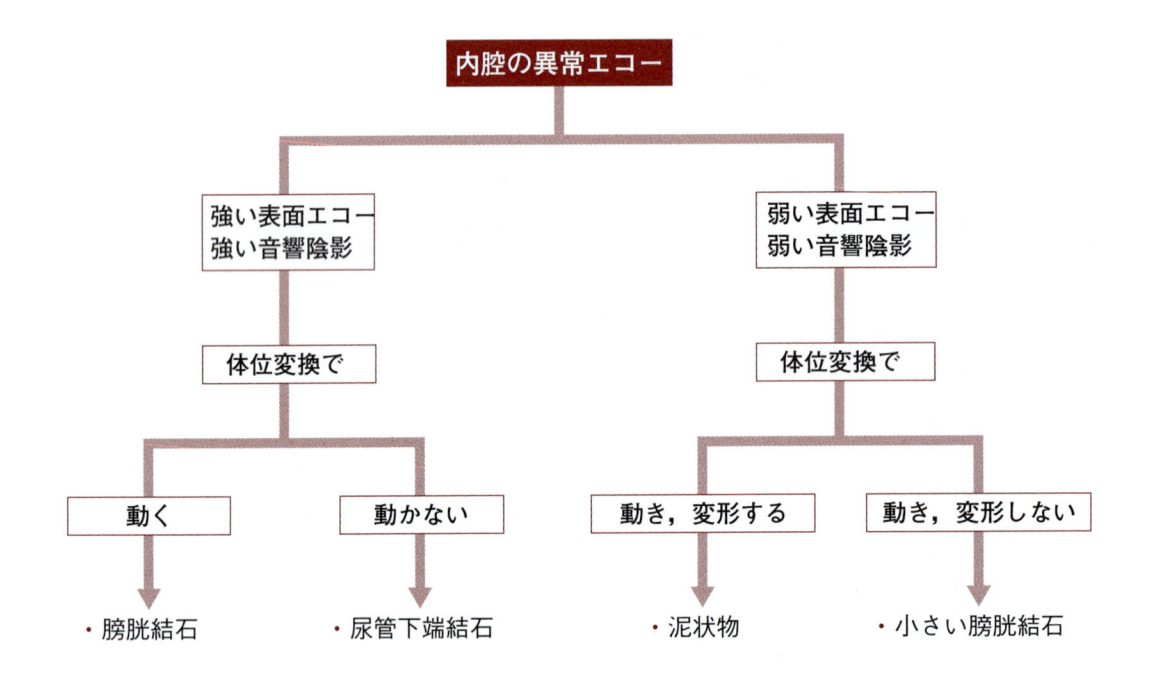

```
                          内腔の異常エコー
                               │
                ┌──────────────┴──────────────┐
         強い表面エコー                    弱い表面エコー
         強い音響陰影                      弱い音響陰影
                │                              │
            体位変換で                      体位変換で
                │                              │
         ┌──────┴──────┐                ┌──────┴──────┐
        動く         動かない         動き，変形する  動き，変形しない
         │             │                  │              │
      ・膀胱結石   ・尿管下端結石      ・泥状物      ・小さい膀胱結石
```

9. 膀胱の主要疾患の診断

膀胱結石

> **この疾患の超音波像**
> ❶ 表面が高エコー，音響陰影(acoustic shadow：AS)を伴う．
> ❷ ただし，結石が小さいとそのいずれも弱い．
> ❸ 体位変換により移動する．

症例

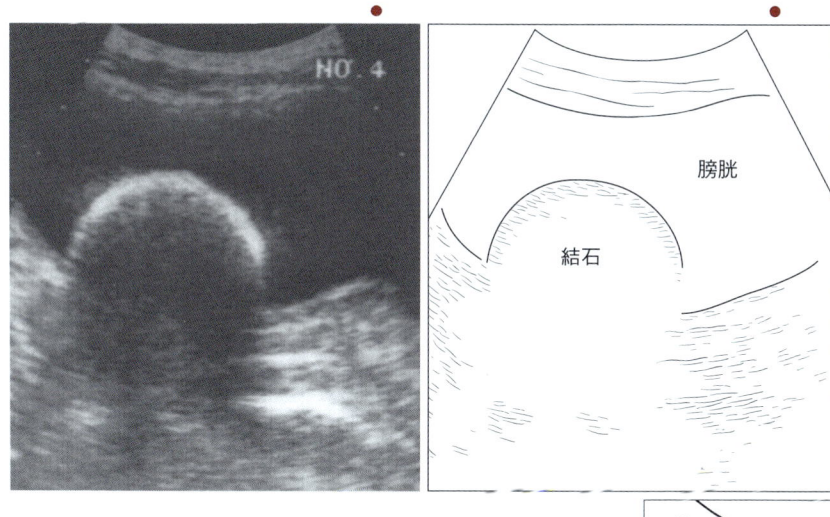

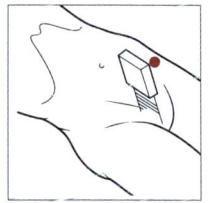

この症例の超音波所見
- 表面が高エコーで AS を伴っている．

読影上のポイント
- 仰臥位での走査では，結石エコーは結石の重さにより後壁側に描出される．
- 体位変換により移動する．

鑑別を要する疾患と鑑別点
1) 尿管下端(尿管口内)結石：体位変換により移動しない．
2) 泥状物：表面高エコーが弱く，AS も不明瞭になる．

次に行うべき検査・処置
・結石除去

第9章　腎臓・膀胱・後腹膜の超音波検査

膀胱憩室

この疾患の超音波像
1. 膀胱壁の膀胱外部への突出．
2. 狭い憩室口により膀胱と連絡．

症例

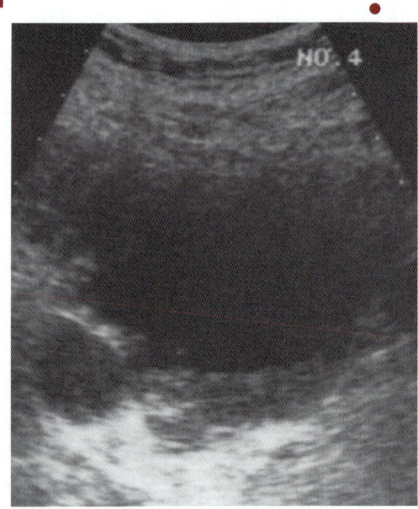

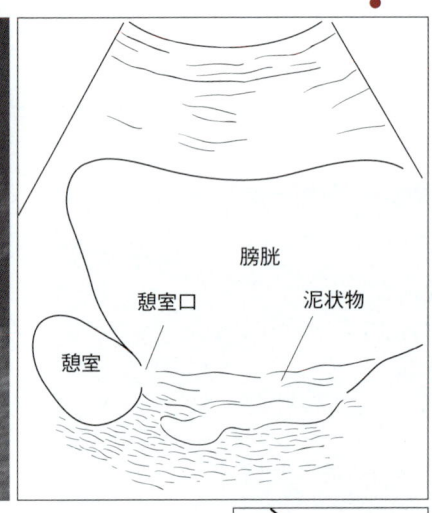

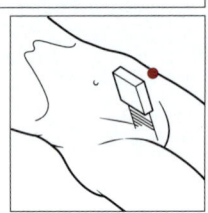

(図中ラベル：膀胱，憩室口，泥状物，憩室)

この症例の超音波所見
- 膀胱壁の一部が膀胱外へ袋状に突出．
- 狭い憩室口により膀胱と連絡．

読影上のポイント
- 様々な方向での走査により憩室口を描出し、膀胱との連絡を確認すること．
- 憩室内は通常無エコーであるが、しばしばデブリエコーを伴っている．

鑑別を要する疾患と鑑別点
1) 尿管瘤：水尿管と連続し，また利尿に伴って拡大することが多い．
2) 卵巣嚢腫：膀胱外から膀胱を圧迫する．憩室口に相当する像を認めない．

次に行うべき検査・処置
- 一般に排尿障害に伴って生じることに留意する．
- 尿流量測定・残尿測定などの排尿機能検査．

前立腺肥大症

この疾患の超音波像
❶ 腫大した前立腺像．❷ 腫大腺腫が膀胱を尾側から圧排，膀胱底の挙上．

症例

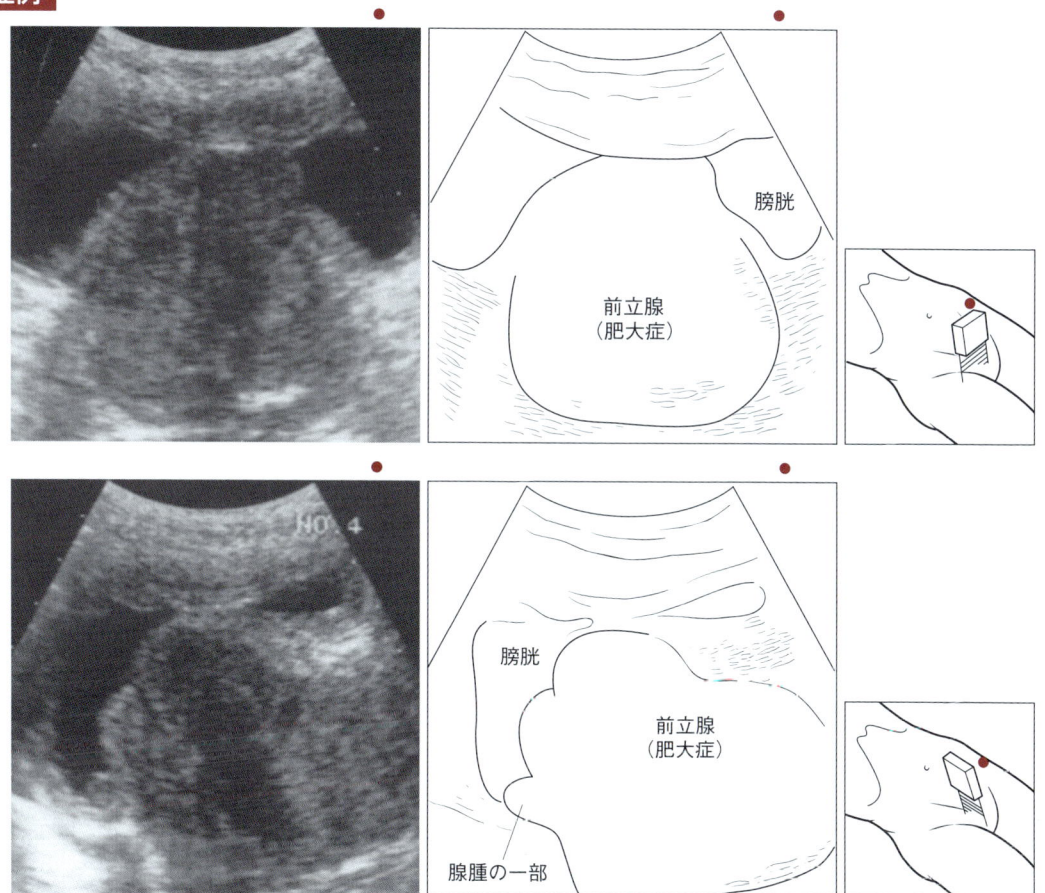

この症例の超音波所見
- 膀胱頸部付近の壁が内腔へ突出している．
- とくに矢状断面像にて前立腺の腫大が著明で，その一部が結節状に隆起している．

読影上のポイント
- 大きい前立腺肥大症では，しばしば膀胱内に突出する腫瘤像として描出される．
- 膀胱壁との境界は明瞭なことが多い．

鑑別を要する疾患と鑑別点
1) 膀胱腫瘍と紛らわしいことがあるが，腺腫本体との連続性を確認することで鑑別可能である．なお，前立腺癌との鑑別は経腹的走査（体外走査）では困難なことが多い．

次に行うべき検査・処置
・尿流量測定・残尿測定などの排尿機能検査．
・直腸診，血液検査（PSA）．

膀胱癌

この疾患の超音波像
1. 膀胱壁から内腔に突出する結節状ないしカリフラワー状の隆起像．
2. 表面エコーは膀胱壁よりも弱く，内部エコー像は一般に均一である．
3. 体位変換により移動しない．
4. 上皮内癌の描出はほとんど不可能である．

症例

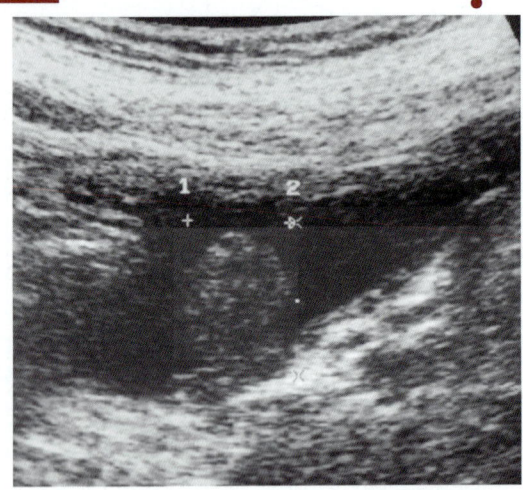

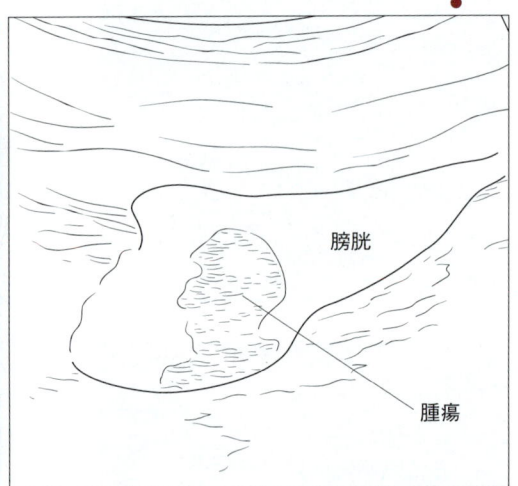

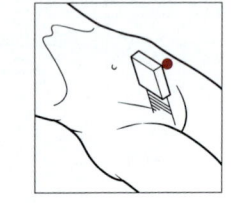

この症例の超音波所見
- 膀胱壁から内腔へ突出するカリフラワー状の腫瘤像．
- 表面エコーは膀胱壁よりも弱く，内部エコーは均一．

読影上のポイント
- 表面および内部エコーは膀胱壁よりも弱く，多くの場合均一である．
- 体位変換により移動しない．
- 三角部～後壁の病変は認めやすいが，頂部～前壁のものは検出しにくい．
- 見逃しを避けるためには，適切な貯留尿量が必要である．
- 腫瘍の筋層への浸潤の観察はある程度は可能であるが，経腹的走査では限界がある．

鑑別を要する疾患と鑑別点
1) 泥状物：腫瘍状に見えることがあるが，体位変換により移動・変形する．

次に行うべき検査・処置
・膀胱鏡
・尿細胞診

10. 後腹膜の基本走査と正常像

10-1 副腎

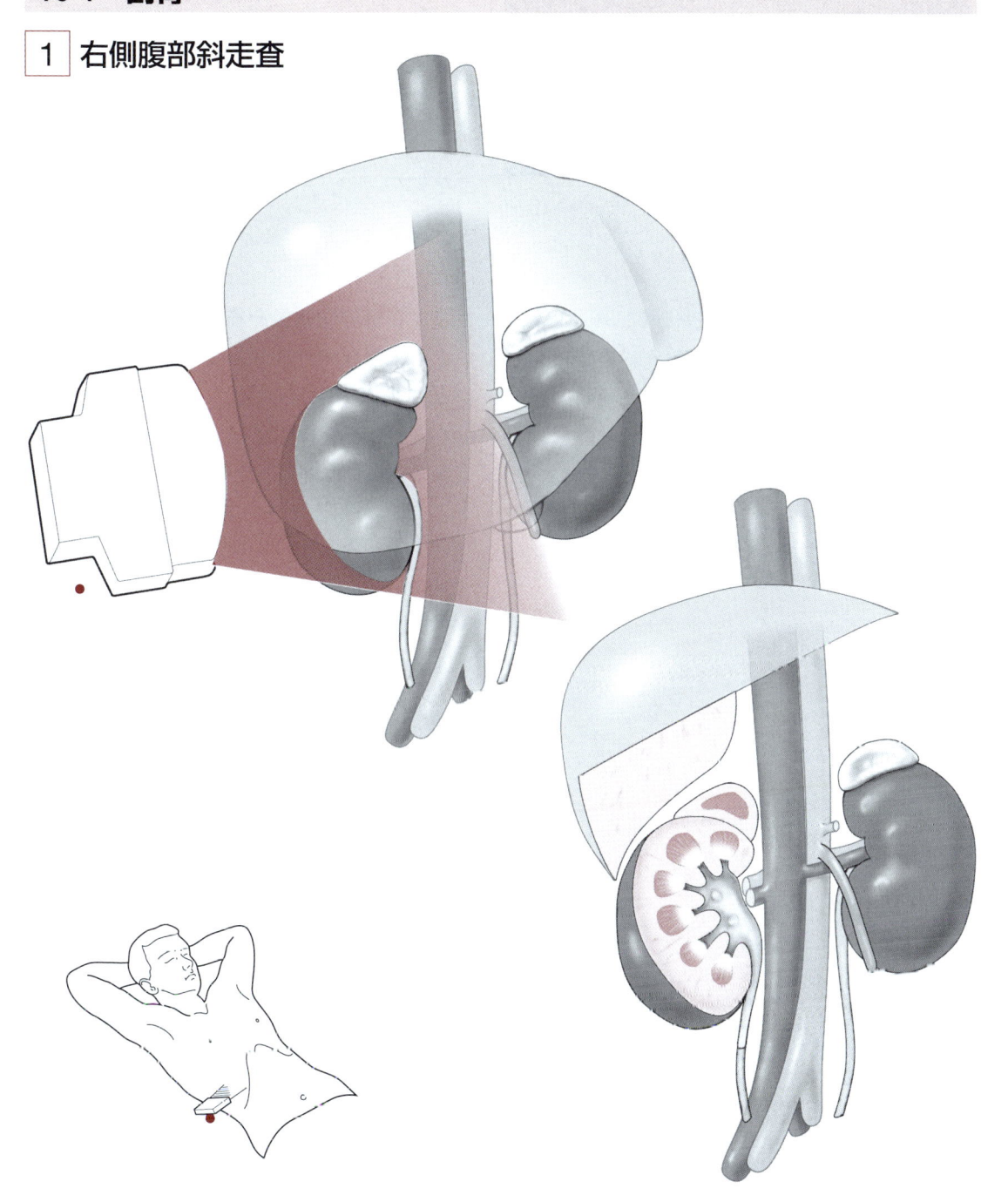

1 右側腹部斜走査

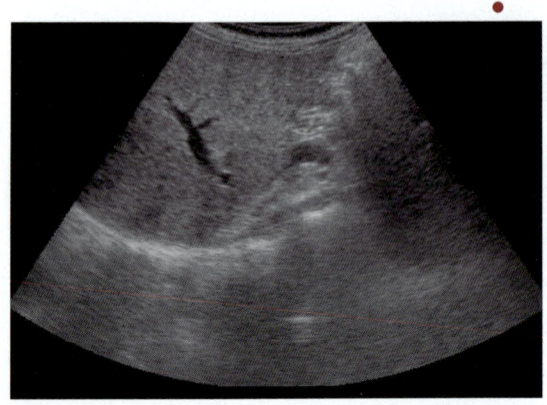

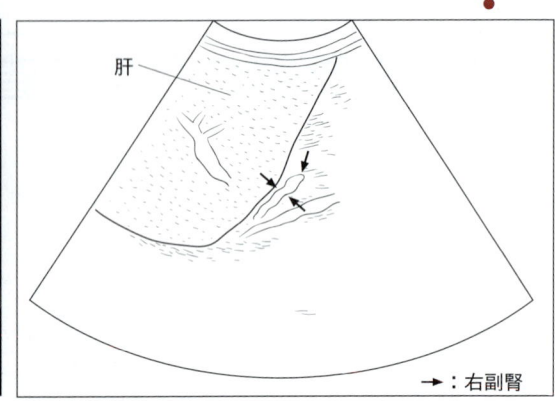

正常像の一般的特徴

1. 肝右葉背側と右腎上極に接して，線状の低エコー域を中心とした右副腎が描出される．

描出のポイント

- まず右腎の縦断像を描出し，次いで探触子を下大静脈側へ向かって扇動走査していくと右副腎が描出される．
- 右副腎は肝を音響窓(acoustic window)にできるため，左副腎と比べて描出率は高い．

2 右肋骨弓下走査

図中ラベル:
- 右腎
- 下大静脈
- →：右副腎

正常像の一般的特徴

① 右腎上極の内側と下大静脈の間に囲まれた高エコー域の中に，逆 V ないし Y 字型をした低エコー域を中心とした右副腎が描出される．

描出のポイント

- 仰臥位で描出しづらい場合は，被検者を左側臥位にすると消化管のガスの影響を排除でき，描出されやすくなることがある．

3 左側腹部斜走査

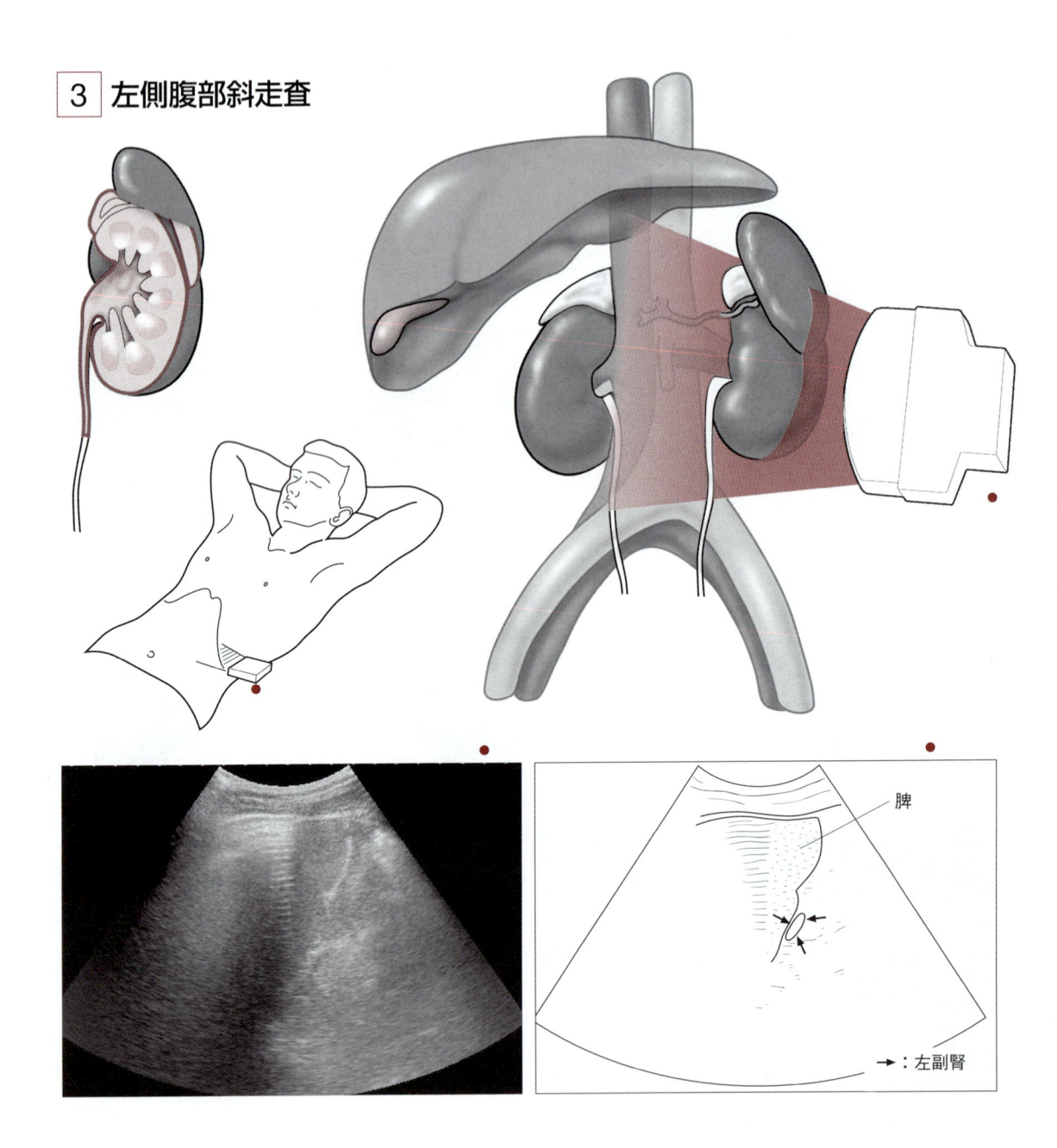

脾

→：左副腎

正常像の一般的特徴
① 脾背側と左腎上極に接して左副腎が描出される．

描出のポイント
● まず左腎の縦断像を描出し，次いで探触子を腹部大動脈側へ向かって扇動走査していくと左副腎が描出される．

描出上の注意点
▶ 左副腎は右副腎のように音響窓（acoustic window）になるものがないため，描出率は低い．

10. 後腹膜の基本走査と正常像／副腎

4 心窩部横走査

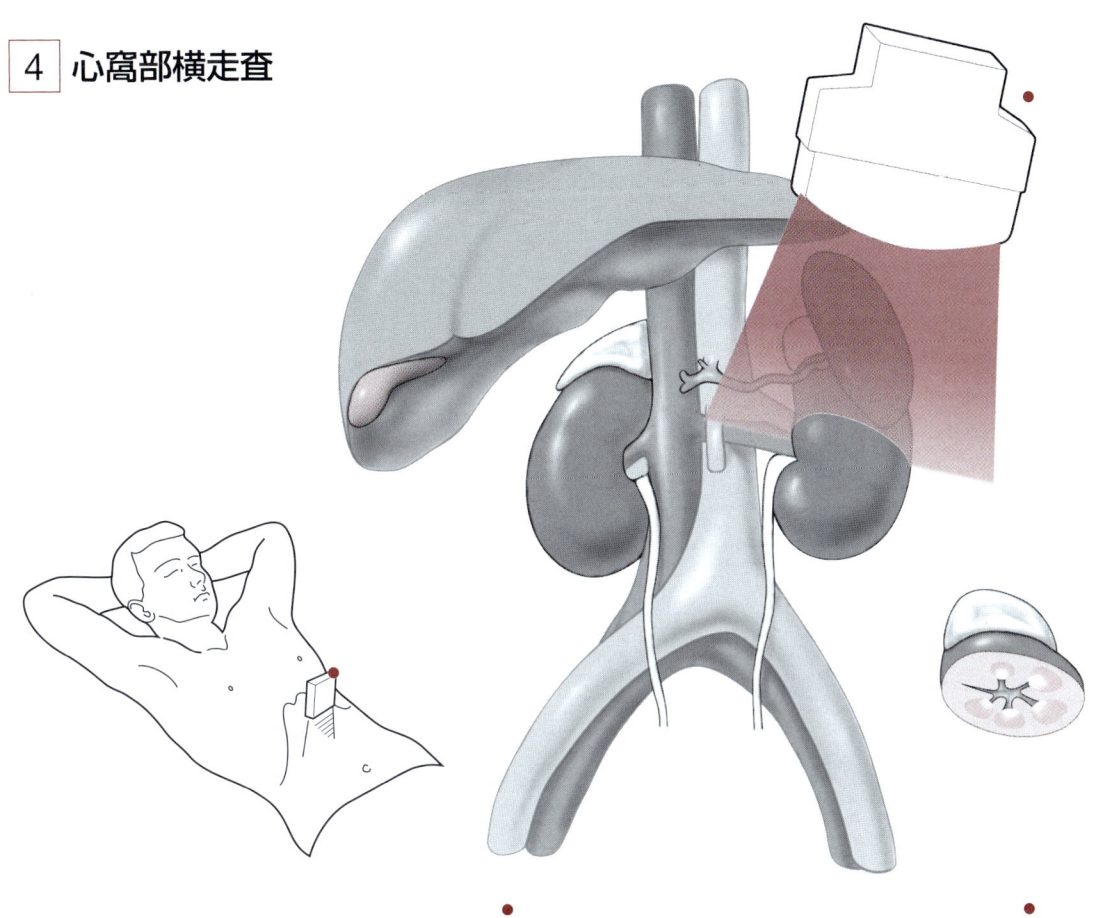

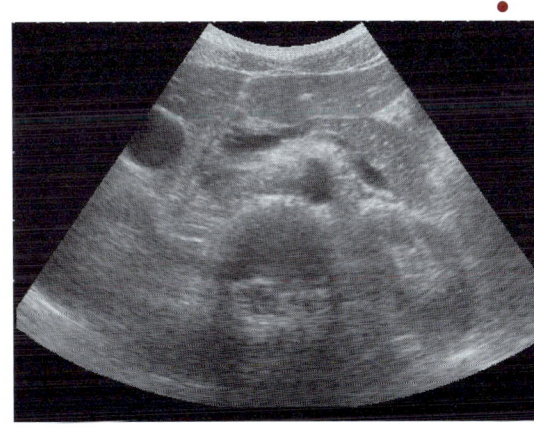

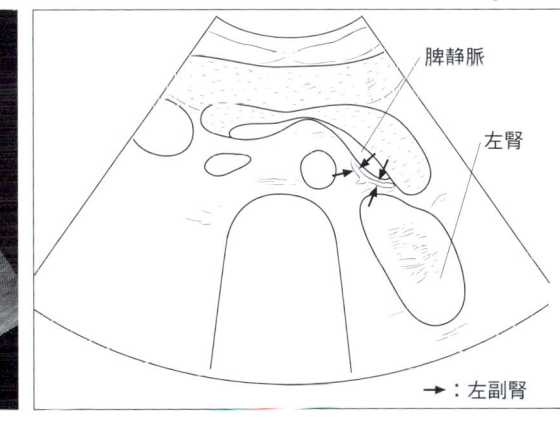

脾静脈
左腎
→：左副腎

正常像の一般的特徴
1. 膵尾部の背側の脾静脈と左腎に接して左副腎が描出される．

描出のポイント
- 消化管のガスが多い場合は，探触子を腹壁に強めにあてるとガスが排除され，描出されやすくなる．

10-2　腹部大動脈

1　心窩部〜下腹部縦走査

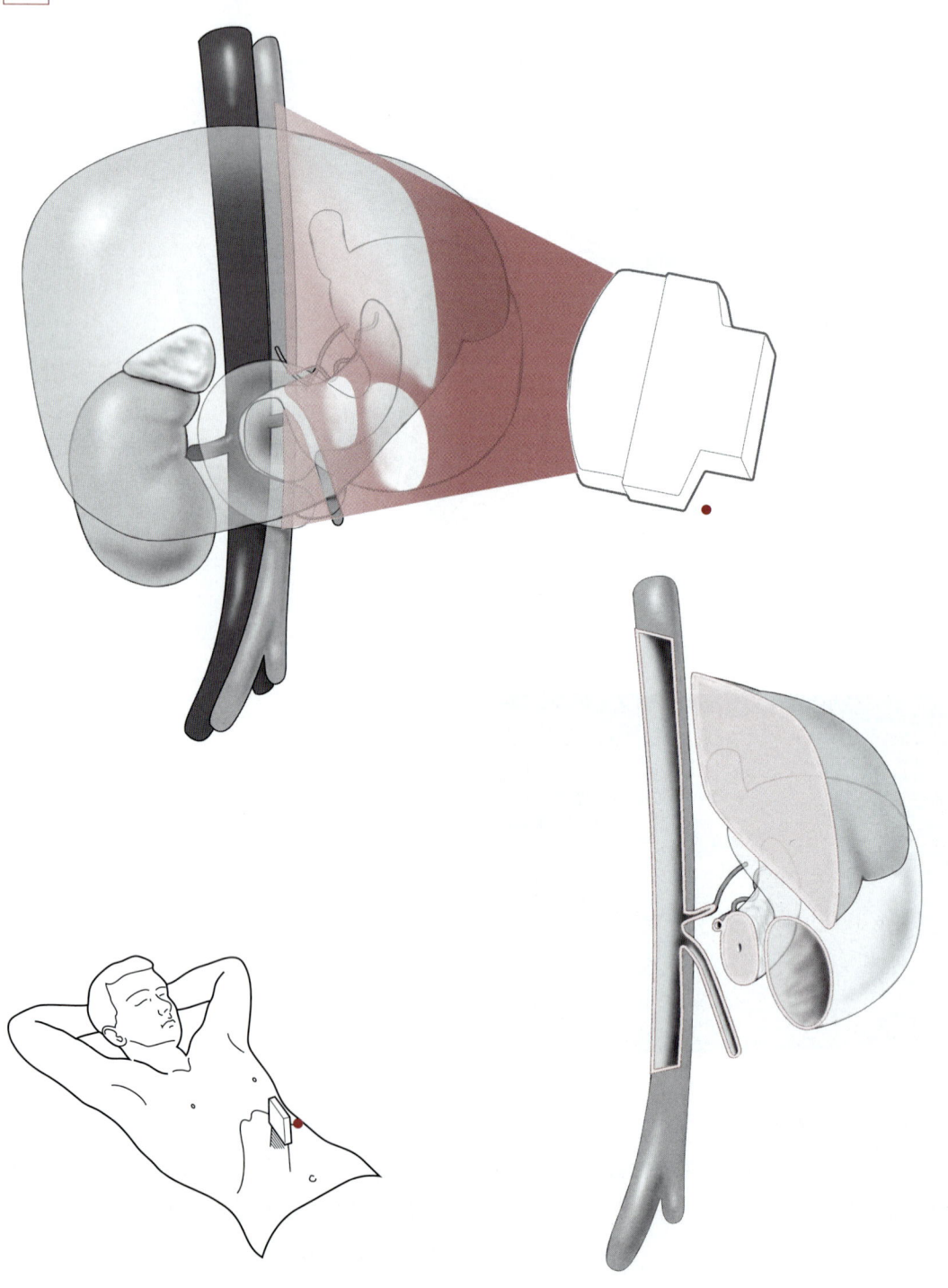

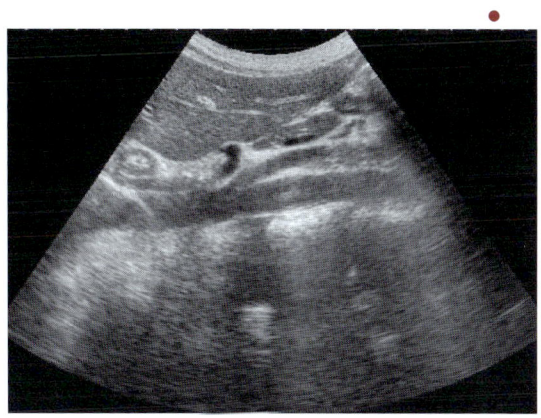

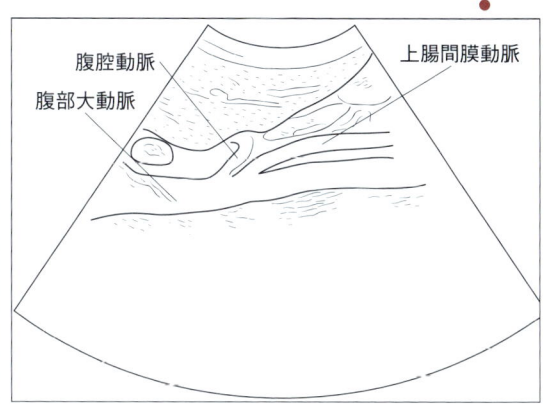

正常像の一般的特徴

1. 腹部大動脈は横隔膜直下から尾側に向かう無エコーの管腔構造として描出される．
2. 腹部大動脈の前面から分岐する腹腔動脈と上腸間膜動脈が認められる．

描出のポイント

- 腹部大動脈は頭側から尾側まで長いため，モニター上で一度に全域を描出することはできない．このため心窩部から下腹部にかけて探触子を連続的に移動させながら観察する必要がある．
- 消化管のガスが多い場合は探触子を腹壁に強めにあてるとガスが排除され，描出されやすくなる．

描出上の注意点

▶ 健常者の腹部大動脈径は腎動脈起始部より上方では30mm以下，下方では25mm以下である．

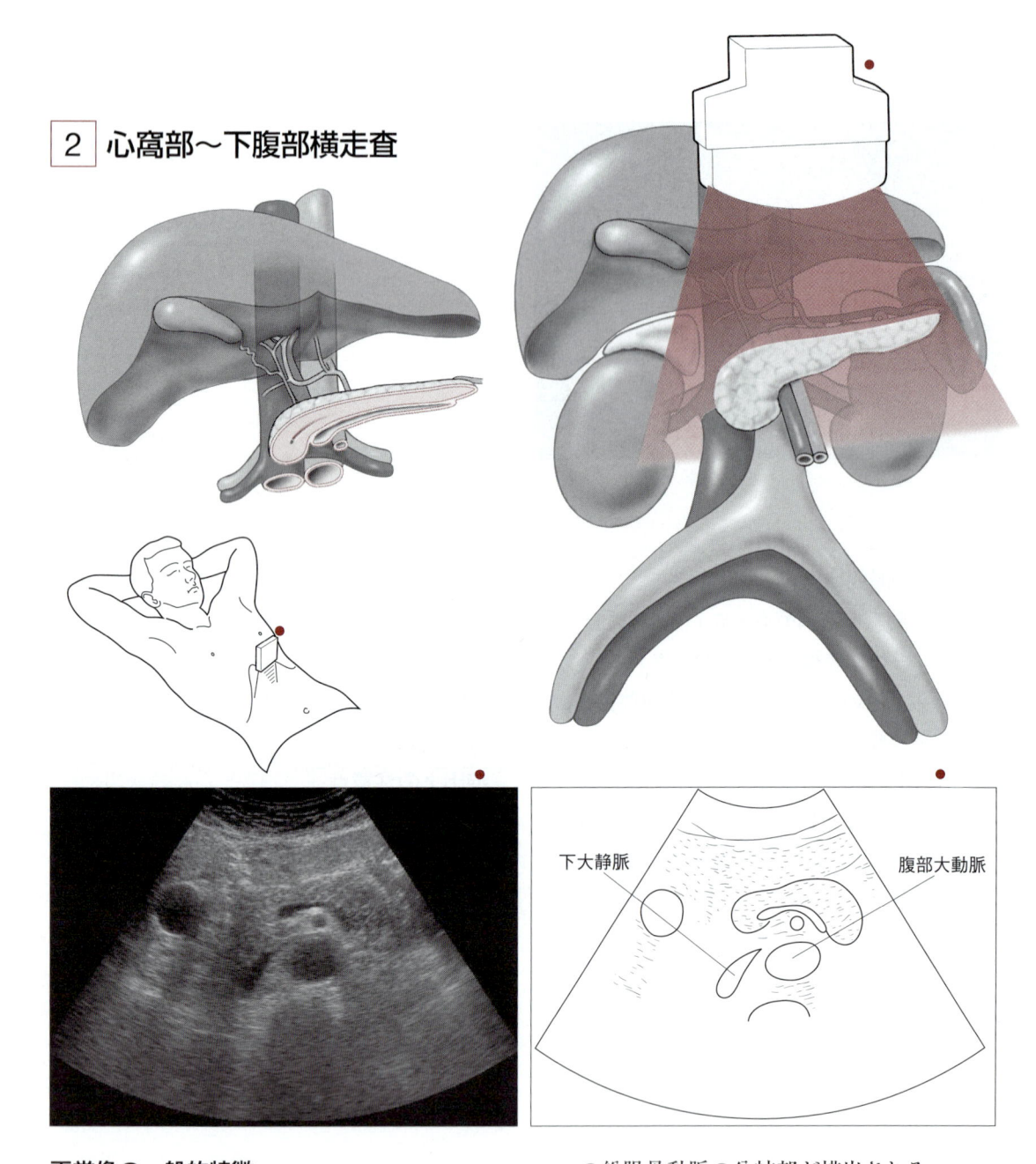

第9章　腎臓・膀胱・後腹膜の超音波検査

2　心窩部〜下腹部横走査

正常像の一般的特徴

1. 下大静脈の左方に腹部大動脈の横断像が描出される．腹側へ分岐する腹腔動脈と上腸間膜動脈が描出される．
2. 探触子を尾側に移動させると，腹部大動脈の側面より分岐する左右の腎動脈が描出される．
3. さらに探触子を尾側に移動させると，左右の総腸骨動脈の分岐部が描出される．

描出のポイント

- 消化管のガスが多い場合は探触子を強めにあてるとガスは排除され，描出されやすくなる．
- 下大静脈は呼吸により径が変化するが，腹部大動脈では変化はみられない．

10-3 リンパ節

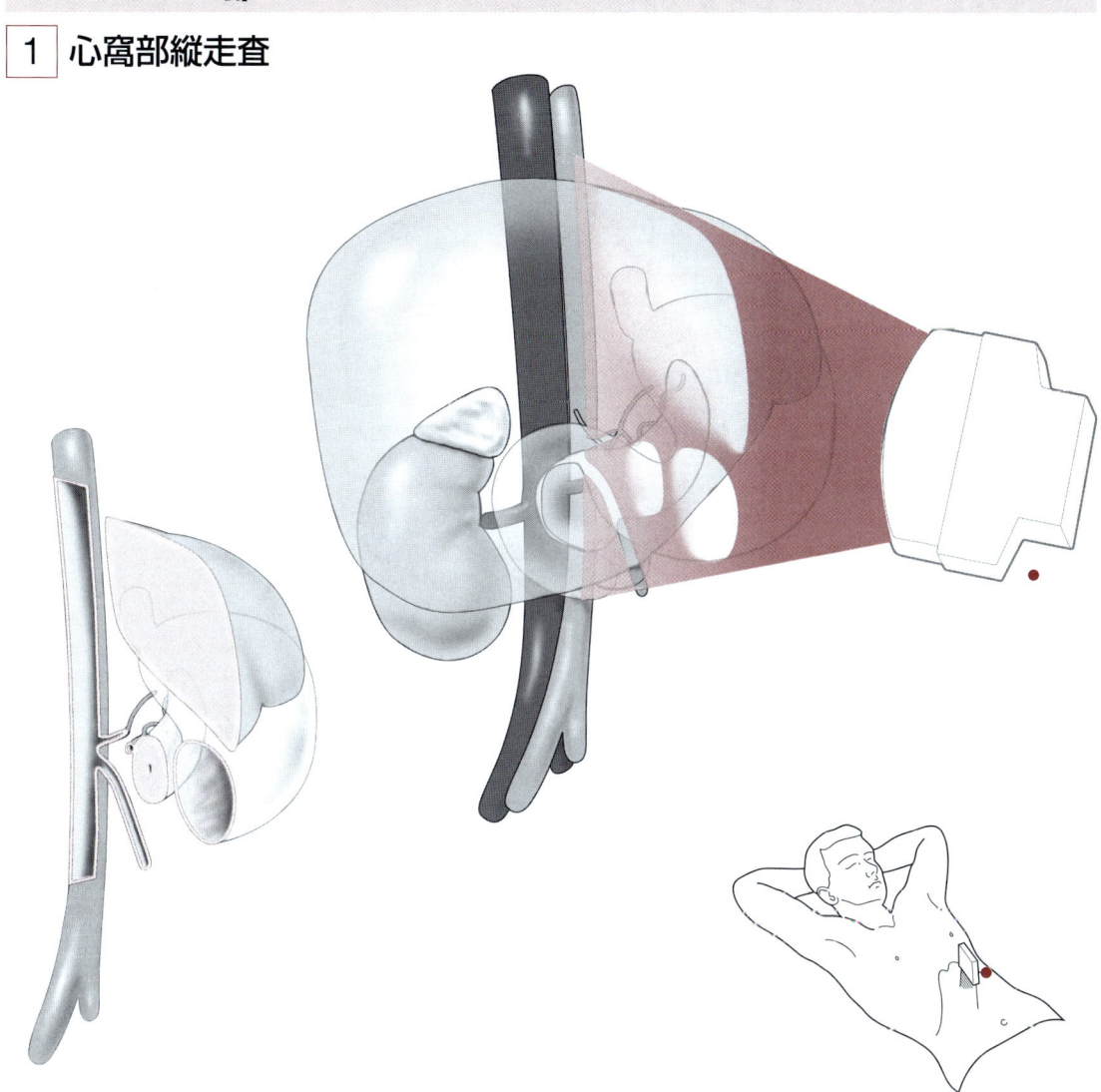

1 心窩部縦走査

正常像の一般的特徴

1. 健常者では通常，腹部のリンパ節は周囲の脂肪織と同様のエコーレベルのため描出されない．
2. 腹部大動脈の縦断像を描出し腹腔動脈，左胃動脈，上腸間膜動脈周囲のリンパ節および胃小彎・大彎リンパ節の腫大の有無を観察する．

描出のポイント

- 腹部のリンパ節の番号は胃癌・原発性肝癌・胆道癌および膵癌取扱い規約により定められている（次頁参照）．
- 腹部領域で問題となるリンパ節の多くは主要血管の周囲にあるため，血管周囲の低エコーな円形ないし楕円形腫瘤の有無を検索する必要がある．

第9章　腎臓・膀胱・後腹膜の超音波検査

腹部のリンパ節
（日本胃癌学会編：胃癌取扱い規約 第13版，金原出版，1999 を一部改変引用）

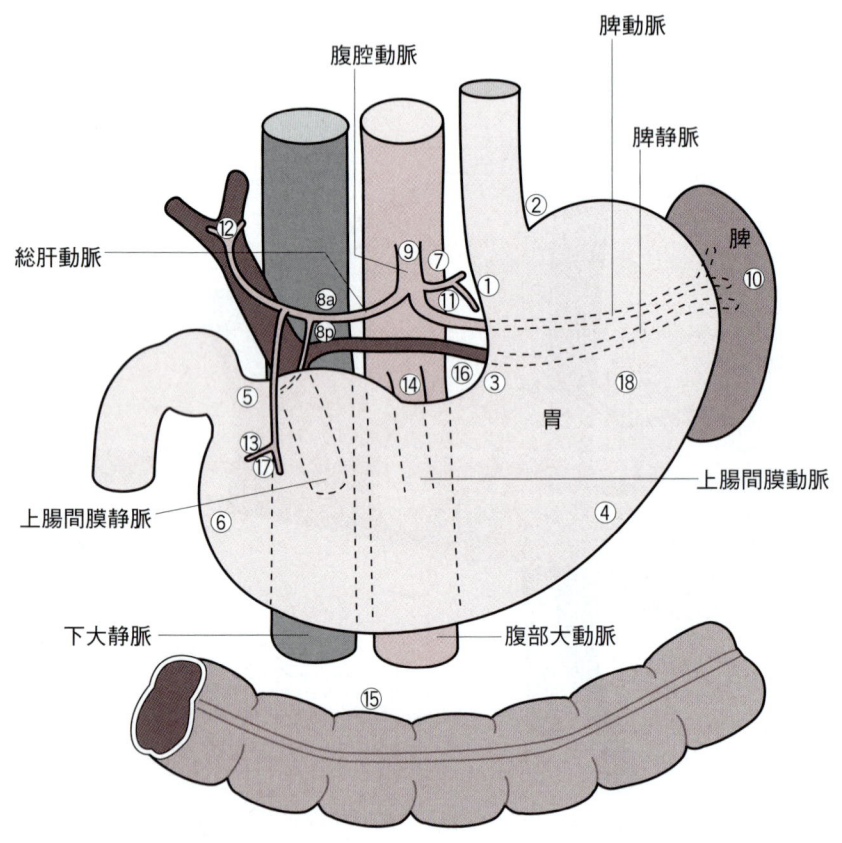

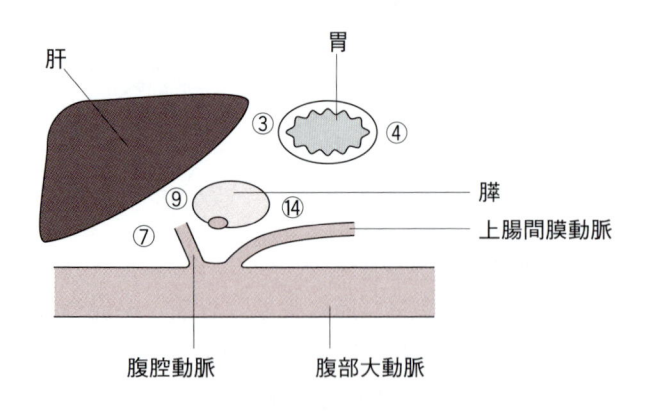

① 右噴門リンパ節
② 左噴門リンパ節
③ 小彎リンパ節
④ 大彎リンパ節
⑤ 幽門上リンパ節
⑥ 幽門下リンパ節
⑦ 左胃動脈幹リンパ節
⑧ 総肝動脈幹リンパ節
⑨ 腹腔動脈周囲リンパ節
⑩ 脾門リンパ節
⑪ 脾動脈幹リンパ節
⑫ 肝十二指腸間膜内リンパ節
⑬ 膵頭後部リンパ節
⑭ 腸間膜根部リンパ節
⑮ 中結腸動脈周囲リンパ節
⑯ 大動脈周囲リンパ節
⑰ 膵頭前部リンパ節
⑱ 下膵リンパ節

- 血管の断面像との鑑別は多方向からの観察により，血管との連続性の有無を検索する．また必要に応じてカラードプラにて血流シグナルの有無を検討する．

描出上の注意点

▶ 腹部リンパ節の短径が10 mm以上を腫大とすることが多い．

2 心窩部横走査

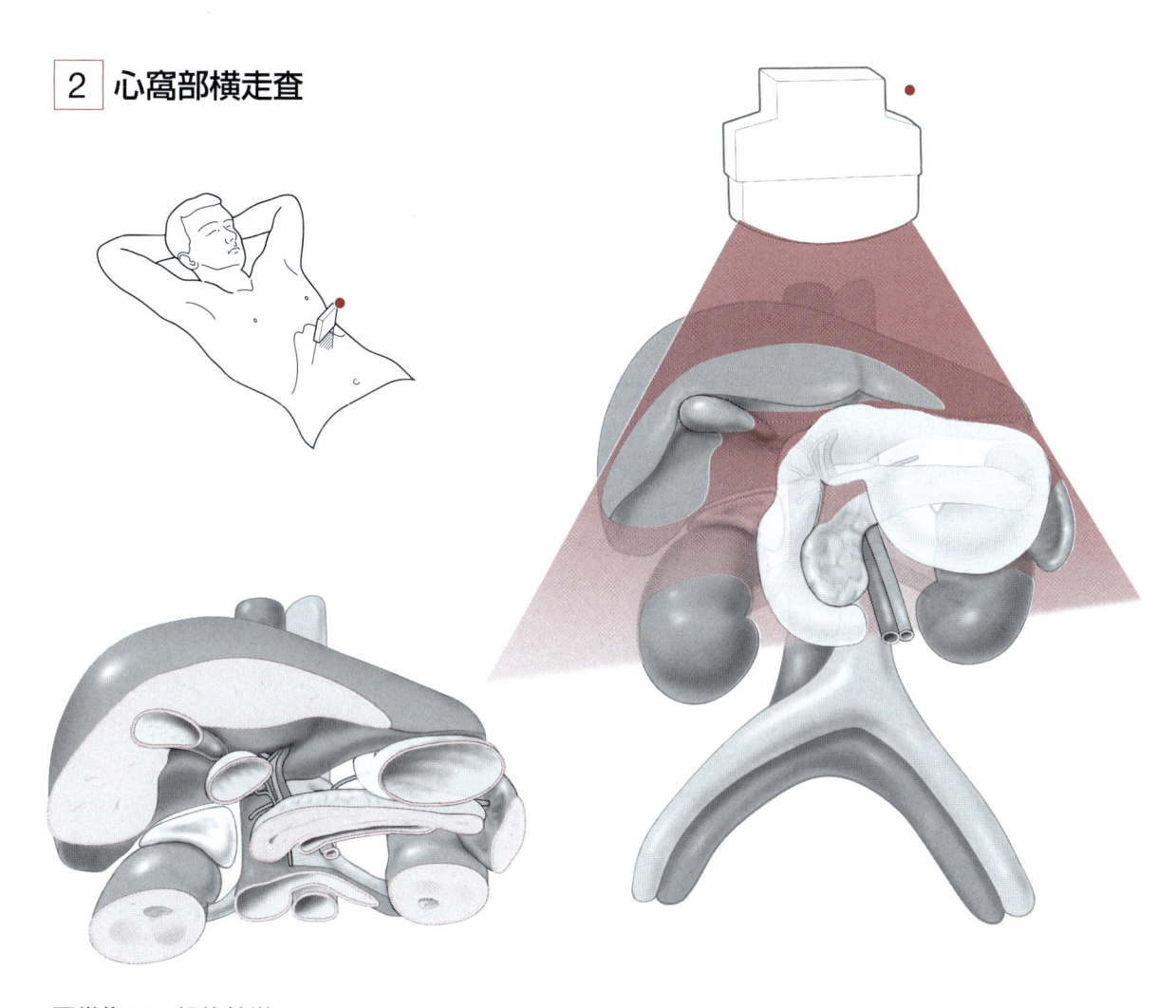

正常像の一般的特徴

1. 膵の長軸方向における断面で総肝動脈，肝十二指腸間膜，膵，脾周囲のリンパ節腫大の有無について観察を行う．

描出上の注意点

▶ 健常者では通常，腹部のリンパ節は周囲の脂肪織と同様のエコーレベルのため描出されないが，時に総肝動脈幹前上リンパ節⑧aが低エコーな扁平結節として描出されることがある．

▶ 膵に接したリンパ節では膵原発の腫瘍との鑑別に注意する必要がある．

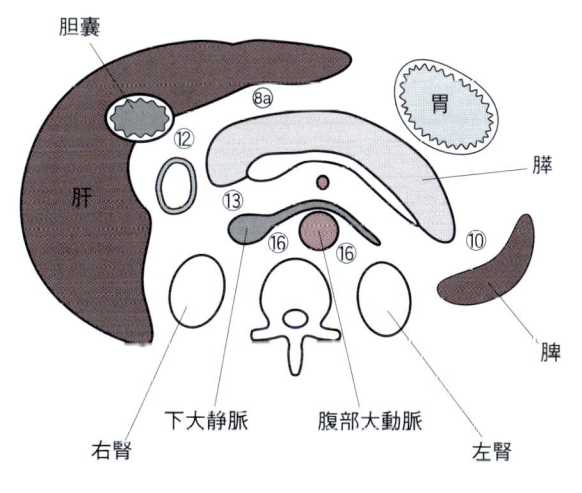

（リンパ節の番号は362頁参照）

11. 副腎の異常エコー像の特徴

1 腫瘤

- 健常者の副腎は高エコーな脂肪織に囲まれた，逆VないしY字型の低エコーな構造物として描出される．
- 健常者の副腎の大きさは，長径が40～50 mm，短径が20～30 mm，厚さが5～10 mmであり，右副腎と比べて左副腎のほうがやや大きい．
- 副腎に腫瘤をきたす疾患：副腎嚢胞，骨髄脂肪腫，副腎血管腫，神経節神経腫，神経芽細胞腫，神経節芽細胞腫，非機能性腺腫，原発性アルドステロン症，Cushing症候群，褐色細胞腫，副腎癌，転移性副腎腫瘍など．
- 原発性アルドステロン症の腺腫は20 mm以下の小さな例が多く，超音波上，描出困難なことも多い．Cushing症候群の腺腫は20～50 mmの例が多い．超音波所見のみでは副腎非機能性腺腫，原発性アルドステロン症，Cushing症候群の鑑別は困難なことが多い．

12. 副腎の異常エコー像からみた診断

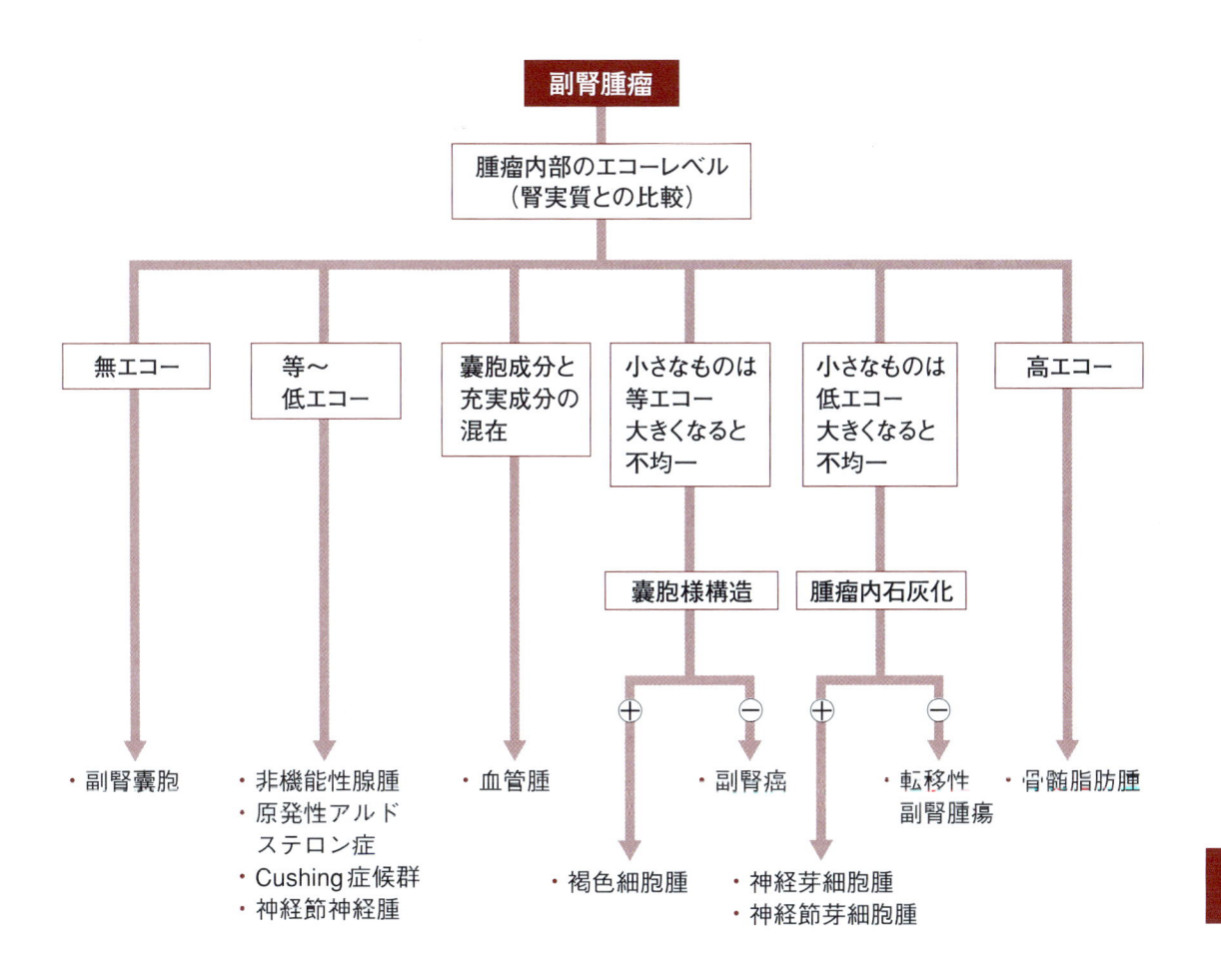

```
                        副腎腫瘍
                           │
                  腫瘍内部のエコーレベル
                   （腎実質との比較）
   ┌────────┬────────┬────────┬────────┬────────┬────────┐
 無エコー  等〜    囊胞成分と  小さなものは 小さなものは  高エコー
         低エコー  充実成分の  等エコー    低エコー
                   混在      大きくなると 大きくなると
                             不均一      不均一
                                │          │
                            囊胞様構造   腫瘍内石灰化
                              ⊕   ⊖     ⊕    ⊖
```

- 副腎囊胞
- 非機能性腺腫
- 原発性アルドステロン症
- Cushing 症候群
- 神経節神経腫
- 血管腫
- 褐色細胞腫
- 副腎癌
- 神経芽細胞腫
- 神経節芽細胞腫
- 転移性副腎腫瘍
- 骨髄脂肪腫

13. 後腹膜の主要疾患の診断

褐色細胞腫

この疾患の超音波像
① 腫瘤が小さな場合は腎と等エコーである．
② 大きくなると嚢胞様構造を伴った不均一な腫瘤像を呈する．

症例

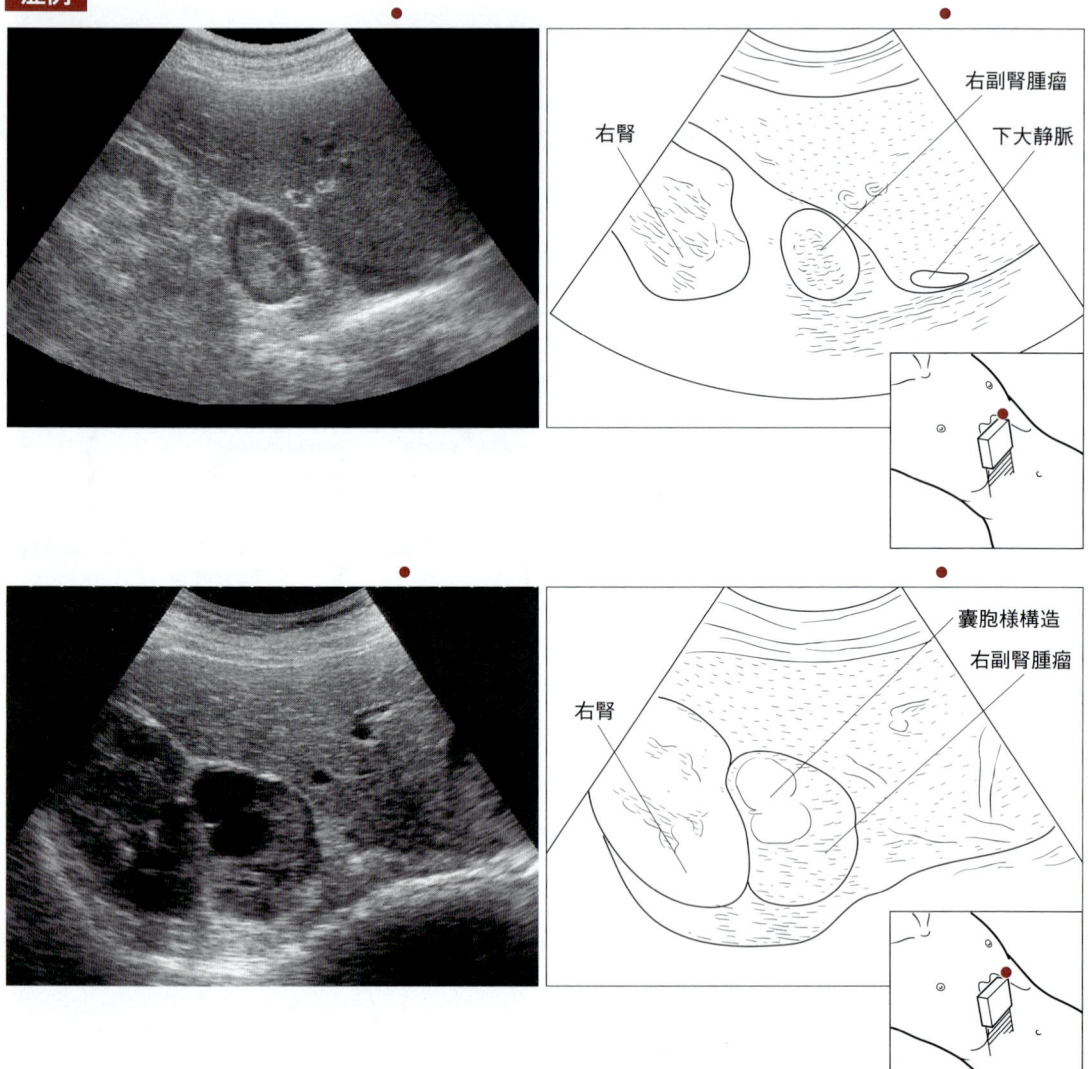

この症例の超音波所見

- 肝と右腎に接して内部が不均一で,囊胞様構造が混在した腫瘤が認められる.
- 腫瘤が大きくなると出血や壊死を生じ,内部は不均一になる.

読影上のポイント

- 褐色細胞腫のうち約10％は腹部大動脈周囲,腎,骨盤腔,膀胱などの副腎以外の部位に発生するため,臨床的に本症が疑われる例ではこれらの部位も検索する必要がある.
- また約10％は多発性であり,両側の副腎に病変が認められることがある.

鑑別を要する疾患と鑑別点

1) 副腎癌
2) 転移性副腎腫瘍
3) 副腎血管腫
4) 後腹膜腫瘍

いずれも腫瘤が大きくなると出血や壊死を生じ,内部は不均一になるため,鑑別が困難なことがある.

ピットフォール

- 腫瘤が大きい場合は後腹膜腫瘍との鑑別が困難なことがあり注意を要する.

次に行うべき検査・処置

・検査所見としては尿中カテコールアミン高値,尿中メタアドレナリンやVMA(バニリルマンデル酸)高値が認められる.

神経節神経腫

この疾患の超音波像
❶ 境界明瞭で，内部が腎皮質と等〜低エコーの均一な腫瘤のことが多い．
❷ 石灰化を伴う例では腫瘤内部にストロングエコーが認められる．

症例

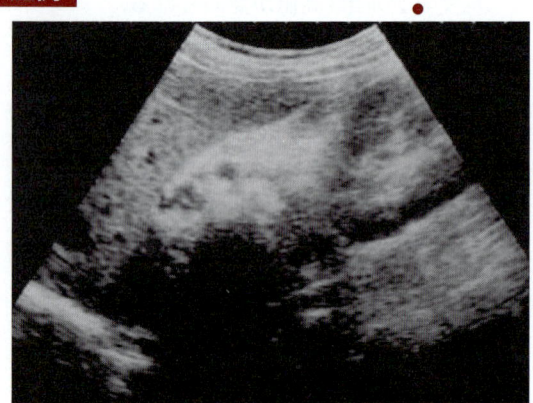

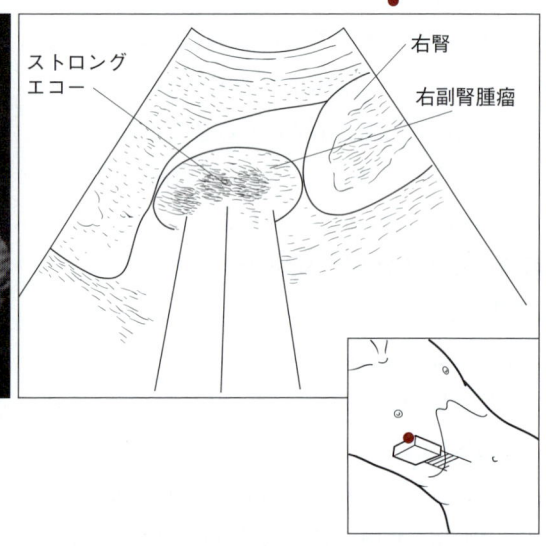

（図中ラベル：ストロングエコー，右腎，右副腎腫瘤）

この症例の超音波所見
- 肝と右腎に接してストロングエコーを伴った低エコーな腫瘤が認められる．

読影上のポイント
- 神経節神経腫は神経節芽細胞腫や神経芽細胞腫とともに交感神経系腫瘍に属し，これらの中で最も分化した良性腫瘍である．本症は全身の交感神経系組織から発生するが，なかでも縦隔や後腹膜腔からの発生が多く，副腎原発例の頻度は低い．

鑑別を要する疾患と鑑別点
1）非機能性腺腫
2）原発性アルドステロン症
3）Cushing 症候群

いずれの腫瘍も内部が腎皮質と等〜低エコーの均一な腫瘤のことが多く，鑑別が困難なことがある．

ピットフォール
- 神経節神経腫や神経節芽細胞腫，神経芽細胞腫の間では相互に移行型が存在しているため，注意を要する．

次に行うべき検査・処置
・腹部 CT，MRI，血管造影などでも本症に特徴的な所見は乏しい．また針生検や吸引細胞診により診断し得た報告もあるが，良性・悪性の混在する腫瘍も存在するため，術前診断は困難なことが多く，手術により確定診断が下されることが多い．

副腎骨髄脂肪腫

> **この疾患の超音波像**
> ❶ 境界明瞭な高エコー腫瘤像を呈する．

症例

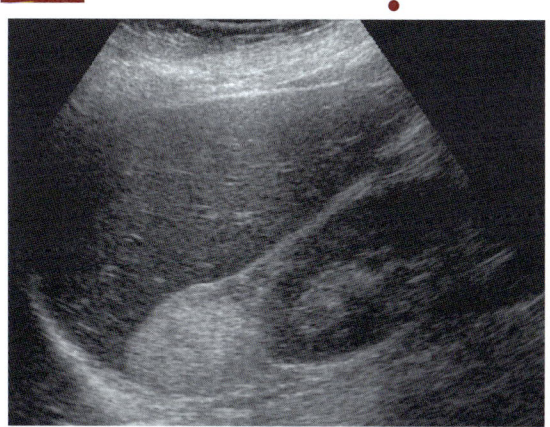

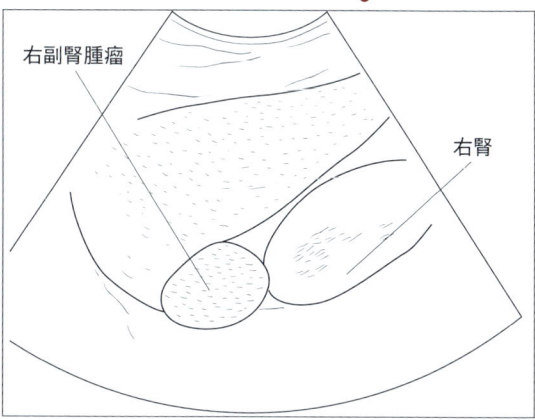

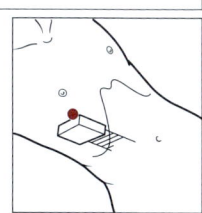

（図中ラベル：右副腎腫瘤，右腎）

この症例の超音波所見
- 肝と右腎に接して境界明瞭な高エコー腫瘤像が認められる．

読影上のポイント
- 腫瘤は脂肪織と骨髄造血組織類似細胞からなる．脂肪成分を多く含む例では超音波上，高エコーな腫瘤として描出されるが，骨髄造血組織類似細胞を多く含む場合は低エコーの混在した腫瘤を呈する．

次に行うべき検査・処置
・腹部CTにて腫瘤内に脂肪成分を示唆するCT値が得られれば診断上有用である．

リンパ節腫大

この疾患の超音波像
❶ 血管または臓器に接して球形または楕円形の低エコー腫瘤が認められる．

読影のポイント
- 腹部のリンパ節の番号は胃癌・原発性肝癌・胆道癌・膵癌取扱い規約により定められている．
- 腹部領域のリンパ節の検索を行うためにはまず，腹部大動脈，腹腔動脈，総肝動脈，脾動脈，上腸間膜動脈などの血管を指標としてその周囲のリンパ節の腫大の有無を検索する．次に肝門部，胃・膵・脾周囲などの臓器に接したリンパ節の腫大の有無を検索する．
- 腹部リンパ節の短径が 10 mm 以上の場合を腫大とすることが多い．

鑑別を要する疾患
1) 感染症によるリンパ節腫大
2) 急性または慢性肝疾患によるリンパ節腫大
3) 悪性腫瘍によるリンパ節転移
4) 悪性リンパ腫
5) 白血病によるリンパ節腫大
6) 血管の断面
7) 副脾

ピットフォール
- 健常者でも時に総肝動脈幹前上リンパ節⑧aが描出されることがある．

次に行うべき検査・処置
・リンパ節は，リンパ管とリンパ管の間に存在する米粒大〜ソラマメ大の器官で，感染症，急性および慢性肝疾患，悪性腫瘍の転移，悪性リンパ腫や白血病などで腫大が認められるため，原因となる疾患の究明が必要である．

Ⅰ. 慢性肝疾患によるリンパ節腫大

症例

(図中ラベル：総肝動脈幹前上リンパ節 ⑧a coursing line／膵)

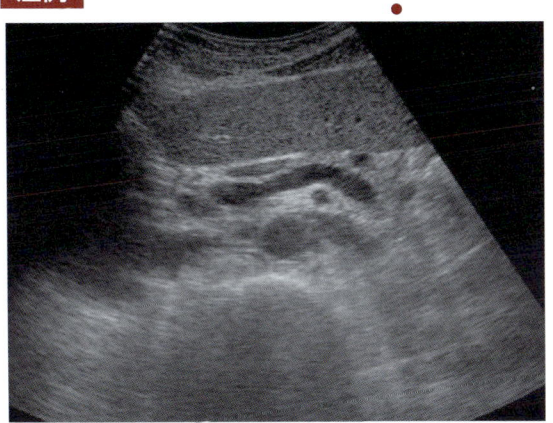

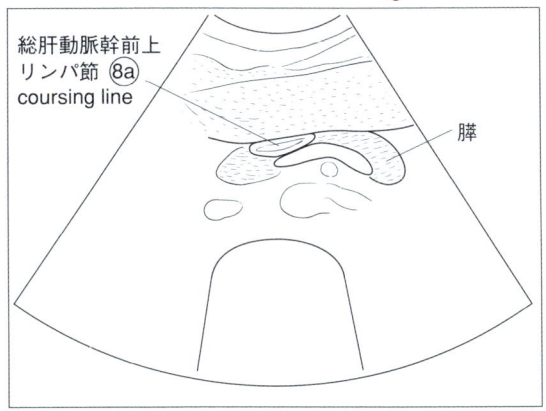

この症例の超音波所見

- 膵頭部に接した総肝動脈幹前上リンパ節⑧aの腫大が認められる．
- リンパ節内に coursing line が認められる．

読影上のポイント

- 良性疾患によるリンパ節は楕円形または扁平な腫大のことが多い．
- 慢性肝疾患では総肝動脈幹前上リンパ節⑧aのほかに，肝十二指腸間膜内リンパ節⑫や膵頭後部リンパ節⑬の腫大がみられることがある．
- リンパ節内にリンパ門域が線状高エコー像（coursing line）として描出されることがある．coursing line は炎症などの良性疾患によるリンパ節腫大では認められることが多いが，悪性腫瘍によるリンパ節腫大では不明瞭になることが多い．

ピットフォール

- 急性肝炎でも総肝動脈幹前上リンパ節⑧aのほかに，肝十二指腸間膜内リンパ節⑫や膵頭後部リンパ節⑬の腫大がみられることがある．

Ⅱ．悪性腫瘍のリンパ節転移

症例

（リンパ節／腹部大動脈）

（腹部大動脈／リンパ節）

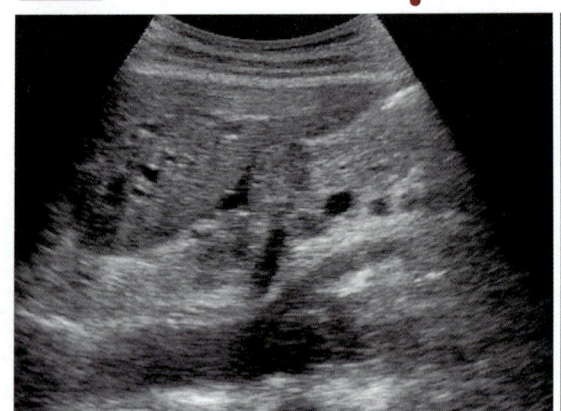

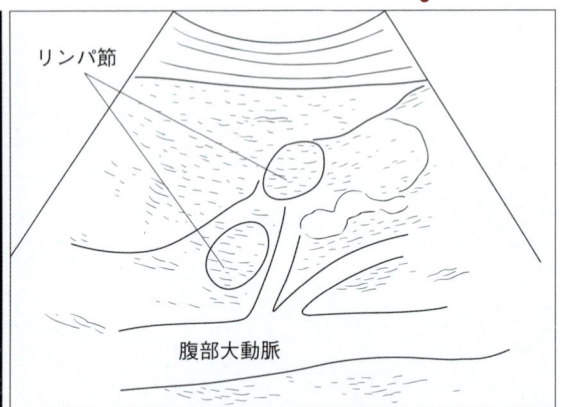

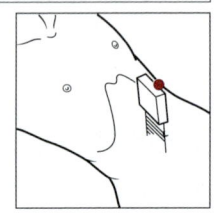

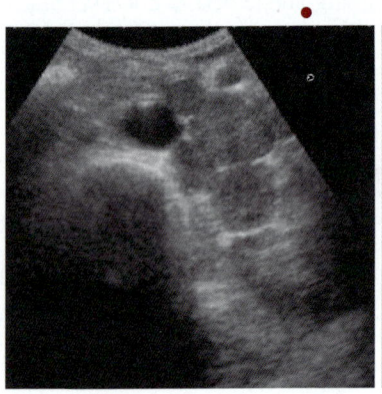

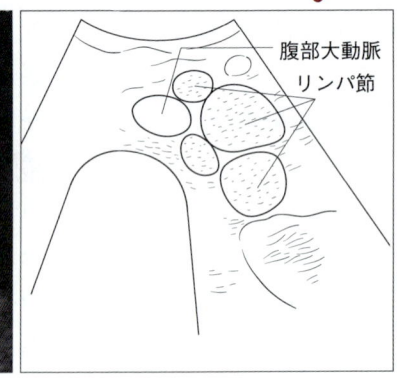

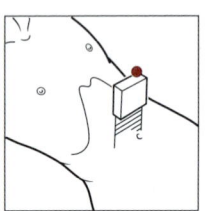

この症例の超音波所見
- 腹部大動脈および腹腔動脈周囲に低エコーの円形腫瘤が認められる．

読影上のポイント
- 腫大した腹部リンパ節は血管または臓器に接した，球形の低エコー腫瘤として描出されることが多い．
- 悪性腫瘍によるリンパ節転移では，しばしば腫大したリンパ節が一塊となって描出されることがある．

Ⅲ. 悪性リンパ腫

> 症例

> この症例の超音波所見
- 腹部大動脈および上腸間膜動脈周囲に帯状の低エコー域が認められる．

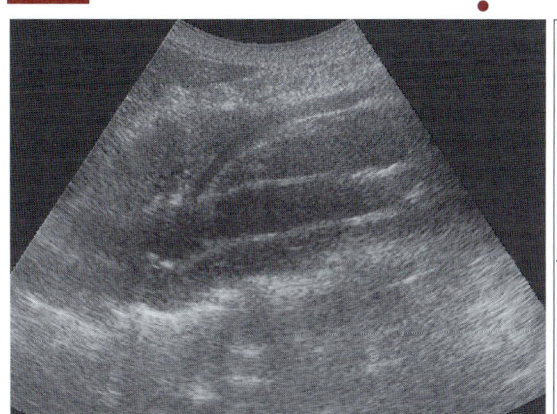

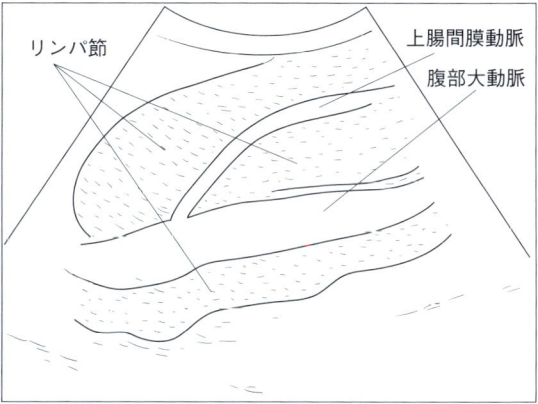

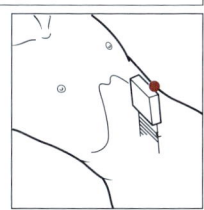

> 読影上のポイント
- 悪性リンパ腫によるリンパ節腫大では円形の形状を示さず，血管周囲の帯状の低エコー域として描出されることがある．
- 本例のように上腸間膜動静脈が腫大した腸間膜リンパ節により取り囲まれサンドイッチ様の像を示す所見は sandwich sign と呼ばれている．

> ピットフォール
- 悪性リンパ腫によるリンパ節腫大では内部のエコーレベルが低く，血管や嚢胞と誤診することがあり注意を要する．
- 白血病によるリンパ節腫大や，悪性腫瘍によるリンパ節転移でも，時に類似の所見を呈することがあり注意を要する．

腹部大動脈瘤

> **この疾患の超音波像**
> ❶ 大動脈の限局性拡張が認められる．❷ 限局性拡張に一致して拍動がみられる．❸ 壁在血栓を伴うことがある．❸ 解離性大動脈瘤（大動脈解離）では intimal flap が認められる．

症例 a．腹部大動脈瘤

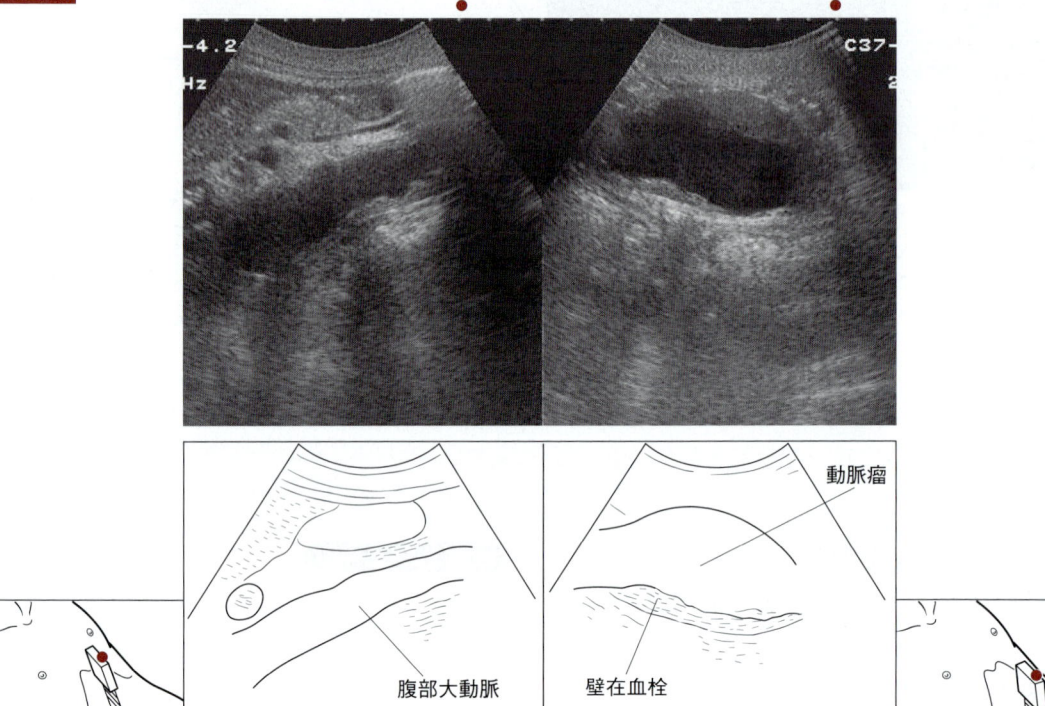

> **この症例の超音波所見**
> - 腹部大動脈の限局性の拡張と壁の肥厚が認められる．
> - 動脈瘤内の壁在血栓は大動脈壁の内側の低エコー帯として描出される．
> - 解離性大動脈瘤（大動脈解離）では解離した内膜が拍動に一致して揺れ動く線状高エコー（intimal flap）として描出されるが，大動脈の限局性の拡張は認められないことが多い．

> **読影上のポイント**
> - 腹部大動脈瘤が疑われるときは，大動脈を縦断および横断面から観察する必要がある．

症例　b．解離性大動脈瘤（大動脈解離）

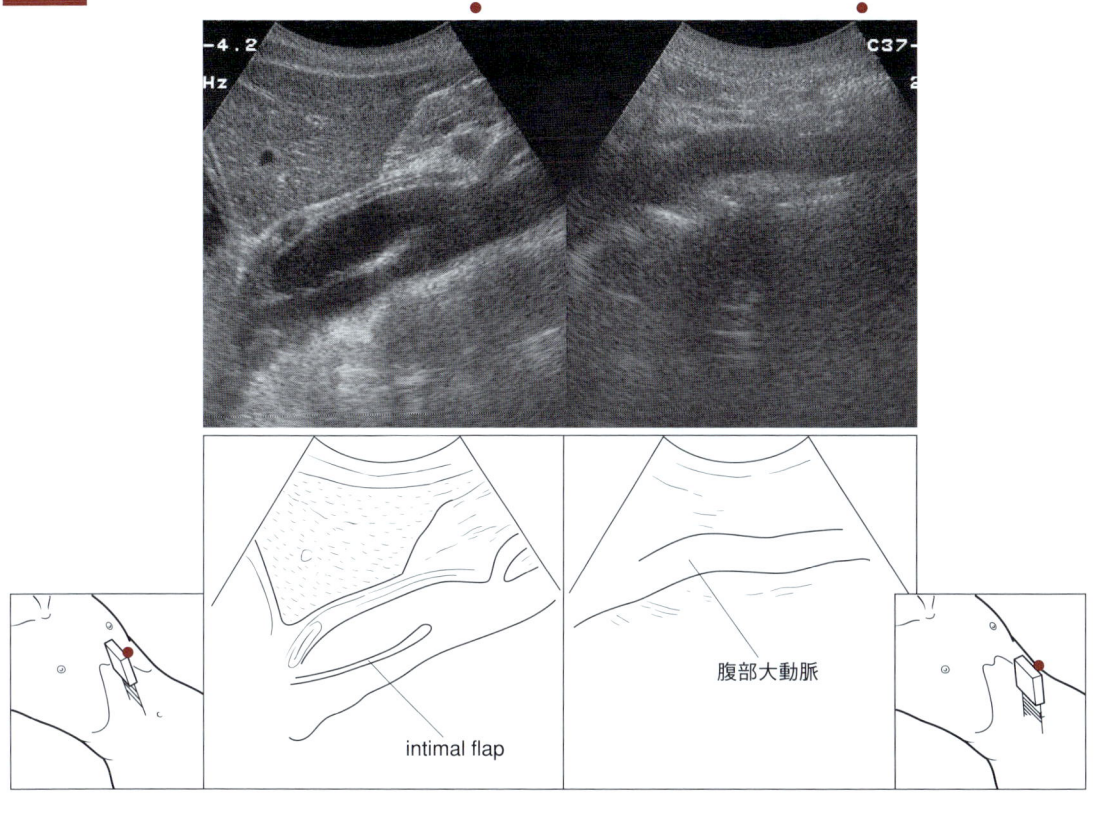

intimal flap

腹部大動脈

- 腹部大動脈瘤では90％以上が腎動脈起始部より尾側に生じる．
- 病変が腎動脈分岐部に及んでいるかは本症の術式を決定する上で重要である．動脈瘤上縁と上腸間膜動脈起始部が超音波検査上30 mm以上あれば腎動脈に病変が及んでいる可能性は低く，10 mm以内なら腎動脈を巻き込んでいることが多い．
- 瘤径が60 mm以上の例では破裂する頻度が高い．

鑑別を要する疾患と鑑別点
1) 動脈硬化による大動脈の屈曲・蛇行：腹部大動脈を縦断像と横断像にて観察し，限局性の拡張の有無を判定する．

ピットフォール
- 本症では動脈硬化を合併することが多く，動脈瘤による限局性の拡張を動脈硬化による大動脈の屈曲・蛇行と誤診しないようにする必要がある．
- 多重反射やサイドローブによるアーチファクトが壁在血栓様に描出されることがあり注意を要する．
- 解離性大動脈瘤（大動脈解離）でみられるintimal flapは，急性期は拍動に一致して揺れ動くが，経過とともに動きはなくなる．

次に行うべき検査・処置
・腹部造影CTやMRIが診断に有用である．

胃癌の転移病巣

この疾患の超音波像
❶ 肝転移が認められる．
❷ 腹部リンパ節腫大が認められる．
❸ 腹膜や大網の腫瘍が認められる．
❹ ダグラス窩に腫瘍が認められる．
❺ 腹水や胸水が認められる．

症例

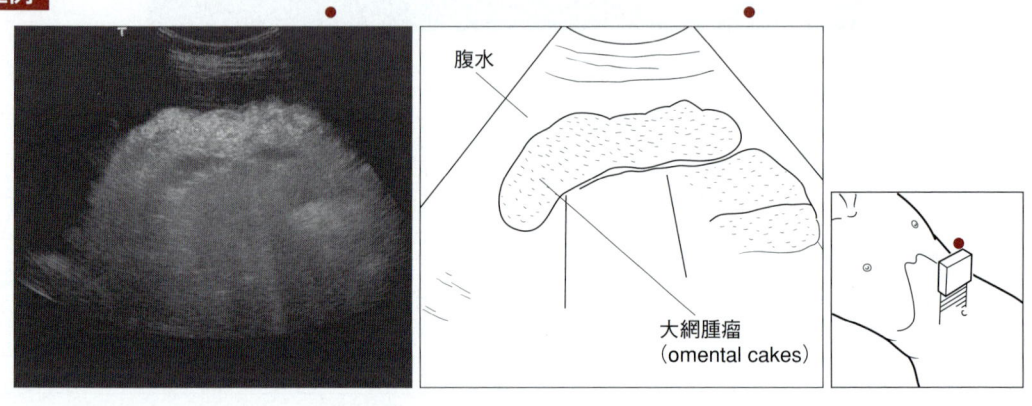

腹水
大網腫瘤（omental cakes）

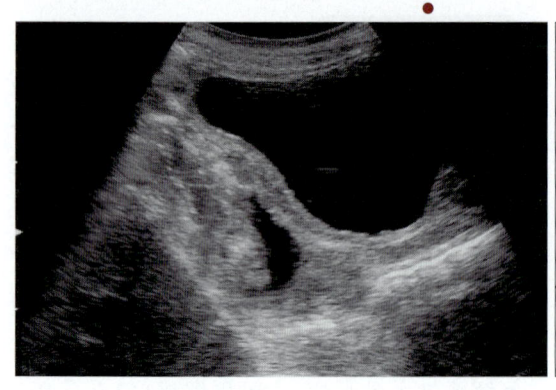

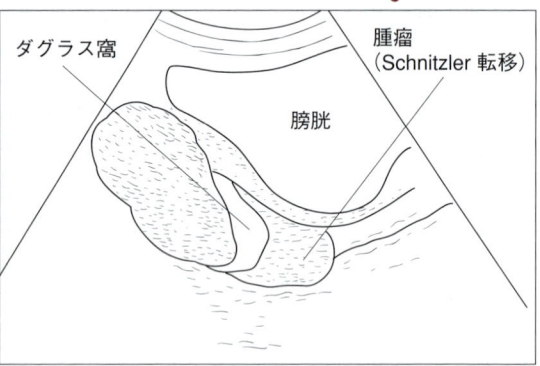

ダグラス窩
腫瘍（Schnitzler転移）
膀胱

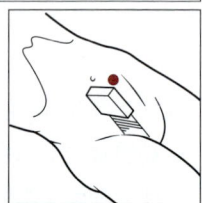

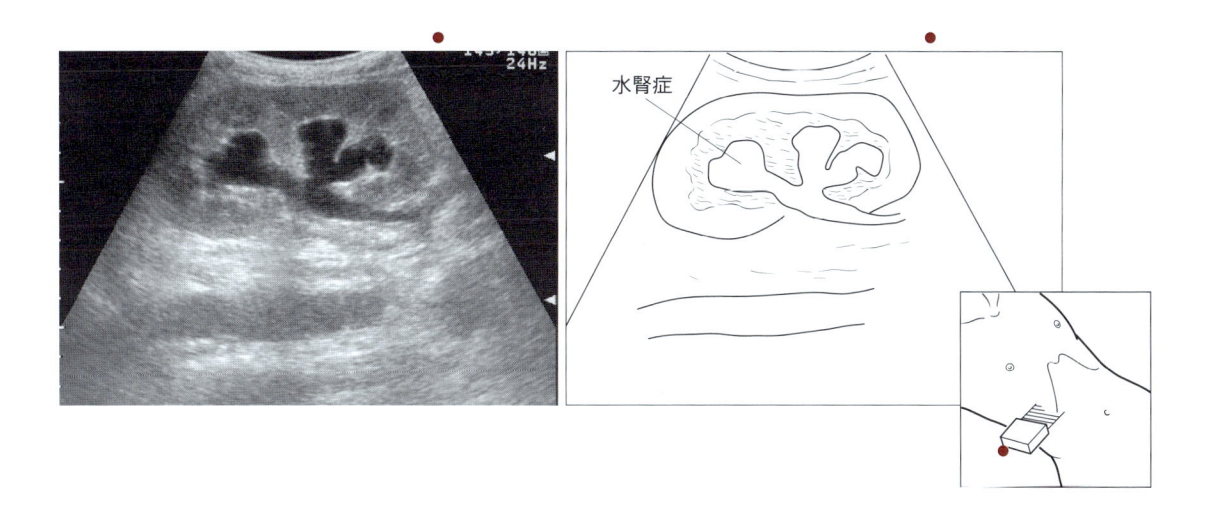

13. 後腹膜の主要疾患の診断／胃癌の転移病巣

この症例の超音波所見

- 大網の腫瘤と多量の腹水貯留が認められる．良性疾患による腹水貯留時には消化管の浮遊像が認められるが，癌性腹膜炎では消化管に癒着がみられるため一塊となって描出されることがある．
- ダグラス窩にも腫瘤が認められる．
- 後腹膜へのリンパ節転移により水腎症を合併することがある．

読影上のポイント

- 大網への転移による腫瘤形成は omental cakes と呼ばれ，腹壁と腸管の間に厚い帯状の腫瘤として描出される．腫瘤内部は高エコー域と低エコー域が網目状に混在している．
- ダグラス窩への転移による腫瘤形成は Schnitzler 転移と呼ばれている．

鑑別を要する疾患と鑑別点

1) 他臓器原発の悪性腫瘍：超音波にて胃壁の肥厚の有無を観察する．また他臓器の腫瘤の有無も検索する必要がある．

次に行うべき検査・処置

- 上部消化管内視鏡検査を行う．
- 胃以外の臓器に原発した悪性腫瘍による転移を除外するため，必要に応じて胸部X線撮影や腹部造影CT，MRI，下部消化管内視鏡検査などを施行する必要がある．

第10章

消化管の超音波検査

1. 消化管の解剖

1 解剖学的特徴

① 超音波診断上，消化管が肝，胆，膵，腎，脾と最も異なる点は，腹腔内でfreeの状態にあり臓器の同定が困難なことである．

② 下の図の色で示した部位は胃，小腸，大腸のなかでも固定されており，超音波検査による臓器診断も難しくはない．また固定された腸管をたどることにより，固定されていない腸管をある程度まで同定することは可能である．

③ 胃の場合には肝・膵・血管，結腸の場合には腎・脾，直腸の場合には前立腺・精嚢・子宮・腟などの周囲臓器からも推測同定される．

消化管の固定部位

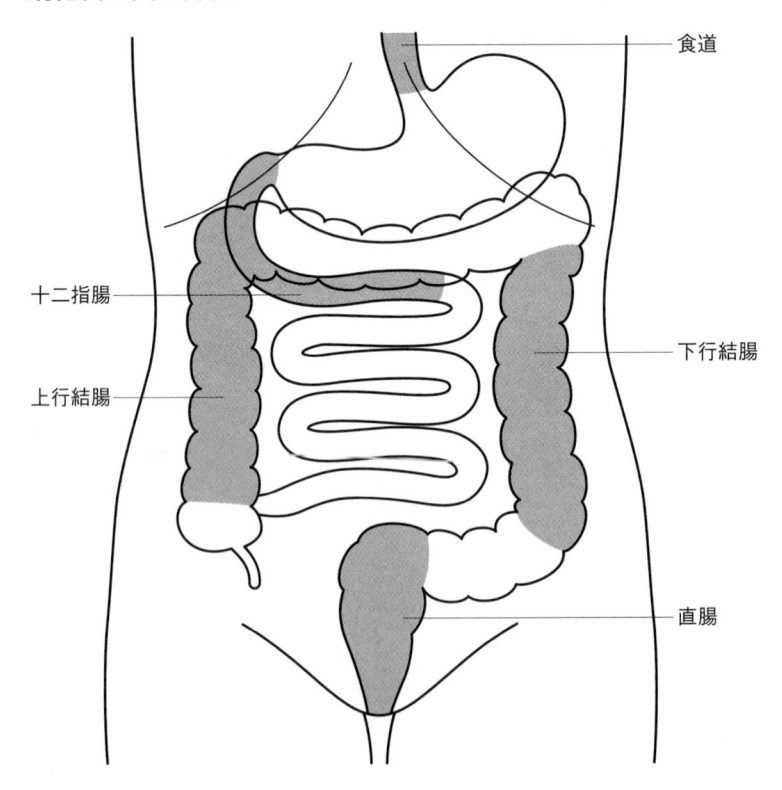

- 食道
- 十二指腸
- 上行結腸
- 下行結腸
- 直腸

2 消化管各層の立体図

1. 腸管は内腔側より粘膜層，粘膜下層，固有筋層，漿膜下層，漿膜（外膜）の各層より構成されている．これら各層間の音響学的特性が異なるため層状構造としてとらえられる．
2. 下の図は大腸のルーペ像とその水槽内超音波像である．
3. このような条件作りのため飲水法，大腸内注水法などの工夫が行われる．通常は3〜5層構造として描出されることが多い．

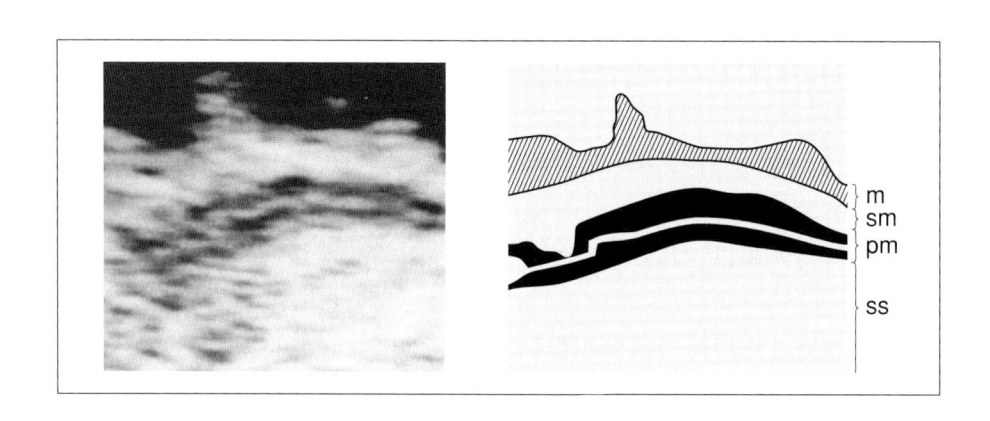

3 消化管の超音波像の特徴

1. 腸管内ガスのためX線像とは異なり全腸管が明瞭に描出されることは少ない．
2. 腸管ガスが多い場合にはイレウスなどの病態も念頭に置く必要がある．
3. 消化管は肝，胆，膵と異なりスクリーニングでほとんどの症例に描出される臓器ではない．

2. 消化管の基本走査と正常像

1 胃の基本走査と正常像

胃の超音波像の一般的特徴

1. 胃は肝下縁で大動脈上腸間膜動脈の腹側にあり1〜3層の低エコーのリング状構造として描出される．
2. 体腔内走査では胃壁は通常3〜5層に描出されるが，体表走査では条件により全例きれいな層構造が描出されるとは限らない．
3. 壁の厚さは飲水時，空腹時で多少異なるが，概ね2〜4mm前後である．
4. 正常胃では壁の層構造の破綻はない．

描出のポイント

- 下垂胃例，牛角胃例で描出のされ方は異なる．
- 坐位，仰臥位，側臥位などの体位変換をこまめに行う．呼吸相の変換，探触子を押し付ける，などにより胃内，腸管内のガスを移動させる．acoustic window をうまく利用することも走査上のコツである．

(1) 矢状断像（図 a）

- 正中では肝下縁，膵の足側（尾側 caudal）に位置し，低エコーのリング状超音波像として描出される．
- 探触子を向かって右に移動すると胃泡を含む胃底部が，向かって左に移動すると胃前底部から幽門，さらには十二指腸が描出される．

(2) 横断像（図 b）

- 矢状断で胃を同定したのち，探触子を90度回転し横断像をみる．
- 横断像では瓢箪型に中央がくびれている．ここが胃角部近傍と考えてよい．

(3) 心窩部左傍正中矢状断像（図 c）

- 胃噴門部から下部食道を描出する．
- 腹部大動脈をとらえたのち，探触子を向かって左傾斜し左側をのぞきみる．
- 肝下縁に接して中央に内腔の強いエコーを伴った食道〜噴門の縦断像が得られる．

2. 消化管の基本走査と正常像

a. 矢状断像

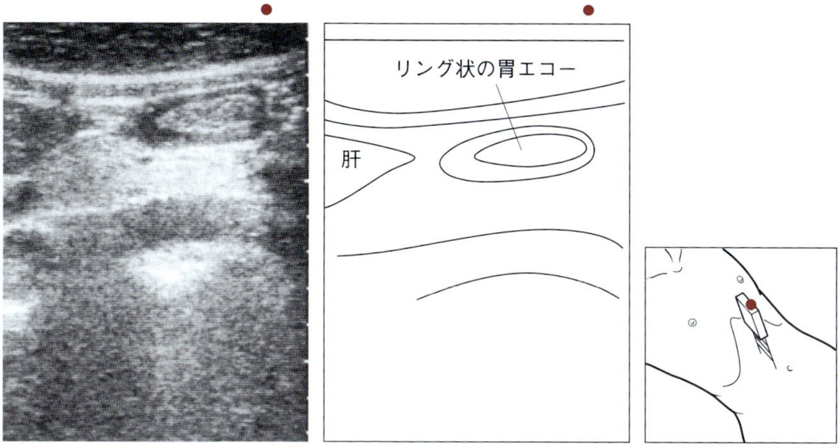

リング状の胃エコー
肝

b. 横断像

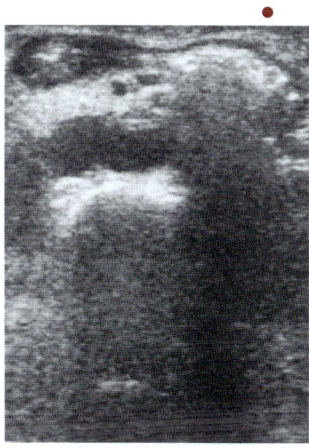

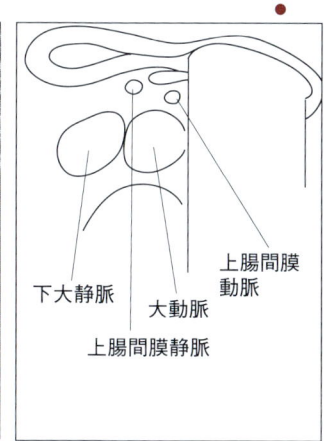

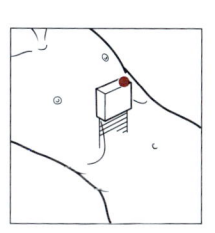

下大静脈
上腸間膜動脈
大動脈
上腸間膜静脈

c. 心窩部左傍正中矢状断像

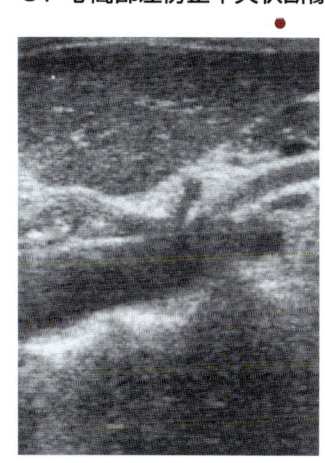

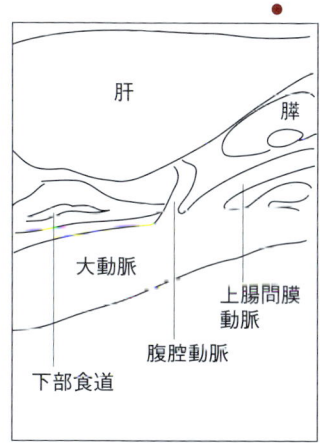

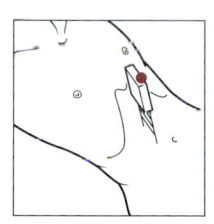

肝
膵
大動脈
上腸間膜動脈
腹腔動脈
下部食道

10 消化管

2 結腸の基本走査と正常像
（とくに右結腸曲，左結腸曲）

1. 右肋間走査では胆囊のcaudalから右腎のcaudal側にかけて結腸の右結腸曲近傍が描出される．
2. 左肋間走査では脾，左腎が描出され，このcaudalに左結腸曲近傍が描出される．
3. 上行結腸と下行結腸は左右の結腸曲からこれをたどることにより同定できる．また左右の側腹から走査してもある程度は同定できる．
4. 以上はあくまでも位置からの同定であって，正常の場合は胃，小腸，結腸で超音波像が大きく異なるわけではない．
5. 下垂した右側横行結腸と上行結腸，胃と横行結腸が紛らわしいことがある．
6. S状結腸は同定が困難なことが多い．

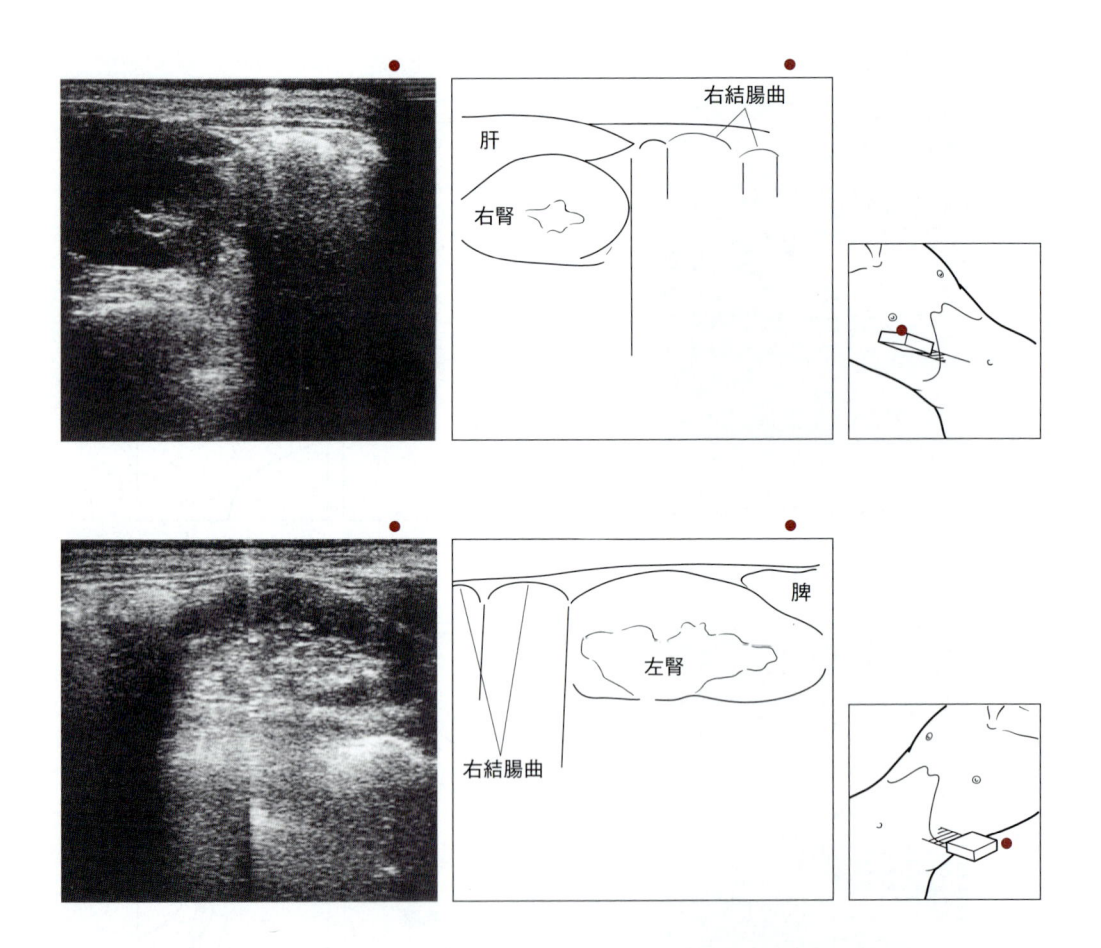

3 直腸の基本走査と正常像

1. 体表走査で直腸が描出されることはまれである．
2. 直腸を確認するコツは膀胱に十分尿が貯留していること，周囲臓器（男性では前立腺，精囊，女性では子宮，卵巣，腟）のorientationを確実に行うことである．

(1) 恥骨上矢状断像

- 男性では緊満した膀胱の斜下背側に接して楕円型の前立腺がみられ，これに連続する精囊の一部が描出される．
- 女性では多くは前屈子宮であるため，膀胱の頂側に子宮底，背側に子宮体部および頸部が，斜下背側に腟が描出される．これらは膀胱に尿が充満していればほとんど全例で描出できるので，その背側に直腸を描出する．

恥骨上横断走査

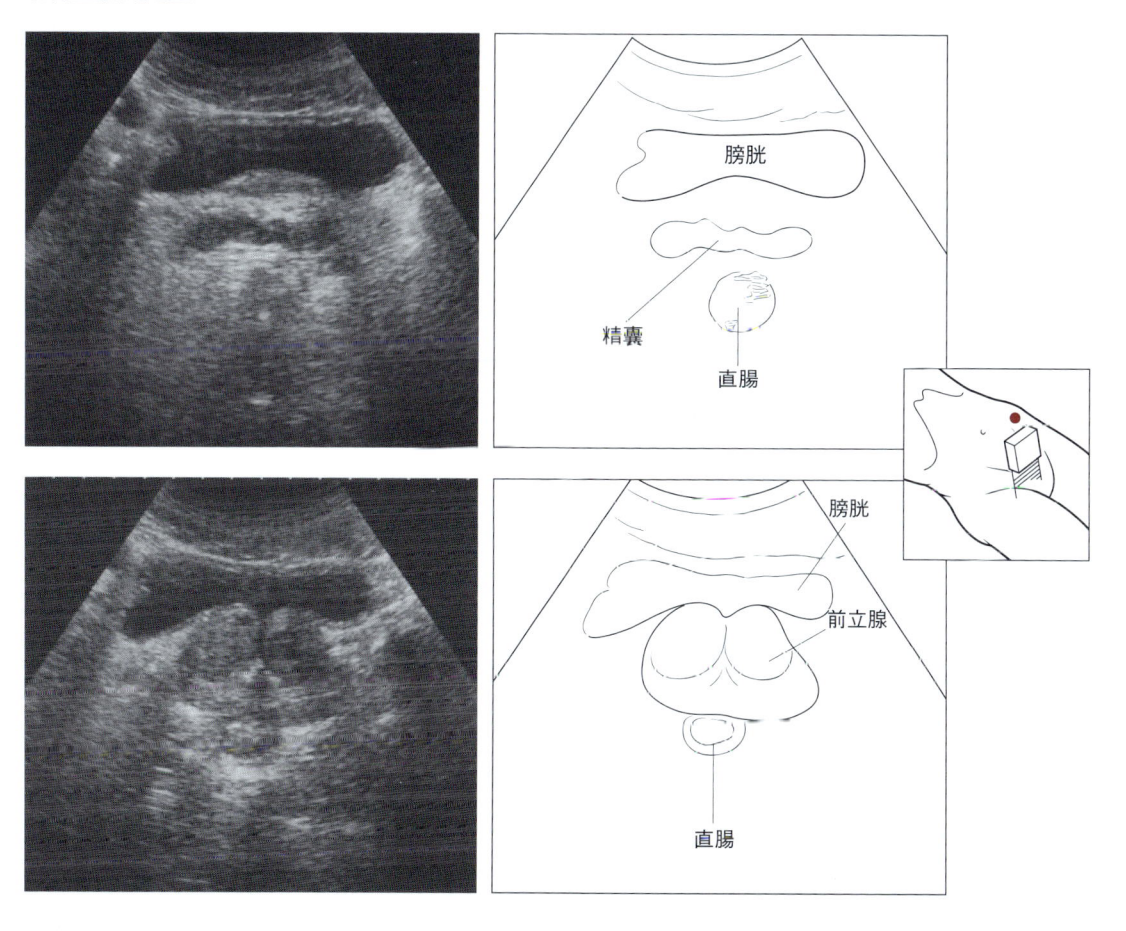

会陰走査(直腸癌局所再発)

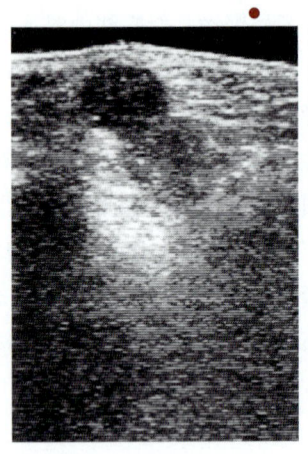

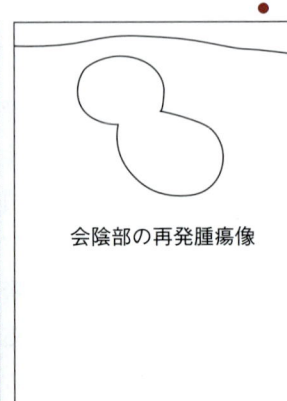

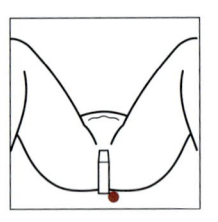

会陰部の再発腫瘍像

(2) 恥骨上横断像
- 同様に前立腺，精嚢，子宮，腟をまず描出し，これらの背側に直腸を求めるべきである．
- 直腸の同定は横断像のほうがとらえやすい．
- 全体像の把握には矢状断，斜断走査を加える．
- 直腸下部病変に対しては，会陰走査を行う場合もある．

3. 異常エコー像の特徴

1 壁肥厚 pseudokidney sign

1. 消化管の超音波診断のなかで最も重要な所見である．
2. 消化管の壁は正常では5 mmを超えることはない．これより肥厚した壁をみれば異常と考えてよい．
3. この肥厚が高度かつ全周性であると，腎の超音波像に類似したいわゆるpseudokidney signとして描出される．この所見は，cockade phenomenon, doughnut shapedなどともよばれる．
4. pseudokidney signは消化管の癌に特徴的であるが，全周性で高度の壁肥厚をきたす病態であれば癌以外の疾患にみられる可能性もある．

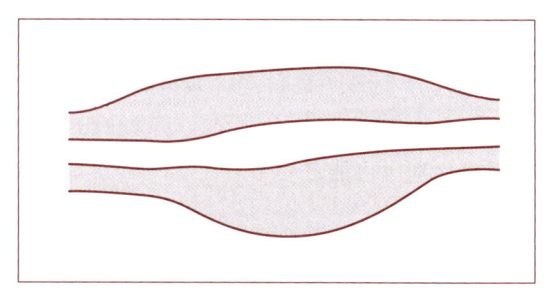

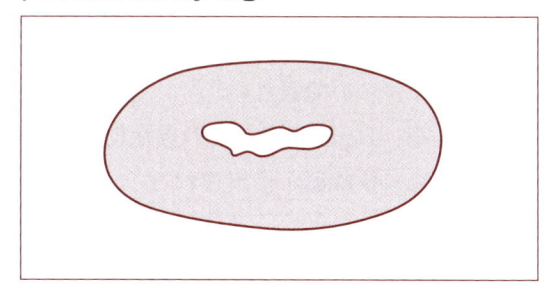

2 壁の突出

1. 前処置を行わない通常の体表走査では，よほど大きな病変でないととらえることは困難である．
2. 飲水法，注腸法により管腔内に突出したポリープが描出されることがある．
3. 粘膜下腫瘍では管腔外への突出がみられる．

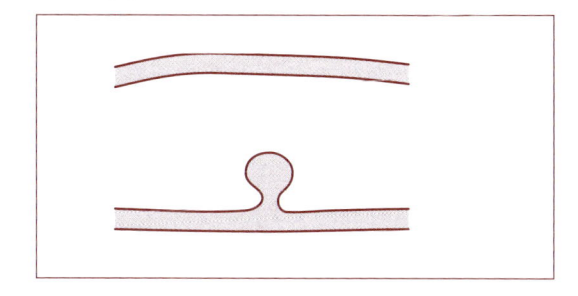

3 腸管の拡張

1. 原因のいかんにかかわらず，腸閉塞の病態にみられる．
2. 拡張した消化管と充満した内容が描出される．
3. 正常では小腸と結腸の区別は困難であるが，拡張腸管ではHaustra，Kerckring皺襞の区別は可能となる．

腸管の拡張

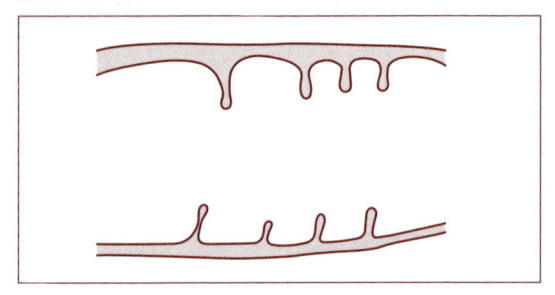

4 腸管の狭窄

1. 消化管の屈曲部，蠕動による収縮部は一見狭窄して描出されるので，狭窄の超音波診断はきわめて難しい．
2. Crohn病，Behçet病などの炎症性腸疾患では，時に狭窄部が描出される．

腸管の狭窄

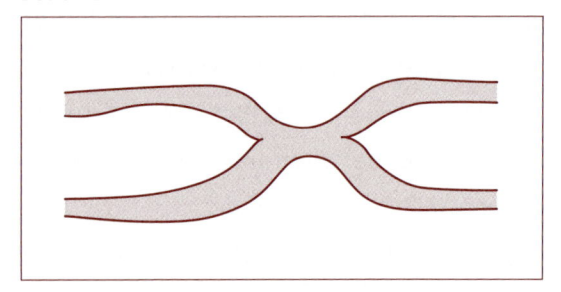

5 その他

1. 腸管ガスが多い場合は異常所見としてチェックし，原因疾患の検索を行うべきである．
2. 腸管自身の変化のほか周囲の所見を見逃してはならない(例えば周囲の膿瘍など)．
3. 腸重積にみられるmultiple concentric ring signは特徴的である．

4. 主要疾患の診断

急性胃粘膜病変 acute gastric mucosal lesion：AGML

> **この疾患の超音波像**
> ❶ 胃壁の全周性肥厚，特に粘膜下層（第3層）の肥厚が特徴的．
> ❷ 伸展性は保たれ，蠕動も正常にみられる．
> ❸ 治療が奏効すれば短期間で壁肥厚は改善する．

Ⅰ．急性胃粘膜病変（典型例）

症例

a．短軸断面像

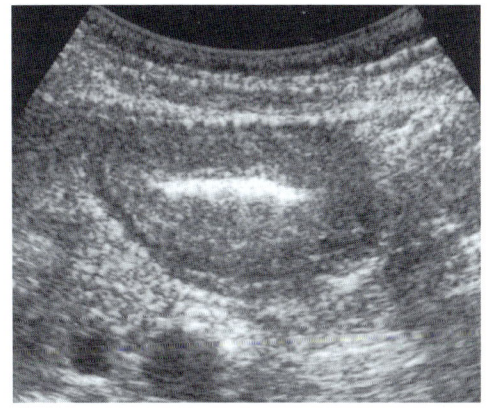

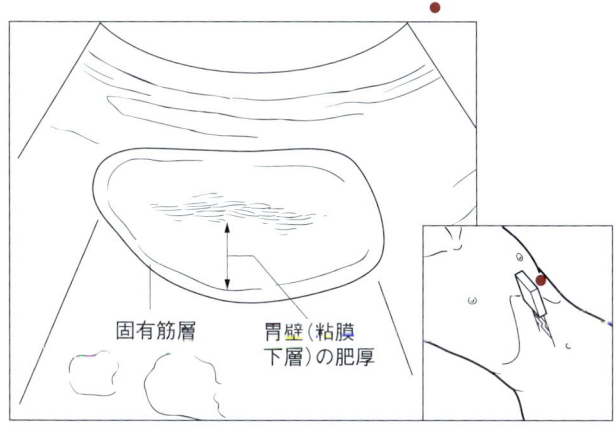

b．長軸断面像

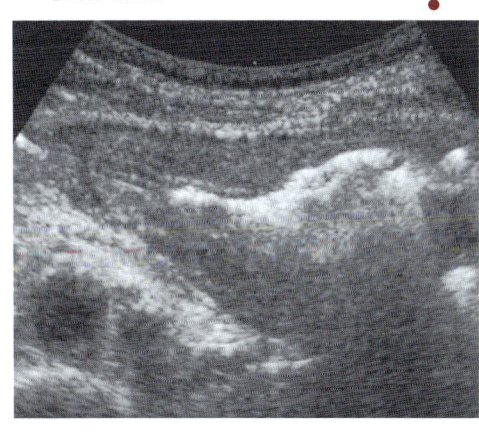

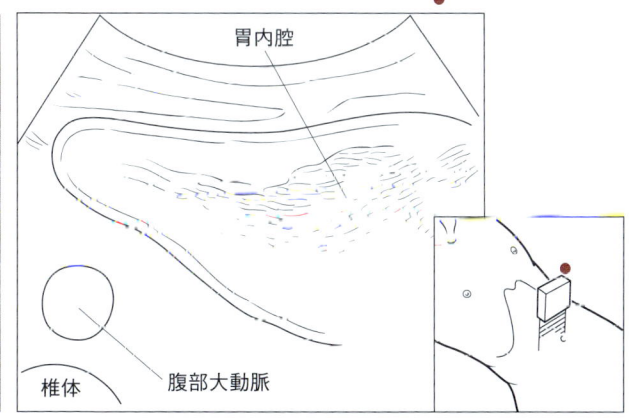

この症例の超音波像
- 胃前庭部を中心にして，胃壁は 10 mm 以上に肥厚している．
- 肥厚の主体は粘膜下層（第 3 層）であり，固有筋層の低エコー層（第 4 層）はほぼ正常に描出されている．

鑑別を要する疾患
1) 進行胃癌
2) 胃悪性リンパ腫

ワンポイント アドバイス
- ストレスや NSAIDs などの薬剤，暴飲暴食，重症疾患などが誘因となり，急激な胃症状で発症することが多い．したがって，詳細な問診と超音波検査で診断は比較的容易である．
- 保存的治療によって 1〜2 週間で治癒することがほとんどであり，胃壁の肥厚が改善しない場合は他の疾患も考慮して精査しなければならない．

Ⅱ. 急性胃粘膜病変の経過

症例 a. 来院時

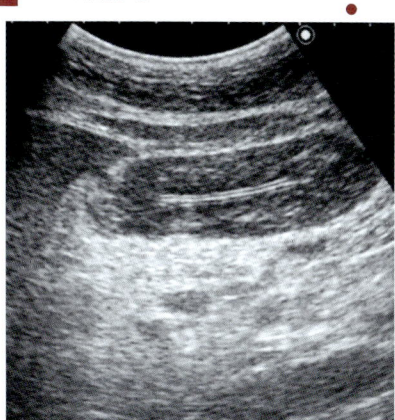

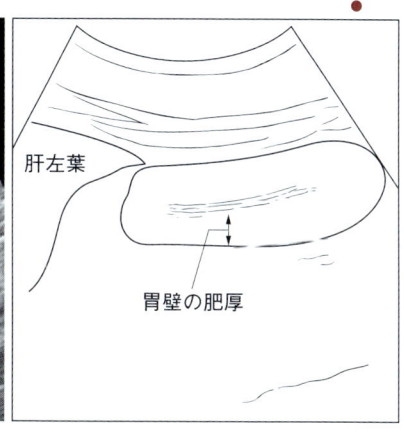

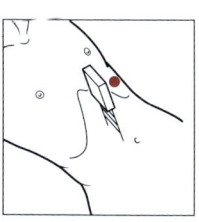

肝左葉
胃壁の肥厚

症例 b. 保存的治療後

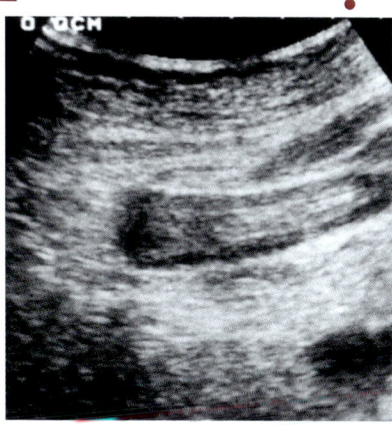

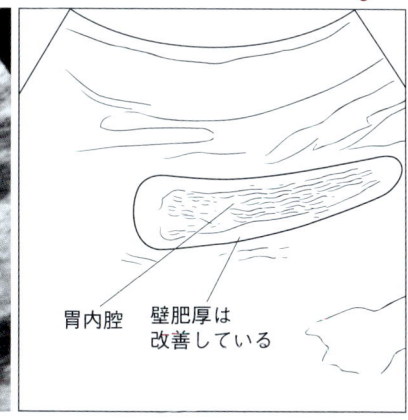

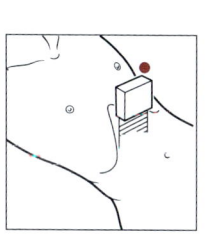

胃内腔
壁肥厚は改善している

この症例の超音波像

a. 来院時
- 胃壁は全周性に肥厚しているが，層状構造は確認できない．
- 本例は解熱鎮痛剤の服用が契機となった胃痛と吐血で来院しており，臨床情報を加味すればAGMLを第1に疑わねばならない．

b. 保存的治療2週間後
- 消化性潰瘍に準じた保存的治療によって胃壁の肥厚はほぼ消失している．

ピットフォール
- 本症の壁肥厚の主体は粘膜下層だが，超音波診断装置の性能や被検者の体型などによっては，本例のように胃壁の層状構造が不明瞭のことも多い．

次に行うべき検査
・内視鏡検査
・超音波検査による経過観察

胃癌

> **この疾患の超音波像**
> ❶ 胃壁の肥厚像，pseudokidney sign.
> ❷ 潰瘍部分は高エコーに描出される．
> ❸ 胃周囲にリンパ節腫大がみられる．
> ❹ 蠕動がみられない．
> ❺ 経過観察により変化しない．
> ❻ 幽門狭窄では胃の拡張と大量の食物残渣．

Ⅰ．体部癌

症例

肝
pseudo-kidney sign
リンパ節
リンパ節
腹部大動脈

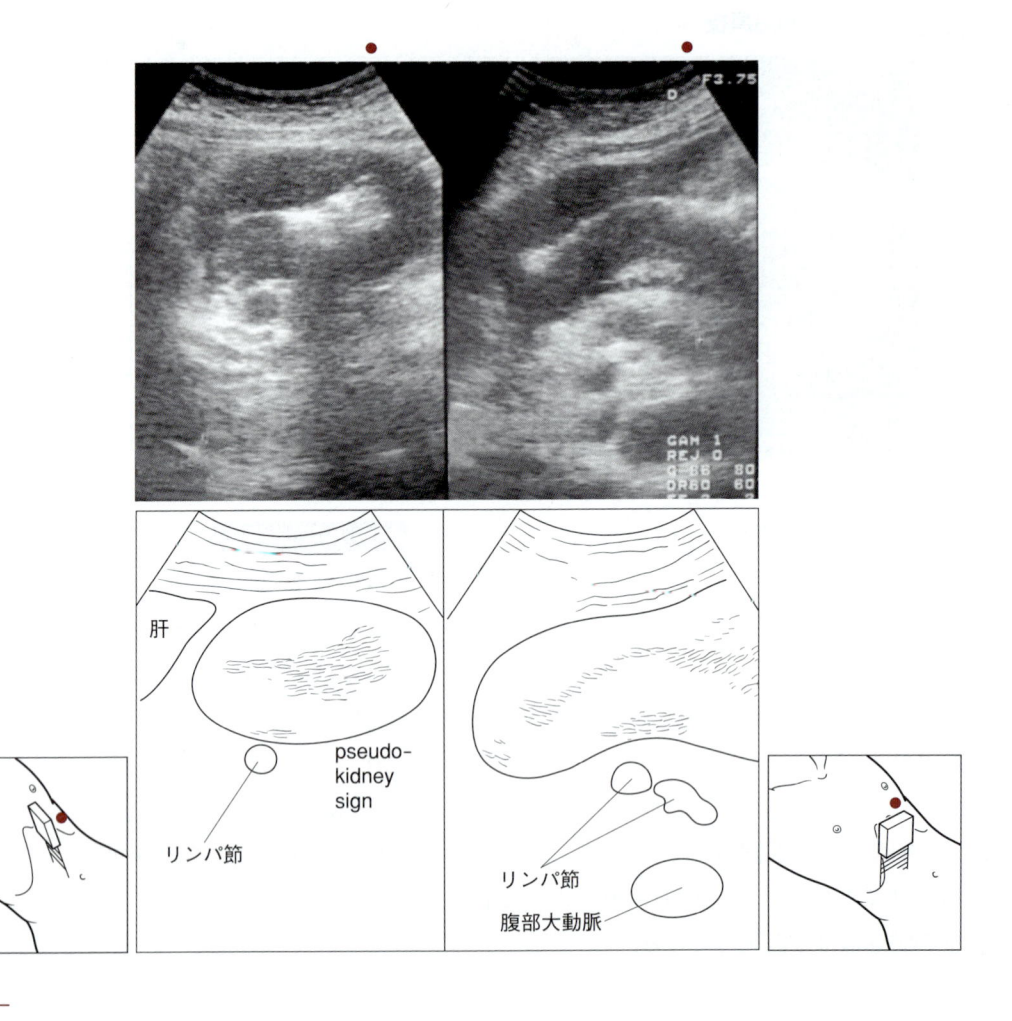

この症例の超音波像
- 胃前庭部の全周性壁肥厚があり，短軸断面像では腎臓に類似した超音波像(pseudo-kidney sign)を呈している．
- 胃周囲にリンパ節腫大が散見される．

鑑別を要する疾患
1) 胃悪性リンパ腫
2) 急性胃粘膜病変(AGML)

ピットフォール
- 本例では肥厚した胃壁のエコーレベルは低く，リンパ節腫大もみられることから，胃の悪性リンパ腫との鑑別は難しい．

次に行うべき検査
・内視鏡検査(および胃X線検査)
・US, CT(あるいはMRI)で転移巣の検索
・注腸X線検査で横行結腸への浸潤の有無の確認

Ⅱ．噴門部癌

症例

固有筋層
肝左葉
肝左葉
大きな潰瘍
腫瘍
pseudokidney sign

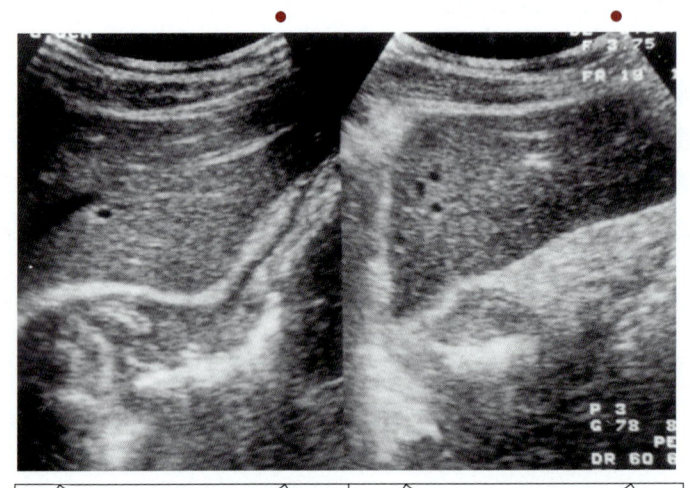

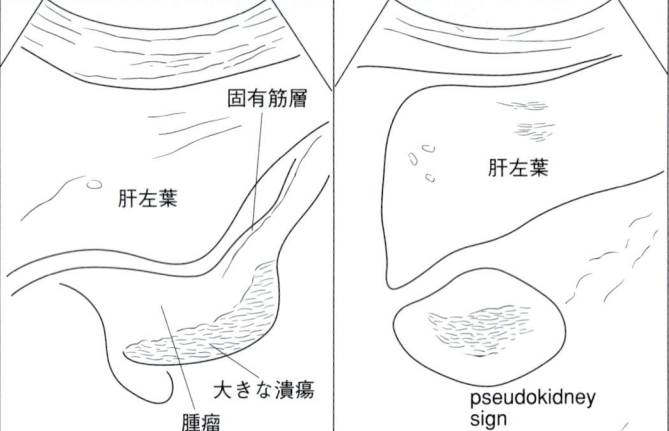

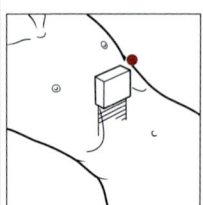

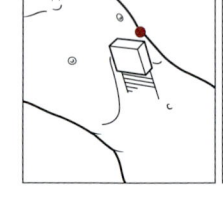

この症例の超音波像
- 胃噴門部前壁を中心とした壁肥厚がみられる．
- 固有筋層の低エコー層が腫瘍部で中断している．
- 腫瘍部表面に大きな潰瘍を示唆する高エコーがみられる．

鑑別を要する疾患
1）腹部食道癌

ワンポイント アドバイス
- 腹部食道〜胃噴門部は心窩部縦走査で肝左葉を音響窓として容易に観察できるので，スクリーニング超音波検査でも同部は必ず観察する習慣を身につけておきたい．

次に行うべき検査
・内視鏡検査（および胃X線検査）
・US，CT（あるいはMRI）で転移巣の検索

Ⅲ. 早期癌類似進行癌

症例

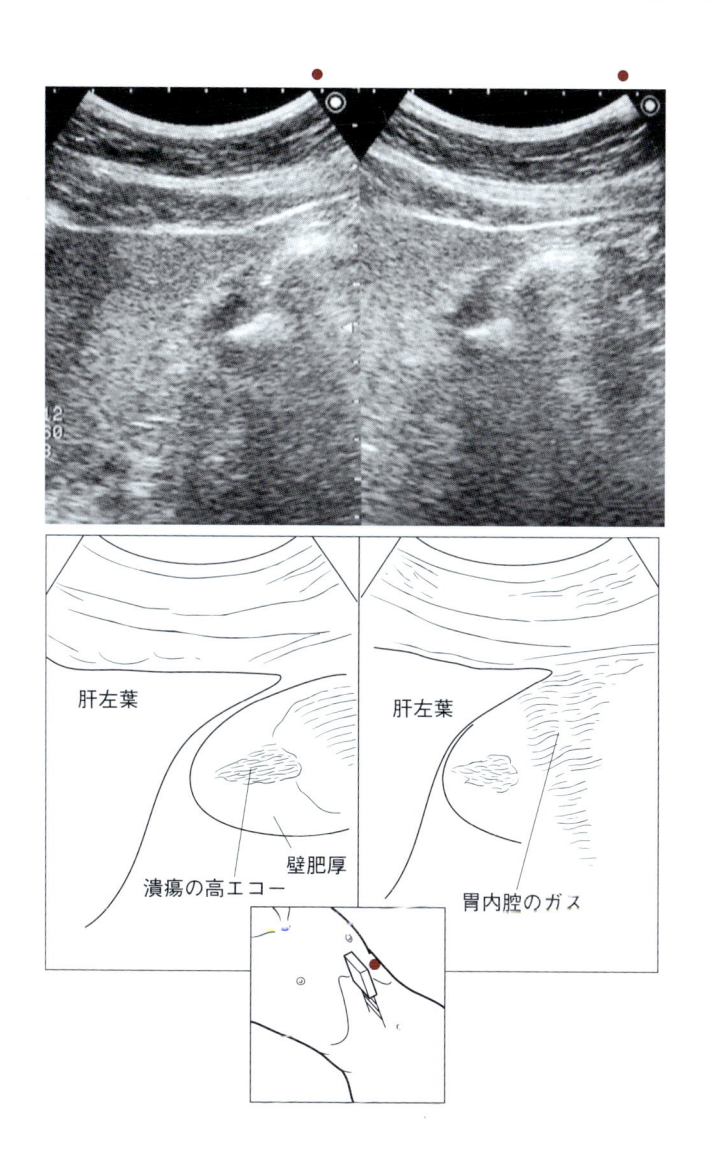

(図中ラベル: 肝左葉、潰瘍の高エコー、壁肥厚、肝左葉、胃内腔のガス)

この症例の超音波像
- 胃角小彎に限局した壁肥厚があり，壁内に突き刺さるように潰瘍の高エコーがみられる．

鑑別を要する疾患
1) 急性胃潰瘍

ピットフォール
- 本例は上腹部痛で来院し，超音波検査で胃潰瘍を疑ったが，内視鏡検査で胃癌であることが判明した．
- 通常，経腹壁走査で描出できる胃癌は進行癌に限られる．
- 飲水法を併用して詳細に観察すれば早期胃癌も描出できることはあるが，超音波検査のみでは胃潰瘍との鑑別はできない．

胃粘膜下腫瘍

> **この疾患の超音波像**
> ❶ 一般的に丸みのある低エコー腫瘤で，胃内外に突出する．
> ❷ 不均一な内部エコーの場合は悪性を疑う．
> ❸ 腫瘍の前面に胃壁の層状構造（粘膜〜粘膜下層）が確認できることもある．

症例

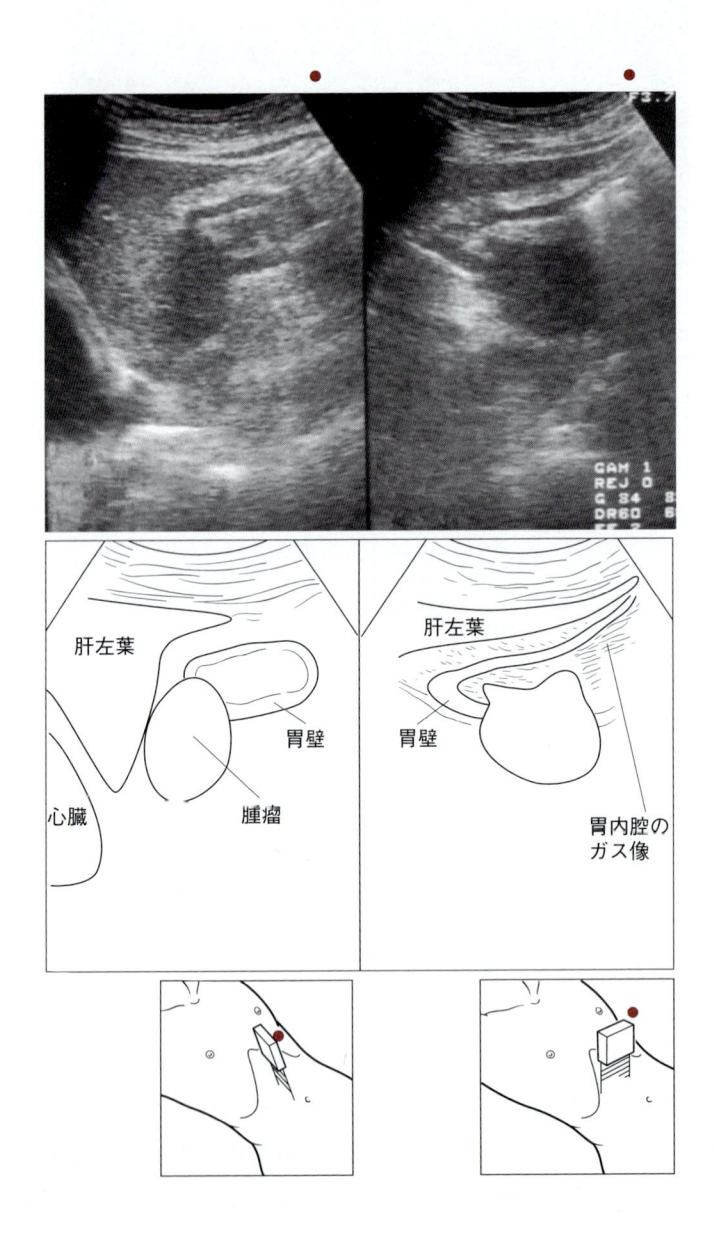

この症例の超音波像
- 胃壁の低エコー層（主に固有筋層を反映）をはさんで胃の内外に突出する 40 mm 近い低エコー腫瘤.
- 8 年間の経過観察でも増大傾向はみられず，平滑筋腫と思われる.

鑑別を要する疾患
1) 胃癌，および他の消化管腫瘍
2) 隣接臓器由来の腫瘍

ピットフォール
- 通常，経腹壁走査では胃壁は低エコーに描出され，主に固有筋層に由来している.
- 大半の粘膜下腫瘍は固有筋層由来で，飲水法を併用すれば腫瘍の前面に層状構造（粘膜〜粘膜下層）が確認できる.
- 超音波内視鏡を行えば胃壁の層状構造の解析はさらに容易となる.

次に行うべき検査
・胃 X 線検査
・胃内視鏡，および超音波内視鏡検査
・CT，あるいは MRI

胃悪性リンパ腫

この疾患の超音波像
① 胃壁の著明な肥厚がみられ胃癌と紛らわしいが，エコーレベルは胃癌に比べて低い．
② 伸展性は比較的保たれている．
③ 高度のリンパ節腫大や脾病変を合併していれば悪性リンパ腫を疑う必要がある．

症例

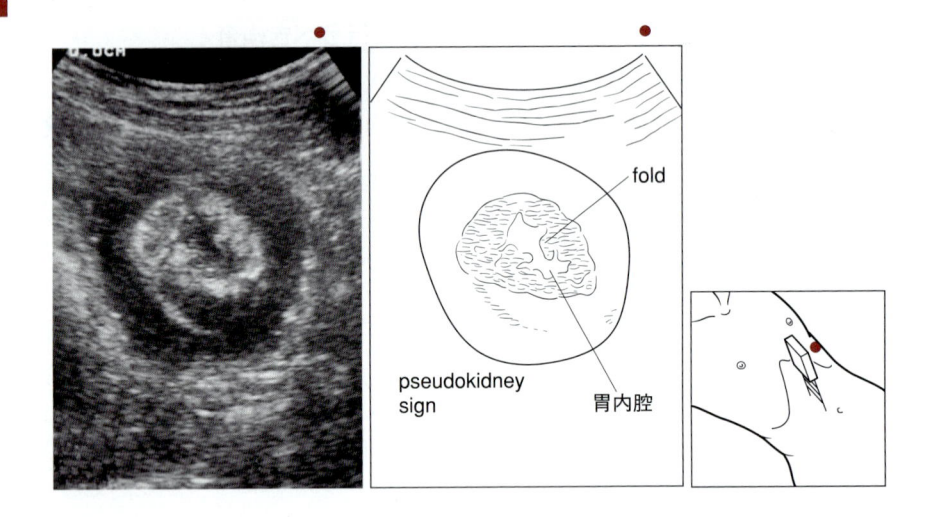

この症例の超音波像
- 胃壁の全周性壁肥厚が高度（pseudokidney sign）．しかも，エコーレベルは非常に低い．
- 粘膜面の高エコー層は保たれており，foldも確認できる．
- 胃の内腔は比較的保たれている．

鑑別を要する疾患
1) 進行胃癌
2) 急性胃粘膜病変（AGML）

ピットフォール
- 胃癌との厳密な鑑別は困難だが，エコーレベルの低さに注目すれば悪性リンパ腫を疑うことは十分可能である．
- 悪性リンパ腫は様々な発育形態を示すことが特徴でもあり，表層型では病変の存在診断すら困難である．

次に行うべき検査
・胃X線検査
・内視鏡検査
・CTあるいはMRI
・ガリウムシンチ

Crohn病

この疾患の超音波像
❶ 腸管の非連続性の潰瘍，瘢痕狭窄を主体としており，種々の程度の全層性壁肥厚がみられる．
❷ 腸管相互の瘻孔形成や腹腔内膿瘍が描出されることもまれではない．

症例
上行結腸の超音波像

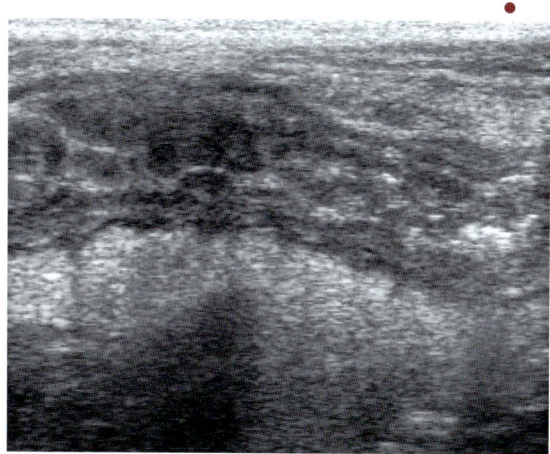

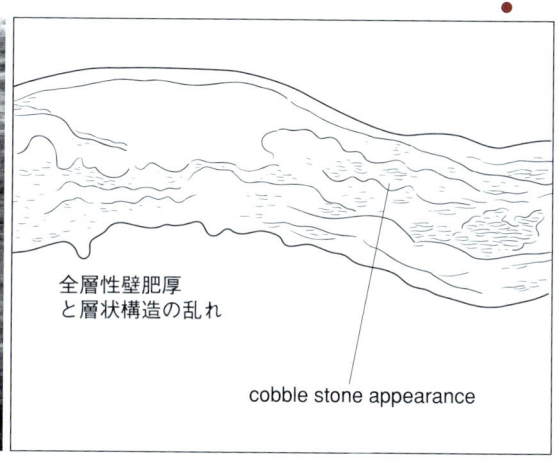

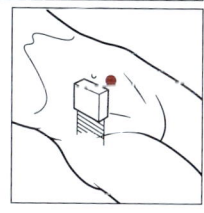

全層性壁肥厚と層状構造の乱れ

cobble stone appearance

この症例の超音波像
- 上行結腸の壁は 10〜20 mm 前後に肥厚しており，層状構造の乱れ〜消失がみられる．
- 粘膜面に凹凸があり，cobble stone appearance を反映している．
- 本例では回腸末端の壁肥厚も高度であった．

鑑別を要する疾患
- 炎症性/感染性腸疾患

ワンポイント アドバイス
- Crohn病は消化管のどの部位にも発生しうるが，超音波検査で描出が容易な回腸末端〜上行結腸に好発する．したがって，若年者で原因不明の発熱，腹痛，下痢などがみられればCrohn病も念頭に置いて右下腹部の超音波検査を行う．

次に行うべき検査
- 小腸造影検査
- 注腸X線検査
- 内視鏡検査

イレウス

この疾患の超音波像
1. 腸液が充満して拡張した腸管.
2. keyboard sign.
3. to and fro movement（腸内容物の行きつもどりつ）.
4. 混濁した腹水がみられる場合はかなりの重症例である.

Ⅰ．10年前に胆摘手術の既往

症例

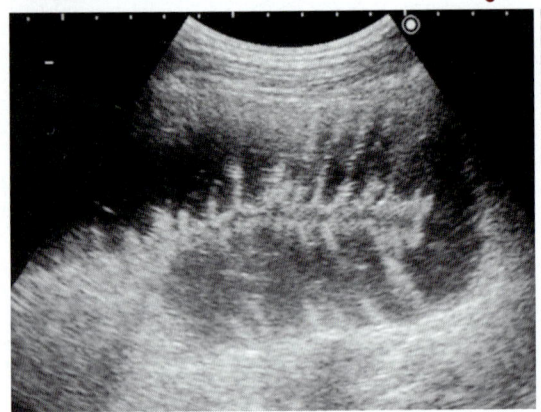

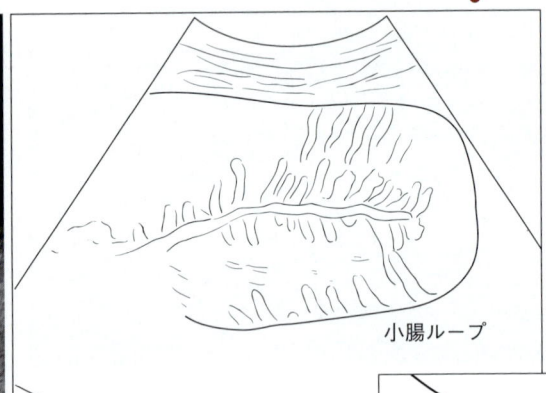

小腸ループ

この症例の超音波像
- 小腸内腔は拡張し，腸液で満たされている.
- Kerckring 皺襞が keyboard 様に認められる.
- 検査時，腸管内容の to and fro movement も観察できた.

ピットフォール
- イレウスの本態は腸液の貯留であり，臨床的にイレウスが疑われる場合には超音波検査が第1選択の画像検査である.
- 腹水を伴えば癌性や炎症性疾患によるイレウス，あるいは絞扼性イレウスを考える.

- イレウスの約70％は術後癒着性であるが，開腹手術の既往のない場合には閉鎖孔ヘルニアや大腿ヘルニアなども念頭に置いて鼠径部～大腿部の超音波検査も行う必要がある.

次に行うべき検査・処置
・腹部単純X線検査
・血液一般検査
・本例は癒着性イレウスと考えられ，イレウスチューブ挿入で軽快した.

II. 絞扼性イレウス

症例

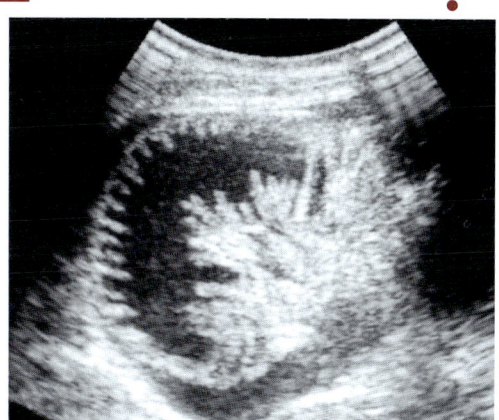

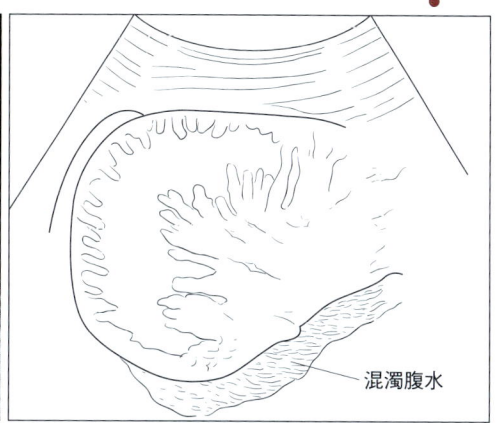

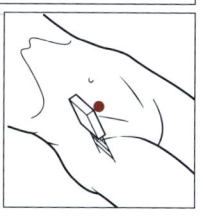

混濁腹水

この症例の超音波像

- 典型的なイレウスの超音波像だが、to and fro movement は全くみられなかった(麻痺性).
- 小腸壁の肥厚.
- 混濁した腹水の貯留.

次に行うべき検査・処置

・本例は開腹手術の既往はなく，閉鎖孔ヘルニアによる絞扼性イレウスであった．
・腹痛と炎症反応も強く，緊急手術が施行されたが，腸管はすでに壊死に陥っていた．

手術適応の決定

- 手術適応は臨床症状や血液検査も含めて総合的に判断されるが，下に示すような所見は手術適応の参考所見となる．

・腸管壊死を示唆する超音波像
　(1) Kerckring 皺襞の不明瞭化
　(2) 混濁した腹水の貯留
・to and fro movement の消失
・強い腸管拡張
・腸管壁の肥厚
・狭窄部の描出
・壁の厚さ，腹水の経時的変化

腸重積

この疾患の超音波像
❶ multiple concentric ring sign（重積した腸管が層状，リング状に見える所見）．
❷ pseudokidney sign あるいは target pattern．

症例 生後 7 カ月，男児

短軸断面像

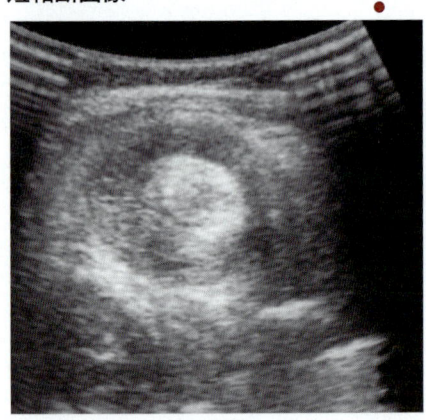

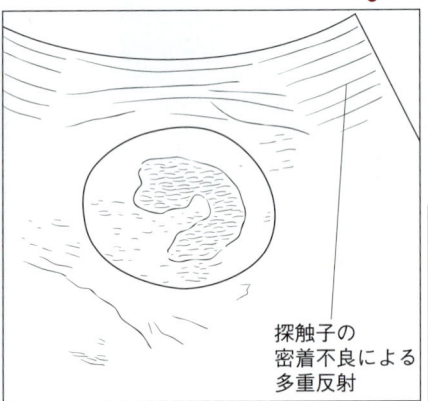

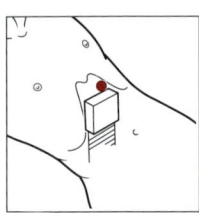

探触子の密着不良による多重反射

長軸断面像

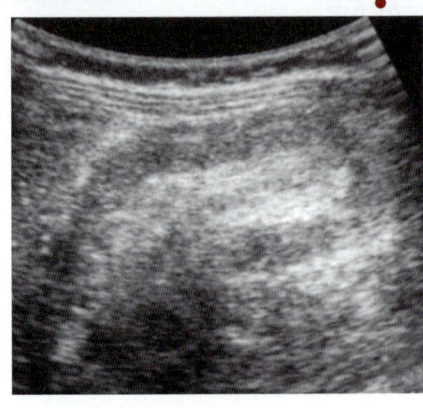

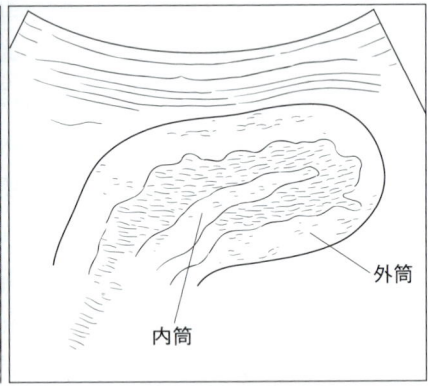

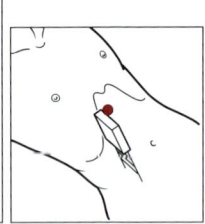

外筒
内筒

この症例の超音波像
- 短軸断面像では標的像（target pattern），やや長軸断面像になると腎の超音波像に類似（pseudokidney sign）している．

鑑別を要する疾患
1) 高度の炎症性/感染性腸疾患
2) 腸管腫瘍

ピットフォール
- 乳幼児では特発性腸重積が多いが，成人の腸重積では何らかの腫瘤性病変が先進部となっていることが多い．

次に行うべき検査
・腹部単純 X 線検査
・注腸 X 線検査

虫垂炎

> **この疾患の超音波像**
> ❶ 腫大した虫垂の描出が基本.
> ❷ 層状構造の不明瞭化～消失は重症を示唆する.
> ❸ 穿孔例では膿瘍形成が主となり,虫垂自体は描出できないことも多い.
> ❹ 結石エコー(糞石)は重要な間接所見である.
> ❺ 回腸末端,盲腸,上行結腸の壁肥厚は炎症の波及を示唆する.
> ❻ 回盲部周囲あるいはダグラス窩の腹水貯留.

I. 蜂窩織炎性

症例

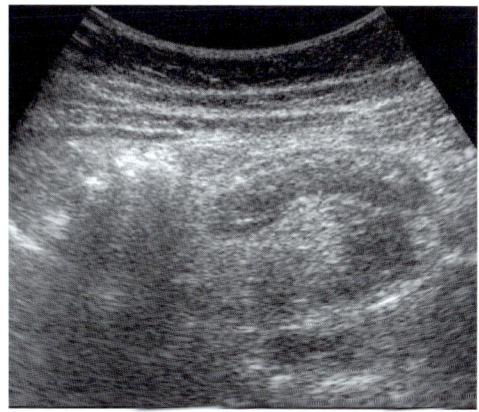

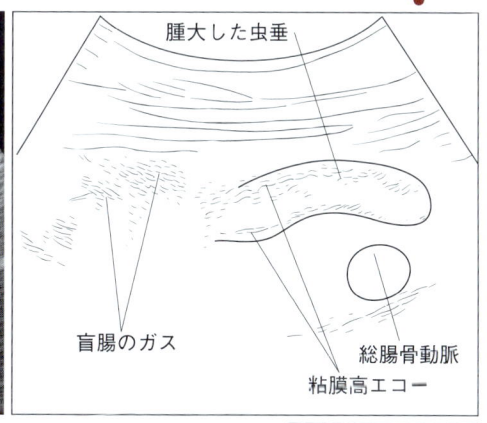

（図：腫大した虫垂／盲腸のガス／粘膜高エコー／総腸骨動脈）

> **この症例の超音波像**
> ● 横走査では総腸骨動脈の前方で腫大した虫垂の長軸断面像が描出されている.粘膜の高エコー層は部分的に消失している.
> ● 斜走査では回腸末端の後方で腫大した虫垂の短軸断面像が描出されている.この断面では粘膜の高エコー層ははば保たれている.

> **鑑別を要する疾患**
> 1) 骨盤内炎症(PID)を含めた婦人科疾患
> 2) 腸間膜リンパ節炎
> 3) 憩室炎
> 4) Crohn病
> 5) 虫垂腫瘍
> 6) 急性腸炎(特にエルシニア腸炎)
> 7) 便秘症
> 8) 腹膜垂炎,腸間膜脂肪織炎,など

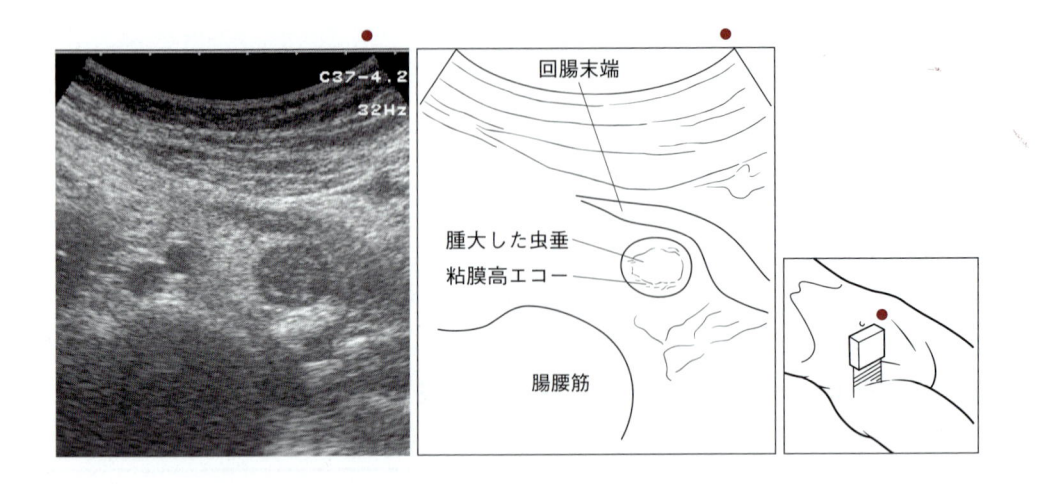

注腸 X 線検査 2,487 例からみた虫垂の位置・走行

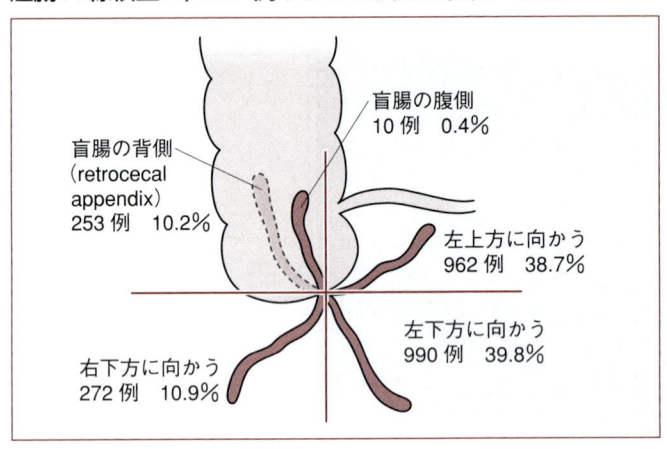

- 盲腸の腹側　10 例　0.4%
- 盲腸の背側（retrocecal appendix）253 例　10.2%
- 左上方に向かう　962 例　38.7%
- 左下方に向かう　990 例　39.8%
- 右下方に向かう　272 例　10.9%

ピットフォール

- 虫垂を描出するためには右下腹部横走査で総腸骨動・静脈の前方を横切る回腸末端，および盲腸を確実に同定して，その周囲を丹念に走査しなければならない．
- 回腸末端と虫垂は比較的浅い位置にあるので，コンベックス型よりも高周波リニア型探触子のほうが明瞭に描出できる．
- 虫垂の太さ・長さ・走行には個人差が大きく，盲腸後虫垂（retrocecal appendix）では，前方に存在する盲腸に妨げられて虫垂の描出は困難である．

次に行うべき検査

・血液一般検査（炎症反応）
・腹部単純 X 線検査
・超音波検査での診断困難例では造影 CT

II. カタル性

症例

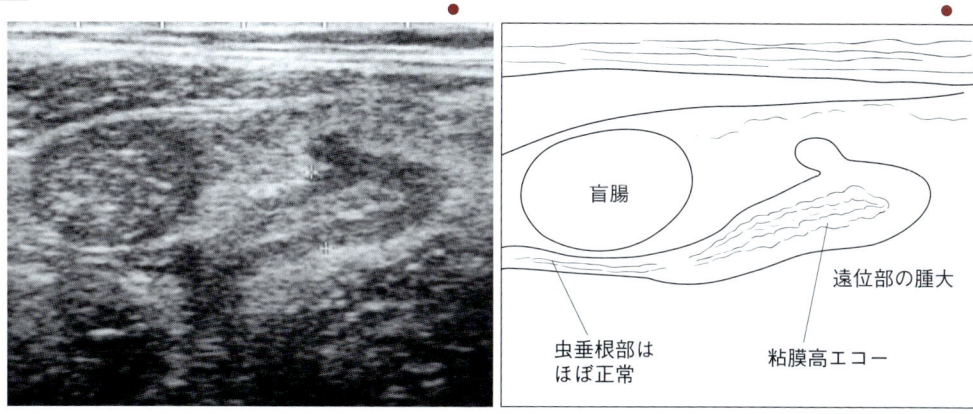

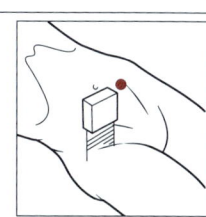

図中ラベル:
- 盲腸
- 遠位部の腫大
- 粘膜高エコー
- 虫垂根部はほぼ正常

この症例の超音波像
- 盲腸には泥状便が充満している．
- 虫垂遠位部が腫大しているが，粘膜の高エコー層は保たれている．

III. 壊疽性

症例

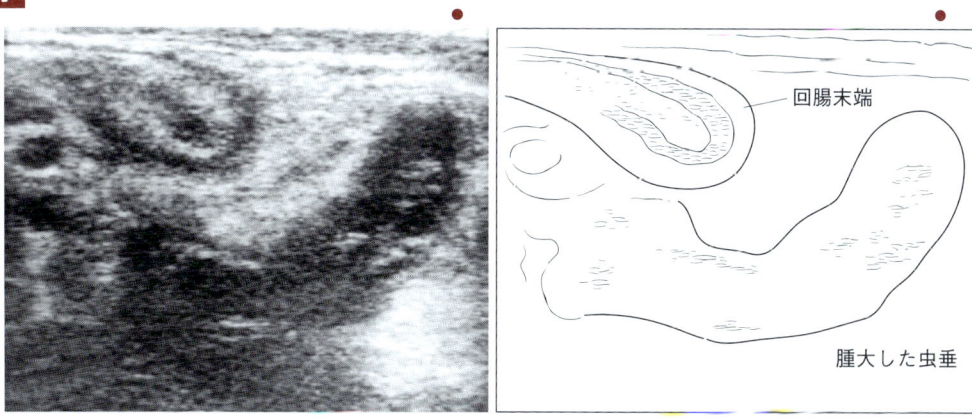

図中ラベル:
- 回腸末端
- 腫大した虫垂

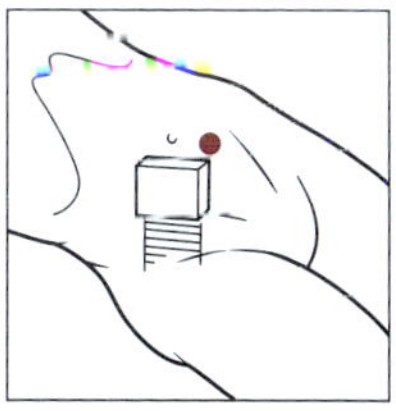

この症例の超音波像
- 虫垂はソーセージ状に腫大し，不均一な低エコーで，層状構造もみられない．
- 回腸末端の壁肥厚も目立つ．

結腸癌

> **この疾患の超音波像**
> ❶ 結腸壁の肥厚像，pseudokidney sign.
> ❷ 結腸内腔に突出する腫瘤像.

Ⅰ．3型結腸癌

症例

pseudokidney sign
結腸内腔のガス

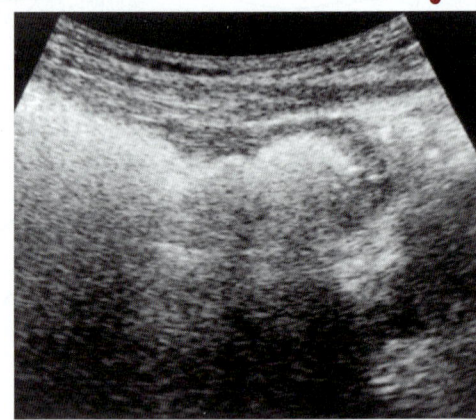

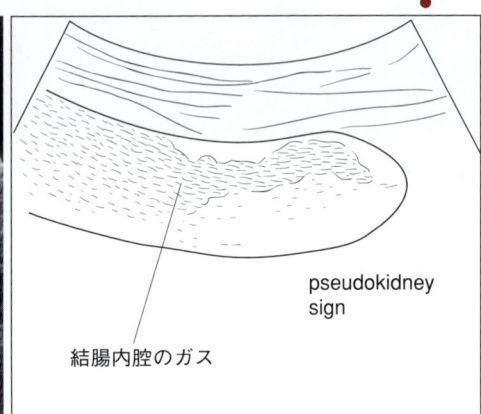

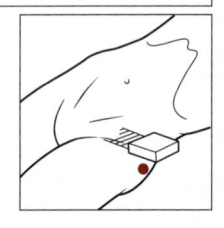

この症例の超音波像
- 下行結腸内腔のガス像を追っていくと，下部で全周性の壁肥厚がみられる（pseudo-kidney sign）.

鑑別を要する疾患
1) 他の結腸腫瘍
2) 虚血性大腸炎

ピットフォール
- 本例は激しい血便を主訴に来院した．スクリーニング超音波検査で比較的広範囲にわたる下行結腸の壁肥厚がみられ，虚血性大腸炎との鑑別を要した．

次に行うべき検査
・大腸内視鏡検査
・注腸 X 線検査
・US，CT（あるいは MRI）で転移巣の検索

Ⅱ．1型結腸癌

症例

（図：下行結腸の超音波像およびシェーマ。腫瘍、結腸内腔のガス像を示す）

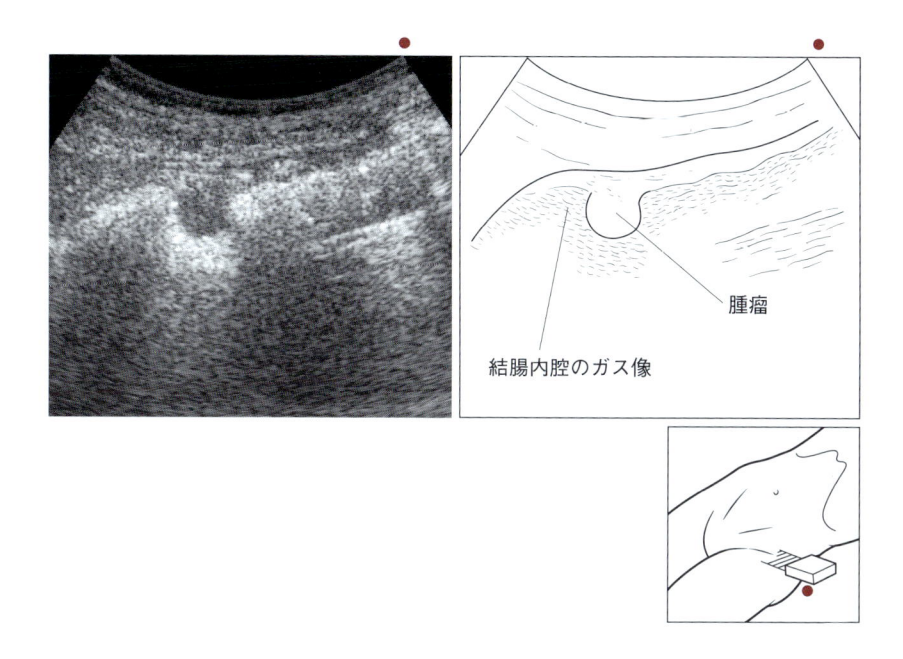

この症例の超音波像
- 下行結腸内腔の高エコー内に15mm大の低エコー腫瘤が突出している．

鑑別を要する疾患
1) 大腸ポリープ

ワンポイント アドバイス
- 通常，大腸内腔は空気の混ざった糞塊のため高エコーを示し，モコモコとしたハウストラも観察できる．特に，上行結腸と下行結腸は後腹膜臓器であり，側腹部からの走査で他の消化管などに妨げられることなく確実に描出できる．
- スクリーニング検査であっても，上行結腸と下行結腸を観察する習慣を身につけていれば本例のような隆起性病変を発見することもまれではない．

次に行うべき検査
・前記に準じる．

大腸憩室炎

この疾患の超音波像

❶ 大腸壁外へ突出する低エコー像.
❷ 憩室の内腔エコーは内容物によって変化する.
❸ 炎症の波及あるいは spasm による大腸壁の肥厚.

症例

短軸断面像

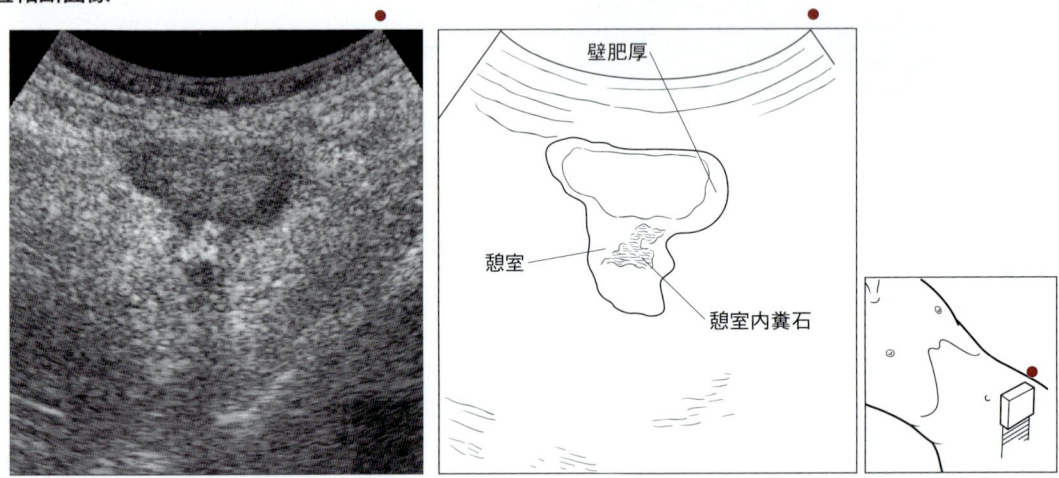

壁肥厚
憩室
憩室内糞石

長軸断面像

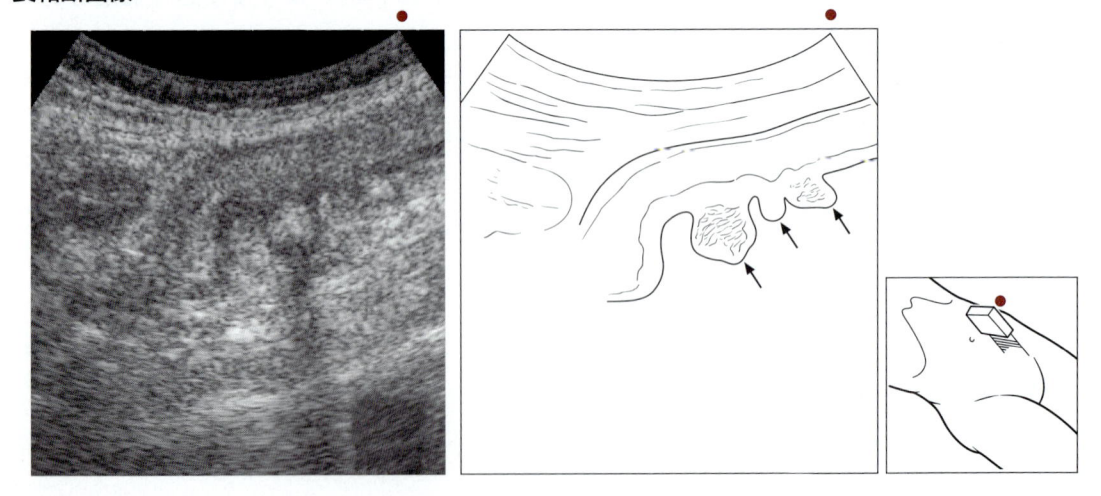

この症例の超音波像
- 大腸壁の軽い肥厚がみられる．
- 大腸内腔は低エコーの泥状便で占められており，下痢状態であることがわかる．
- 壁外に突出する憩室が少なくとも3個描出されている（↑）．
- 憩室内には音響陰影を伴う高エコー（糞石）もみられる．

鑑別を要する疾患
1) （部位によっては）急性虫垂炎
2) 腹膜垂炎，腸間膜脂肪織炎

ワンポイント アドバイス
- 憩室炎の腹痛は限局していることが多く，指1本で痛みの部位を指し示すことができる．したがって，痛みの強い部位を詳細に走査することで憩室炎の超音波診断は容易となる．

次に行うべき検査
- 通常は保存的治療で軽快するが，症状が強い場合はCTで膿瘍の有無などを確認する．

セルフ・アセスメント

『日本医師会雑誌』の付録,臨時増刊,特別号の形で発行している「生涯教育シリーズ」では,自己評価のためにセルフ・アセスメント（自己評価テスト）を用意いたしております.このテキストでは,具体的な症例を中心に出題しております.

会員の方には,本文をお読みいただいた後で,内容の整理と確認のためにも,ぜひこのセルフ・アセスメントを試されたり,あるいは先にセルフ・アセスメントに目を通されてから,本文をお読みになるなど,各自工夫のうえ生涯教育の一助としてご利用いただければ幸いです.

（編集事務局・生涯教育課）

問題

Q1

53歳の男性．健診の超音波スクリーニングで胆嚢内に多数の小隆起像が認められた（↙↙↙）．この小隆起像は体位変換や外的刺激で移動，変形しなかった．消化器症状や炎症症状はなく，6カ月後の再検でもほとんど変化は認められなかった．

次のうち，最も考えられるのはどれか．
① 胆嚢小結石
② 胆嚢腺筋腫症
③ コレステロールポリープ＋コレステローシス
④ 早期胆嚢癌（Ⅰ型）

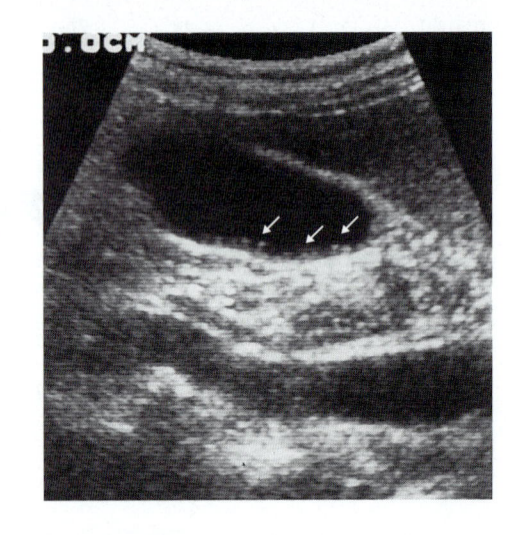

Q2

73歳の女性．腹部膨満感と軽度の右季肋部痛があり，某病院で超音波検査を受けた．
胆嚢が腫大，緊満しており，この原因究明のためERCPを受けるようすすめられたが，納得できず，当院を紹介された．
写真は当院で撮影したもので，胆嚢は著明に腫大し，内部にデブリエコー（↓）が認められた．
この写真に認められる所見から考えられる1つの疾患を，次の中から挙げよ．
① 胆嚢炎
② 胆管炎
③ 胆嚢頸部嵌頓結石
④ 総胆管結石
⑤ 胆管癌

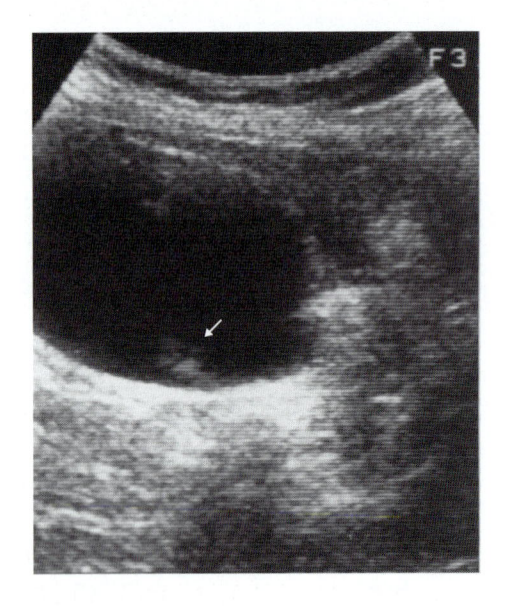

Q3

56歳の男性．数日前より腹部膨満感，食思不振があり，昨夜突然，心窩部痛が出現した．黄疸(−)，白血球増多(−)，貧血(−)
5年前，人間ドックで多数の胆嚢結石(▼)が指摘され，胆嚢内腔がほとんど描出されない(↓)ことから手術をすすめられていた．
次の診断名のうち正しいものはどれか．

① 胆泥・胆砂と結石を伴った胆嚢炎
② 結石を伴った胆嚢炎で，胆嚢は膿汁で充満している．
③ 胆嚢結石で，胆嚢底部に胆嚢腺筋腫症を合併している．
④ 結石を伴い肝へ直接浸潤した胆嚢癌

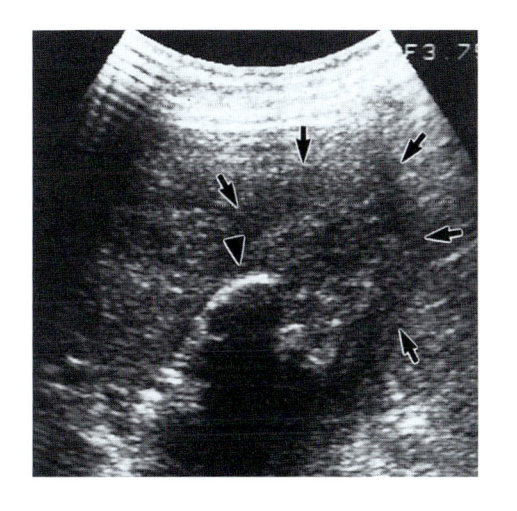

Q4

右の写真は右肋間走査による肝門部周辺の超音波像である．
この症例について次の問に答えよ．

① 線状高エコーはどの脈管に相当するか？
② 音響陰影はあるか．その程度は？
③ この病態名と，鑑別疾患は？

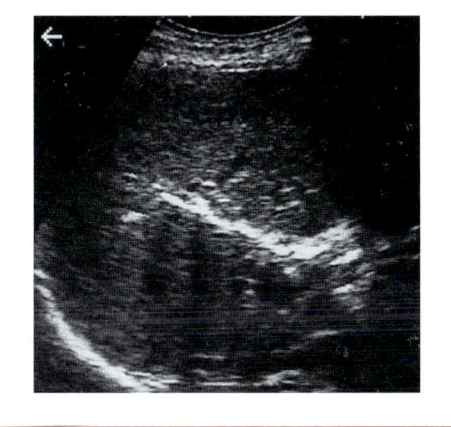

Q5

右の写真は右季肋部縦走査による胆管の超音波像である．
この症例について次の問に答えよ．

① 総胆管は描出されているか
② 総胆管内腔に異常があるか．
③ 腫瘍と結石の鑑別は可能か．

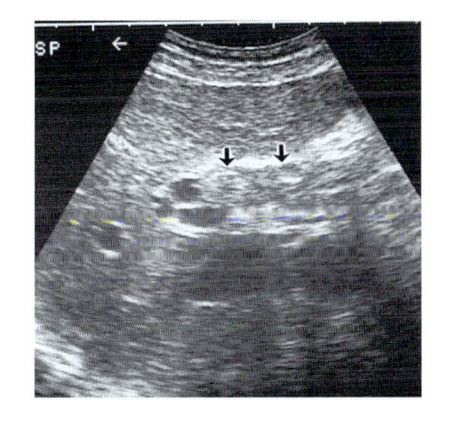

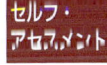

Q6

心窩部横走査による正常肝臓の横断像である．
①〜③に該当するのはどれか．

- a. 肝円索
- b. 胆嚢窩
- c. 静脈管索
- d. 肝鎌状間膜
- e. 門脈
- f. 腹部大動脈
- g. 下大静脈
- h. 門脈
- i. 尾状葉（S_1）
- j. 内側区域（S_4）
- k. 肝副葉

① [　　]　② [　　]　③ [　　]

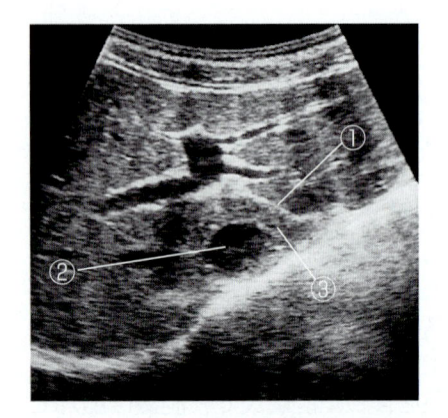

Q7

右肋間走査による肝臓と胆嚢の像である．胆嚢に近い領域（S_5）に径13 mmで辺縁が凹凸不正な低エコー域が描出されている．最も考えられる診断は下記のうちのどれか．

① 脂肪肝に合併した肝細胞癌：低エコーであり，かつ小病変の割に辺縁が凹凸不正なのが特徴となっている．

② 脂肪肝に合併した肝膿瘍：辺縁が凹凸不正であり，中心部に点状エコーが観察されるのが特徴となっている．

③ 脂肪肝に合併した肝嚢胞：脂肪肝が背景にある場合には定型的な嚢胞像を呈さないので，頻度の最も高い嚢胞とみなすのが順当である．

④ 脂肪肝に伴う低脂肪域（focal spared areaまたはsegmental pseudotumor sign）：低エコー域が胆嚢床にあり，小病変の割に辺縁が凹凸不正であり，かつ中心部に血管を示唆する点状エコーが観察されることより最も疑う．ただし血管腫との鑑別は必要である．

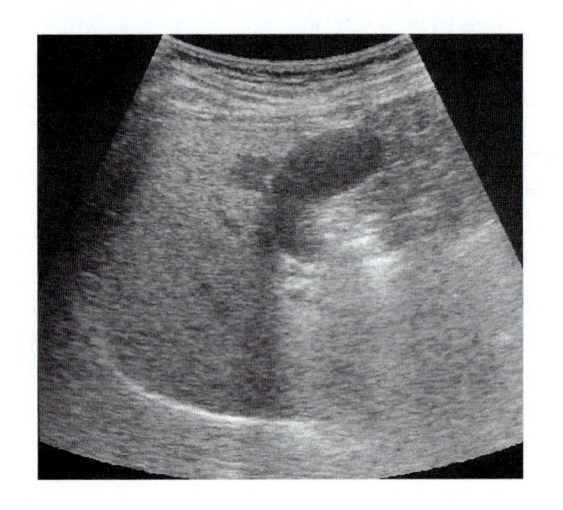

Q8

60歳の男性．黄疸を主訴に来院．
図は心窩部斜走査による像である．
① 黄疸の鑑別診断（閉塞性か非閉塞性か）をせよ．
② 黄疸の原因として最も考えられる診断は何か．

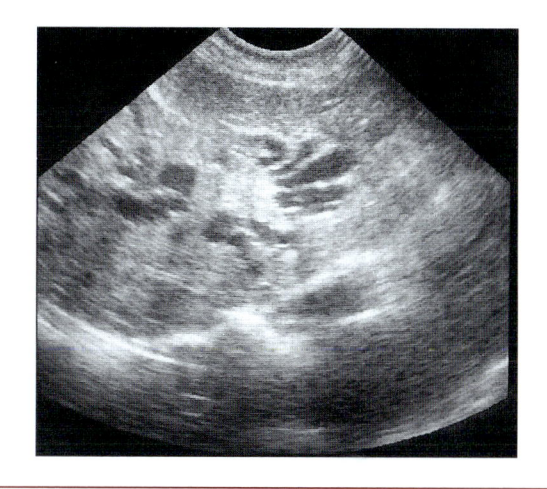

Q9

55歳の男性．検診にて肝障害を指摘され，超音波検査が施行された．図は右肋間走査による像である．
① 腫瘤の超音波パターンは何と呼ばれるか．
② 診断は何か．

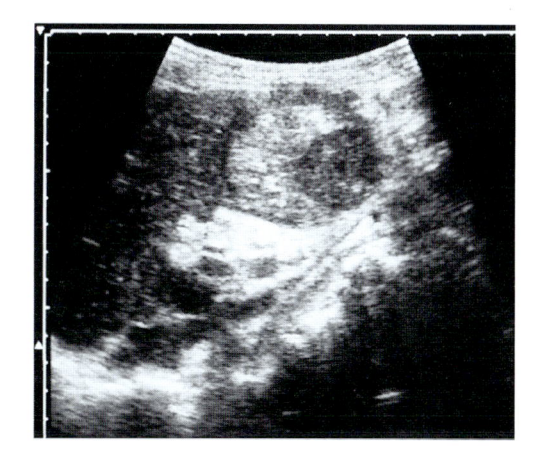

Q10

心窩部縦走査による肝左葉の縦断像の所見である．最も考えられる診断（所見）はどれか．

① 悪性リンパ腫：この断層はほぼ腹部正中線に近い矢状面断層であり，肝左葉の裏面にみられる低エコー域は複数のリンパ節腫脹に特徴的である．
② 門脈圧亢進症を伴う肝硬変：肝左葉の所見が表面凹凸不整であり，実質も斑状高エコーが疑われるため肝硬変所見とみなせる．その後方の蛇行する管状構造は拡張発達した左胃静脈と考えられる．
③ 膵嚢胞：リンパ節にしては不整形であり，後方エコーの増強もみられるため嚢胞所見と考えられるため，位置からして膵嚢胞を考えるべきである．
④ 胃粘膜下腫瘍：この位置は胃上部前壁にあたり，胃壁内の多発性低エコーが最も考えられるため，粘膜下腫瘍が疑われる．

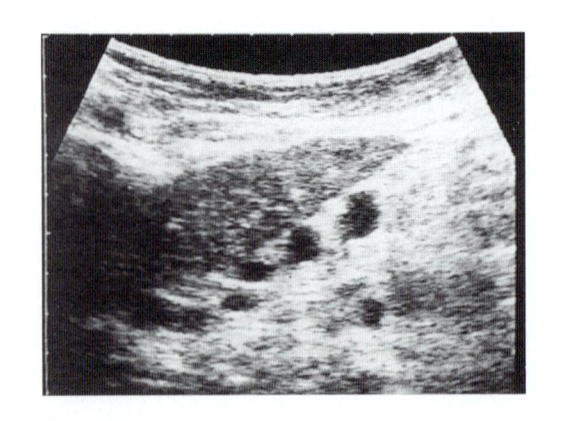

Q11

62歳の女性．健康診断時の腹部エコーにて，肝臓に嚢胞性病変を指摘された．腹部症状や肝機能異常はみられない．最も疑わしい疾患はどれか．

① 肝嚢胞
② 肝膿瘍
③ 門脈–肝静脈シャント
④ 肝内胆管拡張

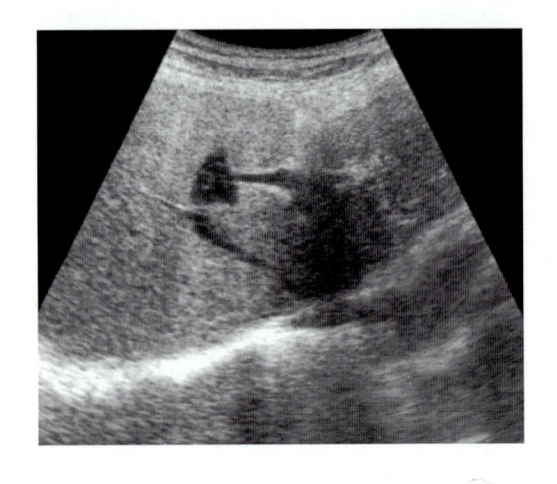

Q12

58歳の女性．超音波検診で膵体部に嚢胞性腫瘍を指摘され来院．自覚症状や膵炎の既往などはない．嚢胞は分葉状，多房性．蜂巣状の小嚢胞の集合像を認めた．膵管拡張は認めない．最も考えられる疾患はどれか．
① 膵漿液性嚢胞腫瘍
② 膵粘液性嚢胞腫瘍
③ 膵管内乳頭粘液性腫瘍
④ 仮性膵嚢胞

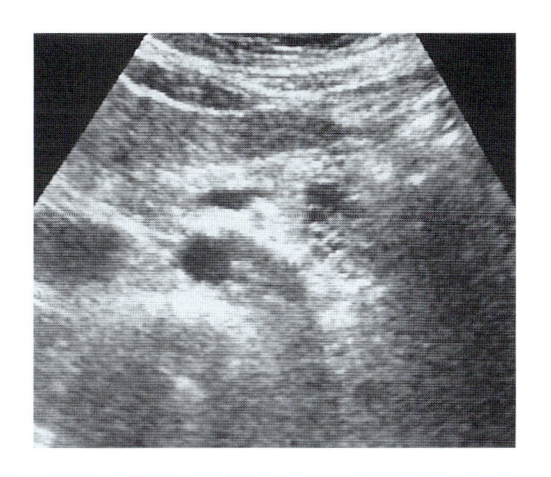

Q13

右の写真は心窩部横走査を行ったときに得られた像である．
① 異常所見は？
② 最も考えられる疾患名は？

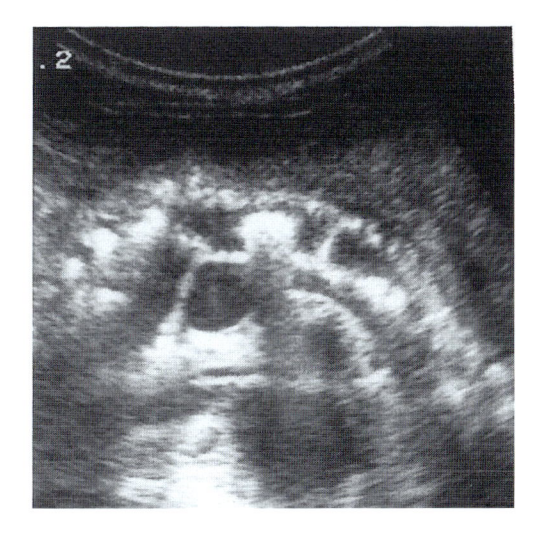

Q14

52歳の女性．職場検診で，高アミラーゼ血症と膵臓の異常を指摘され来院．右の写真はその心窩部横走査像である．
① 異常所見は？
② 最も考えられる疾患名を1つ選べ．
　a．膵内分泌腫瘍，b．慢性膵炎，
　c．膵癌，d．腫瘤形成性膵炎，
　e．膵管内乳頭粘液性腫瘍
③ 次に行うべき検査は？

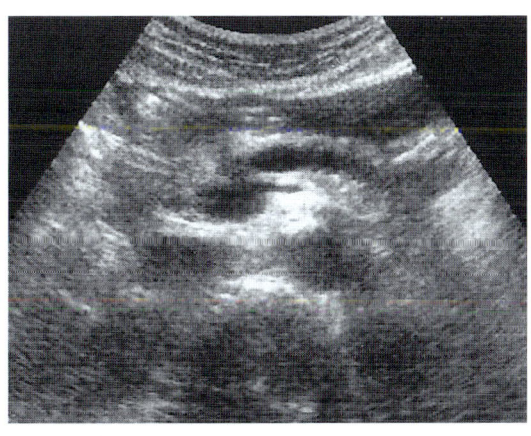

セルフ・アセスメント

Q15

右の写真は右肋間走査による腎の超音波像である.
次のうち正しいものはどれか.
① 胎生分葉と呼ばれるもので検査や治療は必要ない.
② 腎盂腫瘍と考えられ，排泄性尿路造影を行う.
③ 腎嚢胞であるので超音波で経過観察とした.
④ 腎癌が疑われるので造影 CT を行う.
⑤ 血管筋脂肪腫と思われるので超音波で経過をみる.

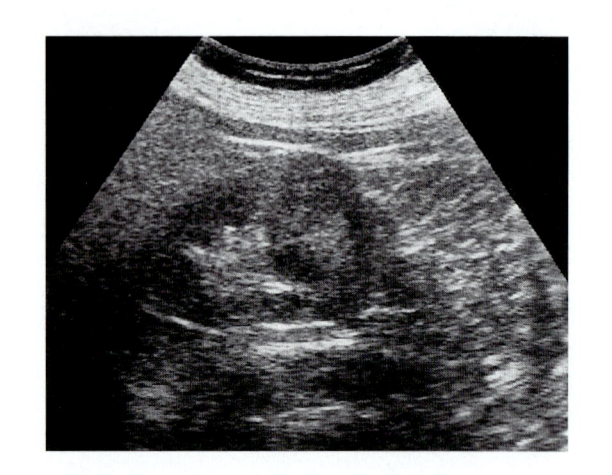

Q16

右の写真は左肋間走査による腎の超音波像である.
最も疑われる診断を次から選べ.
① 正常
② 腎癌
③ 腎盂癌
④ 傍腎盂嚢胞
⑤ 腎血管筋脂肪腫

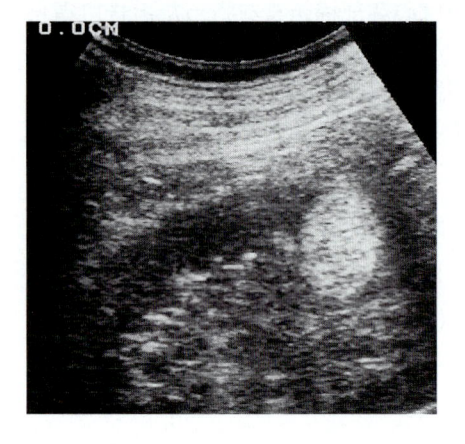

Q17

右の写真は，尿管下端に下降した左尿管結石の診断に際し施行した超音波断層像（下腹部横断走査）である．正しい記述はどれか．

a. 膀胱を充満させ，音響窓（acoustic window）として利用している．
b. 膀胱の底部に高輝度を呈するストロングエコー（矢印）を認める．
c. ストロングエコーの後方は音響陰影（acoustic shadow）を伴っている．
d. 左尿管下端（尿管膀胱移行部）は，ストロングエコーの閉塞により拡張をきたし明瞭に描出されている．

① a, b, d のみ
② b, c のみ
③ b, d のみ
④ b のみ
⑤ a〜d のすべて

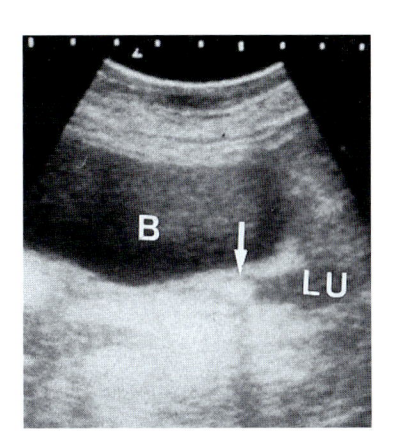

Q18

右の写真は下腹部縦走査による膀胱の超音波像である．患者は肉眼的血尿のみを訴えており，排尿痛や排尿困難などを伴っていない．次の ①〜⑤ の中から診断名を1つ選べ．

① 膀胱結石
② 膀胱癌
③ 膀胱憩室
④ 尿管瘤
⑤ 前立腺肥大症

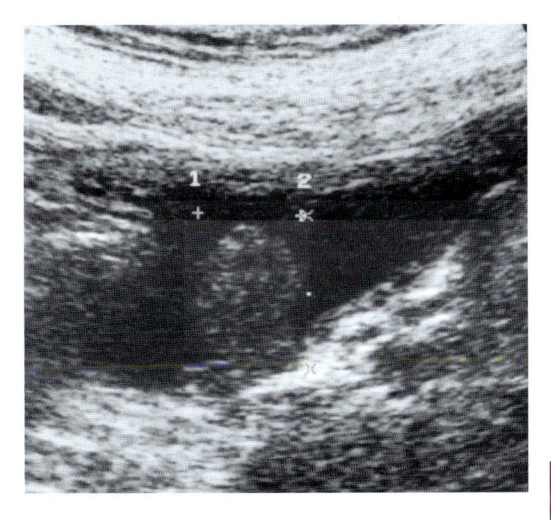

Q19

67歳の男性．腹部膨満感を主訴として来院．10年前に開腹下胆囊摘出術の既往があり，以前にも同様の症状で入院加療を受けている．図は来院時の下腹部超音波像であるが、本例でみられる超音波所見はどれか．

① pseudokidney sign（シュードキドニーサイン）
② keyboard sign（キーボードサイン）
③ multiple concentric ring sign（マルチプルコンセントリックリングサイン）
④ target pattern（標的像）
⑤ bull's eye pattern（ブルズアイパターン）

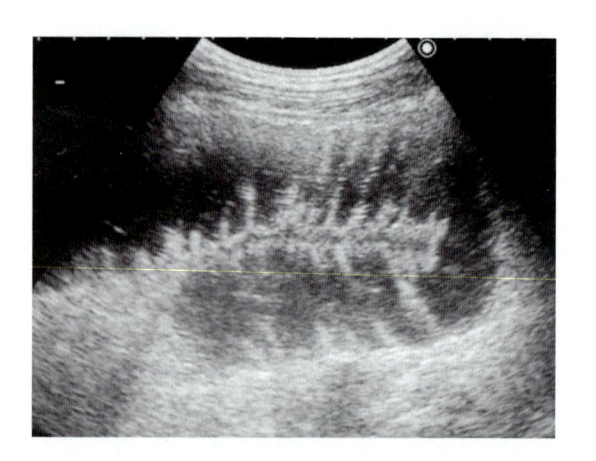

Q20

8歳の女児．右下腹部痛と発熱を主訴として来院．白血球数 12,000/mm³．図は右下腹部で最も強く圧痛を認めた部位の超音波像である．診断名を1つ選べ．

① 腸間膜リンパ節炎
② Crohn病
③ 虫垂腫瘍
④ 急性腸炎（特にエルシニア腸炎）
⑤ 急性虫垂炎

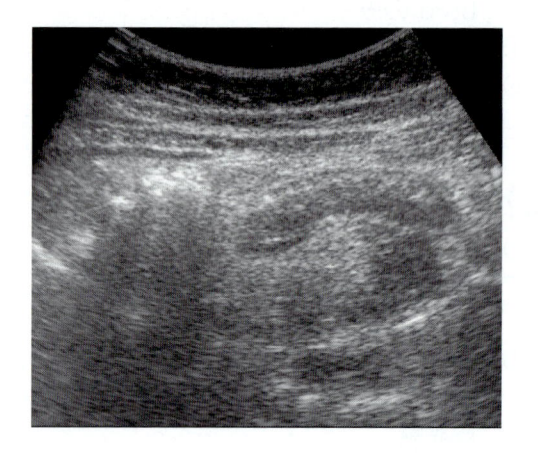

解答と解説

Q1 答：③　103〜104頁参照

Q2 答：③　88〜89頁参照

Q3 答：④　119頁参照

Q4 答：① 肝門部の門脈に並走する胆管内の高エコーである．胆管は門脈分枝に接する，すなわちグリソン鞘内であることが特徴．
② 高エコーは腸管ガス像であるので，その音響陰影は結石より弱い．
③ 胆道内気腫（pneumobilia）．肝内結石，肝内石灰化との鑑別が必要．
143頁参照

Q5 答：① 総胆管は上部のみ描出されている．
② 中部胆管内は実質様のエコー像で充満．その中に強いエコーを呈する部分を認める．
③ 実質像は一見腫瘍を疑うが，強いエコーの存在と，おそらく音響陰影も伴うので結石症とデブリの診断は可能．138〜139頁参照

Q6 答：①［c］　②［g］　③［i］　173頁参照

Q7 答：④　223頁参照

Q8 答：① 閉塞性黄疸
② 肝内胆管癌（肝門部型）　189頁参照

Q9 答：① nodule in nodule（モザイクパターン）
② 肝細胞癌　182頁参照

Q10 答：②　240頁参照

Q11 答：③　254頁参照

Q12 答：①
分葉状・多房性囊胞で，被膜は存在せず隔壁は薄い．比較的大型の囊胞に隣接して数mmの小囊胞が蜂巣状に存在している．膵漿液性囊胞腫瘍に特徴的な超音波像である．289頁参照

Q13	答：① 実質は菲薄化し，拡張した膵管内に結石を示す大小不同の高エコー像が多数みられ，一部には音響陰影やコメット様エコーを伴っている． ② 膵石　　281頁参照
Q14	答：① 膵頭部に15mm前後で不整形を呈する低エコー腫瘤が認められる．主膵管は腫瘤辺縁で完全に途絶し，これより尾側膵管は数珠状拡張を示している． ② 膵癌 ③ ERP：膵管造影を直ちに施行する．同時に膵液の細胞診も行い確診を得る．MRCPも膵管の性状の評価に有効．　　300頁参照
Q15	答：④ および ② 腫瘤は被膜を有し，周囲の正常組織とは区別される．内部エコーは無エコーでも著明な高エコーでもない．中心部エコーを圧排しており，この写真からは腎盂腫瘍は100％否定はできないが，腎癌の可能性は高く，実際も腎細胞癌であった．　　318頁参照
Q16	答：⑤ 腎実質から中心部エコーにかけて高エコーの円形の腫瘤を認める．血管筋脂肪腫には特徴的である．ただし，高エコーは脂肪腫成分の割合により変化する．きわめてまれであるが，脂肪肉腫の報告もある．　　322頁参照
Q17	答：⑤　　337頁参照
Q18	答：② 膀胱癌は無症候性血尿の原因疾患として常に念頭に置くべき疾患である．ただし，この腫瘍像は典型例であり，頂部〜前壁からの発生例あるいは隆起しないタイプの癌では，超音波検査にて描出困難なことが少なくない． 352頁参照
Q19	答：② 各用語の解説を医用超音波用語集第3版（日本超音波医学会編）から抜粋する． ① pseudokidney sign：肥厚した消化管壁とその内容などによって作られる腎のエコー像に似た低エコー腫瘤像 ② keyboard sign：腸閉塞の際，拡張した小腸の Kerckring 襞が鍵盤状に観察される所見．

③ multiple concentric ring sign：腸重積でみられる特徴的所見．重積腸管部分が短軸像で高エコーと低エコーの層からなるリング状（多層同心円構造）を呈する所見．
④ target pattern：腫瘤などの内部エコーが同心円状の構造を示すエコーパターン．
⑤ bull's eye pattern：target pattern と同義． 400 頁参照

Q20 答：⑤
急性虫垂炎の診断に際して鑑別すべき疾患は多い．不必要な虫垂切除術を回避するためにも，的確な画像診断は不可欠である． 403 頁参照

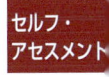

索引

＊和文索引の用語は，片仮名，平仮名，漢字（1文字ごとの読み）の順の電話帳方式で配列した．
＊用語に続くローマ数字（小文字：i, ii, iii …）はカラー口絵のページを示す．

〔欧文〕

Aモード法　3
acute gastric mucosal lesion :
　　AGML　389
adenomatous hyperplasia　186
aliasing　26
amplitude　3

Bモード法　3
Banti病　242
bright liver　220
brightness　3
Budd-Chiari症候群　245
bull's eye sign　191

cavernomatous transformation
　　　　　　　　　　　243
central stellate scar　187
Chiari病　245
cluster sign　192
cobble stone appearance　399
cockade phenomenon　387
comet-like echo　21, 72, 227
contrast harmonic imaging　32
Couinaudの肝区域分類　153
coursing line　371
Crohn病　399
cyst in cyst pattern　290

DIP　63
doughnut shaped　387
dynamic range　39
dysplastic nodule　186

EllenbogenのGrade分類　340
epigastric oblique scan　47
ERBD　146
ERC　142
EUS　150

focal fatty change　222
focal nodular hyperplasia : FNH
　　　　　　　　　　　187
focal spared region (area)　222

gain　38
Gamna-Gandy結節　250
Hartmann嚢　66
Healey & Schroyの肝区域分類
　　　　　　　　　　　153
Huygensの原理　5
hydronephrosis　340

intimal flap　374
IPH　242
irregular fatty change　222

keyboard sign　400
KUB　335

lateral shadow　16
left hypochondriac oblique scan
　　　　　　　　　　　51
left intercostal scan　50
left subcostal scan　49
LOC (loss of correlation)　32
longitudinal scan (sagittal scan)
　　　　　　　　　　　40

mirror phenomenon（鏡面現象）
　　　　　　　　　　　23
multiple concentric ring sign　402

native harmonic imaging　28
nephrocalcinosis　330
nodule in nodule　180

omental cakes　377

penetrating duct sign　271
pipe-stem fibrosis　224
pneumobilia　143
pseudokidney sign　387
PTBD　139
PTC　142
PTCD　59
PTGBD　139

Rayleigh散乱　13
renal infarction　328
renal sinus tumor　338
renal stone　335
renal tuberculosis　326
renal tubular acidosis　330
retrocecal appendix　404
right hypochondriac oblique scan
　　　　　　　　　　　44
right intercostal scan　42
right subcostal scan　45
ring sign　180
Rokitansky-Aschoff sinus (RAs)
　　　　　　　　　　　100

sandwich sign　373
Schnitzler転移　377
second harmonic imaging　28
segmental pseudotumor sign
　　　　　　　　　　　203, 223
septal fibrosis　224
sludge ball　90
small liver cancer　184
Snellの法則　15
sonolucent layer　72
speckle pattern　18
STC (sensitivity time control)　38

target (bull's eye) sign　190, 191
target pattern　402
tilting　265
tissue harmonic imaging　28
to and fro movement　400
transverse scan　47
triangle sign　72

upstream pancreatitis　277
ureteral stone　336

von Meyenburg's complex　227

Whippleの三徴　293
Wilms腫瘍　325

索引

〔和文〕

2D ドプラ（カラードプラ） 25

あ
アーチファクト 26
　―，カラードプラにおける 27
　―，生体臓器の運動に由来する 27
　―，胆嚢内腔の 73
　―の低減 29
アデノミオマトーシス→胆嚢腺筋腫症
悪性リンパ腫 249, 373
網目状高エコー，肝内の 224

い
イレウス 400
易疲労感 62
胃 382
　―の横断像 381, 382
　―の基本走査と正常像 382
　―の矢状断像 381, 382
　―の心窩部左傍正中矢状断像 382, 383
　―の超音波像の特徴 381
胃悪性リンパ腫 398
胃癌 392, 394, 395
　―［症例］，早期癌類似進行癌 395
　―［症例］，体部癌 392
　―［症例］，噴門部癌 394
胃癌の転移病巣 376
胃粘膜下腫瘍 396
萎縮腎（矮小腎） 331
異所性腎 331
苺状胆嚢 103

う
ウィルムス腫瘍 325
うっ血肝 226
右側腹部斜走査，副腎 353

え
エリアシング 26
えぐり走査 45
会陰走査 386
壊疽性胆嚢炎 93

映像範囲 16
炎症性ポリープ 107

お
折り返し現象 26
黄疸 59
横隔膜 23
音響陰影 17, 178, 190
音響レンズ 11
音速 14

か
カメレオンサイン 196
カラードプラ（2D ドプラ）
　―の原理 25
　―の臨床応用 27
下大静脈腫瘍血栓を有する巨大な腎癌［症例］ 320
過形成ポリープ 106
解離性大動脈瘤 375
外側陰影 16, 178
拡散減衰 14
褐色細胞腫 366
肝
　―，前面から見た viii
　―，背臥位で足方向から見た viii
　―の大きさの異常 204
　―の大きさの正常値 174
　―の解剖 152
　―の基本走査（特徴・問題点） 158
　―の正常像 174
肝縁 214
　―の異常 205
　―の先端鈍化像 214
肝外胆管癌 145
肝外門脈閉塞症 243
肝区域
　―，Couinaud 分類による ix, x
　―，右側面から見た x
肝区域概念 156
肝区域対応表 154
肝血管腫 194
　―，高エコーパターン 195
　―，混合エコーパターン 197
　―，辺縁高エコーパターン 196

肝限局性疾患
　―の異常エコー像からみた診断 179
　―の異常エコー像の特徴 176
肝硬変 216
　―［症例］ 218, 219
　―の病理形態と超音波像 217
肝硬変（再生結節） 202
肝細胞癌 180
　―，結節型 181, 182
　―，早期診断の進め方 185
　―，びまん型 183
　―の超音波所見，腫瘤径別にみた 185
肝実質の異常 205
肝腫瘤
　―と鑑別を要する病変 202
　―の形状 176
　―の後方エコー 178
　―の内部エコー 177
肝静脈 155
肝内管状構造（解剖） iv
肝内血管 155
　―と肝区域概念 156
肝内血管
　―，右側面から見た x
　―と Couinaud 分類による肝区域 ix
肝内結石症 140
肝内脈管の異常 206
肝囊胞 198
肝囊胞腺癌 199
肝膿瘍
　―，充実型 201
　―，囊胞型 200
肝びまん性疾患
　―の異常エコー像からみた診断 208
　―の異常エコー像の特徴 204
肝表面の異常 204
肝門部 125
肝門部胆管癌 144

き
気泡 32
記録装置 31

基本走査　40
輝度　25
疑似ドプラ信号　32
逆流性腎症　331
吸収減衰　14
急性胃粘膜病変　389, 391
　　──の経過　391
急性肝炎　210
急性膵炎　277, 278
　　──, 典型例　278
急性胆嚢炎　91
球形媒質境界　15
虚像, アーチファクト　20
鏡面現象(mirror phenomenon)
　　　　　　　　　　23
鏡面像　23

く
クラスターサイン(cluster sign)
　　　　　　　　190, 192
　　──［症例］　192
クラッタ　27
グレースケール表示　3
グレーティングローブ　23
空間分解能　8
屈折　15
屈折角　15
群反射体　18

け
ゲイン　38
形成不全腎　331
経静脈性腎盂造影検査(DIP)　63
経皮経肝胆管ドレナージ　139
経皮経肝胆道造影(PTC)　142
経皮経肝胆道ドレナージ(PTCD)
　　　　　　　　　　59
経皮経肝胆嚢ドレナージ　139
劇症肝炎　212
血管筋脂肪腫　188
血尿　63
血流速度　25
血流表示における制約　25
結石　17
　　──と音響陰影　17
結腸　384
　　──の基本走査と正常像　384
結腸癌　406
限局性結節過形成　187

減衰　14

こ
コメット様エコー(comet-like echo)
　　　　　　　21, 72, 227
コレステローシス　103
コレステロールポリープ　104
コンベックス型プローブ　7
固有音響インピーダンス　12
孤立性結核性嚢胞　326
高エコーパターン, 肝血管腫
　　　　　　　　194, 195
高調波成分　28
後腹膜
　　──の解剖　302
　　──の基本走査と正常像　353
　　──の主要疾患の診断　366
後腹膜線維症　338
黒色石
　　──［症例］　87
　　──の超音波像　78
骨盤腔内臓器　xvi
混合エコーパターン　194, 197
　　──［症例］　197
混合石
　　──［症例］, 球形状　81
　　──［症例］, 小結石が多数集合
　　　　　　　　　　84
　　──［症例］, 多面体で1個　83
　　──の超音波像　77
混成石
　　──［症例］　80
　　──の超音波像　77

さ
サイドローブ(副極)　22
サンドイッチ・サイン　373
左側腹部斜走査, 副腎　356

し
脂肪肝　220
　　──にみられた偽腫瘍　203
自己免疫性膵炎　284
　　──, びまん性　285
時間分解能　10
磁器様胆嚢　98
漆喰腎　326
腫瘍塞栓［症例］　183
腫瘍塞栓, 門脈内　180

腫瘤　58
腫瘤形成性膵炎　282
腫瘤様胆泥　90
周波数偏位　25
充実性腫瘤性腎疾患　317
術中超音波検査　64
純コレステロール石
　　──［症例］　79
　　──の超音波像　77
小肝細胞癌　184
小肝細胞癌類似病変　186
小結石
　　──［症例］　88
　　──の超音波像　78
小膵頭部癌　300
消化管
　　──の異常エコー像の特徴　387
　　──の解剖　380
　　──の基本走査と正常像　382
症状による超音波検査の使い方　56
上腹部横断像　xv
上腹部縦走査, 門脈・脾　232
心窩部〜下腹部縦走査, 腹部大動脈
　　　　　　　　　　358
心窩部〜下腹部横走査, 腹部大動脈
　　　　　　　　　　360
心窩部縦走査, 腹部リンパ節　361
心窩部縦〜斜走査, 門脈・脾　234
心窩部斜〜横走査　47
　　──, 肝　172, 173
心窩部横走査
　　──, 左肝管　131
　　──, 副腎　357
　　──, 腹部リンパ節　363
　　──, 門脈・脾　233
神経節神経腫　368
進行胆嚢癌
　　──, 塊状型(手術不能例)　119
　　──, 混合型　117
　　──, 充満型　116
　　──, 壁肥厚型　118
　　──, 隆起型　115
腎
　　──とその周囲臓器, 前面から見た
　　　　　　　　　　xiii
　　──とその断面, 後面から見た
　　　　　　　　　　xiv
　　──の異常エコー像からみた診断
　　　　　　　　　　312

索引

腎
　——の異常エコー像の特徴　311
　——の解剖　302
　——の基本走査と正常像　305
腎盂結石　335
腎盂腫瘍　324
　——,腎盂内に多発している場合　323
腎炎症候群　331
腎癌　317, 320, 321
　——[症例],早期　319
　——[症例],典型例　318
腎血管筋脂肪腫　322
腎結核　326
腎結石　335
腎梗塞　328
腎石灰沈着症　330
腎洞内脂肪腫症　338
腎洞内腫瘤　338
腎尿管膀胱部単純撮影（KUB）　335

す

スネルの法則　15
スペクトル表示　25
スペックルパターン　18
スラッジエコー　72
水腎症　331, 340
膵[臓]
　——,前面から見た　xi
　——と周囲の血管,胆管　259
　——の異常エコー像からみた診断　273
　——の異常エコー像の特徴　270
　——の解剖　256
　——の基本走査と正常像　260
　——の主要疾患の診断　277
膵癌　295
　——における膵管超音波所見　276
膵管拡張　271
膵管計測　271
膵管内乳頭粘液性腫瘍　291, 292
　——,主膵管型　292
　——,分枝型　291
膵管の解剖　258
膵漿液性嚢胞腫瘍　289
膵全体像　299
膵体尾部縦断走査　264
膵胆管合流異常症　147

膵長軸走査　266
膵頭部,後面から見た　xii
膵頭部癌　296
膵頭部縦断走査　262
膵内分泌腫瘍　293
　——,典型例　294
膵粘液性嚢胞腫瘍　290
膵嚢胞　286
　——[症例],典型例　287
膵尾部癌　298

せ

セクタ走査型プローブ　7
セクタ電子スキャン　10
正常腎　311
正常膵計測値　273
正中矢状断走査,膵　260
石灰化胆嚢　98
石灰乳胆汁　97
先天性総胆管拡張症　147
穿通徴候　271
扇動走査　40
腺腫様過形成　186
線形性　28
線状高エコー像　371
前立腺肥大症　351

そ

早期腎癌[症例]　319
早期胆嚢癌
　——,I型（隆起型—結節状）　112
　——,I型（隆起型—乳頭状）　111
　——,IIa 型　113, 114
　——の肉眼的形態分類　110
総胆管　123
　——と背側膵と腹側膵の関係　130
総胆管結石症　137
総胆管非拡張型（胆嚢過形成）　149
速度表示　25
側副血行路　207, 236, 238

た

ダイナミックレンジ　3, 39
多重反射　20
多発性結核性膿腎症　326
多房性腎嚢胞　315
多房性嚢胞状腎癌[症例],多房性　321

体重減少　62
大腸憩室炎　408
大動脈解離　375
縦走査　36, 40
　——,肝　160
　——の画像表示法　36
単純性腎嚢胞　313
胆管
　——と血管系の位置関係（解剖）　vii
　——の異常エコー像からみた診断　136
　——の異常エコー像の特徴　135
　——の解剖　122
　——の拡張　135
　——の基本走査と正常像　126
　——の狭窄・閉塞　135
　——の走行　124
　——の名称　122
胆管細胞癌　189
胆管内腔の異常　135
胆道気腫　143
胆道系（解剖）　v
　——,右側面から見た　vi
胆嚢
　——の異常エコー像からみた診断　75
　——の異常エコー像の特徴　72
　——の解剖　66
　——の基本走査と正常像　68
　——の腫大　72
胆嚢癌　108
胆嚢結石　77
胆嚢手術後の胆嚢炎　94
胆嚢腺筋症　99
　——[症例]（底部型,限局型）　100
　——[症例]（底部型＋分節型）　102
　——[症例]（分節型,輪状型）　101
胆嚢内腔のアーチファクト　73
胆嚢内腔の異常　73
胆嚢壁の異常　72
探触子（プローブ）　6
　——,装置選択の条件としての　31

ち

地図状エコー　213

恥骨上横断走査(直腸) 385
中心無エコー 190
虫垂炎
　——［症例］，壊疽性 405
　——［症例］，カタル性 405
　——［症例］，蜂窩織炎性 403
虫垂の位置・走行 404
超音波 2
　——の音速 15
　——の侵襲的利用 64
超音波画像 37
　——の特徴 18
　——の表示法 36
超音波検査
　——の実際 34
　——の特色 56
超音波診断装置
　——の選び方 30
　——の原理 2
　——の条件調節 37
超音波穿刺 64
超音波造影法 32
超音波とは 2
腸管の拡張 388
腸管の狭窄 388
腸重積 402
直腸の基本走査と正常像 385

て
デブリエコー 72
点反射体 18
転移性肝癌 190
　——, target (bull's eye) sign 191
　——, クラスターサイン (cluster sign) 190, 192
　——, 石灰化 193
電子スキャン 4
電子フォーカス 10, 11

と
トライアングルサイン (triangle sign) 72
トラペゾイド走査 31
ドプラ角 25
ドプラ法 4
特発性門脈圧亢進症 242

な
内視鏡的逆行性胆管ドレナージ

（ERBD） 146
内視鏡的胆管造影 (ERC) 142
内視鏡的超音波検査 64

に
日本住血吸虫症 224
入射角 15
尿管結石 336

の
ノイズ 27
濃度分解能（コントラスト分解能） 9
囊胞腎 316
囊胞性腎疾患 313
囊胞性膵疾患 286
囊胞性膵腫瘍 288

は
ハーモニック 28, 32
　——の原理 28
ハーモニックイメージ 28
ハーモニック成分 28
パルス幅と波長，波数の関係 9
パルス反射法 2
パワー表示 25
発熱 60
反射 12
反射角 15
反射体 17

ひ
ビリルビンカルシウム石
　——［症例］，層構造 86
　——［症例］，無構造 85
　——の超音波像 78
非腫瘍性腎疾患 326
非線形現象 28
非線形効果, 散乱の 32
非線形効果, 伝搬の 32
被検者への注意 34
脾
　——の異常エコー像からみた診断 237
　——の異常エコー像の特徴 236
　——の解剖 230
　——の基本走査 232
　——の計測法 235
　——の正常像 235

脾梗塞 251
脾腫 207, 236, 241
　——を来す疾患 252
脾囊胞 247
脾膿瘍 248
微小過誤腫 227
左季肋部斜走査 51
左季肋部横走査, 胆管 128
左肋間走査 50
　——, 腎 309
　——, 膵, 経脾 208
　——, 門脈・脾 233, 234
　——の画像表示法 37
左肋弓下走査 49

ふ
フラッシュ効果 32
プローブ（探触子）
　——, コンベックス型 7
　——, セクタ走査型 7
　——, メカニカルセクタ走査型 8
　——, リニア走査型 6
不規則脂肪肝 222
不定愁訴 62
副腎 353
　——の異常エコー像からみた診断 365
　——の異常エコー像の特徴 364
副腎骨髄脂肪腫 369
副腎腫瘍 365
腹痛 57
腹部横断像 xv
腹部大動脈 358
腹部大動脈瘤 374
腹部膨満 61
腹部リンパ節 361
腹部リンパ節（番号） 362
分解能
　——, 距離 8, 30
　——, 空間 8
　——, 時間 10
　——, スライス厚による 8
　——, 装置選択の条件としての 30
　——, 濃度 9
　——, 方位 8, 30

へ
壁肥厚 387

索引

辺縁高エコーパターン　194
　──［症例］，肝血管腫　196
便通異常　61

ほ
ホイヘンス Huygens の原理　5
傍腎盂嚢胞　314
膀胱
　──の異常エコー像からみた診断
　　　347
　──の異常エコー像の特徴　346
　──の解剖　302
　──の基本走査と正常像(女性)
　　　344
　──の基本走査と正常像(男性)
　　　342
膀胱癌　352
膀胱憩室　350
膀胱結石　349

ま
慢性肝炎　214
慢性膵炎　279
　──，膵石　281
　──，典型例　280
　──における膵管超音波所見
　　　276
慢性胆嚢炎　95

み
右季肋部縦走査，胆管　126

右季肋部斜走査　44
　──，門脈・脾　232
右季肋部横走査，胆管　128
右肋間走査　42
　──，肝　164
　──，腎　305
　──，胆嚢　70
　──，2 種類以上の探触子が使用できる場合　52
　──，右肝管　133
　──の画像表示法　37
右肋弓下走査　45
　──，肝　168-171
　──，腎　307
　──，胆嚢　68
　──，副腎　355
右肋弓下縦走査，2 種類以上の探触子が使用できる場合　53

め
メインロープ(主極)　22
メカニカルセクタ走査型プローブ　8

も
モザイク(nodule in nodule)　180
　──［症例］　182
モーションアーチファクト　27
盲腸後虫垂　404
門脈　155
　──の異常エコー像からみた診断
　　　237

　──の異常エコー像の特徴　236
　──の解剖　230
　──の基本走査　232
　──の正常像　235
門脈圧亢進症　238
　──の原因となる諸疾患　252
門脈-肝静脈シャント　254
門脈血栓症　246
門脈瘤　253

よ
良い超音波画像とは　37
横走査の画像表示法　36

り
リニア走査型プローブ　6
リニア電子スキャン　4
リングサイン(ring sign)　180
　──［症例］　181
リンパ節腫大　370
　──［症例］，慢性肝疾患による
　　　371
リンパ節転移，悪性腫瘍の　372

れ・ろ
レイリー散乱　13
レンズ効果　24
肋弓下走査の画像表示法　36

| 日本医師会生涯教育シリーズ |

腹部エコーのABC 第2版

本書は日本医師会生涯教育シリーズ 13（日本医師会雑誌臨時増刊号/第 97 巻第 13 号/昭和 62 年 6 月 20 日刊）として刊行された同名の雑誌をそのまま単行本化したもの（初版発行 1991 年 1 月）の改訂版です．

1991 年 1 月 15 日　　第 1 版第 1 刷
2003 年 2 月 1 日　　第 1 版第 14 刷
2004 年 9 月 15 日　　第 2 版第 1 刷
2020 年 11 月 1 日　　第 2 版第 12 刷

■ 監　修　　竹原靖明

■ 編　集　　竹原靖明・秋本　伸・木村邦夫・跡見　裕

■ 発　行　　日本医師会

　　　　　　〒113-8621　東京都文京区本駒込 2-28-16

■ 編集・制作　日本医師会生涯教育課　編集企画室

■ 制作協力　株式会社 医学書院／井上弘子・阪本稔・板橋俊雄・七尾清

■ 表紙・口絵イラスト　中野朋彦

■ 発　売　　株式会社 医学書院　代表取締役 金原　俊
　　　　　　〒113-8719　東京都文京区本郷 1-28-23
　　　　　　電話（03）3817-5600（社内案内）

■ 印刷・製本　図書印刷株式会社

● 日本医師会の生涯教育シリーズは，生涯教育用テキストとして各方面から高い評価を得ております．
● 継続して御購読頂くためには是非日本医師会への加入をお勧めします．

Ⓒ日本医師会 2004（転載・複製の際はあらかじめ許諾をお求めください）
ISBN 978-4-260-17517-3